第 13 版

产科手术学
Munro Kerr's Operative Obstetrics

主编　Sir Sabaratnam Arulkumaran
　　　Michael S. Robson

绘图　Ian Ramsden

主译　段　涛　杨慧霞　李　婷

U0283615

人民卫生出版社
·北京·

第 13 版

图书在版编目（CIP）数据

产科手术学／（英）萨巴拉特南·阿鲁库马兰爵士主编；段涛，杨慧霞，李婷主译．—北京：人民卫生出版社，2023.1

ISBN 978-7-117-34002-1

Ⅰ.①产… Ⅱ.①萨…②段…③杨…④李… Ⅲ.①产科外科手术 Ⅳ.①R719

中国版本图书馆 CIP 数据核字（2022）第 208536 号

人卫智网	www.ipmph.com	医学教育、学术、考试、健康，购书智慧智能综合服务平台
人卫官网	www.pmph.com	人卫官方资讯发布平台

图字：01-2021-2115 号

产科手术学

Chanke Shoushuxue

主　　译：段　涛　杨慧霞　李　婷

出版发行：人民卫生出版社（中继线 010-59780011）

地　　址：北京市朝阳区潘家园南里 19 号

邮　　编：100021

E - mail：pmph @ pmph. com

购书热线：010-59787592　010-59787584　010-65264830

印　　刷：北京顶佳世纪印刷有限公司

经　　销：新华书店

开　　本：889×1194　1/16　印张：19

字　　数：615 千字

版　　次：2023 年 1 月第 1 版

印　　次：2023 年 2 月第 1 次印刷

标准书号：ISBN 978-7-117-34002-1

定　　价：128.00 元

打击盗版举报电话：010-59787491　E-mail：WQ @ pmph. com

质量问题联系电话：010-59787234　E-mail：zhiliang @ pmph. com

数字融合服务电话：4001118166　E-mail：zengzhi @ pmph. com

第 13 版

产科手术学
Munro Kerr's Operative Obstetrics

主编 Sir Sabaratnam Arulkumaran

Michael S. Robson

绘图 Ian Ramsden

主译 段 涛 杨慧霞 李 婷

译者（以姓氏汉语拼音为序）

卞 政	陈 施	董玲玲	杜巧玲	段 涛	冯 烨	黄一颖
李 楝	李 婷	李 艳	李博雅	刘 铭	马晓鹏	倪晓田
史阳阳	宋 耕	宋蒙九	王伟琳	魏玉梅	杨慧霞	郁 君
张 凌	张慧婧	赵肖波	周 健	周文婷	邹 刚

人民卫生出版社

·北 京·

ELSEVIER

Elsevier（Singapore）Pte Ltd.

3 Killiney Road，#08-01 Winsland House I，Singapore 239519

Tel：（65）6349-0200；Fax：（65）6733-1817

编者名录

The editors would like to acknowledge and offer grateful thanks for the input of all previous editions' contributors, without whom this new edition would not have been possible.

Sir Sabaratnam Arulkumaran KB, MB, BS (University of Ceylon), PhD, DSc, FRCS, FRCOG
Professor Emeritus, Department of Obstetrics & Gynaecology
St George's University Medical School
London, UK

Anthony Addei, MB, ChB, FRCA
Consultant Anaesthetist, St George's Hospital,
    London, UK

Victoria M Allen, MD, MSc, FRCS(C)
Associate Professor, Department of Obstetrics
    and Gynaecology, Dalhousie University,
    Halifax, Nova Scotia, Canada

Thomas F Baskett, MB, FRCS(Ed), FRCS(C), FRCOG
Professor Emeritus, Department of Obstetrics
    and Gynaecology, Dalhousie University,
    Halifax, Nova Scotia, Canada

Jon F.R Barrett, MB, BCh, MD, FRCOG, FRCS(C)
Chief of Maternal-Fetal Medicine, Sunnybrook Health
    Sciences Centre; Professor, University of Toronto, Canada

T. Bergholt, MD, PhD, MSci
Consultant, Department of Obstetrics, Rigshospitalet,
    University of Copenhagen, Copenhagen, Denmark

D.J. Brennan, MB, MRCOG, FRCPI, PhD, UCD
Professor of Gynaecological Oncology, National Maternity
    Hospital, Dublin, Ireland

D.P. Brophy, FFR-RCSI, FRCR
Specialist in Radiology, Department of Radiology,
    St. Vincent's University Hospital, Dublin, Ireland

Andrew A Calder, MD, FRCP(Ed), FRCS(Ed), FRCOG
Professor Emeritus, Department of Obstetrics
    and Gynaecology, University of
    Edinburgh, UK

Alan Cameron, MD, FRCOG
Professor of Fetal Medicine, Ian Donald Fetal Medicine
    Centre, Queen Elizabeth University Hospital, Glasgow, UK

E. Chandraharan, MBBS, MS (Obs & GYN), DFSRH, FSLCOG, FRCOG
Lead Consultant Labour Ward, St George's University
    Hospitals NHS Foundation Trust, London, UK

Joanna F. Crofts, MD, MRCOG
Consultant Obstetrician, Women's and Children's Health,
    North Bristol NHS Trust, Bristol, UK, NIHR Academic
    Clinical Lecturer, University of Bristol, UK

Simon Cunningham, BSc, MRCOG, MSc
Consultant in Feto-Maternal Medicine & Obstetrics,
    University Hospitals of North Midlands, Stoke-on-Trent,
    UK

Timothy J. Draycott, MBBS, BSc, MD, FRCOG
Professor of Obstetrics, North Bristol NHS Trust, Bristol, UK

Dan Farine, MD, FRCSC
Professor, Maternal Fetal Medicine, Mount Sinai Hospital,
    Toronto, Canada

Richard A. Greene, MB, BCh BAO, FRCOG, FRCPI
Consultant Obstetrician and Gynaecologist,
    Professor of Clinical Obstetrics, Cork University Maternity
    Hospital & University College Cork,
    Cork, Ireland

Niamh E. Hayes, MB, FCAI, MSc
Consultant Anaesthesiologist, Honorary Clinical Senior
    Lecturer, RCSI Rotunda Hospital, Dublin, Ireland

A. Hedditch, MSc
Senior Midwife, OUH NHS Foundation Trust,
    Oxford, UK

Shane P. Higgins, MRCOG, FRANZCOG, MPH
Master, National Maternity Hospital, Dublin,
    Republic of Ireland

Kim Hinshaw, MB, BS, FRCOG
Consultant Obstetrician & Gynaecologist, City Hospitals
    Sunderland NHS Foundation Trust, Sunderland, UK, and
    Visiting Professor, Faculty of Applied Sciences, Sunderland
    University, Sunderland, UK

E.J. Hotton, MBChB, BSc
Clinical Research Fellow, North Bristol NHS Trust and
    Bristol Univeristy, Bristol, UK

L. Impey, BA, FRCOG
Consultant in Obstetrics and Fetal Medicine, OUH NHS
    Foundation Trust, Oxford, UK

Tracey A. Johnston, MBChB, MD, FRCOG
Consultant in Maternal Fetal Medicine, Birmingham
    Women's and Children's NHS Foundation Trust,
    Birmingham, UK

Marie Anne Ledingham, MD, FRCOG
Consultant in Maternal and Fetal Medicine, The Queen
Elizabeth Hospital, Glasgow, Scotland

**Siaghal Mac Colgáin, MBBCh, BAO, LRCP SI, FCAI,
DPMCAI**
Consultant Anaesthetist, The National Maternity Hospital and
St Vincent's Healthcare Group, Dublin, Ireland

**Cynthia Maxwell, MD, FRCSC, Diplomate, American Board
of Obesity Medicine (ABOM)**
Associate Professor, Maternal Fetal Medicine, Mount Sinai
Hospital, Toronto, Ontario, Canada

Jane E. Norman, MBChB, MD
Professor of Maternal and Fetal Health, MRC Centre for
Reproductive Health, University of Edinburgh, Edinburgh,
UK

Fiona Nugent, BSc, MBChB
Specialty Trainee in Obstetrics & Gynaecology, Royal
Alexandra Hospital, Paisley, NHS Greater Glasgow &
Clyde, Glasgow, UK

Stephen O'Brien, BMBS, PhD
Specialty Registrar in Obstetrics & Gynaecology, Women's
and Children's Health, Gloucestershire Hospitals NHS
Foundation Trust, Gloucester, UK

Karl S.J. Olah, MB, BS, MRCOG
Consultant Obstetrician & Gynaecologist, Warwick Hospital,
Warwick, UK

J.M. Palacios Jaraquemada, MD, PhD, FRCOG
Obgyn Consultor, CEMIC University Hospital, Buenos Aires,
Argentina

S. Paterson-Brown, FRCS, FRCOG
Consultant Obstetrician, Queen Charlotte's Hospital, Imperial
NHS Trust, London, UK

**Robert C. Pattinson, MBBCh, MMeD (O&G), FCOG, MD,
FRCOG**
Director, MRC Maternal and Infant Health Care Strategies
Research Unit, Department of Obstetrics & Gynaecology,
University of Pretoria, South Africa

Nicole Pilarski, MBBS, MSc
Academic Clinical Fellow in Obstetrics & Gynaecology,
Birmingham Women's & Children's NHS Foundation
Trust, Birmingham, UK

S. Renwick, MBChB
Clinical Research Fellow, North Bristol NHS Trust, Bristol,
UK

Heather Richardson, MBChB, MRCOG
Subspecialty Registrar in Fetal and Maternal Medicine, Queen
Elizabeth University Hospital, Glasgow, UK

Michael S. Robson, MBBS, MRCOG, FRCS(Eng), FRCPI
Consultant Obstetrician & Gynaecologist, The National
Maternity Hospital, Dublin, Ireland

Shiri Shinar, MD
Maternal Fetal Medicine Fellow, Mount Sinai Hospital,
Toronto, Canada

Dimitrios Siassakos, MD, MBBS, MRCOG, MSc Dip Med Ed
Associate Professor in Obstetrics, Institute for Women's
Health, University College London, London, UK

**Priya Soma-Pillay, MBChB, FCOG, MMed (O&G), Cert
(Maternal and Fetal Medicine), PhD**
Professor of Obstetrics & Gynaecology, University of Pretoria,
and Professor of Obstetrics & Gynaecology, Steve Biko
Academic Hospital, Pretoria, South Africa

Abdul H. Sultan, MD, FRCOG
Consultant Obstetrician and Gynaecologist, Croydon
University Hospital, Croydon, UK

Ranee Thakar, MD, FRCOG
Consultant Obstetrician and Gynaecologist, Croydon
University Hospital, Croydon, UK

Andrew J. Thomson, BSc, MBChB, MRCOG, MD
Consultant Obstetrician & Gynaecologist, Royal Alexandra
Hospital, Paisley, NHS Greater Glasgow & Clyde,
Glasgow, UK

Michael J Turner, MAO, FRCOG, FRCPI
Professor of Obstetrics and Gynaecology, UCD Centre
for Human Reproduction, Coombe Women and Infants
University Hospital, Dublin, Ireland

Derek J. Tuffnell, MBChB, FRCOG
Consultant Obstetrician, Bradford Teaching Hospitals
NHSFT, Bradford, UK

A. Ugwumadu, PhD, FRCOG
Consultant Obstetrician & Gynaecologist/Clinical Director,
Department of Obstetrics & Gynaecology, St George's
University Hospitals NHS Foundation Trust, London, UK

Thomas van den Akker, MD, PhD
Gynaecologist-Obstetrician, Department of Obstetrics, Leiden
University Medical Centre, Leiden, Netherlands

Jennifer M. Walsh, MBBCh, BAO, PhD, MRCOG, FRCPI
Consultant Obstetrician & Gynaecologist, University College
Dublin, The National Maternity Hospital Dublin, Ireland

Andrew D. Weeks, MBChB, MD, FRCOG
Professor of International Maternal Health/Consultant
Obstetrician; Liverpool Women's Hospital, University of
Liverpool, Liverpool, UK

致谢

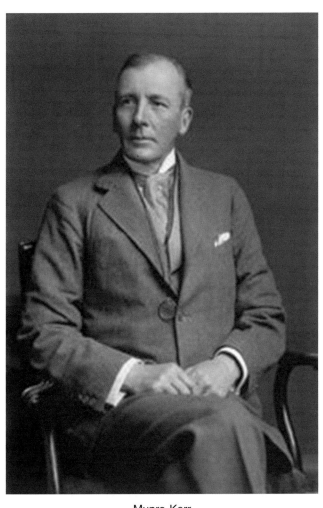

Munro Kerr

《产科手术学》已经出版延续了整整一个世纪,并且还必将继续保持着它强大的生命力。它是由经验丰富的临床医师、研究者和教学工作者们撰写的一本广受欢迎的读物。但是如果没有 1908 年 Munro Kerr 提笔撰写那本名为 *Operative Midwifery* 的书,很难想象这一系列日后名为《Munro Kerr 产科手术学》的专著会如此受到欢迎。在第 12 版前,所有章节中都只有编者而没有其他贡献者的署名。在第 12 版中,编者们意

识到应该将那些专注于某个临床方向的作者们的名字也写入其中。

为了给患者提供安全而富有同情的照护,目前这版和既往的版本一样,在撰写过程中,既保留了作者们的观点(产科的艺术),也将最新的科学证据传递给读者。虽然本书将来自循证指南的证据和 Cochrane 综述作为重点,但本书更强调对这些证据进行良好解释的实用精神。作为本版的编者,我们愿意用简短介绍的形式,向既往版本的编者们致敬,感谢他们为产科手术这门艺术和科学的技术做出的贡献。我们也感谢本版和以前各版本中各个章节的作者们。

John Martin Munro Kerr 于 1868 年出生于格拉斯哥,先后就读于格拉斯哥学院和格拉斯哥大学。他在格拉斯哥曾供职于 3 个产科职位:首先,1910 年在 Anderson 医学院;然后,从 1911 年至 1927 年成为格拉斯哥大学第一位 Muirhead 主席,致力于推进女性接受医学教育;从 1927 年直至 1934 年退休,他一直是助产学的讲座教授。他在 1927 年成为学会的首任副主席,后来这个学会演变成为皇家妇产科学会(Royal College of Obstetricians)。他其他的主要著作还包括 *Maternal Mortality and Morbidity*(1933)和 *Combined Text Book of Obstetrics and Gynaecology*(1923)。

他提出并推广了较经典剖宫产手术更为合理的子宫下段剖宫产术,在很长一段时期中,这种手术一直被称为 Kerr 手术。他发展了"试产"的原则,用于怀疑有头盆不称的病例。这对 19 世纪晚期和 20 世纪早期发育不良、营养低下和佝偻病的孕妇是一个重要的课题。Munro Kerr 获得过很多荣誉和广泛的国际赞誉。在他 87 岁时,他为格拉斯哥妇产科学会进行了首次 William Hunter 纪念演讲。他退休后去了坎特伯雷,于 1960 年辞世,享年 92 岁。

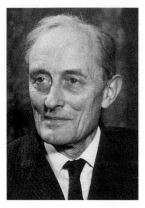

John Chassar Moir

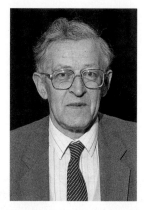

Philip Roger Myerscough

John Chassar Moir 于 1900 年出生于苏格兰的蒙特罗斯,毕业于爱丁堡大学,获得医学学位,于 1937 年成为牛津大学 Nuffield Professor of Obstetrics and Gynaecology 基金会主席。Moir 最令人瞩目的工作是和 Henry Dale 爵士及 Harold Dudley 一起完成了麦角新碱的分离,并将其用于临床,预防和处理产后出血。他还是一位出色的妇科手术医师,尤其精通于膀胱-阴道瘘的治疗,并出版过专著。Moir 于 1977 年辞世。

Philip Roger Myerscough 于 1924 年生于兰开夏郡,他在爱丁堡学习医学并在那里度过了几乎整个临床生涯,除了一段时间作为世界卫生组织的轮值访问教授在印度的巴罗达大学任职。身为出色的临床医师和教师,他是爱丁堡皇家医院 Simpson Memorial Maternity Pavilion 的首席产科医师,直至他在 1988 年从英国国民医疗服务(National Health Service,NHS)系统退休。这之后,Myerscough 又在阿曼苏丹国的马斯喀特市工作了 3 年,教育和指导当地的临床服务的发展。

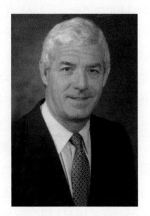

Thomas Firth Baskett

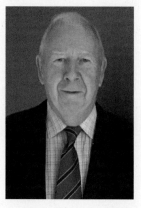

Andrew Alexander Calder

Thomas Firth Baskett 生于北爱尔兰的贝尔法斯特,在那里他进入贝尔法斯特皇家学院和英国女王大学贝尔法斯特医学院学习。在贝尔法斯特教学医院完成专业培训后,他前往加拿大工作和定居。他在温尼伯地区 10 年,这期间担任加拿大北极地区的妇产科顾问。1980 年至今,他在新斯科舍省哈利法克斯市的达尔豪斯大学担任妇产科学教授。他曾担任过加拿大妇产科学医师学会和加拿大妇科学会的主席,以及加拿大妇产科学杂志的主编。他还撰写过许多产科临床、妇科手术以及医学史方面的著作。Tom 是包括百年纪念版在内过去三版《Munro Kerr 产科手术学》的主编。

Andrew Alexander Calder 生于苏格兰阿伯丁。在格拉斯哥完成医学教育和妇产科专科训练后,他到牛津大学担任研究员。他的研究关注点是前列腺素类以及它们在产程控制中的生理和药理作用,特别是对宫颈的作用。之后他回到格拉斯哥从事临床学术工作,被任命为爱丁堡大学妇产科学术主任,在那里他成为 Jennifer Brown 研究室的第一任主任。他曾担任过苏格兰皇家学术学会的主席,爱丁堡医学院的副院长。他还是英国女王医学研究所和爱丁堡皇家医院生殖与发育科学研究中心的主任。他于 2009 年从临床工作中退休。他是包括百年纪念版在内过去三版《Munro Kerr 产科手术学》的共同主编。

Sabaratnam Arulkumaran · Michael S. Robson

和其他临床科室相比较,产科是非常古老的学科,在现代医学还没有出现之前就已经有产科接生了。产科的手术和技术是在纯手工时代形成和逐渐演变进化而来的,所以产科手术和技术也更多的是一门手艺。

随着现代医学的逐步发展,以及麻醉技术、消毒技术和抗生素的普遍应用,剖宫产术应用得越来越普遍,有些医院的剖宫产率已经超过 50%。

剖宫产手术的普遍应用已经成为主流,这导致其他产科手术和技术的应用机会越来越少,很多产科传统和经典的技术及手术方式已经开始失传了,一些产科技术和手术年轻医生可能只是听说过,根本没有见过。

经历过这么多年的剖宫产占主导地位的时代,越来越多的临床研究告诉我们,剖宫产率的快速升高非但没有进一步减少母儿的死亡率和并发症的发生率,反而会带来一系列的麻烦,增加短期和中长期并发症的发生率。现在产科实践又逐步开始回归,开始强调要安全降低剖宫产率,这开始让更多的人关注以前用得越来越少的产科手术和技术。

《产科手术学》是一本系统、全面而又实用的介绍产科手术的专著,非常经典,很受欢迎,现在已经是第 13 版了,每一版都会增加一些新的内容,新的文献,希望这本书能够给我们的一线妇产科医师带来更多的帮助。

段涛　杨慧霞　李婷

2023 年 1 月

原著前言

我们很荣幸能成为《产科手术学》第 13 版的主编，并向之前版本的编者们致敬，特别要向这本广受好评的手术学第 1 版作者 John Martin Munro Kerr（1868—1960）致敬。我们还要向那些接替他的所有作者和编者们表达敬意，特别感谢 Thomas Baskett 和 Andrew Calder，他们在前一版之后，从主编的团队中退出。

在这一版中，章节数有所增加，前一版中的很多章节被分成多个更小的章节。这样做是为了更便于阅读，也便于快捷地找到特定的主题。

本书一贯主要覆盖产科手术，尤其是剖宫产手术。从 Munro Kerr 首次介绍剖宫产手术以来，剖宫产手术发生了翻天覆地的变化，在本版中它的篇幅也极大地增加了，这也反映了目前的临床情况。

本书的作者们采用了国家指南中以及 Cochrane 数据库中最新的证据，并被鼓励在文章中解释和评估这些证据，以激励读者们对相关的课题进行更加深入的思考。

所有的章节都被更新过，我们特别要感谢之前版本中各个章节的作者们的辛勤付出。

本书分成几个亚专题：第 1~7 章关于产前阶段；第 8~33 章关于产程与分娩；第 34~42 章讲述产后期；而第 43 章和第 44 章则是关于组织管理方面。书中含有大量图表，既包括从之前版本继承而来的，也有本版中新增加的。我们两人分别编辑了各个章节的内容，由衷赞赏作者们在编写中的付出。虽然有些作者会不可避免地倾向于某种处理的哲学，但我们希望临床医师能够应用他们自己的知识、判断和经验来处理病例（同时将本书传达的观点考虑其中）。没有一部教科书是完美无瑕的，尤其是这样一部面向世界范围内的读者群、描述处理技能和流程的书。无论是编者还是出版者都乐意收到评论和批评，这样，我们就可以在未来的版本中考虑将这些建议采纳其中。

Sabaratnam Arulkumaran · Michael S. Robson

目录

第一部分

产前

第 1 章

人类出生

R.A. Greene · A.A. Calder

> "当孩子长大,母亲无法继续为他提供充足的营养,他就变得躁动起来,踢破胎膜,迫不及待地来到外面这个不受任何约束的世界。"
>
> HIPPOCRATES, ON GENERATION, 4TH CENTURY BC

> "那些可以给宫底、宫体和宫颈造成物理扩张,或改变胎儿、羊水及胎盘状况,以及使胎膜变松或破损的因素,都可以诱发分娩。"
>
> JAMES YOUNG SIMPSON, LECTURES ON MIDWIFERY, 1860

要安全有效地管理产程和分娩,助产人员需要清楚地了解与人类分娩有关的解剖学、生理学和生化知识,并需要很好地了解分娩的重要参与者——母亲和婴儿。20世纪,医学飞速进步和发展,我们对分娩过程有了新理解,与此同时"Munro Kerr"系列丛书也在一次次再版。100多年前的产科技术主要还是从两位18世纪的产科巨匠传承来的,两位大师分别是 William Smellie(1697—1763)和 William Hunter(1718—1783)。巧合的是,他们的出生地点距离 Munro Kerr 的出生地都在20英里(1英里=1 609米)之内。Smellie 是一位杰出的男性助产士和教师,他因被称为"英国助产大师"而闻名。1752年,Smellie 根据他丰富的临床经验编著了不朽的著作 *Treatise on the Theory and Practice of Midwifery*(1752)。在书中他首次描述和定义了分娩的过程,并形成了临床处理产程的基础。其中关于分娩机制的描述,揭开了胎儿在分娩必经之路——产道中如何进行旋转的神秘面纱。他在另一本著作 *Sett of Anatomical Tables with Explanations and an Abridgement of the Practice of Midwifery*(1754)中强调了这些基本原则。Smellie 请荷兰艺术家 Jan Van Rymsdyk 帮助他画了书中的图谱,20年后 Hunter 也请了这位画家协助完成了一部鸿篇巨制 *Anatomy of the Human Gravid Uterus*(1774)。当 Munro Kerr 在1908年开始准备撰写产科手术学时,除外上述提及的成就,产科学方面几乎没有什么新的进展。人们对分娩相关的解剖学已经有了相当透彻的认识,但是对于产程中子宫肌层和宫颈的生理学、生物化学、内分泌学和药理学的知识几乎一无所知。当下,年轻的产科医师或许认为,在过去的一个世纪中,伴随着缩宫素、雌激素、孕酮、前列腺素和许多迄今为止尚不清楚的物质的发现,与分娩有关的所有问题几乎都已经被解决了。但事实上,如果到21世纪末,产科医师们不能进一步揭示有关分娩的更复杂的机制,那倒是令人惊讶的。

当前的认识

在本书将要探讨的一系列临床问题的开始,我们需要对现阶段我们了解的人类产程和分娩的一些基本的医学知识作一综述。当然,这一综述将是表浅而有针对性的。想要了解更为详细的内容,读者们需要阅读有关生殖生理、解剖、生化和内分泌方面的书籍。

分娩可以被视为是那些在妊娠期抑制于子宫肌层内的多种化学物质(孕酮、前列腺素、松弛素、甲状旁腺激素相关肽类、一氧化氮、降钙素基因相关肽类以及其他)释放所造成的效应,而不是继发于子宫肌层受刺激后的主动过程。

子宫肌层的功能

子宫肌层是驱动产程的原动力,在产程中精确协调一系列产力。产力的主要目的是使宫颈展平、扩张,将胎儿沿产道推挤出来。与其他平滑肌相比,子宫肌层具有3个独特的特性,对于其发挥功能至关重要:

1. 在妊娠的大部分时间内,它必须抑制其收缩的天性,保持静止,直至特定的点才发生收缩。

2. 在产程中,它必须呈现一种在收缩的间隔中能够充分舒张的模式,否则将影响胎盘的血运和胎儿的供氧。

3. 它拥有缩复的能力,这不仅有助于防止产后出血,在产程中也是至关重要的。缩复作用是子宫肌层的特性。通过这种作用,即使是在可以使肌纤维长度缩短的子宫收缩之后,子宫肌肉不需要消耗能量就可以使肌纤维维持在较短的长度。宫颈容受过程,实质上就是稳定地减少它在舒张时的长度的过程,在这个过程中宫颈不再维持张力。

基本上,人类的产程可以被理解为宫体和宫颈的相互作用(图 1.1)。为了维持妊娠,宫体必须保持静止,宫颈关闭不发生容受。在产程中,宫体收缩,宫颈扩张。打个形象的比喻,这个过程就像是第一次穿一件卷领的套衫一样。胎头必须俯屈,以最小的径线通过宫颈,或者说通过套衫的领口。宫颈容受并紧贴于胎儿的先露部,随着子宫肌纤维的收缩作用,最终宫颈扩张,这就像在这个比喻中,随着臂部用力,最终头部通过领口。虽然传统上认为,"子宫下段"是由子宫峡部(非孕时宫体和宫颈之间的部分)形成的,但是在实际应用中,将宫体和宫颈的交界视为"纤维-肌肉连接处",即从主要为肌性的宫体过渡为纤维性的宫颈的交界,可能更为合理。产科的理论学家也许会说"子宫下段"的概念有利于定义前置胎盘的概念,并有助于选择剖宫产的切口部位。撇开这些辩护,这样讲

是不合适的,因为无论是从解剖上还是生理上都很难将其定义。最简单地说,子宫肌细胞的收缩需要肌动蛋白和肌球蛋白形成有收缩功能的肌动球蛋白纤维(图 1.2)。这个反应被肌球蛋白轻链激酶催化,这是一种高度钙依赖的酶。而钙发挥作用又依赖于缩宫素和前列腺素 $F_{2\alpha}$,它们可以将其转入细胞并从细胞储备(肌质网)中释放出来。

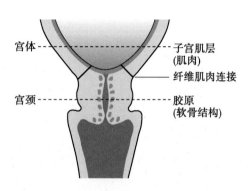

图 1.1　中孕期子宫体和宫颈关系的示意图

当接近足月时,子宫开始对雌激素等的刺激变得敏感起来。收缩相关的蛋白和子宫肌上的前列腺素类受体和缩宫素受体表达增多。要理解子宫肌细胞如何协调完成如此复杂的功能,首先要了解在每个肌细胞之间存在缝隙连接(生物化学上称之为细胞连接蛋白-43),它们可以起到在细胞间传递电冲动和离子的作用。因此,整个宫体呈现出一种收缩波,在由所有肌细胞形成的功能多核体上传播,而不是表现为每

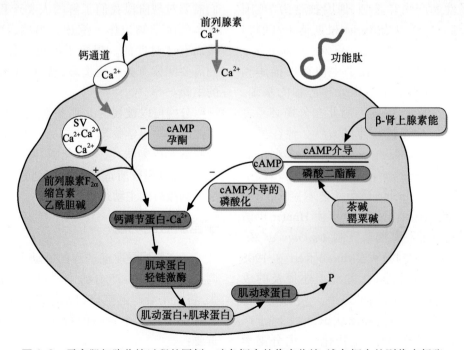

图 1.2　子宫肌细胞收缩过程的图例。暗色框内的代表收缩,浅色框内的则代表舒张

个肌纤维的无序收缩。

活化之后,在前列腺素 E_2、前列腺素 F_2 和缩宫素等宫缩兴奋剂刺激下子宫可产生收缩。

宫颈

宫颈拥有含丰富胶原的结缔组织,而不是平滑肌组织,因而和宫体的结构有所不同。人们对这个问题的认识不超过 50 年,而这种认识有助于更好地理解宫颈的功能。所以说,宫颈不是宫体的括约肌,它事实上是分娩过程中的一个坚实的障碍,在分娩的过程中伴随着容受、扩张和分娩的进行而发生深刻的变化(图 1.3)。如今我们将这个过程称之为"宫颈成熟"。

这个需要将胶原松解和降解的过程与炎症的过程有几分相像,两个过程同样需要包括前列腺素 E_2、细胞因子(尤其是白细胞介素-8)等炎症因子的参与,中性粒细胞的募集,以及包括胶原酶和弹性蛋白酶等基质金属蛋白酶的合成等参与(图 1.4)。

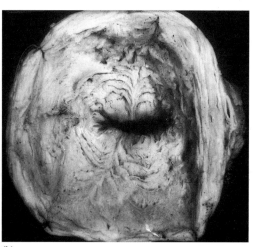

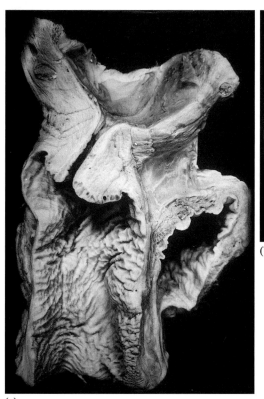

(a)

(b)

图 1.3　在 18 世纪由 William Hunter 制作的标本。(a)显示在妊娠最后几周的子宫下段、宫颈、阴道和尿道的矢状切面。(b)显示自宫腔方向观察到的宫颈,这是在妊娠的最后一个月,宫颈正在容受的过程中(在这个标本中,纤维-肌肉连接处位于标本的边缘)

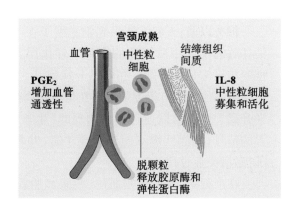

图 1.4　宫颈成熟的示意图。宫颈间质中的胶质被胶原酶和弹性蛋白酶等基质金属蛋白酶破坏。这个过程类似于炎症过程,前列腺素 E_2（PGE_2）使毛细血管扩张,通透性增大,释放白细胞介素-8（IL-8）。在白细胞介素的作用下,中性粒细胞被释放入组织,并释放出胶原酶和弹性蛋白酶

产程发动和产程维持的生物学控制

产程是如何被发动和维持的,这个问题已经被深入地探讨过。临床的需要是探讨这个问题的动力:

- 为了更好地理解、预防或阻止早产及其相关并发症的发生。
- 为了增强我们处理子宫异常收缩和产程进展不良的能力。
- 为了增强我们在临床需要时进行引产的能力。

在下列简要的综述中,已将这个如此复杂的相互作用的过程极大地简化了,但这个综述足以指导我们进行有效、合理的临床干预。

在足月时,机体很有可能发生了一系列生化级联反应(就像机体中发生诸如血栓形成等其他过程时那样),在这个过程中,那些维持子宫处于安静状态的因子水平下降和/或那些促进子宫活性的因子水平增强(Smith,2007)。又因其生理上的重要性(分娩下一代),这样一个级联反应中很可能存在着大量的环路,以保证整个系统的万无一失。在这样的系统中,所有的因素都与下一环序列相连,其中很多因素呈正反馈作用。因此,产程启动不太可能归于一个单一的机制。把产程说成是由一个"级联反应""促进",而不是"触发"是比较明智的。

目前的假说提示,母儿(旁分泌/自分泌事件)之间存在着动态的生化对话,并可能在分娩前和产程中起到对分子事件进行遗传学调控的作用。

现在一般认为分娩发动起源于胎儿而不是孕妇。胎儿脑成熟会诱导从胎儿垂体中释放促肾上腺皮质激素(图 1.5)和催产素(又称缩宫素)。这个过程有点类似于性成熟时,垂体促性腺激素被启动释放的过程。胎儿肾上腺对促肾上腺皮质激素做出反应,并主要释放皮质醇和硫酸脱氢表雄酮两种物质:

- 皮质醇刺激胎儿肺表面活性物质的生成,促进胎肺成熟,并可能对其他的系统和器官亦存在影响。皮质醇可以诱导羊膜释放前列腺素 E_2,导致羊水成分的变化。这直接影响到宫颈,尤其是宫颈内口,因为这是与胎膜接触最紧密的部分。宫颈内口首先需要容受才能达到成熟。新近还发现,在宫颈成熟的过程中,存在于绒毛中的前列腺素降解酶——前列腺素脱氢酶的含量必须是下降的。
- 硫酸脱氢表雄酮在胎盘中被代谢,增加了雌二醇的水平,雌二醇可以刺激前列腺素 $F_{2\alpha}$。自蜕膜中释

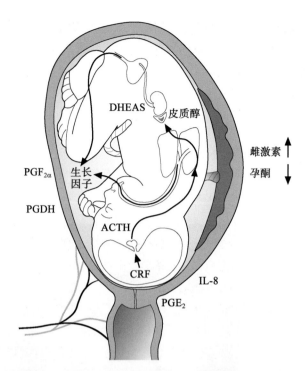

图 1.5 胎儿对产程发动的控制被认为始于下丘脑-垂体-肾上腺轴的激活,通过它对胎盘皮质激素生成的调节和对蜕膜与宫颈中的前列腺素的激活来完成(ACTH,促肾上腺皮质激素;CRF,促肾上腺皮质激素释放激素;DHEAS,脱氢表雄酮;IL,白细胞介素;PG,前列腺素;PGDH,前列腺素脱氢酶)

放,进而引起子宫肌层的收缩。蜕膜是前列腺素 $F_{2\alpha}$ 含量最丰富的组织。

- 胎儿垂体可以释放缩宫素进入母体循环,经计算发现,胎儿分泌缩宫素的速度在自发进入产程后可以从产前 1mU/min 的基线水平上升到 3mU/min 的水平。母体血清缩宫素水平在产程发动前并不增加。因此,胎儿(以及蜕膜局部/子宫其他部分)产生的缩宫素,可以以旁分泌的模式作用于子宫肌层的缩宫素受体,以触发并维持子宫的有效收缩。

炎症与产程

很久以前,人们就认识到细胞因子在羊膜腔内感染导致的早产中所起到的病理生理作用。它们同样也参与正常足月分娩。在自然分娩前,IL-6 和肿瘤坏死因子-α(TNF-α)等促炎介质在母体外周循环中的水平升高。胎儿可以通过释放物理的(生长变大)和激素的信号,刺激巨噬细胞迁移至子宫,并释放细胞因子,激活炎症过程。

在产程中,人类子宫肌层、蜕膜和胎膜中 IL-8 的水平均有上升。这可以使胶原酶活性增高,导致宫颈成熟和/或自发性胎膜破裂。细胞因子的分泌和前列

腺素分泌之间是可以互相作用、互相促进的。还有学者提出,炎症反应增强通过直接激活收缩的基因(例如 COX-2、缩宫素受体、连接蛋白)促进子宫收缩,和/或通过降低孕酮维持子宫静止的能力来促进子宫收缩(Parry 等,1998)。

胎膜破裂

胶原、纤维连接蛋白以及层粘连蛋白维持着胎膜的强度和完整性。基质金属蛋白酶(matrix metalloproteases,MMPs)是一个作用于不同底物的酶类家族,它可以通过增加胶原的降解来降低胎膜的承受力。基质金属蛋白酶组织抑制物(tissue inhibitors of MMPs,TIMPs)与 MMPs 结合而阻止蛋白水解,来帮助保持胎膜的完整性。通常,由于低 MMPs 活性和高水平的 TIMPs,直到足月前,胎膜仍保持其完整性。在足月时MMPs 的激活可以触发级联反应,降低胎膜的完整性,促进胎膜的破裂。同时,产程中由于子宫收缩所引起的牵拉和撕扯力也起到一定的作用。

在围分娩期 MMPs 活化的精确病因尚不清楚。在这个过程中可能有一些因子都起到作用,例如 TNF-α,IL-1、前列腺素 E_2 和前列腺素 $F_{2\alpha}$。在分娩中似乎可以增加胎膜胶原酶的活性并活化炎症通路(Maymon 等,2011)。对胎膜的机械牵拉也可以活化羊膜和绒毛膜细胞中 MMP-1 和 MMP-3,并降低 IL-8 的表达水平(Nemeth 等,2000)。

在分娩发动中孕激素所起的作用被认为是最难理解的。众所周知,它可以抑制子宫肌的收缩以及缝隙连接的形成,同时又可支持前列腺素脱氢酶的活性。然而,让人难以捉摸的是,有证据显示,孕激素的撤退早在分娩发动前就已发生。可能这个过程中仅仅是组织水平下降,循环的水平却未发生下降,或者是因为它的影响被其他的因素抵消了。因此,我们可以假设,由胎儿大脑-下丘脑-垂体-肾上腺轴所引发的一系列内分泌和炎症因子激活而导致的内分泌改变,可以对下列主要事件起到协调的作用:

- 为了迎接宫外生存的挑战,促进以肺为主的胎儿重要器官的成熟。
- 导致子宫肌层的变化,增强其有效收缩的能力。
- 将坚硬的宫颈转化为容受性好、易于被扩张的结构。
- 诱发子宫肌层的收缩,最终将胎儿排挤出产道。

- 产程前和产程时的炎症促进过程以帮助宫颈变化、胎膜破裂和子宫肌层收缩。

图 1.6 总结了控制炎症样反应过程的主要生化成分。正是通过这样的反应,宫颈间质从坚硬的结构被转化成为柔软的结构,子宫肌层收缩性被活化,并最终使宫颈容受、扩张。

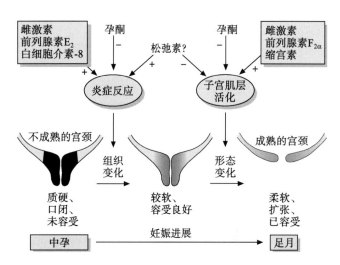

图 1.6　在宫颈将从维持妊娠过渡到分娩过程中,使宫颈发生软化和扩张的因子

以上简要的综述必须加以简化。参与分娩过程的控制因子有许多,包括黏附分子、激素和前列腺素受体,以及许多其他激素,也包括升压素和松弛素。对这个问题,最重要的进展可能要算将整个分娩过程理解为一个炎症样的过程。这对于我们理解那些没有遵循正常分娩启动和进展的分娩过程很有帮助,不管是延迟还是提早发动的分娩。在后者中,炎症所起到的作用日益受到重视,之所以有些妇女早产的风险会增加,是因为她们缺乏内源性的抗菌物质,造成对感染的易感性增加而导致的(图1.7)。

对正常分娩过程更好地理解,有助于帮助分辨那些在容易发生早产的病理过程中起到关键作用的点。压力可以导致母体或胎儿皮质醇水平增高,并引起胎盘促肾上腺皮质激素表达增加。感染可激活炎症并可以刺激胎膜中前列腺素合成增加。胎盘早剥通过释放凝血酶直接影响子宫肌层,凝血酶是一种强效子宫收缩促进剂。在多胎妊娠和羊水过多时,子宫张力增加活化了子宫肌层的收缩力。这些理解同样可以通过对不同病例选择更好的引产方法,帮助提高干预的结果。

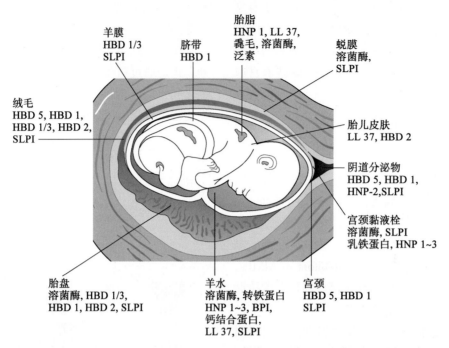

图 1.7　在妊娠中可能对防止感染起到重要作用的一些天然的抗菌物质。如果这些物质缺乏，可能会造成早产倾向（HBD，人 β 防御素；HNP，人中性粒细胞防御素；SL-PI，分泌性白细胞蛋白酶抑制因子；LL 37，唯一在人体中发现的内源性抗菌肽）

（李婷　译　段涛　校）

参考书目

Calder AA. Normal labour. In: Edmonds DK, ed. *Dewhurst's Textbook of Obstetrics and Gynaecology for Postgraduates*. Oxford: Blackwell; 1999.

Calder AA. Human birth. In: Basket TF, Calder AA, Arulkumaran S, eds. *Munro Kerr's Operative Obstetrics*. 12th ed. Edinburgh: Saunders; 2014.

Calder AA, Greer IA. Physiology of labour. In: Phillip E, Setchell M, eds. *Scientific Foundations of Obstetrics and Gynaecology*. Oxford: Butterworth; 1991.

Hunter W. *Anatomy of the Human Gravid Uterus*. Birmingham: Baskerville; 1774.

Kerr JM. *Operative Midwifery*. London: Baillière, Tindall and Cox; 1908.

Maymon E, Romero R, Pacora P, et al. Human neutrophil collagenase (matrix metalloproteinase 8) in parturition, premature rupture of the membranes, and intrauterine infection. *Am J Obstet Gynecol*. 2000;183:94.

Nemeth E, Tashima LS, Yu Z, Bryant-Greenwood GD. Fetal membrane distention: I. Differentially expressed genes regulated by acute distention in amniotic epithelial (WISH) cells. *Am J Obstet Gynecol*. 2000;182:50.

Olson DM, Mijvoc JE, Sadowsky DW. Control of human parturition. *Sem Perinatol*. 1995;19:52–63.

Parry S, Strauss 3rd JF. Premature rupture of the fetal membranes. *N Engl J Med*. 1998;338:663.

Smellie W. *Treatise on the Theory and Practice of Midwifery*. London: D. Wilson; 1752.

Smellie W. *Sett of Anatomical Tables with Explanations and an Abridgement of the Practice of Midwifery*. London: D. Wilson; 1754.

Smith R. *Parturition*. N Engl J Med. 2007;356:271.

第 2 章

早产和早产分娩

J. E. Norman

"孕妇怀孕的时长通常为 9 个月;1 周、2 周或 3 周的差别都是很常见的。3 个月后的任何时期,胎儿都有可能被活着生下来:但是我们从没有见过 7 个月前或接近于 7 个月出生的胎儿有能力活下来或被养大。如果 6 个月就出生,就更是绝不可能。"

WILLIAM HUNTER c. 1760

CITED BY THOMAS DENMAN. IN:INTRODUCTION TO THE PRACTICE OF MIDWIFERY.

NEW YORK:E. BLISS AND E. WHITE,1825,P. 253

引言

虽然早产仅占所有生产的一小部分,但是它们所导致的严重并发症,尤其是围产儿发病率和死亡率却占有极大的比例。据估计,在 2010 年,全球共有 1 490 万名早产儿出生(约为总分娩量的 11.1%)[1]。早产是引起新生儿死亡的最常见的原因[2]。足月(传统意义上认为 37~42 周)出生的婴儿较"早产"婴儿有更好的结局,而随着分娩孕周的减小,死亡率显著增高。对早产有效的处理将对围产儿健康产生重要的影响。这些处理措施包括预防或阻止早产分娩以及那些在早产分娩中可以提高母儿预后的方法。这一领域在过去几十年曾停步不前,最近终于有一些措施在一部分母亲和婴儿上获得了可喜的结果。尽管如此,在全球为早产儿不良结局所产生的费用仍在不断地上升,因为即使在发达国家中,早产仍是新生儿发病率和死亡率的首要原因。

定义

早产的定义也不是没有争议的。《疾病和有关健康问题的国际统计分类(第 10 版)》(ICD-10)对于早产的定义是在 37 周前(自然)发动的分娩(http://apps. who. int/classifications/icd10/browse/2010/en #/060),因此,根据这一定义,早产是指出生于 37 周之前。在 2019 年出版的 ICD-11 中,这一定义未做改动。这一系统中并未定义早产的孕周下限。世界卫生组织(WHO)建议所有出生时孩子有生命迹象的分娩都应被称为活产(因此早产也应被包含在内)。对早产孕周下限缺乏共识,造成了国家之间数据比较时会出现

问题,很多国家(包括苏格兰、美国和巴西)没有定义早产孕周下限,一些国家(包括瑞士和丹麦)采用 22 周为界,而还有一些国家(包括澳大利亚和加拿大)则以 20 周为界[1]。因此,如果一位妇女在妊娠 21 周时分娩了一个没有生命迹象的孩子,那么在瑞士和丹麦可能会被认为发生了一次流产,而在澳大利亚和加拿大则被认为是死胎。在后两个国家中,这次分娩被认为是早产,但在前两个国家中却不算是。在一些国家中以低出生体重代替早产时,数据比较的问题还会更加复杂:因为不是所有的低出生体重都是早产儿,而且也不是所有的早产儿都长得小[3]。还有,由于晚排卵现象,在超声被普遍用于估计孕周后(这在发达国家已经相当普遍),平均的孕周时长被发现是小于用末次月经计算孕周的时代的,这也导致早产的概率增加了 20%[4]。

一项全球预防早产和死产联盟的报告中特别强调,在中孕期和晚孕期妊娠的丢失,具有相似的病因(尽管不同病因所占的比例不同),随着孕周增加,新生儿发生不良结局的风险持续降低,即使是在 37 周之后亦然[5,6]。他们提出了一个新的定义和分类系统,指出早产应是 16 孕周之后到足月(即 39 周)之间的任何分娩(包括死胎和终止妊娠)。在这个孕周范围内的所有的早产分娩,包括活产、死胎、多胎妊娠、妊娠终止和具有先天性畸形的新生儿[5]。联盟还建议"只要有机会,应以早孕期高质量超声证实孕周,并以此作为产科处理中孕周的依据"。

早产临产与早产分娩

本章的重点是早产临产,然而这却不是导致早产

的唯一途径。比较普遍的分类是将早产分为(自发性)早产、早产胎膜早破和选择性(诱发的)早产,苏格兰的数据(均为单胎)显示这三种早产分别占62%、15%和23%[7]。Villar提出通过以下几个方面对早产进行定义:分娩的途径(自发的或由医护诱发的)、分娩发动的迹象(包括早产胎膜早破在内的,有迹象的,或没有发动迹象的),以及是否具有胎儿的、母体的或胎盘的显著病理变化[5]。以这种分类方法,早产临产和早产胎膜早破都是有分娩发动迹象的,而选择性(诱发的)早产则没有。自发性早产或胎膜早破早产(以缩宫素增强宫缩也被认为是自发性的类别)都被认为是自发性的途径,而对那些选择性早产的妇女而言,早产的途径是医护诱发的。

早产发生率

经过不懈努力,在过去20年中全球的早产发生率略有下降。2017年苏格兰有6.4%的单胎妊娠分娩于37周前,这一概率在过去20年中相当稳定(图2.1)。2017年美国的这个数字要高一些,为9.8%。2015年全球5岁以下幼儿死亡的人群归因危险度为25.3%[95% CI(21.7~28.7),47.8万(39.4~55.2)],这个比例的升高,也是因为早产并发症[8]。

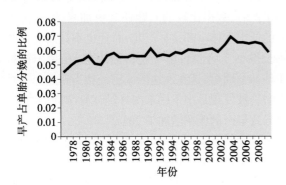

图2.1　1978—2010年,苏格兰单胎早产占所有单胎分娩(活产及死产)的比例[53]

病因学和机制

早产的"原因"并未完全被理解[9]。早产通常伴有一项或多项以下病理改变:宫内感染、宫内炎症、子宫-胎盘缺血、子宫胎盘出血、子宫受牵拉或母体压力。仍不能确定是否因这些事件"导致"早产。但是有充足的间接证据证实宫内感染和炎症在早产中的作用,即使采用相对不敏感的培养技术,有20%~40%早产的妇女被证实存在宫内感染。随着分娩发动孕周的

提前,这个比例更高。此外,宫内感染/炎症会触发炎症反应,分泌前列腺素、促进宫颈成熟和子宫肌层收缩。在动物实验中也证实向宫腔内注射微生物或促炎症因子(例如脂多糖)可以诱发早产。

风险因素

与早产有关的风险因素,见表2.1。

表2.1　早产的风险因素(修订自参考文献10)

黑种人
低社会经济地位群体
单亲状态
母亲年龄过低或过高
母亲体重指数(BMI)过低或过高
妊娠间隔短
前次早产史
多胎
因宫颈上皮内瘤变对宫颈进行的破坏性治疗
合并母体全身疾病(例如糖尿病)
压力状态
吸烟
吸毒

结局

早产孕周和围产儿死亡风险之间呈明显的负相关关系,孕周越早,早产儿结局越差,一直到孕40周死亡率才达到最低。例如,英国的统计资料显示,有40%活产于24周的孩子能存活至出院,而25周和26周的早产孩子中,这个数字分别为66%和77%[10]。存活的早产儿有较高的患病率,而且患病率和孕周之间也呈负相关关系。例如EPICure研究(一项针对1995年在25周之前出生并存活的300例早产儿的前瞻性研究)中,在30月龄时的评估发现,49%的孩子有运动神经或感觉神经(视觉或听力)的残疾(总数中的23%为严重的残疾),按照该研究的标准,其他孩子没有残疾[11]。随后的研究中也证实了早产和远期不良健康结局之间的"剂量效应关系",也是和出生孕周呈负相关的[12-14]。入学年龄之前的累积死亡率同样是随出生孕周而降低的,在40周时出生的孩子累积死亡率最低[15],这也说明即使是那些"没有残疾"的早产儿也会有远期不良后果。虽然在1995—2006年,存活下来的孩子发生残疾的比例没有变化,但那些超早产出生的孩子活下来的机会增大了,显示了围产儿照护的

进步[11]。

预测

产科研究的一个很重要的目标就是通过评估妊娠前半周期无症状的孕妇,找出那些可以预测早产的因素。虽然早产的临床风险因素已被发现,也提出过一些预测的方法,但是这些策略中没有一项足够有效到值得在临床中大规模应用。前次妊娠自发性早产是被最广泛地应用的临床指标,在 34 周之前或 37 周之前分娩,预测下次妊娠发生早产的似然比分别为 4.62(95% CI 3.28 ~ 6.52) 和 2.26(95% CI 1.86 ~ 2.74)[16]。对于无症状妇女,最广泛和最有效预测早产的手段为检测阴道分泌物中胎儿纤维粘连蛋白(fibronectin, fFN) 以及测量宫颈长度[16]。这些方法的预测能力随检查孕周不同、阳性指标的定义不同(例如宫颈的长度或 fFN 的量)以及所要预测的早产孕周不同而有区别。表 2.2 列出了一些有代表性的荟萃分析结果。有证据显示 fFN 检测可以降低早产的风险,比值比为 0.54(95% CI 0.34 ~ 0.87),但是却未能发现它可以降低早产的不良预后[17]。新的研究层出不穷——宫颈阴道分泌物中催乳素含量、蛋白质组谱,以及羊水中基质金属蛋白酶-8 都有一定的价值,但还需要进一步的研究验证它们的有效性[17]。

表 2.2 单胎无症状孕妇早产预测

	阳性似然比	95% CI
34 周前早产:		
宫颈阴道分泌物中 fFN[17]	7.65	3.93 ~ 14.68
35 周前早产:		
宫颈长度<25mm(<20 周时)[20]	4.31	3.08 ~ 6.01
37 周前早产:		
宫颈阴道分泌物中 fFN[17]	3.40	2.29 ~ 5.05

诊断

早产的诊断只有在分娩开始后才能确诊。有很多提示发生早产的症状(例如宫缩)的孕妇,在检查中却被发现宫颈口是闭合的。这些孕妇中确实有一部分在短期内会发动产程并分娩,但是无论对这些妇女还是她们的医师来说,都很难判断她们中谁是、谁不是处于早产的早期阶段。宫颈阴道分泌物纤维连接

蛋白和宫颈长度测量是最好的检查手段之一,这两项检查也都被英国国家卫生与临床优化研究所(National Institute for Health and Care Excellence, NICE)推荐用于这种情况[18,18a]。在这些检查中,阴性似然比(也就是说,一个阴性结果有多大的把握可以排除早产的能力)通常更有效。对于单胎妊娠,胎儿纤维连接蛋白预测在 7 ~ 10 天内分娩的阴性似然比(即阴性结果意味着早产风险降低的水平)为 0.36(95% CI 0.28 ~ 0.47)[17],而宫颈长度<15mm 的阴性似然比为 0.026(95% CI 0.003 8 ~ 0.182)[19]。

处理

针对降低早产发生率、发生风险和并发症的治疗措施可以分为以下三类:

- 预防早产的措施,包括对感染的早期识别和治疗、宫颈环扎术、预防性应用孕激素以及调整发病风险的方法,例如戒烟、戒毒。
- 宫缩抑制剂,消除或暂缓早产症状。
- 其他针对降低早产并发症的产科处理。

早产的预防

降低感染

虽然宫内感染和早产确实存在联系,且阴道的上行感染是最可能的感染途径。然而,令人失望的是,即使在感染发生大流行的人群中,应用抗生素并不能预防早产的发生[20,21,21a]。是否治疗细菌性阴道病也存在争议,一些荟萃分析指出,早期应用克林霉素治疗,可能降低晚期早产的风险,但对早期早产无效[22,23]。虽然牙周炎与早产的关系日益受关注,但仍不能确定治疗牙周疾病是否能降低早产发生风险[24]。

保持宫颈长度的机械性方法

宫颈环扎术的操作在本书的其他章节有介绍。对于有早产史且超声下宫颈管缩短(24 周前宫颈长度<25mm)的单胎妊娠妇女,宫颈环扎可以降低早产以及围产儿的发病率和死亡率,其中降低围产儿死亡率的相对风险为 0.64(95% CI 0.45 ~ 0.91)[25]。对于有早产史的单胎妇女,采用超声筛查宫颈长度,并对那些宫颈长度缩短者采用宫颈环扎治疗,被证实是与仅基于病史而常规环扎治疗同样有效的方法[26]。宫颈环扎不能预防双胎早产,事实上,在这种情况下还是

有害的[26a]。另一种机械的方法是使用 Arabin 宫颈托，这是一种可以盖住宫颈口的装置。虽然这种装置引起了人们广泛的兴趣，但已发表的研究结果相互矛盾，已发表的荟萃分析也没能得出一致的结果[26a,27]。还需要更多的研究以确定 Arabin 宫颈托在临床常规实践中的价值。

孕酮

一些大型研究和一项荟萃分析提示，孕酮可以降低有早产史[28,29]且超声下宫颈管缩短[30-32]的单胎妊娠孕妇发生早产的风险。一些研究显示，孕酮也可降低新生儿病率[29,31]。对于后代远期益处方面还没有证据支持。两项大型研究都未能证实孕酮对早产率或新生儿病率有影响[32,33]。有一项针对这种不确定性、用患者个体数据进行荟萃分析的研究，有望在 2019 年得出结果[34b]。双胎的反应不同，孕酮并不能降低双胎妊娠早产的发生率[35]。

宫缩抑制剂消除或抑制早产

有一系列的药物曾被用于缓解或抑制早产症状，包括 β 肾上腺素能受体激动剂（利托君）、缩宫素抑制剂（阿托西班）、钙离子通道阻滞剂（硝苯地平）、前列腺素合成酶抑制剂（吲哚美辛）和一氧化氮供体（硝酸甘油）。但是没有任何一种药物被证明可以降低早产新生儿病率或死亡率，这使得英国皇家妇产科学会得出结论：因为缺乏宫缩抑制剂可以改善早产结局的确切证据，不应用宫缩抑制剂是明智之举[36]。钙离子通道拮抗剂硝苯地平可以降低在用药后 7 天内分娩的风险（RR 0.76；95% CI 0.60~0.97）和 34 周前早产的风险（RR 0.83；95% CI 0.69~0.99）[37]。在欧洲，缩宫素受体拮抗剂阿托西班被获准用于早产临产，但其有效性在不同的随机研究中得出了不同的结果[38a]。根据 Hass 发表的一篇 meta 分析的结果[38b]，NICE 建议临床医师应为 $30^{+0} \sim 33^{+6}$ 周诊断为早产或 $26^{+0} \sim 29^{+6}$ 周怀疑为早产的孕妇开具硝苯地平或缩宫素抑制剂（NICE 2015）。很重要的一点是，宫缩抑制剂对母体的副作用变得日益清楚了，尤其是多种药物同时应用时问题更加严重[39]。任何病例中，是否应用宫缩抑制剂，都应该由孕妇和临床医师仔细考虑后再做出决定。

降低早产并发症

糖皮质激素

与宫缩抑制剂未被证实改善新生儿结局不同，大量证据表明，产前应用糖皮质激素可使早产儿获益。产前单疗程糖皮质激素（地塞米松、倍他米松或氢化可的松）可降低早产儿发生新生儿死亡（RR 0.69；95% CI 0.59~0.81）、脑室出血（RR 0.55；95% CI 0.40~0.76）和坏死性小肠炎（RR 0.50；95% CI 0.32~0.78）的风险[40]。由于对糖皮质激素益处的高涨热情以及早产诊断的困难性，致使很多孩子在出生前暴露于多疗程的皮质激素治疗下。针对这种治疗措施的研究得出了不同的结论，Cochrane 综述提示多疗程激素应用具有短期益处，可以显著降低呼吸窘迫（RR 0.83；95% CI 0.75~0.91）和严重新生儿病率（RR 0.84；95% CI 0.75~0.94）[41]。而一项大样本的研究（>2 000 例）发现产前糖皮质激素应用剂量与出生体重之间呈现负相关[42]。在有明确的长期效果结论前，应将单疗程皮质激素治疗作为可能将要早产的孕妇的标准治疗。

硫酸镁

硫酸镁被广泛地应用于先兆子痫孕妇预防子痫发作，或控制子痫发作。一系列的研究证据提示产前应用可以降低早产儿发生缺血缺氧性脑损伤的可能性。产前应用硫酸镁可以降低早产儿发生脑瘫（RR 0.68；95% CI 0.54~0.87）和大运动障碍（RR 0.61；95% CI 0.44~0.88）的风险。最佳的应用方案也没有确定，一个专家小组推荐了一个简单的治疗方案，对 30 周之前，可能在 24 小时内分娩的孕妇，静脉给予 4g 硫酸镁的负荷剂量（20~30 分钟缓慢注射）后，以每小时 1g 的速度予以维持[43]。虽然被研究的孕妇大都是 30 周或 30 周以下的，一些研究中也纳入了 34 周前的孕妇。NICE 早产指南小组建议临床医师应为所有 $24^{+0} \sim 29^{+6}$ 周早产孕妇开具硫酸镁；并考虑为那些 $30^{+0} \sim 33^{+6}$ 周的早产孕妇开具[18a]。

常规抗生素

抗生素对于预防早产的有效性在上文中已经提及。一种替代的方案是对早产妇女给予抗生素治疗，以期延迟分娩并改善新生儿结局。对于胎膜完整的孕妇，这种治疗完全没有作用，无论是阿莫西林克拉维酸还是红霉素，都未显示对新生儿有近期益处[44]。不仅如此，一项随访研究中还发现，常规应用抗生素治疗对早产妇女实际上是有害的，宫内暴露于抗生素的后代发生脑瘫的概率增加，而且呈现出剂量相关的效应[45]。因此，没有合理的证据对胎膜完整的早产妇女实施常规抗生素治疗。英国皇家妇产科学会指南基于 4 级证据,建议对证实 B 族链球菌感染的早产孕妇进行常规抗生素预防感染[46]。

早产胎膜早破

诊断

早产胎膜早破(preterm prelabour rupture of membranes,pPROM)的诊断应结合病史,以及阴道窥器检查发现阴道内羊水。硝嗪试纸检测(检测 pH 变化)和玻片上呈现羊齿状结晶两种方法的假阳性率都较高,因此不建议在临床实践中常规采用[47]。超声下发现羊水量减少也有助于诊断。

预后和处理

早产胎膜早破的孕妇发生自发性早产的风险增加,平均潜伏期小于 3 天[47]。因为早产风险,绝大多数专家认为这些妇女均应接受糖皮质激素治疗[47]。早产胎膜早破的妇女发生上行性感染,导致绒毛膜羊膜炎的风险也增加。基于上述考虑,一些临床医师建议当孕周达到 34 周时,对 pPROM 孕妇进行引产[47]。一些大型的研究对比了这种措施与期待治疗的结果,一项 meta 分析显示,加快分娩的益处很小,引产相较于期待处理而言,并不降低新生儿败血症(RR 0.96; 95% CI 0.64~1.30)或血培养阳性,或被证实新生儿感染的风险。与期待治疗相比,加快分娩的措施增加了呼吸窘迫综合征的风险(RR 1.26;95% CI 1.05~1.53)以及剖宫产的风险(RR 1.26;95% CI 1.11~1.44),但却降低了绒毛膜羊膜炎的风险(RR 0.50;95% CI 0.26~1.95)[48]。可以通过一系列合理的证据来说明每一种处理方法的利弊,不同的孕妇和不同的医师会根据情况选择对她们而言最好的处理方法。

如果计划采用期待治疗,一些专家建议采用红霉素预防感染治疗[18a],因为它可以改善新生儿一系列的近期结局[49],却没有远期不良影响证据[50]。鉴于已知的抗生素对胎膜完整的早产孕妇[45]的远期不良作用,当胎膜是否破裂还不确定时,暂不应用抗生素。不建议应用宫缩抑制剂。

早产儿的分娩方式

什么是早产儿最佳的分娩方式还不确定。早产儿较脆弱,使一些临床医师和孕妇想要避免阴道分娩。关于这一问题的随机对照研究证据非常少,仅有

4 项研究中共 116 例病例满足一项系统分析中的入组条件[51]。不难理解,由于样本量太小,这项研究并未得出阴道分娩和剖宫产在避免产伤、围产儿死亡和NICU 之间的差异。最近,一项包含 4 000 例孩子的观察性研究发现,24~32 周、头位胎儿,阴道分娩安全且易获得成功[52]。而臀位胎儿,孕 24~32 周时阴道试产发生死亡的风险增大,24~27 周死亡和窒息的风险增大。在 24~32 周被允许进行阴道试产的臀位早产中,仅有不到 30% 真正进行了阴道试产。虽然进行了多因素分析,混淆风险还是存在的。尽管这样,这些数据支持胎位为头位的早产妇女进行阴道试产。对于臀位的早产儿,如同在足月还是臀位的胎儿一样,进行计划性剖宫产术可能是有益的[52]。事实上,NICE建议在这种情况下,应"考虑"剖宫产分娩[18a]。

结论

无论是在资源丰富还是匮乏的环境中,早产始终是对不良新生儿结局的影响最大的因素。包括产前糖皮质激素和硫酸镁预防应用等一系列的干预措施被证实可以改善新生儿结局。预防早产仍是目标,但是任何用药都应不仅仅改变分娩的孕周,而应能改善远期的结局。有包括美国的盖茨基金会(Gates Foundation)和出生缺陷基金会(March of Dime),英国的汤姆婴儿慈善会(Tommy's the Baby Charity)和医学研究行动(Action Medical Research)等组织的努力,结合政府部门的支持,相信在未来几十年中,还将发现新的预防早产的干预措施。

(李婷 **译**　李博雅 段涛 **校**)

参考文献

1. Blencowe H, Cousens S, Oestergaard MZ, et al. National, regional, and worldwide estimates of preterm birth rates in the year 2010 with time trends since 1990 for selected countries: a systematic analysis and implications. *Lancet*. 2012;379:2162–2172.
2. Lawn JE, Cousens S, Zupan J. 4 million neonatal deaths: when? Where? Why? *Lancet*. 2005;365:891–900.
3. Lawn JE, Gravett MG, Nunes TM, Rubens CE, Stanton C. Global report on preterm birth and stillbirth (1 of 7): definitions, description of the burden and opportunities to improve data. *BMC Pregnancy Childbirth*. 2010;10(suppl 1):S1.
4. Yang H, Kramer MS, Platt RW, et al. How does early ultrasound scan estimation of gestational age lead to higher rates of preterm birth? *Am J Obst Gynecol*. 2002;186:433–437.
5. Villar J, Papageorghiou AT, Knight HE, et al. The preterm birth syndrome: a prototype phenotypic classification. *Am J Obstet Gynecol*. 2012;206:119–123.
6. Goldenberg RL, Gravett MG, Iams J, et al. The preterm birth syndrome: issues to consider in creating a classification system. *Am J Obstet Gynecol*. 2012;206:113–118.
7. Norman JE, Morris C, Chalmers J. The effect of changing patterns of obstetric care in Scotland (1980–2004) on rates of preterm birth

and its neonatal consequences: perinatal database study. *PLoS Med.* 2009:e1000153.

8. Liu L, Oza S, Hogan D, et al. Global, regional, and national causes of under-5 mortality in 2000-15: an updated systematic analysis with implications for the sustainable development goals. *Lancet.* 2016;388(10063):3027–3035.

9. Goldenberg RL, Culhane JF, Iams JD, Romero R. Epidemiology and causes of preterm birth. *Lancet.* 2008;371:75–84.

10. Costeloe KL, Hennessy EM, Haider S, Stacey F, Marlow N, Draper ES. Short term outcomes after extreme preterm birth in England: comparison of two birth cohorts in 1995 and 2006 (the EPICure studies). *BMJ.* 2012;345:e7976.

11. Wood NS, Marlow N, Costeloe K, Gibson AT, Wilkinson AR. Neurologic and developmental disability after extremely preterm birth. EPICure Study Group. *N Engl J Med.* 2000;343:378–384.

12. Boyle EM, Poulsen G, Field DJ, et al. Effects of gestational age at birth on health outcomes at 3 and 5 years of age: population based cohort study. *BMJ.* 2012;344:e896.

13. Shapiro-Mendoza CK, Tomashek KM, Kotelchuck M, et al. Effect of late-preterm birth and maternal medical conditions on newborn morbidity risk. *Pediatrics.* 2008;121:e223–e232.

14. Mwaniki MK, Atieno M, Lawn JE, Newton CR. Long-term neurodevelopmental outcomes after intrauterine and neonatal insults: a systematic review. *Lancet.* 2012;379:445–452.

15. MacKay DF, Smith GC, Dobbie R, Pell JP. Gestational age at delivery and special educational need: retrospective cohort study of 407,503 schoolchildren. *PLoS Med.* 2010;7:e1000289.

16. Honest H, Forbes CA, Duree KH, et al. Screening to prevent spontaneous preterm birth: systematic reviews of accuracy and effectiveness literature with economic modelling. *Health Technol Assess.* 2009;13:1–627.

17. Berghella V, Hayes E, Visintine J, Baxter JK. Fetal fibronectin testing for reducing the risk of preterm birth. *Cochrane Database Syst Rev.* 2008;4:CD006843.

18. Conde-Agudelo A, Papageorghiou AT, Kennedy SH, Villar J. Novel biomarkers for the prediction of the spontaneous preterm birth phenotype: a systematic review and meta-analysis. *BJOG.* 2011;118:1042–1054.

18a. National Institute for Health and Care Excellence. *Preterm Labour and Birth.* NICE guidelines; 2015. https://www.nice.org.uk/guidance/NG25

19. Tsoi E, Fuchs IB, Rane S, Geerts L, Nicolaides KH. Sonographic measurement of cervical length in threatened preterm labor in singleton pregnancies with intact membranes. *Ultrasound Obstet Gynecol.* 2005;25:353–356.

20. Simcox R, Sin WT, Seed PT, Briley A, Shennan AH. Prophylactic antibiotics for the prevention of preterm birth in women at risk: a meta-analysis. *Austral N Z J Obstet Gynaecol.* 2007;47:368–377.

21. van den Broek NR, White SA, Goodall M, et al. The APPLe study: a randomized, community-based, placebo-controlled trial of azithromycin for the prevention of preterm birth, with meta-analysis. *PLoS Med.* 2009;6:e1000191.

21a. Thinkhamrop J, Hofmeyr GJ, Adetoro O, Lumbiganon P, Ota E. Antibiotic prophylaxis during the second and third trimester to reduce adverse pregnancy outcomes and morbidity. *Cochrane Database Syst Rev.* 2015;6:CD002250.

22. McDonald H, Brocklehurst P, Parsons J. Antibiotics for treating bacterial vaginosis in pregnancy. *Cochrane Database Syst Rev.* 2005;1:CD000262.

23. Lamont RF, Nhan-Chang CL, Sobel JD, Workowski K, Conde-Agudelo A, Romero R. Treatment of abnormal vaginal flora in early pregnancy with clindamycin for the prevention of spontaneous preterm birth: a systematic review and metaanalysis. *Am J Obstet Gynecol.* 2011;205:177–190.

24. Iheozor-Ejiofor Z, Middleton P, Esposito M, Glenny AM. Treating periodontal disease for preventing adverse birth outcomes in pregnant women. *Cochrane Database Syst Rev.* 2017;6:CD005297.

25. Berghella V, Rafael TJ, Szychowski JM, Rust OA, Owen J. Cerclage for short cervix on ultrasonography in women with singleton gestations and previous preterm birth: a meta-analysis. *Obstet Gynecol.* 2011;117:663–671.

26. Berghella V, Mackeen AD. Cervical length screening with ultrasound-indicated cerclage compared with history-indicated cerclage for prevention of preterm birth: a meta-analysis. *Obstet Gynecol.* 2011;118:148–155.

26a. Saccone G, Rust O, Althuisius S, Roman A, Berghella V. Cerclage for short cervix in twin pregnancies: systematic review and meta-analysis of randomized trials using individual patient-level data. *Acta Obstet Gynecol Scand.* 2015;94(4):352–358.

26b. Abdel-Aleem H, Shaaban OM, Abdel-Aleem MA. Cervical pessary for preventing preterm birth. *Cochrane Database Syst Rev.* 2013;5:CD007873.

27. Zheng L, Dong J, Dai Y, et al. Cervical pessaries for the prevention of preterm birth: a systematic review and meta-analysis. *J Matern Fetal Neonatal Med.* 2019;32:1654–1663.

28. da Fonseca EB, Bittar RE, Carvalho MH, Zugaib M. Prophylactic administration of progesterone by vaginal suppository to reduce the incidence of spontaneous preterm birth in women at increased risk: a randomized placebo-controlled double-blind study. *Am J Obstet Gynecol.* 2003;188:419–424.

29. Meis PJ, Klebanoff M, Thom E, et al. Prevention of recurrent preterm delivery by 17 alpha-hydroxyprogesterone caproate. *N Engl J Med.* 2003;348:2379–2385.

30. Fonseca EB, Celik E, Parra M, et al. Progesterone and the risk of preterm birth among women with a short cervix. *N Engl J Med.* 2007;357:462–469.

31. Romero R, Nicolaides K, Conde-Agudelo A, et al. Vaginal progesterone in women with an asymptomatic sonographic short cervix in the midtrimester decreases preterm delivery and neonatal morbidity: a systematic review and metaanalysis of individual patient data. *Am J Obstet Gynecol.* 2012;206:124.e1–e19.

32. Dodd JM, Flenady VJ, Cincotta R, Crowther CA. Progesterone for the prevention of preterm birth: a systematic review. *Obstet Gynecol.* 2008;112:127–134.

33. Norman JE, Marlow N, Messow CM, et al. Vaginal progesterone prophylaxis for preterm birth (the OPPTIMUM study): a multicentre, randomised, double-blind trial. *Lancet.* 2016;387 (10033):2106–2116.

34a. Crowther CA, Ashwood P, McPhee AJ, et al. Vaginal progesterone pessaries for pregnant women with a previous preterm birth to prevent neonatal respiratory distress syndrome (the PROGRESS Study): A multicentre, randomised, placebo-controlled trial. *PLoS Med.* 2017;14(9):e1002390.

34b. Stewart LA, Simmonds M, Duley L, et al. Evaluating progestogens for prevention of preterm birth international collaborative (EPPPIC) individual participant data (IPD) meta-analysis: protocol. *Syst Rev.* 2017;6(1):235.

35. Dodd JM, Grivell RM, O'Brien CM, Dowswell T, Deussen AR. Prenatal administration of progestogens for preventing spontaneous preterm birth in women with a multiple pregnancy. *Cochrane Database Syst Rev.* 2017;10:CD012024.

36. Royal College of Obstetricians and Gynaecologists. Tocolysis for women in preterm labour. RCOG 2011. Available at https://www.guidelinecentral.com/summaries/tocolysis-for-women-in-preterm-labour/#section-396.

37. King JF, Flenady V, Papatsonis D, Dekker G, Carbonne B. Calcium channel blockers for inhibiting preterm labour; a systematic review of the evidence and a protocol for administration of nifedipine. *Austral NZ J Obstet Gynaecol.* 2003;43:192–198.

38a. Flenady V, Reinebrant HE, Liley HG, Tambimuttu EG, Papatsonis DN. Oxytocin receptor antagonists for inhibiting preterm labour. *Cochrane Database Syst Rev.* 2014;6:CD004452.

38b. Haas DM, Caldwell DM, Kirkpatrick P, McIntosh JJ, Welton NJ. Tocolytic therapy for preterm delivery: systematic review and network meta-analysis. *BMJ.* 2012;345:e6226.

39. de Heus R, Mol BW, Erwich JJ, et al. Adverse drug reactions to tocolytic treatment for preterm labour: prospective cohort study. *BMJ.* 2009;338:b744.

40. Roberts D, Brown J, Medley N, Dalziel SR. Antenatal corticosteroids for accelerating fetal lung maturation for women at risk of preterm birth. *Cochrane Database Syst Rev.* 2017;3:CD004454.

41. McKinlay CJ, Crowther CA, Middleton P, Harding JE. Repeat antenatal glucocorticoids for women at risk of preterm birth: a Cochrane systematic review. *Am J Obstet Gynecol.* 2012;206:187–194.

42. Murphy KE, Willan AR, Hannah ME, et al. Effect of antenatal corticosteroids on fetal growth and gestational age at birth. *Obstet Gynecol.* 2012;119:917–923.

43. Antenatal Magnesium Sulfate for Neuroprotection Guideline Development Panel. *Antenatal Magnesium Sulfate Prior to Preterm Birth for Neuroprotection of Fetus, Infant and Child.* Adelaide, Australia: Australian Research Centre for Health of Women and Babies; 2010.

44. Kenyon SL, Taylor DJ, Tarnow-Mordi W. Broad-spectrum antibiotics for spontaneous preterm labour: the ORACLE II randomised trial. ORACLE Collaborative Group. *Lancet*. 2001;357:989–994.

45. Kenyon S, Pike K, Jones DR, et al. Childhood outcomes after prescription of antibiotics to pregnant women with spontaneous preterm labour: 7-year follow-up of the ORACLE II trial. *Lancet*. 2008;372:1319–1327.

46. Royal College of Obstetricians and Gynaecologists. Prevention of early-onset neonatal group B streptococcal disease: Green-top Guideline No. 36. BJOG. 2017;124(12):e280–e305.

47. Simhan HN, Canavan TP. Preterm premature rupture of membranes: diagnosis, evaluation and management strategies. *BJOG*. 2005;12(suppl 1):32–37.

48. Bond DM, Middleton P, Levett KM, et al. Planned early birth versus expectant management for women with preterm prelabour rupture of membranes prior to 37 weeks' gestation for improving pregnancy outcome. *Cochrane Database Syst Rev*. 2017;3:CD004735.

49. Kenyon SL, Taylor DJ, Tarnow-Mordi W. Broad-spectrum anti-

biotics for preterm, prelabour rupture of fetal membranes: the ORACLE I randomised trial. ORACLE Collaborative Group. *Lancet*. 2001;357:979–988.

50. Kenyon S, Pike K, Jones DR, et al. Childhood outcomes after prescription of antibiotics to pregnant women with preterm rupture of the membranes: 7-year follow-up of the ORACLE I trial. *Lancet*. 2008;372:1310–1318.

51. Alfirevic Z, Milan SJ, Livio S. Caesarean section versus vaginal delivery for preterm birth in singletons. *Cochrane Database Syst Rev*. 2012;6:CD000078.

52. Reddy UM, Zhang J, Sun L, Chen Z, Raju TN, Laughon SK. Neonatal mortality by attempted route of delivery in early preterm birth. *Am J Obstet Gynecol*. 2012;207:117.e1–e8.

53. Information Services Division, NHS National Services Scotland. *Births in Scottish hospitals (year ending 31 March 2010)*; 2011. https://www.isdscotland.org/Health-Topics/Maternity-and-Births/Publications/index.asp.

第 3 章

宫颈环扎

S.P. Higgins

引言

在所有妊娠中有 0.1%~1% 会发生宫颈机能不全。宫颈机能不全是指由于子宫腔内的体积或压力超过宫颈机能，使宫颈无法保留子宫内容物的状况，通常发生于孕中期以后。

宫颈环扎术（缝合）是一种用来治疗宫颈机能不全的手术方法。1955 年，Shirodkar 首先描述了这种手术方法；1957 年，McDonald 改良了它，将其作为一种经阴道途径治疗习惯性流产的方法；1965 年，Benson 和 Durfee 首先描述了经腹部宫颈环扎的方法[1]。宫颈环扎术是一种饱受诟病的手术，在很大程度上是因为宫颈机能不全状态在诊断上的困难性。另外，也和手术实施时间和描述性术语的多变性有关。

以前，基于曾发生过在中孕期快速、相对无痛的流产的病史或者早期早产的病史，便可以实施宫颈环扎的操作。无论以前或者现在都没有诊断试验可以用来确认病情。

在一项名为 MRC/RCOG[2] 的多中心随机对照试验的最终报告中，作者们指出 25 例环扎中只有 1 例可能产生有益的效果，基于这种考虑，宫颈环扎术只应该用于那些有过三次或三次以上在 37 周前分娩病史的妇女。多年来，这项试验结果成为各种指南和专家建议的基础，这项操作也不再广为开展。

随着经阴道对妊娠期子宫颈形态学评估方法的出现，明确发现了宫颈闭合部分的长度和早产之间呈负相关的风险[3]，因此出现了基于超声的宫颈环扎术。基于超声标准的宫颈环扎术，是指在 16~24 周判断宫颈闭合段长度是否小于 2.5cm 来决定是否行宫颈环扎术，中孕期宫颈小于这个长度意味着宫颈长度处于总体的 5% 以下。如果一个患者经过以超声检查结果为指征的宫颈环扎术并且取得了成功的妊娠结局，则建议在下次妊娠的 12~14 周进行选择性的宫颈环扎术，而不需要用超声去判断是否存在宫颈缩短。

过去，只有当患者曾经历过自发性早产或中期流产后才被怀疑可能存在宫颈机能不全。但那些曾经历过宫颈移行区大环形切除（large loop excision of the transformation zone，LLETZ）、宫颈锥切术或子宫颈广泛切除术的患者也应被认为是宫颈机能不全和自发早产的高危人群。

完全基于病史而缺乏连续测量宫颈长度而进行宫颈环扎，已不再被认为是最佳的临床实践。应当对那些有过自发性早产并提示宫颈机能不全的患者，以及有过宫颈破坏性手术病史的患者，进行连续的经阴道宫颈长度测量[4]。对那些进行过宫颈切除术或者多次宫颈破坏性手术的患者，应考虑在妊娠前对其进行宫颈长度的测量和宫颈阴道部的视诊评估。对子宫颈短以至于在妊娠期缺乏充分的宫颈组织以进行环扎术者，是考虑在产前进行腹腔镜宫颈环扎手术的依据。一项纳入 15 项研究，涉及 3 490 名妇女的综述认为，宫颈环扎术减少了早产高危妇女的早产风险，并可能同时降低围产儿死亡的风险[5]。

外科操作方法

McDonald 环扎

通过阴道途径进行宫颈环扎的方法，在择期手术或紧急手术中变化不大。使用 McDonald 法，不需要分离膀胱，也方便在需要时或者孕周达到 37 周，期望阴道分娩时拆除缝扎线。患者取截石位，以 Sims 窥阴器或两把阴道壁拉钩暴露宫颈。四把卵圆钳分别放置在宫颈 12 点，3 点，6 点和 9 点方向夹住宫颈。使用卵圆钳几乎不会造成任何损伤，但通过放置这些卵圆钳，操作者才有能力向侧面、前方或后方牵引宫颈，尽可能方便地实施环扎术。如果进行环扎时，羊膜囊已经膨出在宫颈管内但是未达宫颈外口，可使用 14 号 Foley 导尿管，将其球囊塞入颈管将羊膜复位。缝合所用材料为带弯针的 5mm 不可吸收的 Mersilene 带状缝线，将其浸泡在生理盐水中并在其上涂抹无菌润滑凝胶后使用，以便于它能够顺利地穿过组织。在宫颈的阴道部进行荷包缝合，缝点应尽可能高，使之能尽可能地接近宫颈内口。分辨带有皱褶的阴道黏膜和光滑的宫颈黏膜的交界,在前部进针。在宫颈上不透过全层缝合 4 针,收紧缝线关闭宫颈,并在前方打结。如果颈管内曾放置过 Foley 导尿管,可在打紧缝线前将球囊放空并取出。线结打紧后,剪线时在末端留 2cm 的长度,以便于在后期识别和拆除环扎。

在胎膜破裂、有明显宫缩或孕周已达 37 周时,应拆除环扎线,等待产程自然发动。

在进行宫颈环扎前应该与患者讨论以下并发症:

1. 手术时胎膜破裂——如果胎膜已膨出进入颈管,发生这种情况的可能性尤其大,但它也可能发生于那些没有胎膜膨出的病例。如前所述,应特别小心避免宫颈全层缝合,因为这会增加发生这种并发症的风险。

2. 出血——如果在宫颈部的子宫动脉下行支被刺破,可能会发生出血。这些血管在宫颈的 3 点和 9 点的部分走行,环扎时应避免从此处进针。很少会遇到严重的出血。

3. 流产——无论以上两条单独发生、同时发生或者不发生时都有可能发生流产。

4. 败血症——绒毛膜羊膜炎是一种罕见但非常严重的并发症。随着宫颈缩短和宫颈黏液栓的减少,发生上行性感染的风险开始增加。作者的经验中宫颈环扎没有显著地增加败血症的风险。

腹腔镜下经腹宫颈环扎术

传统上,当患者经阴道的宫颈环扎失败后,在下次妊娠的早期进行经腹宫颈环扎。这被认为是一个永久性的置入,之后胎儿需要经剖宫产娩出。由于妊娠的子宫体积增大、血管充盈以及要避免对脏器的刺激,这个操作很难进行。在过去,医师们也不喜欢在妊娠前进行宫颈环扎术,以便一旦发生流产,便于让妊娠物排出。

最近这些年,通过超声发现那些经历过宫颈外科手术(LLETZ、宫颈锥切或宫颈广泛切除术)的患者宫颈缩短,宫颈阴道段显然不足以进行环扎术,应考虑对她们进行经腹的宫颈环扎术。

作者和同事列出了以下临床情况下可实施妊娠前腹腔镜下经腹宫颈环扎术:

- 择期实施的宫颈环扎失败。
- 由于宫颈手术造成宫颈缩短,无法进行经阴道的宫颈环扎术。
- 宫颈广泛切除术后。

妊娠前宫颈环扎术并不会对早孕期自然流产或

妊娠物残留吸宫术,或中孕早期流产的处理造成困难,也不需子宫切开。分娩时需要通过剖宫产。也有报道进行阴道后壁手术分离结扎,以避免剖宫产术。

妊娠前经腹腹腔镜环扎术已成为首选的手术方式,成功率达 90% ~ 100%[6],累积胎儿存活率为 90%。

手术方法是用不可吸收的、5mm 的 Mersilene 带状缝线在宫颈内口水平进行缝合,从而恢复机能受损的子宫颈。通过在妊娠前进行这项操作,手术者避免了以往在孕期进行这项手术的相关风险,而应用举宫器又能更好地暴露手术视野。

手术是在全身麻醉下进行的,患者取截石位。手术需要三位外科医师组成的团队,两位进行腹腔镜操作,一位负责举宫。采用三孔腹腔镜手术在脐下插入一个 10mm 的初级套管针。在左右髂窝分别打入两个操作孔(5mm),取孔部位要充分向外,以最大限度地提高器械的可操作性。在手术开始前,插入一个 Foley 导管留置导尿。

用电凝打开子宫反折腹膜,利用腹腔镜下腹腔内升高的压力,钝性分离耻骨宫颈筋膜,将膀胱分离至子宫下段的下方。向两侧扩展腹膜切口,打开阔韧带前叶。此时可以分辨出子宫血管。用 Maryland 钳在阔韧带上打洞,之后可以直接观察到针头穿过宫颈组织[7]。

在子宫后方,大约在宫骶韧带顶端的上方和外侧各 1cm 处,用电凝在腹膜上烧灼出两个小洞,作为进针的指示点。

从 10mm 的腹腔镜主操作孔送入带直针的 5mm 的 Mersilene 线。通过阔韧带打的洞,在直视下,在子宫血管丛的内侧,使用腹腔镜持针器将针自后向前穿过,并将线拉到合理的长度。在对侧重复上述操作,留下两个针头在前面,带子贴在子宫的后面。减掉两个针头,放置在子宫膀胱凹陷处,留待之后取出。在宫颈内口的水平,子宫的前方打结,剪线时留 1.5cm 的长度,防止线结松开。

在环扎术之前,应与患者讨论以下具体的并发症:

- 腹腔镜手术的一般并发症。
- 妊娠晚期胎死宫内后剖宫取胎的可能性。
- 需要以剖宫产术分娩胎儿。作者的经验中,经过经腹的宫颈环扎后,并不额外增加剖宫产手术操作的难度。

两根直针头可以通过 5mm 腹孔中取出。以单环缝合材料关闭腹部切口。

讨论

随着阴道超声测量宫颈长度方法的出现,现在有更客观、可重复的方法发现患者宫颈机能不全,并通过及时环扎,减少环扎失败的可能性。以前实施经腹环扎术最常见的指征是经阴道环扎失败[8],而作者发现,现在有宫颈手术史的患者,在一开始就进行经腹宫颈环扎术中所占的比例越来越多。

（李婷 **译**   李博雅 段涛 **校**）

参考文献

1. Benson RC, Durfee RB. Transabdominal cervico-uterine cerclage during pregnancy for the treatment of cervical incompetency. *Obstet Gynaecol*. 1965;25:145–155.
2. Medical Research Council/Royal College of Obstetricians and Gynaecologists Working Party on Cervical Cerclage. Final report of the Medical Research Council/Royal College of Obstetricians and Gynaecologists multicentre randomised trial of cervical cerclage. *Br J Obstet Gynaecol*. 1993;100(6):516–523.
3. Iams JD, Goldenberg RL, Meis PJ, et al. The length of the cervix and the risk of spontaneous premature delivery. National Institute of Child Health and Human Development Maternal Fetal Medicine Unit Network. *N Engl J Med*. 1996;334(9):567–572.
4. Higgins SP, Kornman LH, Bell RJ, Brennecke SP. Cervical surveillance as an alternative to elective cervical cerclage for pregnancy management of suspected cervical incompetence. *Aust N Z J Obstet Gynaecol*. 2004;44(3):228–232.
5. Alfirevic Z, Stampalija T, Medley N. Cervical stitch (cerclage) for preventing birth in singleton pregnancy. *Cochrane Database Syst Rev*. 2017;6:CD008991.
6. Ades A, Parghi S, Aref-Adib M. Laparoscopic transabdominal cerclage: outcomes of 121 pregnancies. *ANZJOG* 2018;58(6):606–611.
7. Ramesh B, Chaithra TM, Prasanna G. Laparoscopic transabdominal cervical cerclage by broad ligament window technique. *Gynaecol Minim Invasive Ther*. 2018;7(3):139–140.
8. Burger NB, Brölmann HA, Einarsson JI, Langebrekke A, Huirne JA. Effectiveness of abdominal cerclage placed via laparotomy or laparoscopy. Systematic review. *J Minim Invasive Gynaecol*. 2011;18:696–704.

第 4 章

产前出血概论

H. Richardson · A. Cameron

产前出血（antepartum haemorrhage，APH）是指孕 20 周后出现生殖道出血。产前出血的发生率为 3%～5%，是常见的产科急症。因此，临床医师应全面了解产前出血的原因（表 4.1），以便识别和处理有严重产前出血风险的情况。

表 4.1 产前出血的原因

部位	诊断
子宫	前置胎盘
	胎盘早剥
	侵袭性胎盘疾病，如胎盘植入
	前置血管
宫颈	宫颈柱状上皮异位
	产程中宫颈容受
	子宫颈癌
	宫颈异位妊娠
下生殖道	外阴阴道感染，如念珠菌病
	外阴阴道静脉曲张
	恶性肿瘤
	外伤

在产前出血的原因中，前置胎盘和胎盘早剥是最严重的，可能严重威胁母儿生命。

美国超声医学协会（American Institute of Ultrasound in Medicine，AIUM）制订了一种新的前置胎盘分类方法[1]。他们建议不再继续使用"部分性"和"边缘性"等词，并建议当胎盘完全覆盖宫颈内口时才应用前置胎盘这个术语。妊娠 16 周后胎盘边缘距离宫颈内口<20mm 时，应定义为胎盘"低置"；腹部或经阴道超声显示胎盘边缘距离宫颈内口≥20mm 时为正常位置胎盘。每 200 例分娩中约有 1 例合并前置胎盘，但由于剖宫产率、辅助生殖技术和高龄孕妇的增多，前置胎盘发生率逐渐增加[3]。近期发布的英国皇家妇产科学会指南建议采用 AIUM 分类以改善前置胎盘的管理策略[2]。

通过降低孕妇吸烟率和加强产前保健等措施，孕产妇健康水平普遍提高，严重胎盘早剥的发生已显著减少。产前出血的原因经常不能确定，对于反复不明原因的出血病例应加强产前检查。

目前，对于产前出血的严重程度没有明确的定义。使用目测法可能低估真实的出血量，如在严重隐性胎盘早剥时。对休克迹象和出血量的评估可以初步判断失血量和采取适当的处理对策[4]。出血量可分为：

- 点滴出血——在内裤或卫生巾上有点状或片状血迹。
- 少量出血——出血量<50mL 且已停止。
- 大量出血——出血量 50～1 000mL，无休克临床表现。
- 严重大量出血——出血量>1 000mL 和/或有休克临床表现。

临床评估

假设一位孕妇因少量产前出血就诊于产科急诊。通常情况下，患者血流动力学稳定、出血在临床评估前就已得到缓解，可以对病史进行全面的回顾[2]。

临床病史应涵盖以下几个方面：

- 识别前置胎盘或胎盘早剥的危险因素——例如，前次剖宫产分娩，吸烟等。
- 出血是否伴有疼痛——无痛性产前出血可能与前置胎盘相关；持续的疼痛则可能提示胎盘早剥。
- 评估胎儿健康状况——了解胎动情况并听诊胎心。
- 局部原因导致出血——例如，宫颈巴氏涂片后或性交后出血。

临床检查和处理应包括：

- 记录孕产妇的脉搏和血压。
- 腹部触诊——质硬、板状腹应考虑胎盘早剥。有宫缩提示可能临产。腹部触诊时子宫易激惹状态也提示可能出现胎盘剥离或先兆早产。
- 阴道窥器检查——可以直视下生殖道，以明确局部出血的原因。妊娠期间,任何可疑的宫颈或阴道病变都应接受阴道镜检查。

- 若胎盘位置未知,需行超声检查。超声检查对胎盘早剥的诊断并无帮助,除非胎盘早剥显著到出现绒毛膜羊膜分离,这种情况下检查时往往就有很明显的体征了。
- 血型检查——Rh 阴性血的孕妇应行 Kleihauer 检测,并注射抗 D 免疫球蛋白。
- 如果孕周为 24～36 周,可考虑使用一个疗程的糖皮质激素。
- 对于少量或大量产前出血的女性,建议收入产前病房监测。如果出血停止,可考虑出院。

在排除前置胎盘之前,不应进行指诊或窥器检查。

对于出现大出血且临床生命体征不稳定的患者,应进入具有分娩条件并配备复苏设施的急救区域进行治疗,例如分娩室。应进行多学科管理,包括高年资产科医师和麻醉师,立即对产妇进行复苏,同时评估胎儿的健康状况。复苏应遵循标准化的心肺复苏 ABC(气道,呼吸,循环)方法。

案例分析:

一位已知为后壁前置胎盘的初产妇,在孕 34 周时出现大量阴道出血。当她到达产科病房时,意识清楚,定向力正常,但表现为心动过速,心率为 120 次/min,血压为 90/40mmHg。患者持续阴道出血,她的腿和衣服被大面积血染。听诊胎儿心律为 160 次/min。

初步管理措施包括:

- 使用 ABCD 方法对孕妇进行初步评估。
- 左侧卧位。
- 面罩吸氧,氧流量 10～15L/min。
- 开放两条宽静脉通路,采血进行血常规检查;交叉配血 4 个单位红细胞,检查凝血功能,尿素和电解质(urea and electrolytes,U&Es)及 C 反应蛋白(C-reactive protein,CRP)等水平。
- 如果有相关设备,可床旁即时检测血红蛋白水平。

- 估计出血量,若出血量>1 500mL 可快速启动本单位的严重产科出血管理方案。
- 在血液制品可以使用前,尽快静脉输液。可根据需要快速输注最多 3.5L 温热晶体液。
- 尽快输血,如果血红蛋白低且产妇情况不稳定,可考虑使用 O 型-Rh 阴性红细胞进行输血治疗。
- 在持续出血的情况下,先输注 4 个单位的新鲜冷冻血浆(fresh frozen plasma,FFP)和 10 个单位的冷沉淀,直到可以进行凝血功能检查为止。力争保持纤维蛋白原水平>1.0g/L,凝血酶原时间<1.5×平均对照值。
- 持续电子胎心监护。
- 如果发现母体或胎儿状况不良,可考虑紧急剖宫产分娩。

总结

产前出血在产科是相对普遍的现象。临床工作人员应熟悉可能的诊断和后续管理措施。通过定期进行内部技能和演练培训,临床医师将最大化地改善母婴的最佳结局。

(卞政 译　冯烨 魏玉梅 校)

参考文献

1. Reddy UM, Abuhamad AZ, Levine D, Saade GR. Fetal Imaging Workshop Invited Participants. Fetal imaging: executive summary of a joint Eunice Kennedy Shriver National Institute of Child Health and Human Development, Society for Maternal-Fetal Medicine, American Institute of Ultrasound in Medicine, American College of Obstetricians and Gynecologists, American College of Radiology, Society for Pediatric Radiology, and Society of Radiologists in Ultrasound Fetal Imaging Workshop. *J Ultrasound Med*. 2014;33:745–757.
2. Jauniaux ERM, Alfirevic Z, Bhide AG, et al. on behalf of the Royal College of Obstetricians and Gynaecologists. Placenta praevia and placenta accreta: diagnosis and management. Green-top Guideline No. 27a. *BJOG*. 2019;126(1):e1–e48.
3. Rosenberg T, Pariente G, Sergienko R, Wiznitzer A, Sheiner E. Critical analysis of risk factors and outcome of placenta previa. *Arch Gynecol Obstet*. 2011;284:47–51.
4. Olyese Y, Ananth CV. Placental abruption. *Obstet Gynecol*. 2006;108:1005–1016.

第 5 章

前置血管

M. A. Ledingham

引言

前置血管是一种罕见的妊娠并发症,被漏诊可导致严重的不良妊娠结局。其典型表现为胎膜破裂伴无痛性阴道出血和胎儿窘迫(Benckiser 出血)[1,2]。20世纪 80 年代末起,可通过超声在产前诊断前置血管。通过择期住院、糖皮质激素促胎肺成熟治疗以及在孕34~36 周终止妊娠,胎儿存活率已大大地提高[3-6]。

定义

前置血管是指胎儿血管行走于胎膜上,达到或跨越宫颈内口。由于缺乏胎盘组织及脐带华通氏胶的保护,前置血管在胎膜破裂或人工破膜时易破裂出血,导致胎儿急性大量失血。前置血管可分为两型[7]。Ⅰ型,脐带帆状附着或边缘附着于胎盘时,羊膜内的胎儿血管跨越或接近宫颈,常合并胎盘低置或前置胎盘[8]。Ⅱ型,胎儿血管与分叶胎盘或副胎盘相连,发生血管前置。

发病率

前置血管罕见,发生率为 1/5 000~1/1 200[4,9,10],高危因素包括:中孕期前置胎盘状态[比值比(OR)19;95% 置信区间(CI)5.6~93.8]、多胎妊娠(OR 2.66;95% CI 0.8~8.8)、辅助生殖技术妊娠(OR 19;95% CI 6.6~54.0)、脐带帆状附着(OR 672;95% CI 112~4 034)和分叶胎盘或副胎盘(OR 71;95% CI 14~349)[11]。80% 以上的前置血管患者至少有一个高危因素[11-13]。胎盘位于子宫下段时若合并脐带帆状附着,前置血管发生率高达 1/50[14]。脐带帆状附着在选择性胎儿生长受限或双胎输血综合征的单绒双胎中更为常见[12,15,16]。有报道显示,母亲吸烟是脐带帆状附着和前置血管的高危因素之一[16]。前置血管患者中胎儿出现以下结构畸形发生率增加,包括尿路畸形、脊柱裂、脐疝和单脐动脉等[4]。

病理生理学

脐带帆状附着和前置血管的病理生理机制尚不明确,两者皆与胎盘发育异常相关,脐带帆状附着时血管缺乏胎盘的正常"缓冲"保护作用,更易受到挤压和损伤。在子宫下段扩张时,前置的胎儿血管受到机械性压迫作用,可破裂导致胎儿出血。如果出血的血管较粗大,可能立即造成胎死宫内。

诊断

前置血管是产前和产时出血的鉴别诊断之一。前置血管破裂出血易被误诊为前置胎盘、胎盘早剥或"见红",临床表现是与阴道出血量不相符的急性的胎儿窘迫,胎心监护呈正弦波表现,提示胎儿失血。产程中前置血管破裂可能仅表现为破膜后少量阴道出血以及进行性的胎儿心动过速,但这种情况罕见。

碱变性试验曾被用于区分母体血液和胎儿血液(在浓度为 0.1% 的 NaCl 溶液里,胎儿血不变性)。虽然可用于床旁快速检测,现临床中已经极少将这种方法用于前置血管的诊断。做碱变性试验时,成人血液会在 30 秒内变为棕色,但胎儿血红蛋白仍呈粉红色[17]。

在产程中,阴道检查时可偶然在宫颈内口触及绒毛膜上搏动的胎儿血管从而发现前置血管,但即使此时行紧急剖宫产,胎儿死亡率仍高达 60%[4]。

辅助检查

超声在诊断前置血管中具有较高的准确率和较低的假阳性率[10],经阴道超声在距离宫颈内口上方2cm 以内发现线形的透声区可诊断前置血管。彩色多普勒模式下可见典型的脐动脉血流波形[16,19,20]。正常的脐带可能被误认为是前置血管,但前置血管不随母体体位改变而移位,由此可鉴别。推荐将经腹联合经阴道超声检查用于前置血管的诊断,可判断胎盘位置、脐带插入情况和胎盘类型[21]。孕中期(18~24 周)前置血管诊断准确率最高,需在孕晚期(30~32 周)复查超声进行确认[4]。

前置血管的产前检出率为 53%~100%[20],产前诊断前置血管将胎儿存活率从 44% 提高至 97%[22]。目前没有足够的证据支持在中孕期胎儿畸形筛查时对一般人群进行前置血管的常规筛查[4,9,10,13,14]。对高危人群(脐带帆状附着、脐带边缘插入、低置胎盘、双叶胎盘和副胎盘、多胎妊娠)进行针对性的筛查可有效降低围产儿死亡率,其中的风险利弊还需要未来进一步研究证实[4,5,13,22]。

处理

当产程中胎儿急性窘迫怀疑合并前置血管时,必须在全身麻醉下快速实施 1 级剖宫产手术。在这种情况下,即使给婴儿输血,其死亡率仍非常高[4]。

如果在产程中还未破膜时怀疑有前置血管,则应立即转运至手术室,并通过羊膜镜或经阴道超声明确诊断。

如果产前超声确诊前置血管,应向孕妇告知胎膜破裂后胎儿的出血风险,并在孕 30~32 周安排住院,在孕 28~32 周时给予糖皮质激素促胎肺成熟,并在孕 34~36 周时择期行剖宫产终止妊娠[4,9]。曾有关于行胎儿镜下激光血管消融术治疗前置血管的报道,但需权衡侵入性操作带来的胎膜早破的风险。

(卞政 **译**   冯烨 李婷 **校**)

参考文献

1. Heckel S, Weber P, Dellenbach P. Benckiser's hemorrhage. 2 case reports and a review of the literature. *J Gynecol Obstet Biol Reprod (Paris)*. 1993;22:184–190.

2. Lobstein J. Archives de L'art des Accouchements 1801. Strasbourg; 1801.

3. Derbala Y, Grochal F, Jeanty PJ. *Perinat Med*. 2007;1(1):2–13.

4. Gagnon R. No. 231. Guidelines for the management of vasa praevia. *J Obstet Gynaecol Can*. 2017;39(10):e415–e421.

5. McQueen V, Speed M, Rutler S, Gray T. Vasa praevia: should we routinely screen high risk women for this rare but serious condition? *Ultrasound*. 2018;26(2):127–131.

6. Melcer Y, Jauniaux E, Maymon S, et al. Impact of targeted scanning protocols on perinatal outcomes in pregnancies at risk of placenta accreta spectrum or vasa praevia. *Am J Obstet Gynecol*. 2018;218(4):443.e1–443.e8.

7. Gianopoulos J, Carver T, Tomich PG, Karlman R, Gadwood K. Diagnosis of vasa previa with ultrasonography. *Obstet Gynecol*. 1987;69:488–491.

8. Oyelese Y, Smulian JC. Placenta previa, placenta accreta, and vasa previa. *Obstet Gynecol*. 2006;107:927–941.

9. *RCOG Green-top Guideline No. 27b*. Vasa praevia: diagnosis and management; 2018.

10. Sinkey RG, Odibo AO, Dashe JS. Society for Maternal Fetal Medicine Consult Series. Diagnosis and management of vasa praevia. *Am J Obstet Gynecol*. 2015;213(5):615–619.

11. Ruiter L, Kok N, Limpens J, et al. Incidence of and risk indicators for vasa praevia: a systematic review. *BJOG*. 2016;123:1278–1287.

12. Sullivan EA, Javid N, Duncombe G, et al. Vasa previa diagnosis, clinical practice and outcomes in Australia. *Obstet Gynecol*. 2017;130:591–598.

13. UK National Screening Committee. *Screening for Vasa Praevia in the Second Trimester of Pregnancy. External Review Against Programme Appraisal Criteria for the UK National Screening Committee (UK NSC)*. London: UK NSC; 2017. Available at: https://legacyscreening.phe.org.uk/vasapraevia.

14. Paavonen J, Jouttunpaa K, Kangasluoma P, et al. Velamentous insertion of the umbilical cord and vasa previa. *Int J Gynaecol Obstet*. 1984;22:207–211.

15. *RCOG Green-top Guideline No. 51*. Monochorionic twin pregnancy management; 2017.

16. Jauniaux E, Mercer Y, Ramon R. Prenatal diagnosis and management of vasa praevia in twin pregnancies: a case series and systematic review. *Am J Obstet Gynecol*. 2017;(6):568–575.

17. Loendersloot EW. Vasa praevia (letter). *Am J Obstet Gynecol*. 1979;135:702–703.

18. Silver RM. Abnormal placentation: placenta previa, vasa previa and placenta accreta. *Obstet Gynecol*. 2015;126:654–668.

19. Rebarber A, Dolin C, Fox NS, Klauser CK, Saltzman DH, Roman AS. Natural history of vasa previa across gestation using a screening protocol. *J Ultrasound Med*. 2014;33:141–147.

20. Ruiter L, Kok N, Limpens J, et al. Systematic review of accuracy of ultrasound in the diagnosis of vasa previa. *Ultrasound Obstet Gynecol*. 2015;45:516–522.

21. Baschat AA, Gembruch U. Ante- and intrapartum diagnosis of vasa praevia in singleton pregnancies by colour coded Doppler sonography. *Eur J Obstet Gynecol Reprod Biol*. 1998;79:19–25.

22. Oyelese Y, Catanzarite V, Prefumo F, et al. Vasa previa: the impact of prenatal diagnosis on outcomes. *Obstet Gynecol*. 2004;103:937–942.

第6章

胎盘早剥

F. Nugent · A. J. Thomson

胎盘早剥是指在妊娠20周后及胎儿娩出前胎盘过早从子宫壁剥离,剥离可以是完全的或部分的。胎盘早剥的发病率约1%,是孕产妇和围产儿患病和死亡的主要原因。胎盘早剥的发病率在北欧国家较低,在南亚国家较高。

传统上,胎盘早剥被描述为"显性""隐性""混合性"(表6.1和图6.1)。

表6.1 胎盘早剥的分类

显性	胎盘的边缘从子宫壁剥离,血液从蜕膜和胎膜之间通过宫颈流至阴道
隐性	5%~10%的出血是胎盘后出血,并不会外流至阴道。在这种情况下,血液积聚在胎盘后面,无阴道出血的表现
混合性	既有胎盘后积血,又有血液流入阴道

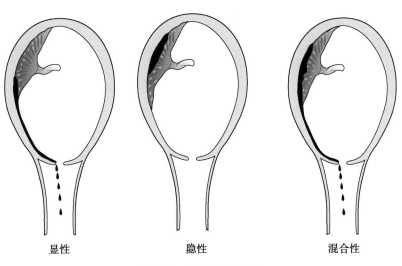

显性   隐性   混合性

图6.1 胎盘早剥的分类

胎盘早剥的危险因素

临床和流行病学研究已经确定了一些与胎盘早剥相关的产科、医学及社会危险因素(表6.2),尽管这在很大程度上仍是通过推测而来的。前次妊娠胎盘早剥史是最具预测性的危险因素。荷兰(尼德兰)的一项研究发现,复发胎盘早剥的风险为5.8%(而无合并症第一次妊娠的女性发生胎盘早剥的风险为0.06%)。

表6.2 胎盘早剥的危险因素

| 产科因素 | <ul><li>既往妊娠胎盘早剥史</li><li>子痫前期</li><li>胎儿生长受限</li><li>羊水过多</li><li>多产</li><li>先露异常</li><li>早产、胎膜早破</li><li>早孕期阴道出血</li><li>两次妊娠之间的间隔短</li></ul> | 医学因素 | <ul><li>低体重指数</li><li>高龄产妇</li><li>易栓症</li><li>饮食和营养障碍</li><li>贫血</li></ul> |
| | | 社会因素 | <ul><li>腹部创伤(意外的和有意的)</li><li>吸烟</li><li>药物滥用(可卡因和苯丙胺)</li></ul> |

病理生理学

在多数情况下,胎膜早剥的病因尚不清楚。在外伤或宫腔内压力骤减时,可能诱发胎盘早剥,因为胎盘与子宫壁发生错位,其剪切力使胎盘从子宫壁中剥离,从而导致出血。在其他病例中,这一过程可能在妊娠早期就已发生,早孕期及中孕期妊娠相关血浆蛋白 A 水平的降低及母体血清甲胎蛋白水平的升高与胎盘早剥相关,这也说明胎盘早剥与异常滋养细胞侵袭相关。胎盘早剥是底蜕膜小动脉出血性破裂的结果。

临床特征

胎盘早剥的诊断是基于症状和体征的临床诊断。最常见的临床表现是腹痛、阴道出血和子宫压痛。但是临床症状的轻重与胎盘剥离的程度相关。在轻度胎盘早剥中,孕妇仅有少量的产前出血,临床症状稳定且胎儿电子监护正常。在严重的隐性胎盘早剥中,可有急性、严重、不间断的腹痛及伴随的失血性休克,子宫硬如板状、压痛明显,胎儿可能已经死亡或有胎儿窘迫的表现。

在一些胎盘早剥的病例中,通常是隐性与混合性,胎盘后血液渗透子宫肌层至浆膜表面,在剖宫产时可以看到子宫表面呈蓝紫色瘀斑,称为库弗莱尔子宫(Couvelaire uterus)。

超声诊断胎盘早剥的敏感性较低,但特异性较高,超声检查无法发现 3/4 的胎盘早剥。而超声阳性结果与较差的围产儿结局和较高的孕产妇发病率相关。

治疗

初步评估

疑似胎盘早剥的初步处理包括迅速评估母胎状况,因为这些因素将指导干预措施。初步评估的目的应该是通过密切观察和准确测量出血量(如果存在阴道出血)判断孕妇的血流动力学情况,并通过胎心监护判断胎儿宫内情况。

存在孕妇或胎儿损害的证据

当存在孕妇或胎儿损害的证据时,通常需要立即终止妊娠。如果胎儿短时间内可以从阴道分娩,那么阴道分娩是最合适的分娩方式。然而,如果估计短时间内胎儿不能从阴道分娩,那么应该在全身麻醉下进行剖宫产,同时进行母儿复苏(见第 29 章)。选择迅速终止妊娠的方式,不仅能够挽救生命,还可以控制与大量出血相关的凝血功能障碍的进展。考虑到麻醉和复苏的风险,对于情况不稳定的患者,应提倡多学科团队的协作。

无孕妇或胎儿损害的证据

如果母胎情况稳定,没有禁忌证,则可以考虑阴道分娩,因为阴道分娩的母体并发症要低于剖宫产的母体并发症。适用于以下情况:
- 已进入产程。
- 对母胎存在影响但又不那么紧迫的情况,例如可疑胎心监护。
- 在胎儿已死亡但母亲病情稳定的情况。

对于这种情况,应对胎儿进行连续胎心监测,同时阴道试产应在具备随时手术分娩条件的地点进行。有效宫缩一般不是什么问题,因为即使是在干预促进产程进展的措施下,胎盘早剥患者的子宫收缩也会比较强烈,而且通常无论产次及宫颈条件,产程进展都较快。但是,如果有需要,可以利用人工破膜或使用缩宫素加速产程进展。失血量已被证明与产程呈负相关,因此阴道分娩时的延迟不应假定与较多的失血量相关。当胎盘早剥已导致胎儿宫内死亡时,更应选择阴道分娩,因为这时弥散性血管内凝血更易发生,剖宫产术中出血的处理将极具挑战性。

早产

当胎盘早剥导致早产时,应考虑使用抗生素预防 B 族链球菌感染、皮质类固醇促进肺成熟、硫酸镁保护神经。有建议对病情稳定的孕妇进行抑制宫缩治疗,以完成上述干预措施,不过使用宫缩抑制剂仍然存在争议。当孕妇和胎儿病情都稳定,且未进入产程时,医护团队将有更多的时间进行上述干预措施。

保守治疗

当胎盘早剥较轻,并且监护显示母胎情况稳定时,可能不需要立即分娩,特别是在未足月的情况下。研究发现,胎盘早剥对胎儿神经系统发育的影响多与早产有关,因此延迟分娩或许是有益的。然而,也需要认识到部分性的胎盘早剥可能在没有预兆的情况下进展为更严重的情况,这时必须与保守治疗的风险进行权衡。因此,应在整个孕期对孕妇和胎儿情况进行监测,特别是观察胎儿生长受限和子痫前期的迹象。当妊娠 34 周后发生胎盘早剥时,特别是在妊娠 37~38 周,应该考虑立即分娩,以避免增加死产风险。

产后护理

分娩后,应采取措施减少潜在并发症的发生,包括产后出血。应根据子宫张力和出血的情况使用子宫收缩剂。在严重的情况下(例如库弗莱尔子宫),子宫肌层对子宫收缩剂的反应可能很差,这就需要手术和其他干预措施来实现止血(表 6.3)。

表 6.3 胎盘早剥产后可能需要的干预措施

- 宫腔填塞术
- 宫腔球囊填塞术
- 子宫压迫缝合术
- 分步子宫血管结扎术
- 髂内动脉结扎术
- 子宫动脉栓塞术
- 子宫切除术

其他的并发症包括急性肾损伤、脓毒症、肺水肿以及静脉血栓等风险增加,其病理生理学机制可能是由大量出血导致的。母体远期肾脏和心血管疾病的发病率和死亡率与胎盘早剥密切相关,这可能是其病理生理学机制的反应。

我们已经认识到,有胎盘早剥史的女性未来妊娠中再次发生胎盘早剥的风险增加了 20 倍,并且严重程度也随之增加。因此,在再次妊娠之前我们应该努力解除可改变的相关危险因素。

(卞政 译 张慧婧 李婷 校)

参考书目

Ananth CV, Friedman AM, Lavery JA, et al. Neurodevelopmental outcomes in children in relation to placental abruption. *BJOG.* 2016;124:463–472.

Ananth CV, Wapner RJ, Ananth S, et al. First-trimester and second-trimester maternal serum biomarkers as predictors of placental abruption. *Obstet Gynecol.* 2017;129(3):465–472.

Downes KL, Grantz KL, Shenassa ED. Maternal, labour, delivery, and perinatal outcomes associated with placental abruption: a systematic review. *Am J Perinatol.* 2017;34(10):935–957.

Inoue A, Kondoh E, Suginami K, et al. Vaginal delivery after placental abruption with intrauterine fetal death: a 20-year single-center experience. *J Obstet Gynaecol Res.* 2017;43(4):676–681.

Merriam A, D'Alton ME. Placental abruption. In: Copel JA, D'Alton ME, Feltovich H, Gratacos E, Krakow D, Obido AO, Platt LD, Tutschek B. *Obstetric Imaging: Fetal Disgnosis and Care.* 2nd ed. Elsevier Health Services, Philadelphia, PA; 2017:426–429.

National Institute for Health and Care Excellence (NICE). *Preterm Labour and Birth (NICE Guideline No. 25);* 2015. Available at: https://www.nice.org.uk/guidance/ng25?unlid=9291036072016213201257.

Royal College of Obstetricians and Gynaecologists. *Antepartum Haemorrhage (Green-top Guideline No. 63);* 2011. Available at: https://www.rcog.org.uk/en/guidelines-research-services/guidelines/gtg63/.

Royal College of Obstetricians and Gynaecologists. *Group B Streptococcal Disease, Early-onset (Green-top Guideline No. 36);* 2017. Available at: https://www.rcog.org.uk/en/guidelines-research-services/guidelines/gtg36/.

Ruiter L, Ravelli AC, de Graaf IM, et al. Incidence and recurrence rate of placental abruption: a longitudinal linked national cohort study in the Netherlands. *Am J Obstet Gynecol.* 2015;213:573.e1–e8.

第 7 章

引产

T. A. Johnston・N. Pilarski

引言

引产定义为在分娩自然发动前,进入产程(或尝试进入产程)并分娩的过程。当继续妊娠对母体或胎儿造成的风险大于终止妊娠的风险时,引产是孕妇和医护人员的选择之一。另一种选择则是剖宫产。引产是全世界医院的产科每天都会采用的一项基本干预措施。在英国,有大量来自国家卫生与临床优化研究所(Nationa Institute for Health and Care Excellence,NICE)和皇家妇产科学会(Royal College of Obstetricians and Gynaecologists,RCOG)的关于引产的指南,读者可通过其网站查阅。

历史

引产可以追溯到古代,在古代,各种奇怪的甚至是危险的引产方法被使用[1]。一些早期的方法是有科学依据的,而另一些更像是巫术。16 世纪的文献中记载,有大量的"药物"对引产有效,包括杜松子、蓖麻油、肉桂、白葡萄酒中的白琥珀等。1735 年,Henry Bracken 医师在他的著作《助产士指南——解读助产的艺术》中写道:"用羽毛把一些柔软、油腻的东西,比如甜杏仁,涂在私处和阴道里可引产"[1]。乳房和子宫之间通过缩宫素的关联早已被认识到,使得通过乳房按摩来引产使用了几个世纪,甚至现在一些人仍然采用这种技术引产——以乳房按摩和乳头刺激的形式,并取得一定程度的成功。早在 6 世纪,将物体置入宫颈的方法已被用于引产,如 Aetius 将海绵置入胎死宫内孕妇的宫颈管。在 19 世纪,则引入了其他机械引产方法。Kraus 氏探条在较广的范围内使用,是指通过强行扩张宫颈,用探条将胎膜从子宫壁分离至宫腔,然后留置探条在宫腔,直到分娩。这种方法已经使用了很多年,但是,由于其相对低效、脓毒症发病率高、胎盘损伤风险高等原因,现在已经逐渐被淘汰。1846 年,Cohen 曾报道在胎膜下注射液体的方法,在 20 世纪 90 年代,这种方法被重新使用。自 19 世纪以来,昆布属植物也曾被用来引产,且最近也重现了此引产方法。另一种以前使用过,又重新被广泛采纳的机械性方法是把球囊导管通过宫颈置入子宫下段并扩张球囊。这些机械性方法成功的关键在于通过机械地破坏组织而释放前列腺素,在人工剥膜的病例中也是通过这种机制来诱发宫缩的。在整个人类历史上,被用于堕胎和引产的另一种古老的方法是使用堕胎剂,给药的成分和方法各不相同。距离当代最近的使用"药物引产"的方案是 20 世纪 20 年代经 Watson 标准化的,被称为 OBE,由口服蓖麻油后热水沐浴和热肥皂水灌肠组成,据说使用过程中有"刺激的、热的和地狱般的"感觉。由于成功率更高和舒适度更好的引产方式的出现,这种做法在过去几十年中都不再被使用。还有一些引产方法曾被试用过,但成功率都不高。在 19 世纪末,奎宁被成功地用于引产,但对胎儿的有害影响使其不受欢迎,不过,它在胎死宫内病例中的引产又持续使用了一段时间。在 20 世纪,也有对其他各种引产药物的尝试,其中包括雌激素、尿素、透明质酸酶、类固醇、松弛素和司巴丁等,因引产结局不一致,往往不被长期采用。因此,在可接受性、安全性和有效性方面经得起时间考验的三种主要引产方法是人工破膜、静脉使用缩宫素以及使用前列腺素;宫颈球囊和昆布属植物等机械性方法也正在重新兴起。

做正确的决定

在采用干预措施前,必须权衡风险和获益(图7.1)。引产的目标是安全的阴道分娩,避免围产儿和/或孕产妇的并发症和死亡,使母儿整体获益。对母亲和胎儿来说风险和利益往往是不同的,需要相互平衡。如果要通过分娩来降低孕产妇的风险,则必须权衡其益处与引产的风险,包括但不限于可能增加的剖宫产风险,包括近期的风险和后续妊娠的风险[2]。对于胎儿/婴儿来说,引产的好处往往是避免死产或严重并发症,风险则包括提前分娩的近期和远期影响[3-7]。妊娠 41 周前引产的近期风险是增加新生儿入院的风险[6]。此外,胎儿的大脑在整个妊娠期间都在持续发育。人口数据表明,孕 40~41 周分娩的儿童中,有特殊教育需求的风险最低[7](图 7.2)。在控制变量后,孕 40 周时分娩特殊教育需求风险为 4.4%,37 周时特殊教育需求的风险增加了 36%[95% CI 27%~45%],38 周时增加了 19%(95% CI 14%~25%),在 39 周增加了 9%(95% CI 4%~14%)。由于这些风险的存在,我们不应该在风险并不增加的情况下建议引产,或者在早产的风险大于获益的情况下建议引产。

近远期风险进行权衡,风险评估随孕周不同而不同。因此,干预的时机也需要从风险和成功引产两个方面考虑。

影响引产成功率(安全地实现阴道分娩)的主要因素有两个,包括既往阴道分娩史和宫颈评分(表 7.1)。如果一名妇女曾阴道分娩,那么引产后阴道分娩的概率很高,而在初产妇和既往曾有剖宫产史的孕妇中,剖宫产的发生率通常会增加。宫颈评分反映了孕妇距离自然临产的时间,引产成功的概率与宫颈评分呈正相关。因此,在就可能的结局讨论引产的风险和好处时,我们也应考虑到这些因素,在一些病例中,在分析引产成功率和推迟分娩孕周的实际风险后,可能会决定推迟分娩或者行剖宫产,而不再考虑阴道分娩。

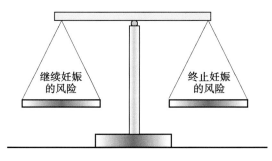

图 7.1　产科的风险平衡

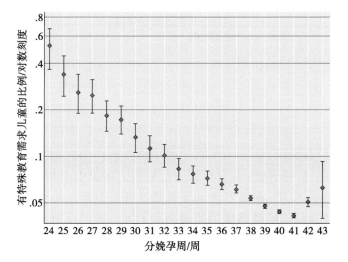

图 7.2　不同孕周分娩特殊教育需求的比例

表 7.1　宫颈评分系统

宫颈评分	0	1	2	3
扩张/cm	<1	1~2	2~4	>4
宫颈长度/cm	>4	2~4	1~2	<1
先露高度/cm	-3	-2	-1/0	+1/+2
质地	硬	中	软	—
位置	后	中;前	—	—

在平衡母儿风险和获益时,需要考虑许多因素。首先,一组母儿提前分娩有益的证据,并不能理所当然地应用于另一组母儿,对后者的益处往往不存在或者很弱。例如,通常对足月后胎动减少的孕妇进行引产[8],而在评价对胎动减少的孕妇进行干预是否降低死胎率的 AFFIRM 研究中[9],主要结局指标是死胎率,研究发现干预没有减少死胎率,但增加了引产和剖宫产的比率,并且新生儿入院的风险增加了。也就是说,基本上没有获益,但风险却增加了。从胎儿的角度来看,分娩减少了死胎的风险,但如上所述,提前分娩又带来了其他的风险,因此要考虑这种特定情况下继续妊娠给胎儿带来的风险,并与已知的提前分娩的

普遍认为,引产对女性的分娩体验有影响。引产较自然发动的分娩效率更低且更痛苦,硬膜外镇痛和助产率也更高[10]。关于引产,一个主要的担心是剖宫产率增加,尽管有证据证明在某些人群中并非如此,还有些研究发现剖宫产率既没有增加也没有减少[11-13]。近期发表的 ARRIVE 研究讨论了引产时机的影响,研究发现在低风险妊娠中,孕 39 周进行引产可使剖宫产率降低[18.6% vs.22.2%;相对风险(RR)0.84;95% CI 0.76~0.93][13],研究未发现围产儿发病率的变化,也就是说该研究未能发现引产对子代的益处,此研究未评估这些子代的远期结局,因此并不清楚提前分娩对子代远期的影响。根据这项研究,美国妇产科医师学会发表了一项临床建议[14],即:

"产科医师和产科保健单位在孕 39 周时为低风险初产妇提供选择性引产是合理的。然而,考虑行选择性引产时,不仅应考虑该研究结果,而且要考虑到推荐引产是个性化的,应取决于孕妇的价值观和意愿、可用资源(包括人员)以及实施干预的环境。"

也要注意到,上述研究是在美国进行的,由于临床常规不同,在英国未必得到同样的结果。在将这些

研究结果应用于所有孕妇之前,需要在不同的人群中进行更进一步的研究,更重要的是评估其对子代的远期影响。

　　基于这些原因,如何引产不是关键,关键在于有无必要提前分娩。为了确保女性认识到她们在引产中所面临的风险和好处,不能将某一群体的结果强推至另外一群人,我们必须尽可能地确保向女性提供准确的个性化信息,使她们能够根据自身情况对干预措施做出知情的选择,尤其是在美国蒙哥马利(Montgomery)[15]发布之后,有多起因不必要的引产而诉讼的案例。人们对引产风险的看法和解释是不同的,我们作为从业者的作用是以一种便于理解的方式向女性提供证据并表明其局限性,使她们能够就自身情况做出知情的决定(表7.2)。

表7.2　决定引产时所需考虑的因素

母体获益	母体风险	胎儿获益	胎婴儿风险	需要考虑的其他因素
降低现有合并症在继续妊娠时加重的风险	子宫过度刺激	避免死胎	新生儿入院	核实分娩孕周
降低子痫前期发病率	? 剖宫产——近期和远期的风险	降低足月胎膜早破感染风险	新生儿黄疸增加	产次
? 降低剖宫产率 剖宫产的近期和远期风险	疼痛加剧	降低大胎儿肩难产和骨折的风险	与晚期足月儿相比,早期足月产儿认知能力较低	既往剖宫产史
? 因胎儿偏小,阴道创伤小	子宫破裂	—	与晚期足月儿相比,早期足月产儿特殊教育的需求增加	宫颈评分
—	增加手术助产的风险	—	与晚期足月儿相比,早期足月产儿在儿童期住院费用增加	医院引产的能力
—	增加产后出血的风险 增加硬膜外麻醉的使用 引产失败 更糟糕的分娩体验 延迟护理	—	—	—

2011年,WHO发布了关于引产的建议[16],其中包括以下主要原则:

- 只有在具有明确的医学指征,且预期益处大于潜在危害时,才应进行引产。
- 在提出引产建议时,必须考虑到实际情况和每个女性的意愿和偏好,重点考虑宫颈条件、引产的具体方法以及产次和是否破膜等情况。
- 引产应谨慎进行,因为有可能导致子宫过度刺激,甚至破裂,也有胎儿窘迫的风险。
- 进行引产时,应提供用于评估母儿情况的设施。
- 应对使用缩宫素、米索前列醇或其他前列腺素制剂的女性加强监护。
- 引产失败并不一定意味着剖宫产。

　　只要有可能,应在有条件进行剖宫产的医疗机构进行引产。

发生率

　　2018年英格兰国家孕产妇数据(National Maternity Dataset)显示,30%以上的孕妇接受了引产,而10年前这一比例约为20%[10]。这是因为国家引产指南发生了变化,在很多情况下都建议进行引产。此外,在实施了"拯救孩子的生命照护行动"[Saving Babies' Lives Care Bundle(SBLCB)][17]后,英格兰引产和剖宫产比率都显著增加[8],很大程度上是由于对胎儿生长受限和胎动减少的干预引起的。但人们担心,因SBLCB的引入而增加的干预中,有一些是没有必要的,并没有证据显示其益处[8]。总体而言,引产率的大幅上升给我们带来了重大的挑战,并影响孕妇的分娩体验。大量报道称,由于引产量的增加,护理工作出现延误,有时会造成灾难性后果。医务人员经常面临的问题是,虽然想尽可能地根据临床风险优化引产工作量,但却没有一个强有力的工具来对不同病例中的个体化实际风险进行评估。女性在引产过程中有时会遭遇长时间的护理延后而产生不良情绪,有时待在医院却没有任何处理,与家人分离,或在被告知继续妊娠存在更大的风险有指征进行引产后,焦急地在家里等待床位。因此,非常重要的一点是,引产不能在没有明确指征的情况下进行,同时要考虑到引产率增加时也要确保人人享有安全服务。

适应证

引产的适应证多种多样。传统上最常见的适应证是过期妊娠,对胎儿生长受限、糖尿病和其他原因的引产,使引产率上升。支持这些适应证的证据质量不一,有时缺少证据指导临床决策。在这种情况下,要平衡已知的引产风险与继续妊娠的不确定性和不可预测的并发症风险,特别是死胎和其对个体家庭灾难性的后果。

预防过期妊娠

关于对过期妊娠进行引产的证据是有力的。2018年更新的 Cochrane 系统综述中,纳入 33 项包括 12 479 名妇女的研究[12]。妊娠 42 周前引产可以降低围产儿发病率以及降低死胎和剖宫产的风险,但对住院时间或产后出血没有影响。NICE[10]建议对孕 41^{+0} ~ 42^{+0} 周没有高危因素的女性进行引产。对于在 42 周后拒绝引产的孕妇,应每周行两次胎儿电子监护和每周测羊水量。

未足月胎膜早破

有大约 3% 的孕妇会在妊娠 37 周以前发生胎膜破裂。不建议在 37 周前常规引产,除非有特定的适应证,如感染或怀疑胎儿窘迫,因为早产的风险大于感染的风险[10]。在妊娠 37 周后,在做出引产的决定之前,应先讨论引产对母亲和胎儿的风险以及当地医疗设施的条件。在这种情况下,期待治疗会轻度增加感染风险但不会显著改变剖宫产率和总的围产儿或新生儿结局。RCOG 指南[18]与 NICE 指南在关于 B 族链球菌(group B streptococcal,GBS)感染的建议是一致的,在妊娠不足 34 周的情况下,早产所带来的风险超过感染风险,即使在已知的 GBS 携带者中也是如此。然而,在妊娠超过 34 周时,考虑对有 GBS 定植的女性实行引产可能是有益的,但证据并不充分,因此护理应该个体化。如果在妊娠 37 周内进行引产,应产时给予预防性抗生素[18]。

足月胎膜早破

8% ~ 10% 的女性在妊娠达到或超过 37 周时发生胎膜自然破裂,其中 60% 将在 24 小时内自然临产。NICE[19]建议应对这些女性提供即刻引产或延迟引产

(延迟 24 小时),以降低新生儿感染的风险。若已知有 GBS 携带,应尽快进行引产并同时产时给予预防性抗生素[18]。一项 Cochrane 系统综述纳入了包含 6 814 名妇女的 12 项研究[20],与期待治疗 96 小时相比,对妊娠大于等于 37 周的足月胎膜早破女性即刻引产可以降低绒毛膜羊膜炎(226/3 300 vs. 327/3 311;RR 0.74;95% CI 0.56 ~ 0.97)和子宫内膜炎(5/217 vs. 19/228;RR 0.30;95% CI 0.12 ~ 0.74)的风险,治疗组的孕妇更有可能对分娩时的护理感到满意。二者剖宫产率(333/3 401 vs. 360/3 413;RR 0.94;95% CI 0.82 ~ 1.08)和阴道助产率无差异(487/2 786 vs. 502/2 825;RR 0.94;95% CI 0.82 ~ 1.08)。足月的 GBS 携带的女性应立即使用产时预防性抗生素并尽快引产[21]。这是基于名为"PROM"的研究的结论,该研究将胎膜早破的女性随机分为引产组或期待治疗组。携带 GBS 的产妇与未携带 GBS 或 GBS 状态未知的产妇相比,发生新生儿感染的概率增加 3 倍[比值比(OR)3.08;P < 0.000 1]。GBS 是预测临床绒毛膜羊膜炎后是否会发生新生儿感染的第二个重要指标。国家临床指南[18,19]建议对未确定 GBS 状态的孕妇,进行即刻引产或推迟24 小时。因为相对于破膜后 12 小时内分娩,延迟24 ~ 48 小时分娩的新生儿感染的风险增加(OR 1.97;P = 0.02),若延迟超过 48 小时,则感染风险更大(OR 2.25;P = 0.01)。

胎儿生长受限

胎儿生长受限(fetal growth restriction,FGR)和小于孕龄儿(small for gestational age,SGA)定义并不相同,与 SGA 相比,FGR 围产儿死亡率显著上升。因此,任何降低围产儿死亡率的策略都必须包括准确诊断 FGR,以便于及时分娩以降低公认的胎死宫内风险[22]。识别小胎儿与提前分娩可以获益的高危儿是困难的。英格兰实施了 SBLCB 项目后,将 SGA 的检出率从 33.8% 提高到 53.7%,并且对 FGR 的识别进行了指导并建议了终止妊娠的时机[17,23]。即将修订的 SBLCB 旨在完善 SGA/FGR 患者干预的时机,以减少不合理的引产[8]。对于重度 FGR 且存在胎儿窘迫的情况下,建议剖宫产终止妊娠,不建议人工引产[10]。

胎动减少

胎动是胎儿活力的可靠标志,大量对死胎进行的保密调查发现,胎动减少确与不良围产期(又称围生期)结局有关,所以建议孕妇报告任何胎动模式的变化。当孕妇出现胎动减少时,要立即确认胎儿宫内状

态,评估发生不良结局的风险,特别是那些 FGR 的患者,同时也要避免不必要的人工干预[24]。反复胎动减少会增加不良妊娠结局的风险,需对胎儿进行仔细的评估[24]。AFFIRM 研究显示,对孕 37 周后反复胎动减少的孕妇进行引产并未降低死胎率和围产儿死亡率,但却增加了引产率和剖宫产率,增加了提前出生的新生儿入院率[9]。如果胎儿生长和状态没有受到影响,孕 39 周之前不建议引产。

多胎妊娠

双胎妊娠终止妊娠的时机和方式取决于绒毛膜性,妊娠 32 周后单绒毛膜双胎死胎风险明显高于双绒毛膜双胎。对于无剖宫产指征或提前临产迹象的单绒毛膜双胎,应在孕 36 周开始使用糖皮质激素促胎肺成熟后,进行引产[25]。对于经过治疗的双胎输血综合征(twin-twin transfusion syndrome,TTTS)或 I 型选择性生长限制(selective growth restriction,sGR)但生长速度和脐血流正常的妊娠,建议在孕 34 ~ 36 周分娩,应结合胎次和第一胎儿胎方位等因素个体化决定分娩方式[25]。对于无并发症的双绒毛膜双胎,孕 37^{+0} 周后可考虑分娩,分娩方式也要结合胎次和第一胎儿胎方位等因素个体化决定[26]。

可疑巨大儿

出生体重超过第 95 百分位的胎儿被称为巨大儿,在英国发生率为 2% ~ 10%。巨大儿增加分娩损伤的风险,特别是肩难产的风险,而肩难产又与缺氧性脑损伤和围产儿死亡、骨折和臂丛神经损伤(brachial plexus injury,BPI)有关。一些专家建议对可疑巨大儿进行提前引产,以减小出生体重,避免肩难产,改善不良妊娠结局。系统回顾[27,28]显示与期待治疗组相比,引产组的肩难产和骨折发生率较低,但在母儿结局方面没有差异,如剖宫产率或巨大儿造成的臂丛神经损伤。需要对 60 名孕妇进行引产,以避免一次骨折,影响新生儿的近期和远期预后[4]。目前的证据表明孕 39 周前不应引产[4],需要进一步的研究来可靠诊断巨大儿并确认最佳的引产时机。目前,有一项多中心的随机对照研究对可疑巨大儿进行引产或期待治疗,以试图解答这个问题。

母体糖尿病

母体糖尿病显著增加死胎和巨大儿的风险,后者又导致肩难产及相关风险增加。尽管证据很薄弱,NICE 指南 CG3[29]建议对无并发症的 1 型和 2 型糖尿病患者在妊娠 37~38^{+6} 周终止妊娠,妊娠糖尿病患者至孕 40^{+6} 周终止妊娠。在合并母体或者胎儿并发症的情况下,建议使用类固醇激素促胎肺成熟后,考虑于孕 37 周前引产。

高血压

高血压疾病包括孕前或者既往高血压、妊娠高血压和子痫前期(pre-eclampsia,PET),三者母体和胎儿的风险并不相同。既往高血压和妊娠高血压均会增加胎盘早剥和进展为子痫前期的风险,增加围产儿死亡率。为了降低这种风险,NICE 指南[30]建议对于妊娠超过 37 周合并既往高血压或者妊娠高血压的孕妇,无论是否接受了治疗,若血压低于 160/110mmHg,其终止妊娠的时间应该由一名资深产科医师和孕妇共同商议决定。血压轻中度升高的子痫前期孕妇建议在妊娠 34^{+0} ~ 36^{+6} 周终止妊娠,孕 37 周后诊断的子痫前期应在 24~48 小时内积极引产。

高龄产妇

流行病学数据显示,40 岁以上的孕产妇死胎发生率大于年轻产妇。她们在妊娠 39 周时的发生死胎的风险,与 25 ~ 29 岁孕产妇在妊娠 41 周时发生死胎的风险相似,而其中高龄初产妇的死胎率更高[31]。建议高龄产妇在孕 39~40 周引产,尤其是初产妇,但目前仍缺乏这方面的研究证据[31]。

母体肥胖

母体肥胖增加母儿并发症率和死亡率,包括死胎以及巨大儿[32]。一些证据表明,在肥胖人群中引产可降低剖宫产率,不增加围产儿并发症率但缺乏长期随访证据,不降低围产儿死亡率。目前的建议是足月择期引产可降低肥胖孕产妇剖宫产的风险,而并不增加不良妊娠结局的风险,建议与每一位孕妇共同讨论决定是否引产。

妊娠期肝内胆汁淤积症

妊娠期肝内胆汁淤积症增加各个孕周不可预测的死胎风险,但目前对其病理生理机制尚未完全了解,关于是否干预的证据也较少。因此,建议在妊娠 37 周后结合生化指标的严重程度与孕妇讨论引产的利弊与相关风险[33]。

产前出血

如果孕妇出现产前出血合并胎儿窘迫,通常需终止妊娠,终止妊娠的方法(引产或者剖宫产)则取决于临床实际情况。对于足月后产前出血,没有母儿受到影响的证据时是否进行引产,目前还没有确切的证据,RCOG 第 63 号指南建议基于"最佳实践"的原则进行引产以避免潜在的胎盘早剥[34]。

产妇的诉求

孕妇可能会因为各种原因要求引产,如对妊娠感到厌烦和焦虑,离医院的距离,以及伴侣不在身边及其他多种原因。在缺乏有力临床指征的情况下,总的来说不鼓励应孕妇要求进行引产[10]。应由资深医师充分评估每个病例,考虑孕妇的意愿和有无能力满足患者的请求。越来越多的证据表明,孕 39 周后引产可降低剖宫产率,这会影响对风险和获益的评估。

特殊情况

前次剖宫产

子宫下段剖宫产史不是引产的禁忌证,但与再次剖宫产和自然发动的阴道分娩相比,引产增加了子宫破裂的风险,特别是对无阴道分娩史的孕妇。子宫破裂增加了围产儿死亡率和严重并发症率。对于剖宫产史的孕妇最理想的引产方法尚不确定,在具备行快速剖宫产能力的医院,严密监护母胎安全的前提下,可使用低剂量前列腺素或者机械性方法(如球囊导管或者海藻棒)引产[10,35]。

胎死宫内

确诊胎死宫内后,在没有出血、感染征象和胎膜破裂的情况下,孕妇可选择即刻引产或延迟引产[10,36]。使用米非司酮 36~48 小时后使用前列腺素制剂是有效的,最常用的前列腺素制剂是米索前列醇,可缩短产程。如果有胎死宫内史,通常建议足月后引产,但应综合考虑前次胎死宫内的时间、分娩方式和其他产科/医疗因素后个体化处理[36]。

引产失败

大约 15% 的病例进行一轮引产后仍未临产,包括间隔 6 小时 2 次阴道置入前列腺素 E₂(PGE₂)片(3mg)或者凝胶(1~2mg),或者单次使用 PGE₂ 控释栓(10mg)超过 24 小时。通常此时宫颈在成熟过程中但胎膜未破。在这种情况下,处理应因人而异,综合考虑引产的指征、宫颈评分情况以及孕妇的意愿。孕妇可以选择在适当的监护下延迟引产,继续引产或者剖宫产[10]。

引产失败史

在有引产失败史的病例中,患者使用前列腺素和/或缩宫素后宫颈未能成熟和扩张,再次妊娠引产失败的风险增加,应告知孕妇该风险。在决定再次引产之前,必须评估宫颈条件以判断引产成功率。如果宫颈条件已经成熟,引产成功的概率增加。如果宫颈未成熟,但有终止妊娠的指征,考虑到引产失败的风险增加,剖宫产可能是更合适的选择。

使用前列腺素制剂后发生子宫过度刺激史

如果女性有使用外源性前列腺素制剂造成的子宫过度刺激的病史,在以后的引产中必须相当谨慎,因为对前列腺素制剂的这种反应是有个体差异的,有很高的复发风险。如果宫颈条件不成熟,不适合行人工破膜和用缩宫素,可以考虑机械性方法引产,如球囊导管或海藻宫颈扩张棒,或者考虑阴道置入可以取出的缓释栓(普贝生)。

门诊引产

进行引产本身就表明妊娠是"高危的",否则就没有理由进行干预。如前所述,风险可能意味着母体风险、胎儿风险、剖宫产风险或避免未来可能发生的风险。因此无论在哪里进行引产,都应该进行连续电子胎心、宫缩监测。然而,对许多女性来说,从宫颈成熟到分娩需要经历很长的时间,且如上所述,引产严重影响女性的分娩体验。在谨慎选择的病例中,门诊引产和住院引产一样安全有效,产妇满意度会更高[37]。

引产方法

一旦决定引产后,下一步就要考虑如何引产(表7.3)。最理想的方法是诱发或者模拟自然分娩的生理过程并达到相似的结局。自然分娩的两个主要因素是宫颈成熟后出现有效的宫缩,使宫颈完全扩张,推动胎儿通过骨盆,从而成功经阴道分娩。前列腺素制剂是宫颈成熟和子宫收缩的关键[38]。自然临产时,宫颈变软变短,随后子宫肌层开始收缩,使宫颈进行性扩张和胎儿沿着骨盆下降,随着宫缩逐渐加强,协助胎儿娩出。因此,在引产时,通常也建议先促进宫颈成熟,再诱发宫缩,如同自然分娩过程。

表7.3　不同的引产方式

引产方式	建议	优势	风险
人工剥膜	均适用	促进自然临产,降低引产需要	增加出血及疼痛不适感
PGE$_2$经阴道给药(片剂、凝胶或者缓释栓)	建议作为一线引产方案	改善宫颈评分,提高24小时引产成功率,减少产后出血,提高产妇满意度	子宫过度刺激,增加有剖宫产史孕妇子宫瘢痕破裂的风险
单纯人工破膜或者合并使用静脉缩宫素,仅在PGE$_2$禁忌时	二线方案　仅适用于PGE$_2$禁忌时	24小时内分娩和剖宫产率与PGE$_2$经阴道给药相近	增加产后出血风险;创伤性操作;需要持续胎儿电子监护;产妇满意度下降
米索前列醇片剂	仅适用于死胎病例或者在临床试验情况下	大剂量时成功率高	易引起子宫过度刺激;孕妇胃肠道副作用;在英国未被注册用于孕妇
米非司酮	仅适用于死胎病例	缩短分娩时间	
米索前列醇阴道缓释剂(Mysodelle)	需要进一步研究	缩短分娩时间;减少缩宫素的使用	子宫过度刺激风险增加
刺激乳房	需要进一步研究	也许有效,但研究质量欠佳	
球囊和海藻扩张棒	需要进一步研究	减少子宫破裂的风险	延长分娩的时间;增加缩宫素的使用率
PGE$_2$口服、静脉注射,羊膜外或宫颈内给药	无证据表明有益,不建议使用		
单独静脉用缩宫素	无证据表明有益,不建议使用		
透明质酸酶	无证据表明有益,不建议使用		
糖皮质激素	无证据表明有益,不建议使用		
雌激素	无证据表明有益,不建议使用		
一氧化氮供体	无证据表明有益,不建议使用		
中药	无证据表明有益,不建议使用		
针灸疗法	无证据表明有益,不建议使用		
顺势疗法	无证据表明有益,不建议使用		
蓖麻油、热水沐浴和灌肠剂	无证据表明有益,不建议使用		
性交	无证据表明有益,不建议使用		

人工剥膜

在引产前建议实施人工剥膜[10]以减少引产的需要,提高宫颈评分,增加引产成功率。人工剥膜时会有阴道出血以及疼痛,但不会增加母儿不良妊娠结局,且孕妇也是可接受的。建议在引产前,对妊娠超过40周未临产的孕妇每周行人工剥膜术。

前列腺素制剂

如上所述,自然分娩过程中的宫颈成熟和宫缩都与前列腺素密切相关。外源性经阴道给药的PGE$_2$能有效地促进宫颈成熟和宫缩。宫颈条件不佳时,使用前列腺素制剂可减少静脉缩宫素的使用;宫颈条件成熟时,与安慰剂相比使用前列腺素制剂后24小时内分娩率更高,与静脉使用缩宫素相比,产后出血率和新生儿黄疸发生率降低,患者满意度升高。由于这些原因,PGE$_2$阴道给药是引产的选择方案[10,39]。但需注意,阴道用前列腺素制剂常在促进宫颈成熟的同时刺激宫缩,在宫颈尚未成熟的情况下引起孕妇不适,甚至个别情况下发生宫缩过频或子宫过度刺激。前列腺素制剂有很多,包括阴道片剂、阴道凝胶和缓释剂(普贝生)。普贝生是不可生物降解的,可在 24 小时内释放 PGE_2,因此减少了重复阴道检查的需要,避免宫颈未成熟时重复给药的需要。如果发生宫缩过频或者子宫过度刺激需要终止给药时,可以将其移除,这使其在宫颈未成熟或瘢痕子宫的病例中成为有吸引力的方案。如果前列腺素制剂引起子宫过度刺激,可以使用宫缩抑制药物如特布他林皮下注射 $250\mu g$,但如果胎心率持续异常,则可能需要紧急剖宫产终止妊娠。

米索前列醇

米索前列醇是一种合成的前列腺素类似物,主要用于治疗产后出血、胎死宫内的引产和终止妊娠。可以口服,舌下含服,或通过阴道给药。它在英国有两种剂型——$200\mu g$ 片剂(这种剂型不可用于引产)和 $200\mu g$ 的阴道缓释剂(Mysodelle)。当低剂量使用时,其引产效果与 PGE_2 类似,但市面上并无低剂量的制剂。使用现有的高剂量制剂时,尽管可有效引产,缩短引产至分娩的间隔,但却显著增加了子宫过度刺激、胎儿心率异常和子宫破裂的风险[39]。一项随机对照试验显示,与普贝生相比,使用低剂量缓释剂 Mysodelle,引产至分娩所需时间更短并且减少了缩宫素的使用,但引起宫缩过频和子宫过度刺激(采用前文所述的方法可以缓解)的风险增加,不过二者剖宫产率相近[40,41]。由于本研究规模相对较小,尚需进一步评估。

机械性引产方法

机械性引产方法又开始被越来越多地使用,它们能够在无宫缩的情况下促进子宫颈成熟,因此尤其适用于有剖宫产史而想要阴道分娩的孕妇。最常见的方法包括球囊导管或者海藻扩张棒。随机试验表明球囊导管引产效果并不优于前列腺素制剂阴道用药,在常规应用前需要更多的研究来评估[10,39]。一项名为 SOLVE 的大型多中心随机对照试验正在进行中,该研究比较了一种临床上使用的人工合成的渗透性宫颈扩张器 Dilapan 和普贝生的使用效果。

人工破膜和缩宫素

胎膜未破时不建议静脉使用缩宫素,人工破膜本身,如果后续并不使用缩宫素,引产的效率很低。人工破膜联合静脉缩宫素引产效果佳,尤其是对于宫颈条件良好的孕妇及经产妇,其引产效果与阴道用前列腺素制剂相似,但产后出血的风险以及新生儿黄疸率较高,产妇的体验满意度较低。由于这些原因,阴道前列腺素制剂被推荐为一线引产药物,除非有特定的禁忌证,如药物过敏或子宫过度刺激[10,39]。如果阴道用前列腺素制剂或者机械性引产后孕妇并未临产或者产程无进展,仍可考虑联合使用人工破膜和缩宫素方法引产。对人工破膜的主要担心是脐带脱垂,以及在羊水过多时发生胎盘早剥。静脉使用缩宫素的风险是宫缩过频、子宫过度刺激和水中毒。缩宫素半衰期短,遵循标准方案,根据子宫收缩情况予以滴注,通过一对一的严密监护和精确的剂量调整,风险很低。宫缩过频的情况通常在降低输注速度或停止输注后很快就会消失。如果宫缩不缓解,可以使用抑制宫缩的药物。水中毒与长期使用缩宫素以及静脉输注大量液体有关。前列腺素制剂的使用减少了缩宫素的长期使用,现在用 50mL 液体而不是 500mL 液体来稀释缩宫素,也减少了水中毒的发生,但水中毒会导致严重的母体风险,所以不应被忽视。

临床路径

每个产科单位都应该有符合自己情况的引产指南。在 NICE 的网站上发布了一个涵盖引产各个方面的临床路径,各地方医院均应遵循上述指南。

稽查

各个医疗机构能够稽查其临床操作是否遵循指南,以确保临床处理有据可循是十分重要的。根据胎次、剖宫产史、妊娠周数和引产指征将病例分层后进行引产,并对母儿结局进行监测,将有助于提供准确的当地数据以供咨询,使女性在权衡干预的风险和益处时能够做出选择。此外,由于工作量不断增加,许多医疗机构面临的压力也增加,应评估引产的工作量对医疗机构的影响,包括护理工作的延迟和对孕妇和工作人员的体验的影响。

从国家的角度来看,了解不同引产指征的围产儿死亡风险非常重要,该风险被称为围产儿风险指数,与围产儿死亡率不同(图 7.3)[42],是指用合适的分母来计算胎死宫内、死产和新生儿死亡的风险。1985—1996 年苏格兰地区开始用该指标进行评估[42],临床操作在这期间发生了很多变化,特别是超声的广泛使用,使结局发生变化,但处理原则不变。如果将不同引产指征的准确发生率作为分母(采用全面的电子病

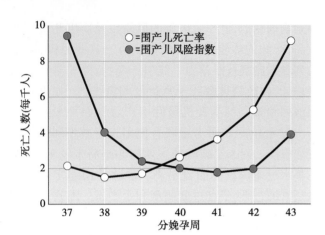

图 7.3　围产儿风险指数和围产儿死亡率

历信息记录的情况下,这并非难以实现),从全国围产儿死亡率的评估工具中获得作为分子的数据,在不久的将来,很有可能会计算不同条件下的围产儿风险指数,从而建立起引产的分级制度。

风险管理系统

综上所述,任何干预都有风险,需要良好的临床管理,以确保可以准确地评估任何不良妊娠结局,包括任何有引产指征但没有引产,最终发生孕产妇或者子代死亡的,或非预期的新生儿入院,或引产过程中子宫破裂以及任何造成伤害的护理延迟等情况。也应关注引产率的不断增加对医疗服务质量和分娩体验的影响,以确保引产的指征明确、时机及时,并且不会影响其他患者。在引产病例较多的情况下(这种情况已变得较为常见),需要资深产科医师的参与来确定引产的先后次序。

（卞政 **译**　冯烨 魏玉梅 **校**）

参考文献

1. Donald I. A review of procedures in induction of labour. In: Jacomb RG, ed. *The Use of Prostaglandins E2 and F2 alpha in Obstetrics and Gynaecology*. Miami: Symposia Specialists; 1972:5–9.
2. Keag OE, Norman JE, Stock SJ. Long-term risks and benefits associated with cesarean delivery for mother, baby, and subsequent pregnancies: systematic review and meta-analysis. *PLoS Med.* 2018;15(1):e1002494.
3. Murray SR, Shenkin SD, McIntosh K, et al. Long term cognitive outcomes of early term (37–38 weeks) and late preterm (34–36 weeks) births: a systematic review. *Wellcome Open Res.* 2017;2:101.
4. Ibiebele I, Bowen JR, Nippita TA, Morris JM, Ford JB. Childhood health and educational outcomes following early term induction for large-for-gestational age: a population-based record linkage study. *Acta Obstet Gynecol Scand.* 2019;4:423–432.
5. Sengupta S, Carrion V, Shelton J, et al. Adverse neonatal outcomes associated with early-term birth. *JAMA Paediatr.* 2013;167(11):1053–1059.
6. Stock SJ, Ferguson E, Duffy A, et al. Outcomes of elective induction of labour compared with expectant management: population based study. *BMJ.* 2012;344:e2838.
7. MacKay DF, Smith GCS, Dobbie R, Pell JP. Gestational age at delivery and special educational need: retrospective cohort study of 407,503 schoolchildren. *PLoS Med.* 2010;7(6):e1000289. https://doi.org/10.1371/journal.pmed.1000289.
8. Widdows K, Roberts SA, Camacho EM, Heazell AEP. *Evaluation of the Implementation of the Saving Babies' Lives Care Bundle in Early Adopter NHS Trusts in England.* Manchester: Maternal and Fetal Health Research Centre, University of Manchester; 2018.
9. Norman JE, Heazell AEP, Rodriguez A, et al. Awareness of fetal movements and care package to reduce fetal mortality (AFFIRM): a stepped wedge, cluster-randomised trial. *Lancet.* 2018;392:1629–1638.
10. RCOG Green Top Guideline No. 73. Care of Women Presenting with Suspected Preterm Prelabour Rupture of Membranes from 24+ 0 Weeks of Gestation. First published: 17 June 2019. https://doi.org/10.1111/1471-0528.15803.
11. Walker KF, Bugg GJ, Macpherson M, et al. 35/39 Trial Group. Randomized trial of labor induction in women 35 years of age or older. *N Engl J Med.* 2016;374(9):813–822.
12. Middleton P, Shepherd E, Crowther CA. Induction of labour for improving birth outcomes for women at or beyond term. *Cochrane Database Syst Rev.* 2018;5:CD004945.
13. Grobman WA, Rice MM, Reddy UM, et al. Labor induction versus expectant management in low-risk nulliparous women. *N Engl J Med.* 2018;379:513–523.
14. American College of Obstetricians and Gynecologists. *ACOG Practice Advisory: Clinical guidance for integration of the findings of The ARRIVE Trial: Labor Induction versus Expectant Management in Low-Risk Nulliparous Women*; 2018. www.ACOG.org.
15. https://www.rcog.org.uk/globalassets/documents/members/membership-news/og-magazine/december-2016/montgomery.pdf.
16. World Health Organization. *WHO Recommendations for Induction of Labor. ISBN 978 92 4 150115 6 (NLM classification: WQ 440).* Geneva: WHO; 2011.
17. O'Connor D. Saving Babies' Lives. A care bundle for reducing stillbirth. *NHS England.* 2016.
18. Hughes RG, Brocklehurst P, Steer PJ, et al. on behalf of the Royal College of Obstetricians and Gynaecologists. Prevention of early-onset neonatal group B streptococcal disease. Green-top Guideline No. 36 *BJOG.* 2017;124:e280–e305.
19. National Institute for Health and Care Excellence. *NICE Clinical Guideline 190: Intrapartum Care for Healthy Women and Babies*; 2017. Nice.org.uk.
20. Middleton P, Shepherd E, Flenady V, McBain RD, Crowther CA. Planned early birth versus expectant management (waiting) for prelabour rupture of membranes at term (37 weeks or more). *Cochrane Database Syst Rev.* 2017;1:CD005302.
21. Seaward PG, Hannah ME, Myhr TL. International Multicenter Term PROM Study: evaluation of predictors of neonatal infection in infants born to patients with premature rupture of membranes at term. *Am J Obstet Gynecol.* 1998;179:635–639.
22. Gardosi J, Madurasinghe V, Williams M, et al. Maternal and fetal risk factors for stillbirth: population based study. *BMJ.* 2013;346:f108. [Internet].
23. Royal College of Obstetricians and Gynaecologists. *Green-top Guideline No. 43. The Investigation and Management of the Small-for-Gestational-Age Fetus.* RCOG; 2013.
24. Royal College of Obstetricians and Gynaecologists. Green-top Guideline No. 57. Reduced Fetal Movements. RCOG; 2011.
25. Kilby MD, Bricker L, on behalf of the Royal College of Obstetricians and Gynaecologists. Management of monochorionic twin pregnancy. *BJOG.* 2016;124:e1–e45.
26. National Institute for Health and Care Excellence. *NICE Clinical Guideline 129. Multiple Pregnancy: Antenatal Care for Twin and Triplet Pregnancies.* Nice.org.uk; 2011.
27. Boulvain M, Irion O, Dowswell T, Thornton JG. Induction of labour at or near term for suspected fetal macrosomia. *Cochrane Database Syst Rev.* 2016;5:CD000938.
28. Magro-Malosso ER, Saccone G, Chen M, Navathe R, Di Tommaso M, Berghella V. Induction of labour for suspected macrosomia at term in non-diabetic women: a systematic review and meta-analysis of randomized controlled trials. *BJOG.* 2017;124:414–421.
29. National Institute for Health and Care Excellence. *NICE Guideline 3 Diabetes in Pregnancy: Management From Preconception to the Postnatal Period.* 2015. Nice.org.uk.

30. National Institute for Health and Care Excellence. *NICE Clinical Guideline 107. Hypertension in Pregnancy: Diagnosis and Management*; 2011. Nice.org.uk.
31. Royal College of Obstetricians and Gynaecologists. *RCOG Scientific Impact Paper No.34. Induction of Labour at Term in Older Mothers*. RCOG; 2013.
32. Denison FC, Aedla NR, Keag O, Hor K, Reynolds RM, Milne A, Diamond A, on behalf of the Royal College of Obstetricians and Gynaecologists. Care of Women with Obesity in Pregnancy. Green-top Guideline No. 72. *BJOG*. 2018. https://doi.org/10.1111/1471-0528.15386.000:1–45.
33. Royal College of Obstetricians and Gynaecologists. *RCOG Green-top Guideline No. 43. Obstetric Cholestasis*. RCOG; 2011.
34. Royal College of Obstetricians and Gynaecologists. *RCOG Green-top Guideline No. 63. Antepartum Haemorrhage*. RCOG; 2011.
35. Royal College of Obstetricians and Gynaecologists. *RCOG Green-top Guideline No. 45. Birth After Previous Caesarean Birth*. RCOG; 2015.
36. Royal College of Obstetricians and Gynaecologists. *RCOG Green-top Guideline No. 55. Late Intrauterine Fetal Death and Stillbirth*. RCOG; 2010.
37. Kelly AJ, Alfirevic Z, Ghosh A. Outpatient versus inpatient induction of labour for improving birth outcomes. *Cochrane Database Syst Rev*. 2013;11:CD007372. https//:doi.org/10.1002/14651858.CD007372.pub3.
38. Arya R, Whitworth M, Johnston TA. Mechanism and management of normal labour. *Obstet Gynaecol Reprod Med*. 2007;17:227–231.
39. Induction of labour: Evidence Update Advisory Group July 2013. A summary of selected new evidence relevant to NICE clinical guideline 70 'Induction of labour' (2008). *Evidence Update*. NICE; 2013;4.
40. National Institute for Health and Care Excellence. *NICE Evidence Summary [ESNM38]. Induction of Labour: Misoprostol Vaginal Delivery System*. NICE; 2014.
41. Wing DA, Brown R, Plante LA, et al. Misoprostol vaginal insert and time to vaginal delivery: a randomized controlled trial. *Obstet Gynecol*. 2013;122:201–209.
42. Smith GCS. Life-table analysis of the risk of perinatal death at term and post term in singleton pregnancies. *Am J Obstet Gynecol*. 2001;184:489–496.

第二部分

产程与分娩

第 8 章

产程中的评估和处理

M.S. Robson

关于助产士资格的问题：

"那些期望从事助产的人，首先应掌握解剖知识，熟知内、外科知识……而且在他独立接生之前，要先跟随一位前辈实践学习。他应当会处理在真实的产程中发生的任何问题……通过这样的教育，他应具有敏锐的洞察力、决断力和审慎度；兼以慈悲人性，从不忘记对苦难患者施之以爱。"

WILLIAM SMELLIE, A TREATISE ON
THE THEORY AND PRACTICE
OF MIDWIFERY. LONDON：
D. WILSON；1752：446-447.

引言

产程管理是为了母儿健康，并使分娩过程成为一个情感上让人愉快的经历。对于女性和她的家庭来说，分娩是一生中具有里程碑意义的重要事件。如果孕产妇和孩子没有被充分照顾好，这段经历可能会对她的身体和情感上带来永久的创伤，产妇会拒绝医疗管理，尤其是在第一次分娩时。接下来的妊娠中，她们可能会直接要求剖宫产分娩或干脆不再生育。

分娩是一个生理和解剖因素动态变化的过程。正常的分娩通常被认为会在足月自然发动，经过正常的产程进展后自然阴道分娩，且母儿都健康。这只是一个回顾性的定义，在最近引起了关注[1,2]。每个产科单位都应有一个清楚的临床工作目标，并应放置在产房的显眼部位。

产程的总原则

"产程和分娩的安全和质量，与临床处理的简单性和一致性有关。"

MICHAEL ROBSON

概述

为了更好地理解产程，很重要的一点是先说明谁是真正进入产程的妇女，也就是说首先有正确的诊断。有效的宫缩是正常分娩的关键，正确地诊断是否进入产程是此过程中最重要的一项判断。产程中安全良好的护理可促进有效的宫缩，同时还能保证母儿的健康。简单性和一致性是成功分娩的关键。

初产妇的产程完全不同于经产妇的产程，而自然发动的产程和引产的产程又有所不同（见第 7 章）。单胎头位分娩区别于臀位或多胎分娩，早产和足月分娩的产程也不一样。

单胎头位初产妇足月后自然发动对于孕妇和她的家庭来说是一次挑战，也是具有里程碑意义的重要事件。这也是在产程管理、结局和情感体验方面差异最大的一群产妇。经产妇单胎头位自然发动的分娩（前次非剖宫产）是第二种常见的情况。应时刻牢记二者之间的区别。

只有了解了这些基本的原则，才有可能继续讨论合理的产程管理。

产前的准备

在进入产程和分娩之前，孕妇和她的伴侣准备得越充分，信心越充足，对于她在体力和精神上的鼓励效果越明显，对各方面的结局最有利。让孕妇充分知晓，医师在产程中会不断地鼓励、安慰和支持她，还要让她放心，产程不会过长。在准备的过程中，应特别告知她怎样才算进入产程，以及在第二产程中母亲将要起到的重要作用（用力阶段）。通过向孕妇解释产程图，让她了解她的产程进展；向孕妇解释在产程中常见的情况和发生的原因；重点说明自发发动的分娩和引产的区别；告知她各种确保胎儿宫内安全的方法；以及讨论如何缓解疼痛。重点是要使孕妇们相信，产程的时间是有一定限制的，在此期间她将一直受到关注，因而不必担心任何事情。组织和计划产前准备很重要，以确保其能被孕妇接受。经产妇和初产妇应分别接受不同的产前准备宣教。

产房管理

当讨论产程的时候，通常都会把重点放在产程的管理上,而很少关注产房管理。一个组织良好的产房,能够在同样的人员和设备配置下,提供最佳的服务。如何保持资源的充足和良好地运用资源是个常见的难题。

在产程中,助产士是孕妇和胎儿的最主要的护理人员,她们和产科医师、儿科医师、麻醉师结合在一起,为每一位分娩的女性提供最佳的照护。每位专业人员都有其特定的临床责任,但是不同专业之间或上下级医师之间要有清晰的交流方法。

产程前的评估

产程前对孕妇进行风险分级的资料很多,这十分重要。对产程的一般观点是,进入产程前大多数女性都是身体健康的且胎儿正常发育。进入产程后分级管理的原则是类似的,产程异常通常与产程进展不良有关。

临产的诊断

"如果宫口未开,那么就会想当然地认为孕妇还没有进入产程,还没到经历宫缩疼痛。"

WILLIAM SMELLIE, A TREATISE ON
THE THEORY AND PRACTICE OF
MIDWIFERY. LONDON. D WILSON; 1752; 180.

关于产程最重要的一个问题就是对临产的诊断。在大多数孕妇中,这通常都不是问题。

对临产的诊断是通过病史和体格检查做出的。孕妇通常出现有痛感的、规律性的间断的宫缩。宫缩的频率、持续时间和强度会因人而异,也带有一定的主观性。胎膜破裂或宫颈黏液栓脱落都可以支持诊断。阴道检查时发现宫颈容受或宫口扩张可以明确诊断。

初产妇和经产妇的宫颈是不同的。初产妇的宫颈呈圆筒状。虽然经产妇的宫颈和初产妇的大小差不多,但经产妇的宫颈是圆锥状的。宫颈的长度以厘米计并被记录在病历里。如果初产妇的宫颈还没有容受(完全变薄)是不应被认为"宫口扩张"的(图8.1)。

临产没有标准定义。在临床工作中,临产代表孕妇将要分娩。诊断临产时应考虑产次和孕周,但以某个固定的宫颈扩张程度作为临产的前提在临床上是不恰当的。对临产的错误诊断可导致很多问题,如将最终被证实没有临产的孕妇错误地诊断为临产,或者漏诊的孕妇在几个小时内宫口开全。相较于经产妇,对初产妇的判断往往更难,不过也更有意义。有时孕妇因子宫过于疲劳而筋疲力尽,因此早期对产程进行管理,可有助于避免产程过长导致的近期或远期的并发症。

临产的诊断很重要,会决定后续处理。"积极处理"原则在产程和分娩中是很重要的,以对临床处理

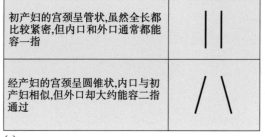

| 初产妇的宫颈呈管状,虽然全长都比较紧密,但内口和外口通常都能容一指 | |
| 经产妇的宫颈呈圆锥状,内口与初产妇相似,但外口却大约能容二指通过 | |

(a)

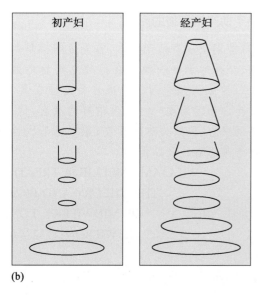

初产妇   经产妇

(b)

图 8.1 (a)宫颈容受的示意图;(b)初产妇和经产妇的宫颈扩张

进行评估,否则无法评价结局,且无法建立标准。有时候,延迟一个小时诊断是合适的,但是在产房中延迟诊断往往适得其反。

"产程中最重要的一件事就是对临产进行诊断,如果一开始就诊断错了,接下来的处理则很可能都是错的。"

KIERAN O'DRISCOLL[3]

应根据对产房病例的产程时长、缩宫素使用情况的持续审核,以及根据十分类系统的剖宫产率情况评估产程处理的质量(见第43章)[4]。

母儿监护

在产程开始前,需要对孕妇的总体状况进行评估,包括观察一般情况和进行尿液分析。通过腹部检查,确定宫缩的频率、持续时间和强度,确定胎产式、胎先露以及胎头是否入盆。

通过评估胎儿的大小,羊水的色、量、性状可以判断胎儿临产前的状况,可帮助判断胎儿对产程的耐受情况。产程中有时会出现羊水粪染,提示可能胎儿窘迫。只有在胎膜自然破裂或人工破膜后才能评估羊水的性状。通过 Pinard 听诊器、手持多普勒仪或持续

胎心监护可以监测胎心。

产程阶段

产程被分为三个阶段。第一和第二产程的诊断依赖于解剖标准,产程是一个动态过程,这种诊断方法存在局限性。从本质上说阴道检查有主观性,因此不同临床医师的检查结果会有不同。在正常的产程中,从第一产程到第二产程的转化几乎没有临床意义,临产的诊断和母亲有向下用力的冲动是更为重要的。只有当产程进展不顺利时,区别第一产程和第二产程才较为重要。然而,由于正常的产程进展是回顾性的结论,因此,分辨产程究竟何时开始异常并做出处理是相当困难的。事实上,产程的定义根据孕周、产次和是否为单胎头位等因素不同而有所不同,同时还取决于临产时宫颈扩张情况。

产程图

产程图用于记录产程的进展过程,它是在美国的 Emmanuel Friedman[5] 对产程进行了经典的研究后,非洲的 Hugh Philpott 进行了表格化的创新后引入临床

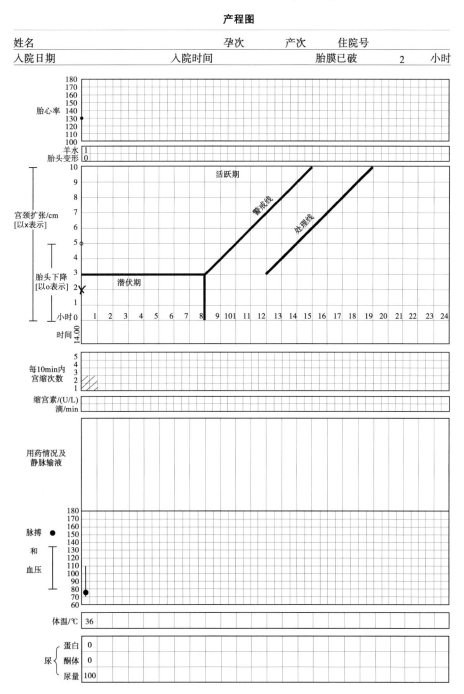

图 8.2 世界卫生组织产程图

的[6,7]。Philpott 产程图的要素被整合入 WHO 产程图中(图 8.2)。有多种不同的产程图,但是它的主要特征是一样的,那就是通过一条图线说明产程的进展以帮助临床处理。这一点在"积极管理产程"应用的产程图中尤其明确[3],因为该产程图中不允许延迟处理(图 8.3)。在这种产程图中,x 轴是以厘米表示的宫颈扩张程度,y 轴则是产程的小时数。产程图中还记录其他信息,例如产程中的事件以及经过产程管理后的结局,有时还可以用不同的颜色区别初产妇和经产妇的产程。最好有复印件,这样就可以在分娩后单独留一份在产房以供回顾性审查。从设计的角度来看,将产程图并入现代电子病历中并不太成功,因此这种应用并不普遍。

产程的自然发动和有效的预测因素

在正常产程的处理中很重要的一点是,是否为自然发动的产程。在自然发动的产程中需要干预的可能性低得多,经产妇(不包括瘢痕子宫者)需要干预的可能性则更小。在诊断临产或入住产房时,宫口开大程度并不一定能反映距离分娩所需的时间,但是却可能代表有效的宫缩,在宫缩时间尚短的孕妇中尤其如此。宫口开大和胎先露衔接是正常产程的一个有效的预测指标。相反,孕周较大的孕妇在入院时已经有较长时间的宫缩却还没有进入产程,或宫口只开大 1cm,则不是一个很好的预测指标[8]。这种情况尤其是对于初产妇而言,随着孕周从 37 周到 42 周,她们需要

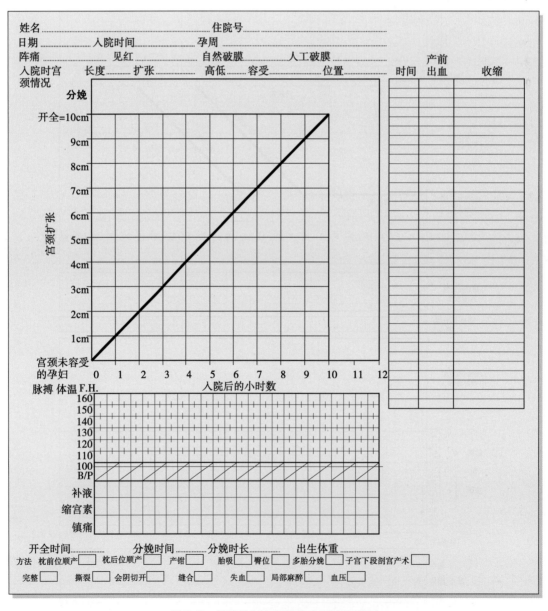

图 8.3　都柏林妇产科医院应用的产程图

人工破膜、缩宫素加速产程或剖宫产干预的比例稳步增加。

关怀照顾

关怀和照顾在产程中起到非常重要的作用,怎么强调都不过分,然而在很多产科病房却被严重忽视了。害怕独处的情况很常见。让女性从临产到分娩都保持士气非常重要,产程越长,越难做到,而女性越不镇定,就越难恢复士气,最终孕妇将变得很恐慌,或许永远不会完全恢复。

解决的方法是每一个产科病房应该承诺对每一位孕妇在产程中进行持续的照顾和关爱。只有产程的时间有限,这一点才会被有效地执行。能在产程中提供持续的关怀和照顾是评估产科病房服务水平的最佳指标,也被产妇们视为产科管理中最重要的环节。

虽然在西方社会中,很久以来,对于健康的妇女而言,分娩不再对身体健康产生严重威胁,然而分娩对精神方面的影响却始终是一个需要考虑的问题[3]。

正常和异常产程

有效宫缩是正常产程的关键。

产妇和医师难以对正常或异常产程达成一致共识。是时候用一个开放性的概念取代自然或正常产程的说法了。此外,专家之所以成为专家,是因为他们掌握处理方法和结果的专业知识,而不是因为他们对于什么是好的或不好的产程的个人观点[9]。

在产程中所有专业人士的目的都是一致的。正常产程何时变得异常,以及早期的干预是否能避免晚期更多的干预常存在争论。产程不应被视为正常的或异常的,而应该根据事件和结局进行分级管理,干预这个词也应被事件和结局取代,因为其对孕产妇和专业人士有不同的意义[10]。

在讨论异常产程时,还要区别足月单胎头位自然临产的孕妇在产程中出现的异常,包括宫缩乏力、胎位不正、头盆不称等,以及那些有产科并发症、进入产程的孕产妇(例如引产、瘢痕子宫、胎位不正以及多胎妊娠)发生的异常。

难产

难产是指困难的或延长(进展缓慢)的产程,通常发生于初产妇,偶尔也发生于曾经阴道分娩的经产妇。产程的进展依赖产力(有效的宫缩)、胎儿(胎儿大小,胎位和胎产式)和产道(骨盆、子宫内外的软组织)。

无效宫缩

无效宫缩(宫缩乏力和宫缩不协调)是自然临产初产妇产程进展缓慢的最常见原因,但在经产妇中却罕见。在初产妇中由于无效宫缩导致难产的最常见原因包括错误诊断了临产,对无效宫缩的诊断过迟、处理过迟或处理不当,以及虽然正确处理了无效宫缩但却没有效果。还有一种情况,诊断和处理都明确,然而却由于胎儿不耐受或子宫收缩过频等因素不能使用合适的缩宫素剂量。

胎儿

胎儿大小不同,胎儿越大,产程中需要各种干预措施的可能就越大,产程的时间也会越长。胎头径线大小也会因胎儿的胎位或姿势不同而有差别。这是最主要的现象,有时也会和骨产道或软产道变异或异常等综合因素有关。头位分娩最常见的胎位异常是枕后位。在产程中枕后位可能是暂时性的或持续性的,与难产相关,通常继发于无效宫缩。持续性枕后位会导致胎头被拉长,在产道中的先露部位径线变得更大。当正常的旋转进行得不充分时会发生枕横位的情况,在第二产程后期的枕横位属于异常。枕横位不应被视为是产道小导致的,而应被看作是宫缩不够导致的。它不是产程延长的原因而是结果。当宫缩足够好或在经产妇中,这些问题都非常少见。

应时刻想到还有包括面先露或额先露等头位先露异常的情况,并及时排除这些可能性(见第 14 章)。

产道

骨盆测量数据并不能说明骨盆大小,除非有骨性疾病史或创伤史。产道包括子宫和子宫外的部分。在个别的情况下,盆腔软组织包块、纤维瘤、先天或病理性原因导致的子宫或阴道异常等也会导致产程进展不顺利。

在妊娠中,宫颈的作用是使胎儿保持在宫腔中,宫颈也属于产道的一部分。产程正常进展时,随着宫缩的作用宫颈逐渐扩张,但是宫颈的扩张也依赖宫颈发生的复杂生理变化和随之发生的结构改变。以前进行过宫颈锥切等宫颈手术者,可能会出现宫颈机能不全和早产,另一方面,也可能导致宫颈纤维化而影响其发生正常的生理变化和扩张。

头盆不称和梗阻性难产

头盆不称用于描述胎头大小和骨盆大小在解剖学上不相称的情况。这种说法仅限于胎儿头位的初产妇。以往，它被错误地认为是难产的常见因素。然而，实际上，确定诊断是非常困难的，因为只能在充分有效宫缩的前提下才能做出这种诊断，也就意味着，只有当宫颈已经完全扩张、产程进展顺利，每小时宫口扩张大于 1cm，而且是单胎枕前位的情况下才能诊断。需要强调的是，只有在产程中才可以做出这个诊断。真正的头盆不称是罕见的，大多数前一次被诊断为头盆不称的妇女，在第二次分娩过程中，如果自然发动进入产程，是可以经阴道分娩的。

对于经产妇，应使用梗阻性难产而不是头盆不称这个术语，两者都表示因为解剖原因不能安全阴道分娩，前提都是具有有效宫缩。在梗阻性难产的经产妇中，往往具有有效宫缩；然而，在可疑头盆不称的初产妇中，常没有有效宫缩。像初产妇真正出现头盆不称一样，经产妇真正发生梗阻性难产是罕见的，但在经产妇中这是一种非常危险的情况，因为如果没有被识别，可能发生子宫破裂。实际上，初产妇的子宫很少发生破裂，只有在器械操作时或者是罕见的结缔组织疾病的情况下才会发生。

经产妇的子宫更容易破裂，尤其是之前存在瘢痕的情况下，而且通常与前列腺素或缩宫素的使用相关（见第 23 章）。

产程进展不良的诊断和处理

潜伏期延长、原发性产程进展不良和继发性产程停滞

这些术语都与产程进展不顺利有关。对这几种情况已经通过产程图进行过经典的描述，但是最好将这些术语的应用局限在初产妇中，因为这些情况更多是由于宫缩欠佳导致的。而如果将这些术语用于很少宫缩欠佳的经产妇中则容易造成误导。做出这些诊断很难，在产程中的价值也在被质疑，尤其是"潜伏期"这个诊断，以及其与初产妇临产的诊断的关系。

值得注意的是，产程进展不良的诊断和处理主要发生在初产妇，尤其是在产程中的三个特定的时期。分别是产程的早期（宫口开大 0~4cm 时，可出现潜伏期延长或原发性产程进展不良），产程的中期（宫口开大 5~9cm 时，可出现原发性产程进展不良或继发性产程停滞），宫口开全后（宫口开大 10cm，多诊断为继发性产程阻滞，但是如果宫口开大小于 1cm/h，则也可能诊断为原发性产程进展不良）。因此，在初产妇中，产程进展不顺利要首先考虑是否是由于无效宫缩，尤其是当宫口开大小于 1cm/h 时。

在经产妇中，只要临产的诊断是正确的，产程进展不良罕见。尤其是在宫口开大到 5cm 后，这种诊断更少见，除非要排除梗阻性难产，并能证明确实宫缩欠佳，才能将产程进展不良的情况归因于无效宫缩。

产程进展的评估

在产程中通过腹部检查和阴道检查来评估进展（表 8.1）。第一产程的进展主要通过宫颈扩张情况来评估。总体来说，当宫口扩张小于 1cm/h 被认为是产程进展不良，但是自然发动的正常进展的产程可以有不同的速度[11]。目前，在产程与分娩中这仍是有争议的一个领域。还有一些其他的临床指标用于第一产程进展的评估，包括宫颈的质地和厚度，以及通过腹部和阴道检查判断胎头下降情况。在第一产程，胎头的位置不能用于评估进展。在第二产程，可通过胎头的下降和旋转情况评估进展。在宫缩时行阴道检查可以提供更多关于宫口扩张和胎头下降的信息。

表 8.1　产程中阴道检查评估的指标

先露	头位
	臀/足
	肩/臂
	脐带
宫颈	容受
	扩张
	水肿
	与先露部的贴合程度
胎头	位置
	方位
	俯屈/俯屈不良
	产瘤
	不均倾位
	胎头变形
胎膜	完整/破裂
羊水	量
	○ 没有/少/正常/过多
	性质
	○ 清
	○ 胎粪污染分级 1~3（按照液体与胎粪的比例来定义）
	○ 血性

从实际临床工作上来看,产程中重要的阴道评估是在以下三个阶段做出的:确定临产(0~4cm),宫口开大到 8~9cm 以及宫口开全(10cm)。

初产妇

产程进展不佳或难产在自然临产的初产妇中最常见,而且通常是由于无效宫缩导致的。

初产妇产程进展不佳的处理方式是早期人工破膜。如果仍进展不佳,则使用缩宫素促进产程进展。排除宫缩因素后,若产程仍进展不佳,就应手术干预,可采用阴道手术助产或进行剖宫产。对于何时进行这些干预没有达成统一意见。只有不断评估结局,才知道干预是否合适。

随着硬膜外麻醉使用率的增加,对初产妇第二产程进展不佳的处理也变得更加重要。第二产程中的第一个时期(宫口开全、胎头位置高、胎儿横位)应当被作为第一产程的生理性延续。

对于第一产程进展顺利且没有用缩宫素的孕妇,如果检查中发现宫口开全,但是胎头高、胎儿横位,且孕妇没有向下用力的冲动,应在一个小时后重复阴道检查。如果一个小时后,仍没有变化,则需要静脉滴注缩宫素,并在 1 小时后指导用力。

然而,如果宫口开全 1 小时后,胎头已经下降,变为枕前位,且孕妇有向下用力的感觉(第二产程的第二个时期),只需指导其用力即可,只有当 10 分钟后没有有效进展时,才开始用缩宫素。

如果在宫口开全时,胎头位置很低,位于枕前位且孕妇有用力的感觉,应建议其用力,10 分钟后如果没有进展,也需开始缩宫素治疗。

如果在宫口开全时,已经在使用缩宫素了,胎头位置低、枕前位以及孕妇想要用力时也应建议用力。如果达不到上述标准,则需在 1 小时后再指导其用力。

如果第二产程进展不佳,通常在屏气用力 1 小时后才行阴道手术助产分娩(见第 15 章)。

经产妇

在经产妇中,产程进展不佳很少由无效宫缩导致,尤其是宫口扩张到 5cm 以上后。对于经产妇,产程进展不佳应首先排除胎先露异常、胎方位异常或胎姿势等原因。头位枕前位的大胎儿也可能会造成梗阻性难产。在产程开始时就有有效宫缩但却不伴宫口扩张时,应考虑梗阻性难产的诊断。

在经产妇中,当产程进展不良时,首选人工破膜术进行干预。如果产程还是不进展,则应当考虑难产。如果是在第一产程中做出这样的诊断,则需进行剖宫产。经产妇第二产程的处理有时非常困难,好在这种情况比较少见。出现这些情况时,手术助产是必要的,有时还需要剖宫产。对于经产妇不建议在宫口开全后使用缩宫素加速产程。

经产妇中无效宫缩最常见的原因是临产诊断错误,或继发于硬膜外麻醉。这两种情况通常都发生在宫颈扩张的早期。只有高年资产科医师才能做出加速经产妇产程的决定,但必须是在阴道检查排除梗阻性难产之后。

缩宫素治疗的风险和宫缩的评估

缩宫素的剂量不重要,重要的是对子宫和胎儿产生的效果。

产程进展不好,但怀疑胎儿窘迫时,不应使用缩宫素。初产妇的子宫不容易发生破裂,但是经产妇的子宫却可能破裂。因此,缩宫素用于经产妇时应十分慎重。经产妇发生梗阻性难产时,应及时行剖宫产,否则即便没有使用缩宫素,也可能会发生子宫破裂。使用缩宫素加速产程和引产在第 13 章有更详尽的讨论。

产程的时长

Kieran O'driscoll 曾这样形象地总结产程延长的意义[12]:

"产程延长是一种精神痛苦、身体疲惫的状态,常需要手术干预并可能因此引发女性对生育永久的恐惧,并不再生育;同时,对新生儿的存活和后续神经系统发育也存在潜在危害。这种折磨人的经历同时也影响亲戚、朋友和医师、护士,几乎没有合并症能像这种状况一样让人对产科如此泄气。"

记录产程的时长对于核查产科临床工作有很重要的帮助。产程时长被认为是产程的最基本的参数之一。由于以前不能很好地记录这个数据,影响了正确评估产程对分娩各个方面以及对母婴保健的作用。

产程时长是指从临产到分娩的时间。这样定义是因为从临产开始进行专业照护,而且这个时程可以被准确地记录并被用于比较的。母亲们同样也倾向用这种方式回忆她们的产程过程。

和其他客观指标不同,产程时长不仅关乎分娩对母亲的影响,还关乎分娩对胎儿以及护理人员的影响。这个指标对于产房的高效管理也有意义,与孕妇护理的各个方面都存有间接联系。

大多数女性对顺产的信念在临产6小时后开始动摇,在12个小时后变得更差。胎儿缺氧和手术分娩的机会增加。短产程也可更好地照顾和关爱每一位女性。

尚存的争议

目前,尚存争议的问题包括产程中人工破膜的时间,缩宫素用于加速产程进展的时机、应用剂量、方案和应用的时长。以国立妇产医院积极处理产程的原则为例[3],低危孕妇在诊断临产后,就进行人工破膜以评估羊水的颜色和量,不考虑潜伏期,与经产妇相比,对初产妇较早地进行阴道检查以判断产程进展和是否需要使用缩宫素。缩宫素的最大应用剂量为30mU/min[3]。

不同机构关于产程和分娩的处理方法会有不同,所有产程中的事件和结局都是相互关联的,应通过对标准化的方案进行持续性的稽查,随后在不同的单位中进行比较,才能解决这些问题。稽查中包括关于破膜的规定、阴道检查的频率、缩宫素的使用、手术分娩率和手术指征、新生儿结局、胎儿监护的方法和母亲的满意度等问题。这些问题将在第43章中讨论。

(董玲玲　译　冯烨　李婷　校)

参考文献

1. Society of Obstetricians and Gynaecologists of Canada. Joint policy statement on normal childbirth. *J Obstet Gynaecol Can.* 2009;31:602–603.
2. National Childbirth Trust/Royal College of Midwives/Royal College of Obstetricians and Gynaecologists. Making normal birth a reality. *Consensus Statement.* 2007;8(Nov):1–8.
3. O'Driscoll K, Meagher D, Robson M. *Active Management of Labour.* 4th ed. London: Mosby; 2003.
4. Robson MS. Classification of caesarean sections. *Fetal Maternal Med Rev.* 2001;12:23–29.
5. Friedman EA. Primigravid labor. A graphicostatistical analysis. *Obstet Gynecol.* 1955;6:567–589.
6. Philpott RH, Castle WM. Cervicographs in the management of labour in primigravidae. I: the alert line for detecting abnormal labour. *J Obstet Gynaecol Br Cwlth.* 1972;79:592–598.
7. Philpott RH, Castle WM. Cervicographs in the management of labour in primigravidae. II: the action line and treatment of abnormal labour. *J Obstet Gynaecol Br Cwlth.* 1972;79:599–602.
8. Saunders N, Paterson C. Effect of gestational age on obstetric performance: when is 'term' over? *Lancet.* 1991;338:1190–1192.
9. Wackerhausen S. What is natural? Deciding what to do and not to do in medicine and health care. *Br J Obstet Gynaecol.* 1999;106:1109–1112.
10. Robson M. In: Creasy R, ed. *Labour Ward Audit. Management of Labor and Delivery.* US: Blackwell Science; 1997:559–570.
11. Cohen W, Friedman E. Perils of the new labor management guidelines. *Am J Obstet Gynecol.* 2015;212(4):420–427.
12. O'Driscoll K, Jackson RJA, Gallagher JT. Prevention of prolonged labour. *BMJ.* 1969;2:447–450.

第 9 章

产程中的胎儿监护

S. Arulkumaran

"将耳朵贴近母体腹部时,若胎儿存活可以清楚地听到胎儿心跳,该搏动可与母体脉搏轻易辨别。"

FRANÇOIS MAYOR

BIBLIOTH UNIVERSELLE DES SCIENCES ET ARTS. GENEVA:1818;9:249.

分娩时胎儿常处于极度的缺氧应激下,因为此时子宫收缩会减少胎盘灌注或压迫脐带从而减少通向胎盘的血流。由于胎盘面积过小或胎盘小叶梗死,这种血流减少的程度在胎儿宫内生长受限(intrauterine growth restriction,IUGR)中的意义更为重要。脐带受压则在羊水过少时发生率更高。根据已知的危险因素(例如 IUGR、早产、过期妊娠、宫内感染、产时出血、仅有少量羊水的稠厚胎粪污染等),应当采取相应恰当的监护措施以降低围产儿并发症的发病率及死亡率。分娩中可能出现会导致急性胎儿循环衰竭的紧急情况,例如胎盘早剥、脐带脱垂、子宫破裂等,均需要高度警觉并迅速采取措施。评估胎儿状态的措施是采用间断胎心音听诊还是更先进的方法,需要根据具体的情况而决定,以保证母体和新生儿最佳结局。

间断胎心音听诊

现有证据表明在低危妊娠中采取间断胎心音听诊是足够的。使用电子胎心监护(electronic fetal monitoring,EFM)会减少新生儿惊厥发生、增加手术干预概率,但并不降低脑瘫发生率[1,2]。目前大多国家认同在低危妊娠中间断胎心听诊是充分且合适的,并且推荐在高危妊娠中使用持续电子胎心监护[3-5]。胎心音听诊应在宫缩后即刻进行,持续 1 分钟,第一产程每 15 分钟一次,第二产程每 5 分钟一次。如果无法达到此标准或孕妇要求时,应当提供电子胎心监护。某些低危妊娠也可能在分娩过程中变为高风险,此时应迅速换成电子胎心监护。

间断胎心听诊常由一个胎心听诊器(Pinard 或 De Lee)或多普勒设备完成。现在更多的孕妇青睐后者,因为使用时家属可以同时听到胎儿心跳。以听诊 15 秒后乘以 4 得到每分钟心率的做法,会因为计算失误

导致所得胎儿心率不正确,而多普勒设备会自动计算并数码化显示胎儿心率,因而更为准确。

除了间断胎心听诊,记录孕妇最近一次胎动的时间也可以确保胎儿是健康的。在入院时应当听诊并记录胎儿心率基线,接诊医师或孕妇触摸到胎动时听诊较基线加速 15 次以上可以进一步确认胎儿正常。宫缩后应立即听诊以识别是否有胎儿心率减速。这样"智能听诊"可以确认胎儿心率加速的出现以及宫缩后没有减速,其效果等同于一次有反应的产时胎心宫缩监护(cardiotocograph,CTG)。在有加速和胎动的产时电子胎心监护中,胎心基线变异大多是正常的。

"有一天我正在检查一位近足月的孕妇,试着用听诊器追踪胎动,突然听到一个从没注意过的声音,听起来像钟表发出的滴答声。刚开始我以为是我听错了,但一次次重复我仍然能够听到它。仔细一数,每分钟搏动 143~148 次,而孕妇的脉搏每分钟只有 72 次。"

JACQUES ALEXANDRE KERGARADEC,

MEMOIRE SUR L'AUSCULTATION,

APPLIQUÉ A L'ETUDE DE LA GROSSESSE.

PARIS:MEQUIGNON-MARVIS;1822.

在宫缩减弱前胎心率恢复至基线的减速通常不会对胎儿造成损害,只要减速持续的时间短于胎心维持在基线水平的时间就可以维持足够的灌注量。在宫缩时使用胎心听诊会造成产妇的不适,并且此时胎心音会因为子宫肌层的增厚而减弱,在宫缩时和宫缩后可以使用多普勒设备。大多数"会造成损害的"胎心减速是晚期减速,或具有某些变异特征(非典型)的变异减速或延长减速,均可通过在宫缩后立即听诊而识别出来。继最初的"智能听诊"后,接诊医师可以在第一产程每 15 分钟、第二产程每 5 分钟,在宫缩后听

诊 1 分钟。若闻及胎儿心率异常(胎心基线升高、减速)、听诊困难,或出现明显的高危因素(如羊水粪染,出血,血性羊水或需要缩宫素加强宫缩时),就应将间断胎心听诊转换为连续电子胎心监护。若在宫缩后胎心率明显低于基线心率,则应在其后数阵宫缩后均立即听诊以确定有无减速以及判断是否需要换为连续电子胎心监护。现在的多普勒设备具备将数字显示转变为胎心描记的功能,可以帮助轻松地识别加速和减速,该类设备还有存储多位患者的胎心描记以便日后读取回放的功能,图 9.1 就显示了这样一台设备。

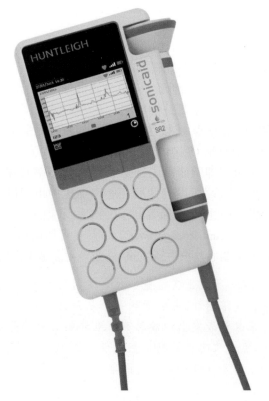

图 9.1　在 LED 屏幕上以图像显示胎心率的多普勒设备(Courtesy Oxford Sonicaid, Cardiff, UK.)

高危妊娠和持续电子胎心监护

电子胎心监护通过经腹超声传感器或胎儿头皮电极(破膜后)持续记录胎心变化。对于产前或产程中确定的高风险人群(表 9.1)应进行连续电子胎心监护。在描记纸上,胎心率显示于上方的"cardio"轨道,宫缩显示于下方的"toco"轨道,这种胎儿宫缩监测图展示了胎心率与宫缩之间的关系。

电子胎心监护仪可以描记胎心率的四个特征:基线率,基线变异,加速和减速。下文根据英国国家卫生与临床优化研究所(NICE)指南进行详细描述[3]。

表 9.1　建议需要进行 EFM 的高危因素

母体	胎儿
子痫前期	宫内生长受限
糖尿病	早产
胎膜早破(>24 小时)	过期妊娠(>42 周)
既往剖宫产史	臀先露
产前出血	胎儿功能检查异常
母体合并症	羊水过少/羊水粪染
引产	多胎妊娠

胎心基线率

每个胎儿都有自己的基线心率。它是通过画一条线来推断的,其中胎儿心率在 2 分钟内保持稳定,而没有加速和/或减速的瞬时变化。足月胎儿的正常基线率为 110~160 次/min。

基线变异

基线变异是指基线的"摆动",反映了自主神经系统的完整性及其对心率的影响。上升分支是由于胎儿自主神经系统交感神经的活动,下降分支是由于副交感神经的活动。基线变异是通过测量胎心描记 1 分钟内,基线速率"摆动"带宽来评估的。正常的基线变异为 5~25 次/min。当它低于 5 次/min 时为基线变异降低——这可能是由于胎儿睡眠或由于作用于中枢神经系统的药物、缺氧、脑出血、感染、染色体异常,或胎儿大脑或心脏的先天性畸形。

加速

加速是指胎心率从基线突然升高>15 次/min,持续时间>15 秒。这通常与大脑活动相关的胎动("躯体神经系统")有关。在 15 分钟的电子胎心监护迹线中有两个这样的加速称为有反应性,通常提示胎儿没有缺氧[6]。如果分娩前胎心描记为有反应性,新生儿在出生时通常不会发生酸中毒[7]。

减速

减速是指基线速率突然下降>15 次/min,持续时间>15 秒。不同减速的形状以及它与宫缩的关系都不相同。减速表明胎儿受到瞬间的应激,根据减速的形状以及减速和宫缩的对应关系,可以分辨出应激的原因。

早期减速是宫缩的"镜像",与第一产程后期和第二产程中胎头受压有关(图 9.2)。随着宫缩强度的增加,胎心率缓慢降低,其最低点正对宫缩的顶点。而后随着宫缩逐渐减弱,胎心率又缓慢恢复至基线。由于这种减速是"规律"的,并且反映出头部受压引起的迷走神经刺激,因此仅在第一产程后期和第二产程中才出现。早期的减速不是由于缺氧引起的,通常减速幅度不会比基线低 40 次/min 以上。

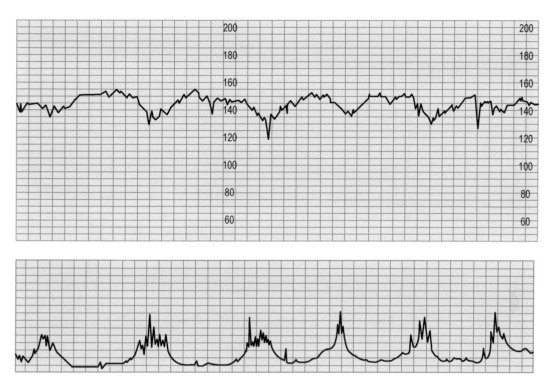

图 9.2 早期减速

变异减速是"不规则"的,通常从基线水平急剧下降,而后又迅速恢复至基线心率。它们的形状、大小和发生时机与宫缩之间无固定规律。通常是由于脐带受压而引起。变异减速也可以是因为胎头受压,尤其是在先露异常和胎位不正的情况下,但胎心率不会在减速之前和减速恢复时有一个轻微的增加,也就是所谓的"双肩峰"。由于压力感受器介导的反应,对于脐带受压导致的变异减速,胎心率会在减速之前和之后出现一个短暂轻微的升高("双肩峰")。图 9.3 显示了"双肩峰"的前峰和后峰。脐带受压引起的变异减速可以通过改变母亲体位或羊膜腔灌注来缓解[8]。

非典型变异减速(图 9.4)。妊娠中胎儿可能会受到一种以上的压力作用。这个压力可以是因羊水过少而导致脐带受压,进而引起变异减速,同时,胎儿也会因胎盘功能不全在宫缩时出现晚期减速。当两种机制(脐带受压和胎盘功能不全)同时作用时,可能会出现一个变异减速,其后跟随晚期减速,这被称为"组合"或"双相"减速,或需要特别警惕的减速。这两种情况的合并,表现为胎心率较晚才能恢复到基线水平的变异减速,即在宫缩恢复至基线压力之后胎儿心率

才恢复。持续时间>60 秒且深度>60 次/min,以及在减速期间及减速之间的基线心率无明显变异,或是心率回升过大,或肩峰消失的变异减速,都被分类为非典型变异减速度或需要特别警惕的减速。非典型变异减速被认为是产时电子胎心监护中的异常特征,简单变异减速则是可疑的特征[3]。

如图 9.5 所示,没有异常特征的变异减速也会出现一些令人不安的特征,例如,减速深度和持续时间的增加,基线水平的增加,间隔的减少以及最终基线变异的降低。

宫缩后 1 分钟内立即间断胎心听诊会识别这些变化。但若靠听诊 15 秒乘以 4 来计算心率,或不是在收缩后立即听诊,则会导致错误的发生,见图 9.5。

晚期减速开始于宫缩高峰结束时或紧接在高峰后,直到宫缩停止一段时间后速率才逐渐恢复。宫缩开始之后到减速开始之前有超过 20 秒的延迟。当绒毛间隙的血流和供氧大幅减少时,胎心率会减慢——这是一种通过化学感受器介导的作用。典型的晚期减速如图 9.6 所示。当晚期减速(但细微的)合并持续性心动过速和基线变异性降低时是最严重的异常胎心模式,几乎全部与胎儿缺氧有关(图 9.7)。

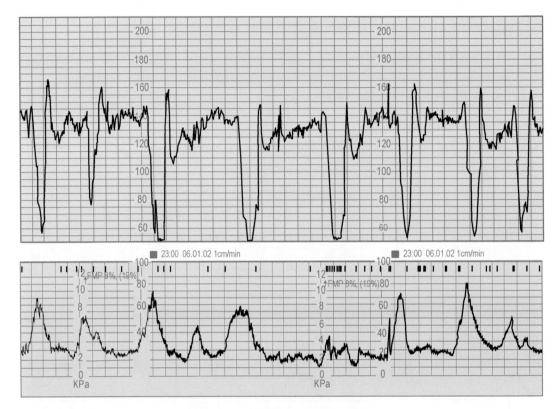

图9.3 有"双肩峰"的单纯变异减速

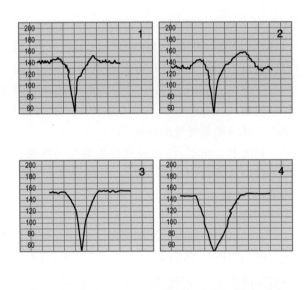

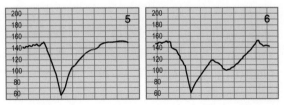

图9.4 （2）到（6）示需特别警惕的变异减速。（1）有肩峰的典型变异减速；（2）心率回升过大的非典型变异减速；（3）无肩峰的非典型变异减速；（4）变异消失且减速深度>60次/min、持续>60秒的非典型变异减速；（5）恢复延迟的非典型变异减速；（6）合并晚期减速的非典型变异减速

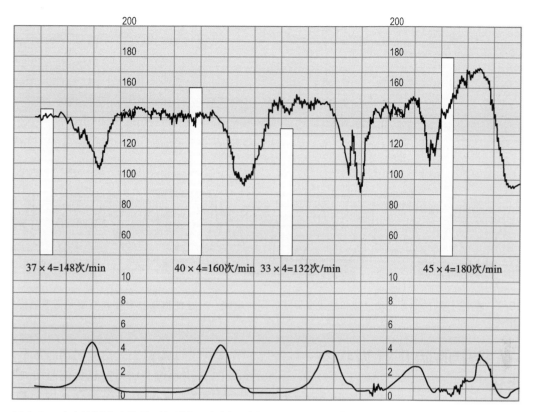

图 9.5　减速的深度和持续时间增加,减速间隔减少,基线水平增加以及基线变异减少,这种情况下,如听诊不当会导致发生错误

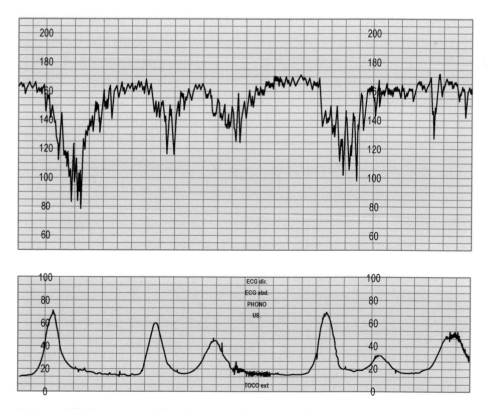

图 9.6　晚期减速。减速开始于或超过子宫收缩的顶点(滞后>20 秒),形状不规则,直到收缩结束后才能恢复

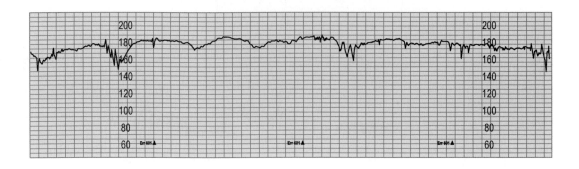

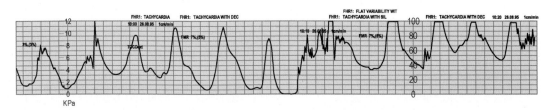

图9.7   晚期减速、持续性心动过速和基线变异降低同时出现——这种胎儿心率模式与胎儿低氧血症密切相关

电子胎心监护中的胎儿行为状态——"周期性变化"

非缺氧胎儿在电子胎心监护上有交替出现的"活跃"期和"安静"睡眠时期,这被称为"周期性变化"。在活跃期,常有多个加速和良好的基线变异。在安静期,无或偶有加速,且基线变异可减小至5次/min以下。安静期可持续15~40分钟,除非受药物影响,一般不超过90分钟。第一产程后期,胎儿头部位于骨盆深处或使用麻醉剂缓解疼痛后,电子胎心监护可能会出现一个较长的安静期。一个良好的基线变异且有加速的健康胎儿,偶尔也会在安静期表现出变异降低和程度较浅的减速,但是这一时期通常不会持续40分钟以上,极少超过90分钟,这可能与胎儿呼吸有关[9]。

周期性变化的消失提示存在因药物、毒品、感染引起的中枢神经系统抑制、缺氧、中枢神经系统畸形或损伤(例如脑出血)等。若胎心从有反应性且存在周期性变化变为异常,则能确定损伤发生的时间。如果胎心从入院时就是异常的,则可能是中枢神经系统抑制状态,或者是由已发生的损伤造成的,且这种情况下很难确定损伤发生的时间。图9.8展示了有反应性的胎心率从产程早期到宫口开全的周期性变化。

有"活跃"和"安静"的睡眠期交替的周期性变化存在,表明胎儿的氧合良好,无缺氧可能性大,且"神

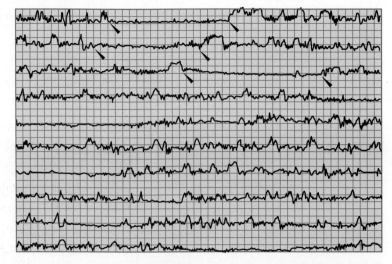

图9.8   从产程开始到结束,在电子胎心监护描记中都可以看到具有加速和基线变异良好的活动期,与几乎没有任何加速和基线变异降低的安静期交替出现

经活动正常"。已发生脑损伤的胎儿可能会或不会出现周期性变化,但如果有加速,则脐带 pH 很可能是正常的,这样的胎儿可能在出生之后表现出神经系统损伤的迹象。

"胎儿的脉搏比母体的快得多……每分钟大约 130 或 140 次,但也不是一直以这个频率跳动……这种变化可能取决于胎儿内在的各种原因……其中一种较合理的解释是胎儿的肌肉活动。我们会经常观察到在这样的活动后胎儿心率增加。最常见的作用于胎儿循环的外在因素是子宫收缩,尤其是像产程中一样持续时间较长的宫缩。"

EVORY KENNEDY
OBSERVATIONS ON OBSTETRIC
AUSCULTATION. DUBLIN：
LONGMAN，1833.

产时电子胎心监护特征的识别及其分类

NICE 指南提出将产时电子胎心监护分为正常、可疑和异常三类[3]。一旦胎心描记为可疑或异常,应当找出可能的原因并采取适当的措施。可采取以下一项或多项措施:观察并继续分娩,补液,停止使用缩宫素,改变产妇体位,缓解宫缩,胎儿头皮采血或通过最适当的方式终止妊娠。采取不同处理方式的决定应取决于产次、宫颈扩张程度、产程进展速度,以及根据既往和本次妊娠产科病史所带来的风险因素。应该将有关的问题和可能采取的措施告知产妇,这些措施应基于知情选择和同意。

NICE 对胎心率描记特征的分类[3]

见表 9.2。

表 9.2　胎心率描记特征——摘自 NICE 指南[3]

	基线率	变异	减速	加速*
可靠	110~160 次/min	5~25 次/min	无 早期或变异减速,不伴有可疑特征** 持续<90 分钟	存在
可疑	100 ~ 109 次/min 或 161 ~ 180 次/min+	小于 5 次/min 持续 30~50 分钟或大于 25 次/min 持续 15~20 分钟	不伴有可疑异常特征的变异减速,持续 90 分钟及以上 近 50% 的宫缩中出现伴有可疑特征** 的变异减速,持续 30 分钟及以上 50% 以上宫缩中出现伴有可疑特征的变异减速,持续时间短于 30 分钟 或 50% 以上宫缩中出现晚期减速,持续时间短于 30 分钟,伴有阴道出血或胎粪污染等母体和胎儿的临床高危因素	
异常	161~180 次/min 或小于 100 次/min	小于 5 次/min 持续 50 分钟以上或大于 25 次/min 持续 25 分钟以上	50% 以上宫缩中出现伴有任何可疑特征** 的变异减速(如伴有母体和胎儿的临床高危因素则不需 30 分钟——参见上文);或晚期减速持续 30 分钟(如伴有母体和胎儿的临床高危因素则不需 30 分钟)	
	大于 180 次/min	或正弦波	或急性心动过缓或单一延长减速持续 3 分钟或以上	

* 如果 CTG 其他方面正常,仅无加速出现的意义不确定。
** 将以下内容视为变异减速的可疑特性:持续时间超过 60 秒,减速内的基线变异减小,无法恢复到基线,双相(W)形,无肩峰。
+ 尽管胎心基线心律为 100~109 次/min 是可疑的,但如果基线变化正常且无变异或晚期减速,则继续常规监护。

胎心监护分类[3]

- 正常——胎心率四个特征均在正常范围内。
- 可疑——四个特征之一是可疑的。
- 病理——两个以上可疑的特征;一个以上异常特征。

即使在病理类别内,采取的必要措施也可能有所不同。如果存在一个异常特征(如仅有非典型变异减速),则简单的补救措施(停止使用缩宫素,补液,改变产妇体位,宫缩抑制剂)和观察就足够了。如果三个特征异常(心动过速,基线变异减弱及非典型变异或晚期减速),则补救措施除了以上提及的,还应包括胎儿头皮采血(FBS)测量 pH,以及根据临床情况选择最合适的终止妊娠方式。

国际妇产科联盟(Federation Internationale of Gynecologists and Obstetricians,FIGO)设计了类似于 NICE 指南的分类[10]。表 9.3 给出了胎心监护各特征的定义以及应采取的相应措施。该指南更为简化,两者存在一些差异。基线胎心率<100 次/min 被分类为病理性;没有定义病理性的胎心基线的上限。NICE 中的基线变异取为 1 分钟内的最大宽度,而 FIGO 取为 1 分钟内的平均宽度;除了在基线变异减小持续超过 50 分钟外,FIGO 认为如果在减速过程中变异减小超过 3 分钟,以及基线变异跳跃幅度大(即大于 25 次/min 30 分钟)也是病理性的。对于减速,该分类将其简化为:非重复性减速为正常;延长或晚期减速超过 30 分钟或 20 分钟为病理性的;超过 5 分钟的延长减速被归类为病理性。护理人员最好熟悉他们正在使用的指南,并仅使用一个系统(NICE 或 FIGO)来保持一致性和方便团队合作。

表 9.3   FIGO 胎儿产前监测共识指南(2015)[10]

	正常	可疑	病理
基线	110~160 次/min	缺乏至少一种正常特征,但没有病理特征	小于 100 次/min
变异	5~25 次/min	缺乏至少一种正常特征,但没有病理特征	变异减小或增大,正弦波
减速	无重复性减速	缺乏至少一种正常特征,但没有病理特征	在变异减小的情况下,在超过 30 分钟或 20 分钟内重复*出现晚期减速或延长减速,或者出现一次超过 5 分钟的延长减速
解释	胎儿无缺氧/酸中毒	胎儿缺氧/酸中毒的可能性低	胎儿发生缺氧/酸中毒的可能性很高
临床处理	无需进行干预来改善胎儿的氧合状态	纠正已发现的可逆原因,密切监测或采取其他方法评估胎儿氧合情况	立即采取措施纠正可逆的原因,采取其他方法评估胎儿氧合;如无法做到,则尽快分娩 在紧急情况下(脐带脱垂,子宫破裂或胎盘早剥),应立即分娩

加速的存在表示胎儿没有缺氧/酸中毒,但是在产程中没有加速其意义不确定。

* 当减速与 50%以上的子宫收缩有关时,该减速本质上是重复的。

正弦波

正弦波是看起来像正弦波形(图 9.9),基线变异、加速或减速及其他特征消失的胎心轨迹的描述。正弦波最初被发现出现于患有严重贫血的胎儿中——病理性正弦波[11]。在超声检查中观察到,正在吸吮手指的健康胎儿也可以表现出生理性正弦波[12]。目前使用多普勒测量大脑中动脉血流加速作为胎儿贫血的筛查手段[13]。以下是可能引起胎儿贫血并因此引起正弦波的已知原因。

可穿过胎盘的血型抗体

在 Rhesus(Rh 血型)同种免疫中,高浓度的抗体会引起宫内贫血,通过产妇的血液检查可提示 Rh 抗体的存在,并且可测量其浓度。抗 Kell 和抗 Duff 抗体的存在也可引起胎儿贫血。ABO 血型抗体通常会引起新生儿黄疸,而非胎儿贫血。Lewis a 和 Lewis b 以及 Lewis M 和 Lewis N 血型抗体一般不会引起胎儿贫血。

血红蛋白病

胎儿 α 地中海贫血可能与正弦波有关。通常,母亲会在妊娠晚期出现水肿和子痫前期的体征。超声检查可发现羊水过多,胎盘增厚和胎儿水肿(由于 4 个基因缺失导致的"Bart 胎儿水肿")。这些情况中的孕妇可能是已知的地中海贫血病携带者。因为患有 Bart 积水的胎儿无法存活,此时应建议终止妊娠。目前正在研究宫内干细胞疗法,以挽救这些胎儿。

宫内感染

已知细小病毒感染会引起胎儿贫血。如果就诊的孕妇有流感样症状后出现胎动减少或消失的病史,并出现正弦波,则应进行超声检查。适于胎龄儿出现胎动减少、肌张力降低(手掌张开),或出现腹水,提示胎儿贫血。这种情况下,需转诊至胎儿医学中心进行明确的诊断,并在可能的情况下通过宫内输血治疗。

胎母输血

这是胎儿贫血最常见的原因,可能显示出伪正弦波(图 9.10)。Kleihauer-Betke 检验可以鉴定母体血

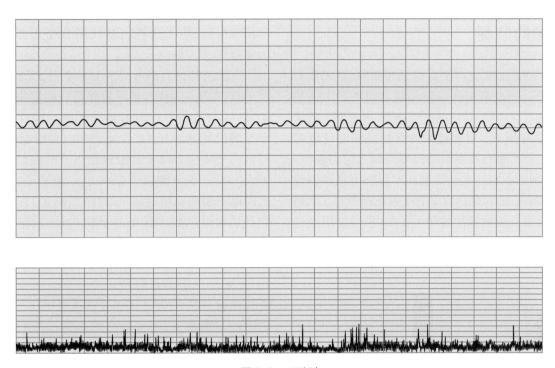

图 9.9　正弦波

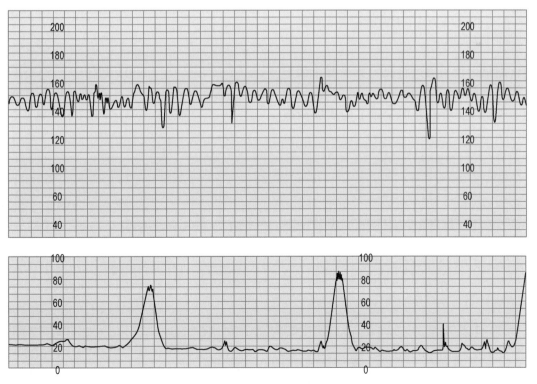

图 9.10　伪正弦波

液中的胎儿细胞,以确认引起贫血的原因是胎儿向母体输血。

子宫收缩的监测

如果不将胎心变化与子宫收缩相关联,就无法对它进行解释。一般通过在宫底和脐之间触诊来监测宫缩。通过计算10分钟内的宫缩次数,可以准确地评估子宫收缩的频率。可通过触诊评估宫缩的持续时间。但无法通过触诊推断出基线压力和宫缩的强度。通常,观察到的子宫活动会绘制在产程图上提供的特定格子中,根据10分钟内收缩的次数在图中的5个格子上绘制阴影。收缩持续时间少于20秒时使用点进行标记,持续时间为20~40秒时使用斜线,如果大于40秒,则将其完全涂黑(图9.11)。

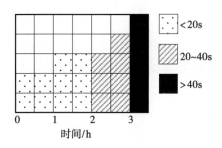

图9.11　通过触诊半定量子宫收缩。记录每10分钟内宫缩的频率,将相同数量的格子涂上阴影。阴影类型说明每次收缩的持续时间

外置的宫缩描记仪是通过将压力感受器牢固地放置在宫底和脐之间的位置,随着子宫的收缩,子宫的上部向前方扩张,推动压力感受器上的隔膜或按钮以产生宫缩曲线。通过使用自动调节开关或旋转机器上的"toco"旋钮,可以将基线压力设置为20mmHg。宫缩曲线将有助于准确地计算宫缩频率和持续时间,但无法算出基线压力或子宫收缩的压力幅度。

充盈液体的宫内导管所显示的压力读数不一定准确,这可能与胎脂、血凝块等造成的阻塞有关。易于插入的、尖端带有压力感受器的一次性导管可用于准确记录基线压力,收缩频率,持续时间和幅度。可以用基线压力以上宫缩曲线以下的面积来量化宫缩,计为每15分钟以千帕为单位的子宫活动,并在产时电子胎心监护迹线上标注[14](图9.12)。通过对初产妇和经产妇产程中的子宫活动的研究,了解是否可以参考这些数值引产和加速产程进展[15,16]。然而,随机对照试验研究表明,与外置的宫缩描记仪相比,并未发现使用宫腔导管参考下引产或加速产程有任何益处[17,18],因此不建议常规使用。子宫收缩触诊常用于低危妊娠,而高危妊娠常用外置的宫缩描记仪。

"有人认为,在头先露中,产程中一旦出现胎粪污染的羊水,就提示胎儿可能已经死亡。但是就像Denman所指出的那样,这样说显然是不对的。这对每个有操作经验的人来说也是很显然的,即胎粪污染并不是胎儿死亡的证据。"

EVORY KENNEDY
OBSERVATIONS ON OBSTETRIC
AUSCULTATION. DUBLIN:
LONGMAN,1833.

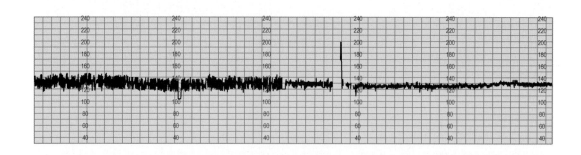

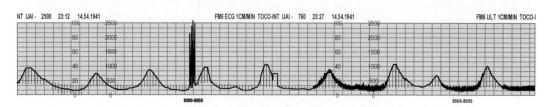

图9.12　使用电子技术定量子宫活动

羊水胎粪污染

胎膜自破或人工破膜后流出的透明羊水某种程度上是胎儿正常状态的可靠依据,胎粪污染是持续电子胎心监护的指征。某些中心会通过人工破膜来确定胎儿是否处于正常状态,这种方法并未被普遍采用。粪便是肠管的内容物,通常在出生后排出,但也可在宫内排出。羊水中的胎粪通常在足月开始出现,其发生率随孕周而增加,被认为是肠蠕动功能成熟的标志[19]。另一种解释是,胎粪是由于缺氧后胎儿肛门括约肌松弛而造成的。在早产中胎粪污染很少出现。早产中发生胎粪污染通常是由于感染引起的,可能与李斯特菌有关[20]。

在脐带脱垂或胎盘早剥等急性缺氧的情况下,胎粪污染并不常见。胎心异常情况下,胎粪稠厚、羊水稀少与胎粪轻度污染、羊水充足相比,发生酸中毒的可能性更大[21]。在胎心异常的情况下,胎粪稠厚与清亮羊水相比,酸中毒的发展更快[22]。因此,胎粪稠厚是持续电子胎心监护的指征。如果胎心监护提示有反应性且均在正常范围内,则发生酸中毒的可能性极小,无需进行胎儿头皮血取样来确定胎儿的状况。另一方面,如果产时电子胎心监护在存在胎粪的情况下变为异常,则应在尽早进行胎儿头皮血取样。在临床实践中,胎粪稠厚羊水稀少时需格外警惕,因为羊水过少可能是由于胎盘功能下降所致。

另外,产程中或分娩时可能会发生胎粪吸入。胎粪吸入与胎儿酸中毒无明显相关性。目前尚不清楚胎粪吸入的发生机制[23],有学者推测可能与宫内低氧事件有关。在出生时吸引新生儿口咽和鼻咽曾作为常规,但是目前的证据并不支持该措施,以避免胎儿因刺激而发生的误吸[24]。如果新生儿分娩后不哭,则应在喉镜下立即吸引,以检查声带下方是否存在胎粪;如果存在则应立即进行胃和支气管的灌洗,以最大限度地降低胎粪吸入综合征的发生概率。由胎粪引起的化学性肺炎可能是致命的。目前,一些中心会进行羊膜腔灌注来稀释羊水中的胎粪以减少宫内胎粪吸入的发生[25]。2010 年,Cochrane 综述纳入包括 4 143 名妇女的 13 项研究,干预组进行了羊膜腔生理盐水灌注,其结果显示在没有充分的持续监护条件下,该措施对新生儿预后有益。但仍需要进一步研究全面评估该措施对母儿的效果[26]。

胎儿评估的替代或辅助方法

胎儿头皮采血

延长的心动过缓(减速),基线变异性明显减小以及晚期或非典型变异减速是胎儿濒死的信号,应当考虑跳过胎儿头皮血取样立即分娩。胎盘早剥,子宫瘢痕破裂或脐带脱垂也需要立即分娩。除上述情况外,电子胎心监护有些改变虽然与胎儿缺氧和酸中毒无密切关联,但也需要提高警惕。根据产次、宫颈扩张程度、产程进展和产科高危因素(如胎粪污染、胎儿 IUGR 等)判断是否需要胎儿头皮血取样,密切观察以预计分娩方式。若电子胎心监护为病理性,对于产程进展良好的经产妇在第一产程后期可考虑在短时间内等待自然分娩或器械助产,但对宫口扩张 3~4cm 就出现严重胎粪污染的初产妇,则应考虑剖宫产终止妊娠。如果该产妇宫口扩张 5~6cm,不伴有电子胎心监护异常高危因素,则可考虑进行胎儿头皮血取样。对临床情况和电子胎心监护进行良好的分析,可在不影响胎儿的前提下减少进行胎儿头皮血取样的机会。

如果最后一次胎儿头皮血高于但接近 pH 7.25,或电子胎心监护异常情况变得更严重(胎心率基线上升,减速深度和持续时间增加,变异减少),或存在其他危险因素如胎粪污染,应在 1 小时内再次进行胎儿头皮血取样。根据几次胎儿头皮血中 pH 下降程度和产程的进展,可以判断是继续期待试产还是尽快分娩胎儿。

在可能造成胎儿永久性损伤的情况下,禁用胎儿头皮血取样,例如 HIV 或疱疹病毒感染,乙型肝炎病毒携带,可疑或确诊的宫内感染以及出血性疾病等。胎儿头皮血取样需动态监测,这意味着做出明确决定前可能需要数次采样,但同时这也会引起产妇的不适。

由于外周血水平可能并不能有效地预测大脑、心脏等重要器官的功能水平,胎儿头皮血取样是否能够作为产程中评估胎儿宫内状态的有效检查手段,其有效性还需要更严格的验证[27]。

由于胎儿头皮血采样操作困难,使得其他评估胎儿状况的辅助方法更具吸引力,以下详述可代替胎儿头皮血取样或作为辅助使用的方法。

胎儿头皮乳酸测量

测量 pH、碱剩余(BE)和乳酸可以反映是否存在代谢性酸中毒。缺氧状态持续 10 分钟以上乳酸开始累积。乳酸水平取决于缺氧持续的时间,即使缺氧纠正后乳酸的清除也需要数个小时。

一项前瞻性随机研究对比分析了胎儿头皮血取样时的乳酸与 pH,发现两者监测下的剖宫产率和脐动脉 pH 无显著差异[28]。乳酸可以通过床旁手持监护仪测量且仅需要 5μL 样本,而大多数自动 pH 和血气分析仪需要 35μL 样本。因此,胎儿头皮血取样测量乳酸盐的应用价值高于 pH 和 BE。

头皮血中的乳酸与脐动脉和静脉中的乳酸密切相关,因此它可用于临床决策的选择[29]。其他评估新生儿后续神经系统预后的替代指标,例如 Apgar 评分、脐带血 pH 和碱剩余等均与脐带血乳酸水平有良好的相关性[30,31]。乳酸、pH 和碱剩余对围产期并发症预测的敏感性、特异性和预测值相似[32]。Cochrane 综述中回顾了两项共纳入 3 348 对母婴的研究,评估乳酸在分娩中的应用价值,发现乳酸组的围产期结局与 pH 和碱剩余组的结局相似[33],但由于所需血液样本量小,乳酸测量更容易获得结果。由于样本量少,没有发现乳酸测量可以降低剖宫产概率。

胎儿应激实验

在急诊室刺激失去知觉的成年患者是常规流程,其唤醒水平被认为是中枢神经系统损伤程度的标志。同理,研究表明对外部刺激有加速反应可能提示胎儿没有酸中毒。Clarke 等指出,胎儿对胎儿头皮血取样刺激有加速反应时,其头皮血 pH 高于 7.20[34]。刺激的形式从 Allis 组织钳钳夹胎儿头皮[35,36],到经孕妇腹部的声波刺激[37,38]。当胎儿有加速反应时 pH 一般大于 7.20,若无反应则约有 50% 的胎儿处于酸中毒状态。由于声波刺激后有些胎儿出现长时间的心动过速,有人担心该刺激对胎儿产生不良的影响[39]。在有指征的脐带穿刺术中,未发现脐血中儿茶酚胺的水平在声波刺激后的增加[40],出生后 4 年的随访研究也消除了声波刺激对听力损伤的疑虑[41,42]。

尽管有这些证据,该方法在除北美以外的许多地区仍未被接纳。一项荟萃分析总结了部分有关声波刺激试验的观察性研究的似然比和 95% 置信区间(CI)[43]。Cochrane 综述指出由于缺乏随机对照试验,很难推荐这种方法[44]。欲将其确立为临床实践中可接受的方法,还需要更多的研究。

胎儿血氧饱和度测定

在成年患者中血氧饱和度测定用于重症监护和麻醉中,以监测其血氧饱和情况。对胎儿在产程中血氧情况的监测也采用了相同的原理。胎儿的血氧饱和度变化很大,正常范围在 30%～80%[45]。传感器通常放置在胎儿脸颊上,保持在适当的位置,通过在子宫的下段施加反压力以使感应表面紧贴胎儿皮肤。可以固定在头皮上的胎儿血氧饱和传感器已经上市。根据动物实验和人类胎儿观察性研究,干预的阈值为 10 分钟内 30%[46]。许多前瞻性研究评估了该方法在

繁忙的产房工作中的可行性和实用性[47]。

一项 2014 年的 Cochrane 综述比较了胎儿血氧饱和度与产时电子胎心监护的应用效果,结果显示两者的干预率无明显差异。但是与胎儿心电图相比,血氧饱和度测定增加了剖宫产率,从而引发了其在分娩期胎儿监护中实用性的争议[48]。

胎儿心电图波形分析

动物实验一致表明,随着缺氧的增加会出现 ST 段抬高或 T 波升高[49,50]。而达到这种改变的缺氧程度取决于每个物种心肌糖原的含量。缺氧应激状态下,儿茶酚胺释放,心肌糖原转化为葡萄糖,而心电图 ST 的变化是由于葡萄糖与钾离子(K^+)进入细胞所致。胎儿心电图信号是通过在胎儿头皮上使用螺旋电极获得的[51,52],母体也需要安置皮肤电极片,计算机 ST 波形分析软件(STAN 21 或 31-Neoventa)从 30 种接收的复合信号中筛选出心电图波形并分析 T/QRS 比率。

进行计算机对胎儿心电图分析以识别 T/QRS 比率的基线上升或突发性上升是基于识别该胎儿的最低 T/QRS 比率,而这是通过计算机移动窗口法(例如 4.20~4.40 小时,4.21~4.41 小时等)20 分钟内的最低 T/QRS 得来的;计算 T/QRS 比率的上升时,应考虑前 3 小时内最低 T/QRS 比率。因此,系统需要 20 分钟才能开始自动 ST 分析。在使用的前 20 分钟内或因信号质量下降而 T/QRS 比率不连续时(在 10 分钟的窗口中应至少有 10 个信号用于计算机分析),需要进行手动数据分析。如果与产妇的连接中断,但 3 小时内重新连接,则计算机会保留前 3 个小时内的 20 分钟最低 T/QRS 比率,一旦重新连接设备,它就可以为 T/QRS 比率的变化提供分析。

除了 T/QRS 比率增加(图 9.13),ST 段还可能会发生一项变化——称为双相 ST 波形(图 9.14)。如果 ST 波形变化高于等电线,则称为双相 I 级;如果跨过

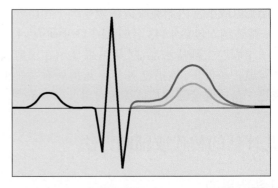

图 9.13 胎儿心电图波形分析。缺氧、肾上腺素激增和无氧代谢导致 ST 段升高和 T 波高尖

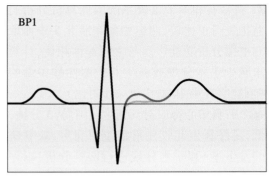

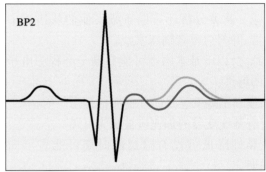

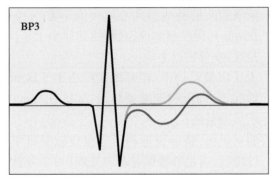

图 9.14　胎儿心电图波形分析。BP1，双相 1 级（ST 变化高于等电线）；BP2，双相 2 级（ST 变化跨越等电线）；BP3，双相 3 级（ST 变化低于等电线）

等电线，则为双相Ⅱ级；如果变化在等电线以下，则为Ⅲ级。这种变化是由于心室复极化，并且电流是从心内膜向心外膜流动的结果。这些变化通常在早产儿中见到，可能是由于心肌的厚度所致。因此，对小于 36 周的胎儿一般不使用 ST 分析。除慢性缺氧，在急性缺氧初期、心肌营养不良、产时发热、感染时也可能出现这种情况。

如果双相波形连续出现，计算机会将其标记为 ST 事件，并可提示双相 ST 连续超过 5 分钟还是超过 2 分钟。如果存在多个双相波形，则也将其标记为 ST 事件。可疑电子胎心监护合并两次双向波，或病理性电子胎心监护合并一次双向波则表明需要立即干预。

根据类型（例如，基线 T/QRS 上升，T/QRS 的突发性上升，连续的双相波形超过 2 分钟或 5 分钟，或双相波形发作）和变化的量级来标记并描述由 ST 分析仪识别的显著 ST 事件。这些 STAN 事件需要与电子胎心监护相结合，因此需要进行肉眼分析解释。如果无法将电子胎心监护归类为可疑或病理，则可能需要行胎儿头皮血取样。表 9.4 列出了 STAN 的处理指南，采取措施并不全指手术分娩，如果有可逆性操作，例如停止使用缩宫素，改变体位和补液等，应在期待电子胎心监护改善的同时进行；如果无好转迹象，则应考虑手术分娩。

2015 年，Cochrane 综述中回顾分析了 7 项共纳入 27 000 余名产妇的随机对照研究，提示应用胎儿心电图使胎儿头皮血取样和阴道器械助产减少，但剖宫产率没有降低[53]。更早的研究提示它可以使代谢性酸中毒和新生儿脑病明显减少[54,55]，但在最近的大样本 Cochrane 分析中并未显示对新生儿结局有任何改善。

表 9.4　STAN 指南——使用产时电子胎心监护*和 STAN 事件（类型和大小）进行决策

ST 事件	正常电子胎心监护	可疑电子胎心监护	异常电子胎心监护	濒死电子胎心监护
偶发性 T/QRS 升高	● 期待	● >0.15	● >0.10	● 立即分娩
基线 T/QRS 升高	● 继续观察	● >1.0	● >0.05	
双向 ST		● 3 个双向记录**	● 2 个双向记录**	

*　STAN 监护使用的产时电子胎心监护解释准则有所不同。这些指南提出了需要进行产科干预的情况，干预措施可能包括分娩或通过缓解过度刺激、母体低血压及缺氧等问题，进行宫内复苏。

**　双向波形之间的时间跨度应与产时电子胎心监护和临床情况相结合。

产时发热和新生儿脑病

新生儿脑病有多个高危因素，其中母体发热逐渐被认为是主要的决定因素。来自西澳大利亚州的一项研究报告显示，在新生儿脑病中，母体发热的比值比（OR）为 3.82，持续性枕后位为 4.29，产时急症为 4.44[56]。产时发热也与硬膜外用药有关[57]，在 4 915 例低危妊娠中，控制硬膜外用药因素后，新生儿脑病中，产时发热的 OR 为 4.7（95% CI 1.30~17.4）[58]。此外，代谢性酸中毒（OR 2.91；95% CI 1.14~7.39）和新生儿重症监护（OR 1.78；95% CI 1.10~2.89）的发生率也更高。

如母亲在分娩时发热超过 38℃，不仅新生儿脑病的发生率增加，而且脑瘫的发生率也增加，OR 高达

9.3（95% *CI* 2.7~31.0）[59]。

胎儿头皮血取样或其他辅助检查旨在识别缺氧和酸中毒，它在感染病例中评估胎儿情况的价值很小。另外，缺氧和感染在引起神经损伤中具有协同作用，这可能是由肿瘤坏死因子和白细胞介素等循环中的炎症产物导致的。因此，在存在感染的情况下，如果胎儿心率提示缺氧异常，则应尽早终止妊娠。同样，在存在胎粪浓稠或产程阻滞的情况下，应放宽干预指征。如果胎儿心率正常，则可继续试产以期待阴道分娩。

总结

由于宫颈扩张和胎先露下降时所需的宫缩同时也会减少子宫胎盘的血液供应，并可能压迫脐带，分娩是对胎儿的严峻考验，应根据相应风险进行适当的胎儿监护。产妇及其伴侣的意向也需要纳入考虑。在英国，低危妊娠进行间断胎心听诊，高危妊娠进行电子胎心监护。既往研究曾提示应用电子胎心监护使死产率降低，但是随后的随机研究并未显示围产期死亡率和发病率的降低。原因之一可能是大多数研究中纳入的观察对象属于低危妊娠，不足以对缺氧缺血性脑病、脑瘫或死产等罕见事件的发生显示出显著差异。包括英国国民医疗服务诉讼委员会（National Health Service Litigation Authority，NHSLA）的最新分析在内的几项研究表明存在明显管理不规范的问题[60]，主要包括无法正确地解读产时电子胎心监护，不能恰当地结合临床情况，干预延迟和交流不当等[61]。基于神经影像学的研究表明，足月儿脑瘫病例中有27%可能是由于分娩时窒息导致的——极少数可能单纯由于分娩，大部分可能是由于产前和产程中共存的高危因素而导致的[62]。

NHSLA指出对产时电子胎心监护的错误解读较前减少，说明持续的宣教是有效的[60]。为了协助这项工作，皇家妇产科学会和皇家助产学院与英国的医疗保健电子学习平台合作，制作了所有NHS员工都能免费获得的有关产时监护的学习包[63]。对一代又一代员工的教学可能很乏味，为了克服这些困难并实现解读的一致性，有关人员一直在研究计算机辅助的产时电子胎心监护解读，以期降低发病率和死亡率。对比计算机和人工产时电子胎心监护解读的最大规模的一项随机对照试验是INFANT试验，该试验研究了47 062名产妇[64]，结果显示使用计算机解读并不改善产妇及新生儿临床结局。另一项随机对照研究FM-

ALERT将带有和不带报警系统的计算机分析与中央胎儿监护进行了比较，两组均配有胎儿头皮血取样和胎儿心电图分析功能[65]。与主观解读相比，计算机分析并未减少手术分娩或新生儿代谢性酸中毒的发生（这些问题将在第10章中进一步讨论）。

每个产科中心都应对其新生儿结局（5分钟Apgar评分低，足月新生儿收住重症监护病房，缺氧缺血性脑病的发生率）和手术分娩进行回顾分析，以评估他们的胎儿监护措施是否达到了预期结果并且符合国家规范。此类分析还有助于激发他们从错误中学习的热情，并努力改善临床实践。

总之，以下基本原则可能有助于产程中电子胎心监护的解读：

- 加速和基线变异是胎儿健康的标志。
- 没有基线变异的加速应被视为可疑。
- 变异性降低但没有减速的时期可能表示安静睡眠期。
  - 缺氧胎儿的基线胎儿心率可能正常（110~160次/min），但没有加速，且基线变异小于5次/min持续40分钟以上。
  - 无反应型监护中，在基线变异小于5次/min的情况下，即使晚期减速较浅（<15次/min）也提示风险极高。
  - 胎盘早剥，脐带脱垂和子宫瘢痕破裂可引起急性缺氧，需足够警惕并及时处理（可能导致延长减速/心动过缓）。
  - 当胎粪浓稠，IUGR，宫内感染发热，出血和/或早产或过期妊娠时，胎儿缺氧和酸中毒可能发展得更快，并伴有异常胎监。
  - 对于早产胎儿（尤其是小于34周），缺氧和酸中毒会增加呼吸窘迫综合征的可能性，并可能导致脑室内出血，因此一旦出现异常迹象，需尽早干预。
- 缩宫素，硬膜外镇痛和困难的手术分娩会使缺氧恶化。
  - 在分娩过程中，如果基线胎儿心率没有减速，尽管不能完全排除，一般不会发生窒息。
  - 异常电子胎心监护可能受药物、胎儿畸形、胎儿损伤或感染的影响，而不仅是缺氧。

致谢

作者感谢 Donald Gibb 先生和 Elsevier 出版社允许在第9章和第10章中使用 *Fetal Monitoring in Practice*, 2nd ed. Oxford：Butterworth；1997. 中的一些数据。

（杜巧玲 **译**　张慧婧 李婷 **校**）

参考文献

1. Thacker SB, Stroup DF, Chang M. *Continuous Electronic Heart Rate Monitoring for Fetal Assessment During Labor (Cochrane Review)*. Chichester: John Wiley; 2004:1.

2. Alfirevic Z, Devane D, Gyte GML, Cuthbert A. Continuous cardiotocography (CTG) as a form of electronic fetal monitoring (EFM) for fetal assessment during labour (Review). - Cochrane Library http://www.cochranelibrary.com/cdsr/doi/10.1002/14651858.CD006066.pub3/.../full. *Cochrane Database Syst Rev 2017*. 2017;(2):Art. No. 3.

3. National Institute for Health and Care Excellence. *Intrapartum Care: NICE Guideline CG190. Interpretation of Cardiotocograph Traces*. 2017. Available at: https://www.nice.org.uk/guidance/cg190/resources/interpretation-of-cardiotocograph-traces-pdf-248732173.

4. Society of Obstetricians and Gynaecologists of Canada. Fetal health surveillance: antepartum and intrapartum – consensus guideline. *J Obstet Gynaecol Can*. 2007;29:S1–S56. Available at: http://www.sogc.org/guidelines/documents/gui197CPG0709.pdf.

5. American College of Obstetricians and Gynecologists. ACOG Practice Bulletin No. 106: Intrapartum fetal heart rate monitoring: nomenclature, interpretation, and general management principles. *Obstet Gynecol*. 2009;114:192–202. http://doi.org/10.1097/AOG.0b013e3181aef106.

6. Kubli FW, Hon EH, Khazin AF, Takemura H. Observations on heart rate and pH in the human fetus during labour. *Am J Obstet Gynecol*. 1969;109:1190–1206.

7. Beard RW, Filshie GM, Knight CA, Roberts GM. The significance of the changes in the continuous fetal heart rate in the first stage of labour. *J Obstet Gynaecol Br Commw*. 1971;78:865–881.

8. Miyazaki FS, Nevarez F. Saline amniotic infusion for relief of repetitive variable decelerations: a prospective randomized study. *Am J Obstet Gynecol*. 1985;153:301–303.

9. Schifrin B, Artenos J, Lyseight N. Late-onset fetal cardiac decelerations associated with fetal breathing movements. *J Matern Fetal Neonat Med*. 2002;12:253–259.

10. Ayres-de Campos D, Sponge CY, Chandraharan E, FIGO fetal monitoring group. FIGO consensus guidelines on intrapartum fetal monitoring—Cardio-tocography. *Int J Gynecol Obstet*. 2015:131;13–24.

11. Modanlou HD, Freeman RH. Sinusoidal fetal heart rate patterns: Its definition and clinical significance. *Am J Obstet Gynecol*. 1982;142:1033–1038.

12. Nijhuis JG, Staisch KJ, Martin C, Prechtel HFR. A sinusoidal-like fetal heart rate pattern in association with fetal sucking. Report of 2 cases. *Eur J Obstet Gynecol Reprod Biol*. 1984;16:353–358.

13. Mari G, Deter RL, Carpenter RL, et al. Noninvasive diagnosis by Doppler ultrasonography of fetal anemia due to maternal red-cell alloimmunization. Collaborative Group for Doppler Assessment of the Blood Velocity in Anemic Fetuses. *N Engl J Med*. 2000;342:9–14.

14. Steer PJ. The measurement and control of uterine contractions. In: Beard RW, ed. *The Current Status of Fetal Heart Rate Monitoring and Ultrasound in Obstetrics*. London: RCOG Press; 1977.

15. Gibb DMF, Arulkumaran S, Lun KC, Ratnam SS. Characteristics of uterine activity in nulliparous labour. *Br J Obstet Gynaecol*. 1984;91:220–227.

16. Arulkumaran S, Gibb DMF, Lun KC, Ratnam SS. The effect of parity on uterine activity in labour. *Br J Obstet Gynaecol*. 1984;91:843–848.

17. Chua S, Kurup A, Arulkumaran S, Ratnam SS. Augmentation of labor: does internal tocography produce better obstetric outcome than external tocography? *Obstet Gynecol*. 1990;76:164–167.

18. Arulkumaran S, Ingemarsson I, Ratnam SS. Oxytocin titration to achieve preset active contraction area values does not improve the outcome of induced labour. *Br J Obstet Gynaecol*. 1987;94:242–248.

19. Miller FC. Meconium staining of the amniotic fluid. *Clin Obstet Gynecol*. 1979;6:359–365.

20. Buchdahl R, Hird M, Gibb DMF. Listeriosis revisited: the role of the obstetrician. *Br J Obstet Gynaecol*. 1990;97:186–189.

21. Arulkumaran S, Yeoh SC, Gibb DMF. Obstetric outcome of meconium stained liquor in labour. *Singapore Med J*. 1985;26:523–526.

22. Steer PJ. Fetal distress. In: Crawford J, ed. *Risks of Labour*. Chichester: John Wiley; 1985:11–31.

23. Wiswell TE, Bent RC. Meconium staining and meconium aspiration syndrome. Unresolved issues. *Pediatr Clin North Am*. 1993;40:955–981.

24. Vain NE, Szyld EG, Prudent LM, Wiswell TE, Aguilar AM, Vivas NI. Oropharyngeal and nasopharyngeal suctioning of meconium stained neonates before delivery of their shoulders: multicentre, randomised controlled trial. *Lancet*. 2004;364:597–602.

25. Fraser WD, Hofmeyr J, Lede R, et al. Amnioinfusion for the prevention of the meconium aspiration syndrome. *N Engl J Med*. 2005;353:909–917.

26. Hofmeyr GJ, Xu H. *Amnioinfusion for Meconium-Stained Liquor in Labour*; 2010. Available at: http://summaries.cochrane.org/CD000014/amnioinfusion-for-meconium-stained-liquor-in-labour.

27. Chandraharan E. Fetal scalp blood sampling during labour: is it a useful diagnostic test or a historical test that no longer has a place in modern obstetrics? *Br J Obst Gynaecol*. 2014;121:1056–1062.

28. Westgren M, Kruger K, Ek S, Gruwevald C, Kublickas M, Naka K. Lactate compared with pH analysis at fetal scalp blood sampling. a prospective randomised study. *Br J Obstet Gynaecol*. 1998;105:29–33.

29. Krüger K, Kublickas M, Westgren M. Lactate in scalp and cord blood from fetuses with ominous fetal heart rate patterns. *Obstet Gynecol*. 1998;92:918–922.

30. Nordstrom L, Achanna S, Naka K, Arulkumaran S. Fetal and maternal lactate increase during active second stage of labour. *Br J Obstet Gynaecol*. 2001;108:263–268.

31. Nordstrom L. Fetal scalp and cord blood lactate. *Best Pract Res Clin Obstet Gynaecol*. 2004;18:467–476.

32. Kruger K, Hallberg B, Blennow M. Predictive value of fetal scalp blood lactate concentration and pH as a marker for neurologic disability. *Am J Obstet Gynecol*. 1999;181:1072–1078.

33. East CE, Leader LR, Sheehan P, Henshall NE, Colditz PB. *Use of Fetal Scalp Blood Lactate for Assessing Fetal Well-Being During Labour*; 2012. Available at: http://summaries.cochrane.org/CD006174/use-of-fetal-scalp-blood-lactate-for-assessing-fetal-well-being-during-labour.

34. Clarke SL, Gimovsky ML, Miller FC. Fetal heart rate response to scalp blood sampling. *Am J Obstet Gynecol*. 1983;144:706–708.

35. Clarke SL, Gimovsky ML, Miller FC. The scalp stimulation test: a clinical alternative to fetal scalp blood sampling. *Am J Obstet Gynecol*. 1984;148:274–277.

36. Arulkumaran S, Ingemarsson I, Ratnam SS. Fetal heart rate response to scalp stimulation as a test for fetal wellbeing in labour. *Asia Oceania J Obstet Gynecol*. 1987;13:131–135.

37. Edersheim TG, Hutson JM, Druzin ML, Kogut EA. Fetal heart rate response to vibratory acoustic stimulation predicts fetal pH in labor. *Am J Obstet Gynecol*. 1987;157:1557–1560.

38. Ingemarsson I, Arulkumaran S. Reactive FHR response to sound stimulation in fetuses with low scalp blood pH. *Br J Obstet Gynaecol*. 1989;96:562–565.

39. Spencer JAD, Deans A, Nicolaidis P, Arulkumaran S. Fetal response to vibroacoustic stimulation during low and high fetal heart rate variability episodes in late pregnancy. *Am J Obstet Gynecol*. 1991;165:86–90.

40. Fisk NM, Nicolaidis P, Arulkumaran S. Vibroacoustic stimulation is not associated with sudden fetal catecholamine release. *Early Hum Dev*. 1991;25:11–17.

41. Arulkumaran S, Skurr B, Tong H. No evidence of hearing loss due to fetal acoustic stimulation test. *Obstet Gynecol*. 1991;78:283–285.

42. Nyman M, Barr M, Westgren M. A four year follow up of hearing and development in children exposed to in utero vibro-acoustic stimulation. *Br J Obstet Gynaecol*. 1992;99:685–688.

43. Skupski DW, Rosenberg CR, Eglinton GS. Intrapartum fetal stimulation tests: a meta-analysis. *Obstet Gynecol*. 2002;99:129–134.

44. East CE, Smyth RMD, Leader LR, Henshall NE, Colditz PB, Lau R, Tan KH. Vibroacoustic stimulation for fetal assessment in labour in the presence of a nonreassuring fetal heart rate trace. *Cochrane Database Syst Rev*. 2013;1:CD004664.

45. Chua S, Yeong SM, Razvi K, Arulkumaran S. Fetal oxygen saturation during labour. *Br J Obstet Gynaecol*. 1997;104:1080–1083.

46. Kuhnert M, Seelbach-Goebel B, Di Renzo GC, Howarth E, Butterwegge M, Murray JM. Guidelines for the use of fetal pulse oximetry during labour and delivery. *Prenatal Neonatal Med*. 1998;3:423–433.

47. Chua S, Rhazvi K, Yeong SM, Arulkumaran S. Intrapartum fetal oxygen saturation monitoring in a busy labour ward. *Eur J Obstet Gynecol Reprod Biol*. 1999;82:185–189.

48. East CE, Begg L, Colditz PB, Lau R. *Fetal Pulse Oximetry for Fetal Assessment in Labour*. 2014. Available at: https://www.cochrane.org/CD004075/PREG_fetal-pulse-oximetry-for-fetal-assessment-in-labour.

49. Rosen KG, Dagbjartsson A, Henriksson BA, Lagercrantz H, Kjellmer I. The relationship between circulating catecholamines and ST waveform in fetal lamb electrocardiogram during hypoxia. *Am J Obstet Gynecol*. 1984;149:190–195.

50. Greene KR, Dawes GS, Lilja H, Rosen KG. Changes in the ST waveform of the lamb electrocardiogram with hypoxia. *Am J Obstet Gynecol*. 1982;144:950–957.

51. Lilja H, Arulkumaran S, Lindecrantz K. Fetal ECG during labour; a presentation of a microprocessor based system. *J Biomed Eng*. 1988;10:348–350.

52. Arulkumaran S, Lilja H, Lindecrantz K, Ratnam SS, Thavarasah AS, Rosen KG. Fetal ECG waveform analysis should improve fetal surveillance in labour. *J Perinat Med*. 1990;187:13–22.

53. Neilson JP. *Fetal Electrocardiogram (Ecg) for Fetal Monitoring During Labour*. 2015. Available at: https://www.cochrane.org/CD000116/PREG_fetal-electrocardiogram-ecg-fetal-monitoring-during-labour.

54. Westgate J, Harris M, Curnow JSH, Greene KR. Randomised trial of cardiotocography alone or with ST waveform analysis for intrapartum monitoring. *Lancet*. 1992;2:194–198.

55. Amer-Wåhlin I, Hellsten C, Norén H, et al. Cardiotocography only versus cardiotocography plus ST analysis of fetal electrocardiogram for intrapartum fetal monitoring: a Swedish randomised controlled trial. *Lancet*. 2001;358:534–538.

56. Badawi N, Kurinczuk JJ, Keogh JM, et al. Intrapartum risk factors for newborn encephalopathy: the Western Australian case–control study. *BMJ*. 1998;317:1554–1558.

57. Fusi L, Steer PJ, Maresh MJ, Beard RW. Maternal pyrexia associated with the use of epidural analgesia in labour. *Lancet*. 1989;1:1250–1252.

58. Impey L, Greenwood C, MacQuillan K, Reynolds M, Sheil O. Fever in labour and neonatal encephalopathy: a prospective cohort study. *Br J Obstet Gynaecol*. 2001;108:594–597.

59. Grether JK, Nelson KB. Maternal infection and cerebral palsy in infants of normal birth weight. *JAMA*. 1997;278:207–211.

60. National Health Service Litigation Authority. *Ten Years of Maternity Claims – An Analysis of NHS Litigation Authority Data*. London: NHS Litigation Authority; 2012.

61. Maternal, Child Health Research Consortium. *Confidential Enquiry into Stillbirths and Deaths in Infancy. 4th Annual Report*. London: Maternal and Child Health Research Consortium; 1997.

62. Hagberg B, Hagberg G, Beckung E, Uvebrant P. Changing panorama of cerebral palsy in Sweden. VII. Prevalence and origin in the birth year period 1991–1994. *Acta Paediatr*. 2001;90:271–277.

63. e-Learning for Healthcare. *Electronic Fetal Monitoring*. 2019. Available at: http://www.e-lfh.org.uk/projects/electronic-fetal-monitoring/.

64. The INFANT collaborative group. Computerised interpretation of fetal heart rate during labour (INFANT): a randomized control study. *Lancet*. 2017;389:1719–1729.

65. Nunes I, Ayres de Campos D, Ugwumadu A, et.al. Central fetal monitoring with and without computer analysis. A randomized controlled trial. *Obstet Gynecol*. 2017;129:83–90.

第10章

胎儿窒息

S. Arulkumaran

> "异常分娩的结局除了死亡或痊愈,通常还有第三种可能……胎盘呼吸功能停止后胎儿肺呼吸的短暂延迟造成的缺氧,即使对胎儿生命不构成威胁,也可能引起持久性损伤。"

WILLIAM JOHN LITTLE
ON THE INFLUENCE OF ABNORMAL PARTURITION,
DIFFICULT LABOURS, PREMATURE BIRTH,
AND ASPHYXIA NEONATORUM, ON THE MENTAL AND PHYSICAL CONDITION OF THE CHILD,
ESPECIALLY IN RELATION TO DEFORMITIES. TRANS OBSTET SOC LONDON. 1861-1862;3;293-344.

2016 年,英国国民医疗服务诉讼委员会(National Health Service Litigation Authority, NHSLA)公布了 2015 年和 2016 年的诉讼情况[1]。所有医疗诉讼案件中,20% 与产科相关,这些案件的赔偿金额占总赔偿额的 42%,与分娩时窒息相关的神经损伤的赔偿金额最多。对这部分数据的进一步分析表明,电子胎心监护解读不当,未能结合胎心监护分析临床情况,延误治疗时机,沟通不良和团队合作欠佳是这一不良结局发生的主要原因。早在 1997 年第四次死胎和新生儿死亡秘密调查(Confidential Enquiry into Stillbirths and Deaths in Infancy, CESDI)中已经明确提出[2],体重超过 1 500g 的新生儿死产的病因中也存在相同的问题。该调查研究认为 50% 的死亡可以避免,另外有 25% 创造条件可以避免。尽管仅有一小部分出现远期神经系统损害或死产,但却给父母和他们的家庭造成灾难性影响。

虽然产程中大部分胎儿的电子胎心监护是异常的,只有小部分胎儿分娩时发生酸中毒和低 Apgar 评分,极少数最终出现新生儿脑病和随后发生脑瘫。因此,脑瘫案例究竟是否与分娩时窒息相关至今仍存争议。运用 MRI 技术研究人类胎儿窒息后的大脑情况及动物实验研究均表明,不同妊娠阶段缺氧引起的脑损伤,通常都发生在相应孕周生长发育及代谢最活跃的脑组织。足月时长期缺氧引起运动皮质的损伤,严重的急性缺氧引起丘脑、下丘脑及基底核损伤[3,4]。MRI 影像显示的脑损伤类型与脑瘫类型相关。例如,运动皮质区的损伤导致四肢瘫痪型脑瘫,然而丘脑、下丘脑、基底核区的损伤导致手足徐动症或者运动障

碍型脑瘫。基于 MRI 观察,瑞典的一项研究[5]认为,与流行病学相关数据呈现的相比,其实更多的新生儿存在窒息[6]。然而,每家医疗机构产房的数据会有差异,因此每年都应根据总分娩量来稽查实际窒息数据,对每一例新生儿窒息病例的病因进行分析,通过收集一段时间的资料,发现那些可以改进的因素或操作,以降低窒息发生率。本章主要探讨导致损伤并引起出生窒息的电子胎心监护的类型,以及如何识别特殊的胎心监护类型并及时分娩来减少纠纷的发生。

低氧血症、缺氧和窒息

在本章中,低氧血症、缺氧和窒息的定义如下:低氧血症是指血氧含量减低,缺氧是指继发于低氧血症的组织缺氧。窒息是组织缺氧和代谢性酸中毒。胎儿对低氧血症的反应是自血液中汲取更多的氧气,在这个时期胎动减少及胎心无加速。缺氧时,胎儿血液中儿茶酚胺激增,使不重要器官的血管收缩(包括皮肤、肌肉、骨骼、肝脏、肠及肾脏),心脏输出量增加,心率增快。通过血液再分布的机制维持重要组织器官的供氧量,如脑、心脏、肾上腺等。如果缺氧持续存在,氧气继续被剥夺,细胞便将进行无氧代谢,将葡萄糖转化为乳酸而不是二氧化碳和水。

持续的缺氧和代谢性酸中毒状态可引起窒息,随后发生细胞和器官衰竭。从缺氧和酸中毒发展到窒息的时间间隔在不同胎儿间各不相同,这取决于每个胎儿本身的"生理性储备量",也取决于胎儿胎盘间的血供被阻断的程度。血氧供应中断可能是胎盘早剥、

子宫破裂、脐带脱垂引起的完全性急性中断,或产程中脐带受压引起间断性中断,或胎盘功能不良引起的胎儿宫内生长受限。在胎儿生长受限中胎盘灌注量减少造成的氧气量减少,在宫缩时特别容易发生。胎儿生长受限也可能因羊水过少而脐带受压引起。当两种因素同时存在时,胎儿窒息要比在一个发育正常羊水量正常的胎儿中发生得早。

Myers[4]等将缺氧导致酸中毒及神经系统损伤的不同机制描述如下:

- 完全缺氧(或急性严重缺氧)将引起脑干和丘脑损伤。
- 长时间间断缺氧伴酸中毒将引起脑水肿和脑皮质坏死。
- 长时间间断缺氧不伴酸中毒将引起脑白质损伤。
- 在长时间慢性缺氧后发生完全性或急性严重缺氧合并酸中毒将引起脑皮质、丘脑和基底核的损伤。

因此,通过将缺氧和酸中毒与胎心率类型联系起来,就有可能分辨在某种胎心率曲线图形下,是否需要紧急将胎儿娩出,以避免发生神经损伤。虽然不可能在所有的病例中都实现,但在大多数病例中是可行的。以下将讨论这些情况下的电子胎心监护图形表现。

缺氧和酸中毒相关的胎心监护图形

第 9 章讨论过的电子胎心监护的特征(胎心基线、基线变异、加速和减速)可能以不同的组合出现在胎心监护曲线中。Beard[7]等研究表明,有胎心加速的胎儿不太可能发生酸中毒,Fleischer[8]等研究发现,晚期减速发生 90 分钟内,变异减速发生 120 分钟内或基线变异减少 190 分钟后,50% 的胎儿可能出现酸中毒。基于对上述四种胎心率特征的研究,某些特定的曲线可提示胎儿已经出现缺氧、神经系统损伤。胎心基线升高或胎心减速是神经系统损伤发生以前的重要特征[9]。酸中毒发生、发展的过程并不是非常精准的,因为酸中毒的发展不仅取决于胎心监护的变化,也取决于胎儿的"生理性储备量"。在相似的异常电子胎心监护中,那些合并生长受限、感染或合并羊水少且粪染的胎儿比那些生长速度正常、羊水清且羊水量正常的胎儿更快发生缺氧和酸中毒[10,11]。

理解与不良妊娠结局,如新生儿出生时状态差、死产、脑瘫或神经系统异常相关的胎心监护变化过程,以及如果不及时分娩可能出现的结局,将有利于降低新生儿出生状态差的发生率。应根据特定临床情况选择合适时机采取临床干预。

- 急性缺氧时常出现胎心率持续 <80 次/min 的胎儿心动过缓[12]。
- 亚急性缺氧时胎心率骤减至 <80 次/min 持续超过 90～120 秒,后恢复到基线水平持续不到 30～40 秒,伴有胎心基线变异波动幅度大。

以上这两种情况常发生于急性临床事件如胎盘早剥、脐带脱垂或瘢痕子宫破裂,或发生于第一产程末期或第二产程。有时原因不明,可能与脐带受压、脐带绕颈过紧有关。

- 渐渐发展的缺氧表现为胎心率减速、加速消失、胎心基线增快,并最终发展为胎心基线变异减少。
- 胎儿长时间的缺氧表现为基线变异减少以及胎心监护无反应合并晚期减速,胎心减速幅度较小。

急性缺氧

持续的胎儿心动过缓或胎心减速 <80 次/min 可导致胎儿急性缺氧,如果缺氧与胎盘早剥、脐带脱垂或瘢痕子宫破裂有关,则应立即终止妊娠。对于子宫过度刺激引起的胎儿心动过缓,可立即使用宫缩抑制剂(见第 11 章)。在其他情况需要重点考虑的是,在可能发生胎儿心动过缓之前应首先考虑行电子胎心监护,可能引起胎儿心动过缓的情况包括羊水粪染、胎儿生长受限、感染以及产前出血,胎儿可能迅速发生酸中毒。

胎心率 <80 次/min 持续时间超过 6 分钟,持续胎儿心动过缓或持续减速均可能快速导致急性缺氧和酸中毒(图 10.1)。胎心减速持续时间 <3 分钟为胎心监护可疑,而胎心减速持续时间 >3 分钟则为异常胎心监护[13]。一过性心动过缓的原因包括低血压(如局部麻醉后)、孕妇平躺、子宫过度刺激、人工破膜和阴道检查。以上这些情况需要进行干预,包括改变母体体位,纠正低血压,停止使用缩宫素,对前列腺素引起的子宫过度刺激紧急使用宫缩抑制剂,同时等待胎心率恢复至正常范围。在第二产程,母体屏气向下用力使胎头受压时,可能使胎儿心动过缓,如果胎心率在 6 分钟内不能恢复至正常范围,应立即分娩即终止妊娠。有时心动过缓的原因不清楚,尽管采取了常规复苏措施,胎心率仍可能无法恢复,此时需要立即分娩。胎心率越低,心动过缓持续的时间越长,胎儿发生酸中毒的概率越高。在一些高危临床情况中,如羊水粪染、羊水过少、胎儿生长受限、宫内感染以及电子胎心监护可疑或异常,在心动过缓出现之前,胎儿脐带血气 pH 会迅速下降。如果经过临床处理,胎心率在 6～7 分钟内没有得到缓解,则必须尽快终止妊娠。

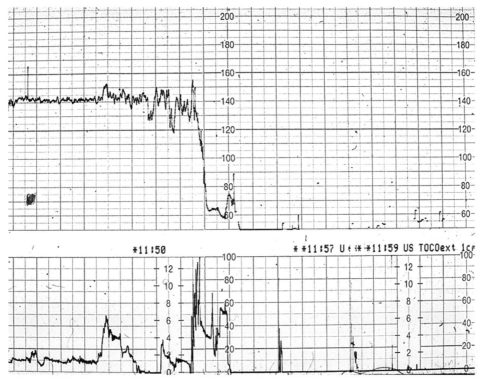

图 10.1 胎心曲线提示延长减速

胎盘对于子宫中的胎儿所起的作用如同肺脏一样。二氧化碳清除与氧气供应均是通过胎盘进行。胎儿—胎盘单位灌注良好的前提下才能进行有效的气体交换。当胎心率大约为 140 次/min 持续 10 分钟时,发生了 1 400 次胎盘血液循环,以清除胎儿血液循环中的二氧化碳,并为胎儿提供充足的氧气。当胎心率降至 80 次/min 时,10 分钟内仅有 800 次胎盘血液循环,胎儿失去 600 次血液循环。二氧化碳排出减少,在胎儿体内积蓄增加,胎儿体内碳酸水平增加伴随 pH 下降,造成呼吸性酸中毒。随着胎儿心动过缓持续时间的延长,通过胎盘转运至胎儿的氧气减少,迫使胎儿体内进行无氧代谢,代谢物积蓄引起细胞内的代谢性酸中毒和 pH 下降,这也进一步加重本已存在的呼吸性酸中毒。酸中毒引起细胞内代谢功能异常,例如,损伤维持细胞壁完整性的 Na^+/K^+ 泵,导致液体内流、细胞水肿,使细胞功能障碍,如损伤未及时纠正,最终导致细胞死亡。

如果胎心率在短时间内恢复至正常水平,则胎盘的血液循环次数是正常的,通过胎盘将二氧化碳转运至母体循环内,呼吸性酸中毒将会被纠正。这是一个快速过程,但纠正代谢性酸中毒需要的时间将会比较长。如果保守治疗失败,胎心率在 6~9 分钟内不能恢复至正常范围,则应迅速娩出胎儿,建立新生儿呼吸通道,可以快速纠正呼吸性酸中毒,同时纠正代谢性

酸中毒。持续胎心减速会导致 pH 每分钟下降 0.01[14],如果胎心没有恢复的迹象,15~30 分钟娩出胎儿是明智的。如果子宫破裂并发胎心减速持续 18 分钟以上,新生儿出生后情况会迅速恶化,因此建议在这个时间内尽快娩出胎儿,以期获得一个状态良好的新生儿[15]。

亚急性缺氧

胎心延长减速至胎心率<80 次/min 持续 90~120 秒,恢复到基线水平维持不到 60 秒,会导致亚急性缺氧,会发展为缺氧和酸中毒。但与急性的延长减速和持续心动过缓相比,缺氧和酸中毒发生的速度较慢。若这种胎心减速频繁出现,胎心率下降幅度大,则很快进展为缺氧和酸中毒。但要量化胎心率低于基线水平多久和保持在正常基线水平多久会引起缺氧和酸中毒是很困难的,这取决于每个胎儿的"生理性储备量"。有观点认为,如果胎心率维持在正常基线水平的时间小于等于减速时间的 1/3,则发生缺氧和酸中毒的概率增大。最初胎心率减慢使二氧化碳清除下降,从而引起呼吸性酸中毒,但随着时间延长,关键是随着氧气转运的逐渐减少,代谢性酸中毒随后发生。

图 10.2~图 10.6 描绘了一例胎儿亚急性缺氧的胎心监护变化曲线,可见不典型变异减速,胎儿最终出现严重代谢性酸中毒。曲线的最后一段提示胎儿心动过缓

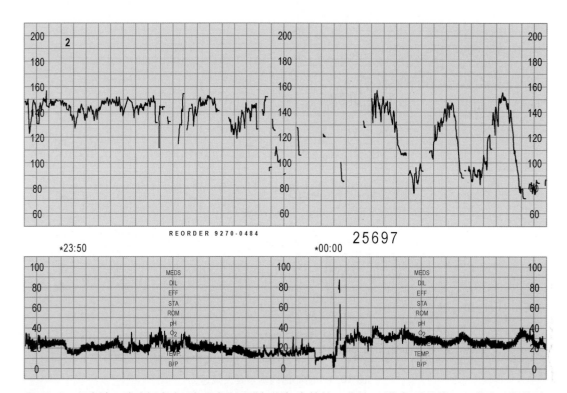

图 10.2　起先胎心减速幅度小,随后减速图形加深加宽持续 2 分钟,而恢复到基线 140 次/min 仅持续 30 秒

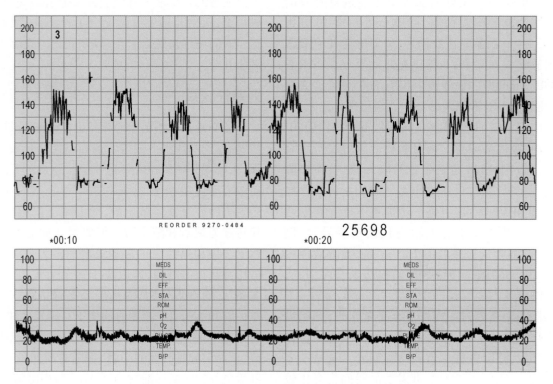

图 10.3　延长减速,恢复到基线持续时间短,变异活跃

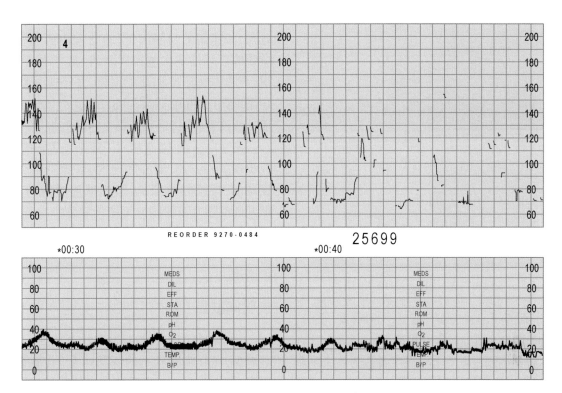

图 10.4　延长减速,基线从 150 次/min 下降到<80 次/min

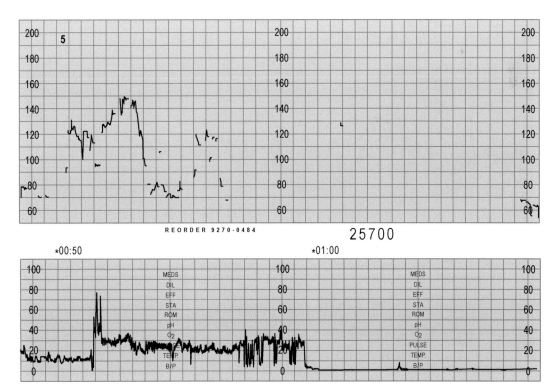

图 10.5　减速后持续胎儿心动过缓

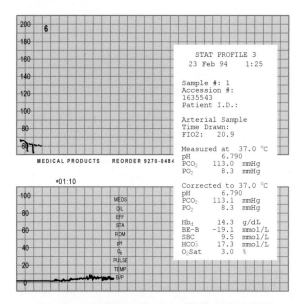

图 10.6   分娩后血气提示 pH 降低,碱剩余升高

持续了 10 分钟,胎儿在此时由产钳助产分娩(图 10.6)。这种胎心监护图形在第二产程中并不少见,通常与隐性脐带受压和脐带绕颈过紧有关。接生者认为胎头下降顺利,胎心减速后能恢复到正常基线,就会继续阴道分娩,但他们没有意识到每 2~3 分钟胎儿 pH 会下降0.01,因此必须在 30~45 分钟内终止妊娠[16,17]。

逐渐发生缺氧

随着缺氧逐渐出现,首先胎心减速出现,紧接着

加速消失,基线上升(儿茶酚胺分泌增加),最终基线变异减少。随着胎心率下降幅度增大、减速持续时间延长、减速间的间隔缩短,胎儿宫内情况恶化。医师应该综合评估孕妇临床因素,包括产次、宫口开大情况、产程进展速度和高危因素,并迅速采取保守措施(例如停止使用缩宫素,补液,改变产妇体位),或检测胎儿头皮血,或决定是否要立即娩出胎儿[18]。

图 10.7~图 10.9 展示了逐渐发生缺氧的过程:最先出现胎心减速,胎心加速消失,随后胎心率下降幅度增加,持续时间变长,胎儿减速之间的间隔缩短。胎儿缺氧后儿茶酚胺分泌增加导致胎心基线增加,最终缺氧影响自主神经系统使胎心基线变异减少。图中所见的胎心减速是变异减速,提示缺氧的机制是脐带受压。

长时间缺氧

长期缺氧的病例胎心常常没有加速,基线变异显著减少,伴有幅度较小的晚期减速,通常胎心率下降幅度<15 次/min。以上这些缺氧的特征也可见于胎心基线正常的胎儿。胎心加速和"周期性"的消失表明胎儿可能已经存在窒息损伤、缺氧,或存在其他因素如感染。图 10.10 是一例长时间缺氧的胎心曲线。如果胎心曲线提示缺氧可能,产程中的宫缩会进一步加剧缺氧导致突发的心动过缓和胎心迅速恶化,在此之

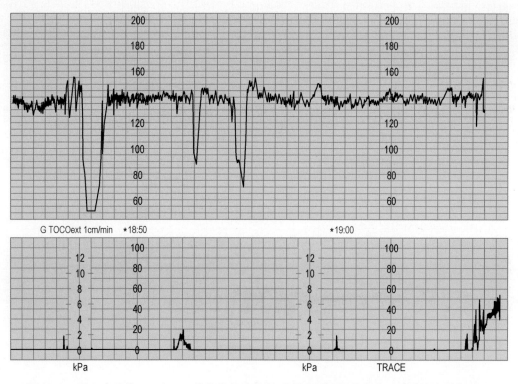

图 10.7   胎心率基线 140 次/min 伴单纯变异减速,基线变异和加速正常。被误认为早期减速

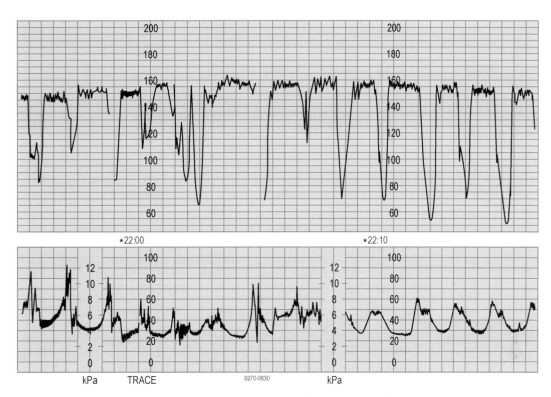

图 10.8 基线上升至 150 次/min,基线变异减少且无加速反应

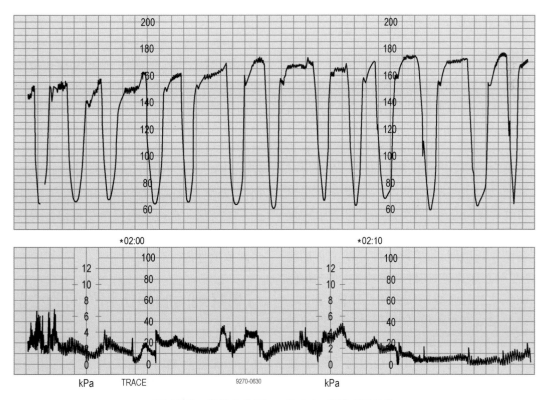

图 10.9 基线上升至 170 次/min,基线变异缺失

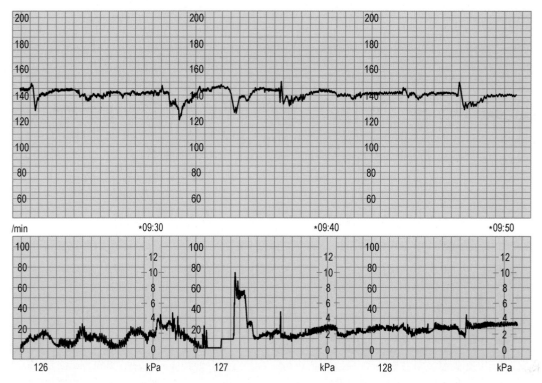

图 10.10　胎心基线正常,无加速反应,基线变异减少伴较小幅度的减速,提示缺氧可能

前电子胎心监护可能无明显变化。因此,在发现这些图形变化时,尽早分娩很有必要。许多病例尚有另外的一些临床特征可提示胎儿窘迫,如胎动消失,产前发热提示宫腔感染、胎粪污染或产前出血。

血管缺血性损伤

脑血管损伤包括脑出血或脑血栓,均可引起神经系统缺陷。胎儿脑血管畸形在分娩时由于胎头受压,可导致脑血管缺血性损伤。有时凝血功能障碍可致血栓形成。大部分病例的病因并不清楚。根据胎心率基线突然上升,同时加速消失,变异减少,医师可以推断血管缺血性发生损伤的时间[19]。即使新生儿出生时血 pH 和血含氧量正常,这类患儿也可能出现偏瘫型脑瘫[19,20]。

出现延长减速的病例,如果胎心恢复至正常基线水平,同时恢复胎心加速、周期性和反应性,那么新生儿发生缺血缺氧性神经系统损伤可能性很低。相反,如果胎心减速后胎心恢复到较高的基线水平,伴随基线变异减少、没有反应性或周期性,这就提示大脑某部分局部血管有损伤。急性胎儿心动过缓导致的典型性缺氧性损伤多发生在丘脑、下丘脑、脑基底神经核部位[4]。

伴有缺血性损伤的新生儿在出生后几小时可发生抽搐。CT 或 MRI 扫描可发现大脑局灶性或节段性坏死。间断性(延长部分性)或急性(急性完全性)窒息损伤可导致大脑皮质或基底神经核受损。关于这些类型脑瘫的影像学和流行病学研究参见参考文献[21,22]。

胎儿出现低氧血症时,血液重新再分布优先供应重要脏器如心脏、脑和肾上腺,其次再供应皮肤、肌肉和其他内脏器官如肠道和肾脏[23,24]。动物实验证实,当胎头严重受压时,如在一些胎儿在第二产程中,几乎没有血液流至大脑[25]。使用近红外线光谱学对人类胎儿的研究也有相似的发现,研究发现胎儿氧合血红蛋白减少[26]。如胎头持续受压则可引起窒息性脑损伤,新生儿 Apgar 评分低,并继发包括脑瘫在内的神经系统疾病。在这些病例中受损部位局限于大脑,不存在全身代谢性酸中毒,出生时的脐带血 pH 可能在正常范围之内。

与观察到的脑损伤相关的胎心监护图形

有学者通过动物实验模型研究不同类型的窒息性损伤的脑部 MRI 表现与继发的神经系统疾病的关联[4]。重度胎儿心动过缓(急性缺氧病例的电子胎心监护)引起胎儿严重血液灌注不足,导致胎儿窒息和整个大脑缺血。由于代谢需求不同,胎儿大脑不同部位组织对缺氧窒息的耐受性也不同。动物实验证实血液灌注严重不足持续 10 分钟可造成豆状核受损；持续 20~30 分钟可导致大脑脑回、海马体和距状沟受损；持续时间超过 30 分钟可导致整个大脑缺血缺氧。这也是对动物胎儿进行复苏的最后时限[27]。

不同于完全性的循环障碍和缺血，如果仅存在部分性缺血和缺氧，机体可以通过自身调节使血管扩张来维持脑部血流。然而，处于血流供应远端的边缘带可出现血液弥散减少，如果氧气供应量不能维持组织代谢的基本需求，则可能导致该部位损伤。据估计，该区域的神经元如缺氧 30 分钟则可能出现不可逆的损伤。由于机体自我调节机制的保护，大脑重要部位不会发生缺血，而边缘的脑组织会受到影响。这种自我调节保护机制所能维持的时限为 30~60 分钟，如缺血缺氧持续存在，将进一步影响大脑的其他部位的组织。

间断的血流减少时，电子胎心监护上出现亚急性缺氧的间断性减速，同时胎儿低氧血症和缺氧的发生，在终末阶段逐渐出现缺氧的胎心监护图形。对绵羊模型的研究显示，阻断颈动脉血流 30~40 分钟可导致矢状窦旁皮质、基底神经核和丘脑缺血和坏死[4]。人类胎儿颈动脉长时间渐进性地闭塞 1~2 小时可导致新生儿矢状窦旁皮质如分水岭区域损伤。实验证明不同动物之间有差异，但一般至少持续 30 分钟的部分窒息才能造成矢状窦旁皮质损伤，若持续时间超过 60 分钟，损伤加剧。胎儿心动过缓持续 30 分钟可引起基底神经核病灶损伤。当持续时间超过 30 分钟，可见大脑分水岭区域的白质受损。当心动过缓持续时间超过 1 小时，分水岭区域的白质受损风险会大大地增加。动物实验表明，不完全窒息 50 分钟，再延续 3~4 分钟的完全窒息可导致大脑皮质和基底神经核损伤。MRI 影像学表现可将产前、围产期和产后窒息引起的脑损伤完全显示出来[28]。

胎儿窒息及法医鉴定证据

为了确认疏忽存在，必须证明有因果关系以及医疗责任。要寻找以下信息来证明因果关系：异常的电子胎心监护、Apgar 评分低、脐带动脉血 pH 降低、需要进行新生儿辅助通气治疗，入住新生儿重症监护病房（NICU）、缺血缺氧性脑病（HIE）和继发的神经系统损伤。然而，一些代谢性疾病也可能导致神经系统疾病和电子胎心监护异常，不恰当的临床管理可能只是巧合。下面列出的主要和附加标准，可以帮助判断新生儿窒息是否为原因[29]。

主要标准：
- 有证据显示胎儿脐动脉或早期新生儿血样本代谢性酸中毒：血 pH<7.0，碱剩余>12mmol/L。
- 孕 34 周以上新生儿出现早发性中重度新生儿脑病。
- 出现四肢痉挛性脑瘫或运动障碍型脑瘫。

附加标准：
- 近临产前或产程中有缺氧事件。
- 突然出现并快速恶化的胎心监护曲线。
- Apgar 评分<7 分持续 5 分钟以上。
- 多系统受累的早期证据。
- 急性脑损伤的早期影像学证据。

"人们必须意识到，异常的分娩过程可能是围产儿疾病的结果，而不是原因。"

SIGMUND FREUD
DIE INFANTILE CEREBRALLÄHMUNG.
VIENNA，1897

以上标准强调了将儿科神经学家报道的神经系统结局与相应的 MRI 影像、电子胎心监护以及围产期的临床病史相结合。将这些标准与每个病例完全对应起来可能有一定的难度，这也就是为什么建立了以上的这些标准，而不是其他标准的原因。

因果关系

新生儿 Apgar 评分低（≤3 分）但脐动脉和/或脐静脉血 pH 正常使因果关系建立困难。新生儿出生时的脐动脉血 pH 和血气分析是提示新生儿神经系统预后不良的替代指标，其中碱剩余更加准确地提示酸中毒属呼吸性还是代谢性，代谢性酸中毒的新生儿预后更加不好。新生儿 Apgar 评分低有很多原因，例如先天畸形、早产、感染以及母亲用药影响。其他的提示神经系统不良预后的替代指标还包括有复苏史、辅助通气史、出生后几天内有异常神经系统表现、缺血缺氧性脑病 1~3 级者或影像学检查（CT 或 MRI）有缺血或缺氧性损害证据者。

一个病例常常仅有 2 项或 3 项指标异常，而不是所有的指标均异常。有时新生儿出生后脐动静脉血碱剩余和 pH 正常，但新生儿的 Apgar 评分却很低，需要新生儿复苏和辅助通气，在接下来的几天内新生儿出现异常神经系统症状。这可能归因于脐带急性受压超过一定的时间后，血液循环才被阻断。在受压点远端靠近胎盘的脐带血 pH 保持正常，而越是靠近胎儿侧的脐带受到胎儿代谢的影响，血 pH 下降越明显。根据脐带受压时间的长短，胎儿出生后可能表现出异常的神经系统症状,也可能有远期后遗症。

医疗责任

在一个病例中,如果确定异常的电子胎心监护与不良预后之间存在因果关系,那么接下来就应该进一步明确责任的归属了。如果胎心监护异常,医务人员采取了及时、恰当的处理措施,那么他是没有责任的。如果医学专家认为医务人员对胎心监护异常患者的处理不符合要求,那么涉及医务人员的责任大小应根据 Bolam 原则来判断:

"判断有无责任应该以专业医务人员的平均水平为标准,而不是按照最高水平的专家的标准来设定……"

最近,Bolithos 原则开始被应用:

"如果经证实一名医师的观点经受不住逻辑分析,法官则有权判决这名医师的观点是不合理或者不可靠的。"

因此,用来支持"恰当、及时处理"的论据必须是符合逻辑且能够被接受的。对胎儿不良结局和胎心监护的回顾能发现是否及时采取了医疗干预。急性、亚急性、长时间缺氧和进行性加剧缺氧的分类提供了一些衡量窒息发生速度的方法。电子胎心监护和临床结局的关系显示出医务人员是否做出及时、正确的处理。

需要根据"损伤出现的时间"追究责任,但根据电子胎心监护并不总能做出判断。对于电子胎心监护出现异常后,患者在医护人员干预前可以等待多久,在胎心监护有或者没有进一步变化时延迟处理是否加重了损伤,都是需要医学专家评估的。不同类型的电子胎心监护代表胎儿不同程度的缺氧,包括急性、亚急性、逐渐加剧的缺氧或持续存在的缺氧,这可能有助于判断这些问题。仔细研究电子胎心监护,可以判断胎心异常的持续时间是否与 MRI 发现的新生儿脑部受损情况,和儿科神经学专家描述的病情相吻合。确定胎儿可能的受损机制和时机后,专家必须对医护人员是否进行及时而正确的处理做出判断。如果是因为没有发现电子胎心监护异常,或者虽然发现曲线异常,但没有及时采取干预措施,则需被认定负有医疗责任。

减少不良结局

大量的研究及报告显示,不良结局的发生经常被归因于不能识别胎心监护曲线,和没有采取及时或正确的干预措施。由于专业技能不够或沟通不良,也会造成不良结局。此外,胎心监护的保存工作常不到位,经常丢失。这些风险能够通过教育、培训、日常能力评估、监督、事故报告、稽查和风险管理来降低。下文对其中一些方面进行详述。

提高解读胎心监护报告的能力

那些需要直接管理产程的医师通常年资较低,可能缺乏经验或者解读电子胎心监护的能力。原因可能是对医师的培训不够,以及在医师进入产房工作前没有评估其是否具备解读电子胎心监护的基本知识。产科内部培训、进修课程和培训材料是必不可少的。每家产科机构每年要定期考核助产士与医师对电子胎心监护的解读能力。考核最好包括三个方面的 8~10 个问题:(a)图形识别;(b)病理生理学;(c)情景分析(临床病例及电子胎心监护图形)。那些成绩不合格者将接受一对一的指导,促使他们能够理解基本概念,让他们在工作环境中游刃有余。为了协助英国国民医疗服务(National Health Service,NHS)的工作人员促成此事,英国皇家妇产科学会(Royal College of Obstetricians and Gynaecologists,RCOG)和英国皇家助产士学会(Royal College of Midwives,RCM)为英国医疗健康行业与线上教育平台合作,制作了电子学习资料和评估的软件包[30],工作人员可利用该软件包对学员进行教导、评估,指出正确或错误的答案并给予解释,学员可通过成人学习原则进行学习。一些关于胎心监护学习和评估的商业软件系统也非常受欢迎。

第 9 章已讨论在胎儿宫内状况智能评估 INFANT 研究中,计算机辅助胎心监护中央系统根据计算机对胎心监护图形解读显示黄褐色或红色预警,从而帮助临床医师判断胎儿宫内状况。但研究结果显示这一辅助系统并不能减少剖宫产率和围产儿不良结局的发生,其中一个原因是医师根据计算机解读结果但并没有考虑临床信息而采取医疗干预。当胎儿合并生长受限、早产、过期妊娠、宫内感染、羊水粪染时,缺氧和酸中毒会进展更快,需要更早地采取措施。当电子胎心监护异常时,缩宫素使用不当、对硬膜外麻醉监测不到位,以及困难手术分娩可进一步加重胎儿缺氧。胎心监护有反应性(加速)、周期性(静态和动态睡眠周期)提示胎儿无缺氧。胎儿监护无反应,胎心率基线变异<5 次/min,胎心减速下降幅度<15 次/min持续时间>90 分钟,预示胎儿可能已经存在缺氧。临床上医师遇到这样的终末期胎心监护应立即终止妊娠,尽管在一些病例中可能已经发生损伤。

不恰当干预

一旦确诊胎盘早剥、脐带脱垂或瘢痕子宫破裂,如果出现持续的胎儿心动过缓,胎心率<80 次/min,需要结束妊娠,因为 pH 每隔 1~2 分钟可降低 0.01,最好在 15 分钟之内或者尽快分娩。根据英国国家卫生与临床优化研究所(National Institute of Health and Care Excellence,NICE) 剖宫产指南,以上情况属于 1 级剖宫产术[31],也就是说需在 30 分钟内娩出胎儿,在某些情况下甚至需要更快分娩。每家医疗机构需模拟演练"紧急剖宫产",包括如何在紧急情况下迅速召集手术人员和麻醉师立即进行手术。

胎心延长减速持续时间超过 90 秒,即使胎心率可以短暂地回升至正常基线水平(持续<30 秒),也建议在 30~60 分钟内尽早终止妊娠。这类胎心监护由于胎心减速持续较长时间,因此会引起胎儿器官血流灌注不良。这种情况下,进行胎儿头皮血采样是不恰当的,可能会延迟干预时机,造成胎儿窘迫。由子宫过度刺激,尤其是前列腺素制剂引起的子宫过度刺激导致电子胎心监护异常时,或没有急诊手术条件时,应使用宫缩抑制剂,如特布他林(terbutaline)首剂 0.25mg 稀释于 5mL 的生理盐水中缓慢静脉注射[32]或皮下注射抑制宫缩,改善胎儿状况(见第 11 章)。由于 β 受体激动剂的抑制宫缩作用强于缩宫素的子宫收缩作用,因此如果应用宫缩抑制剂后短期内分娩,即使应用了缩宫素,理论上仍可能会发生子宫收缩乏力和产后出血。在这种罕见的情况下,我们可以用 β 受体阻滞剂对抗,如普萘洛尔 1mg 静脉慢推。

未能识别的技术性错误

电子胎心监护记录胎心率和宫缩情况。当胎心监护仪器的外测量探头放置在孕妇腹部之前,可以用 Pinard 听诊器或手提多普勒胎心仪确认胎心的位置。还有一种方法,可以用胎儿头皮电极进行胎心内测量监护。在探头外测量模式下,监护仪可以收到母体脉搏信号而显示孕妇的心率,或显示出实际心率 2 倍的数字。在产程中,探头从检测胎儿心率变为显示母体心率的情况比较少见[33],在第二产程中会更常见[34]。如果在第二产程中胎心监护显示的心率加速与宫缩开始和结束相关联,则要高度怀疑这种情况,需通过触摸母亲的脉搏或者指脉氧仪器来判断是否为母亲的心率。曾报道过胎儿已死亡但胎心监护意外记录了母亲的心率。整个胎心监护过程中都要实时进行观察,以便于及时发现胎心的突然变化。当双胞胎的第一个胎儿娩出后,应注意不要把母亲的心率当做第二个胎儿的胎心率。为了避免这种错误发生,有些公司生产了一种"智能脉搏"的浅表脉氧探头,放置在宫缩探头里,它可以在描记宫缩的同时记录下母亲的心率(图 10.11)。

当胎心曲线描记不能令人满意时,胎心听诊并记录在病历上或是胎心监护纸上是非常重要的。如果可能的话,应用胎儿头皮电极内测量可获得更可靠的胎心曲线。当胎儿心率异常或母亲应用缩宫素治疗时,必须对宫缩情况进行实时监测。

保存记录

电子胎心监护是记录在热敏记录纸上的,这种纸一般在 3~4 年后褪色。胎心监护记录也常常会丢失

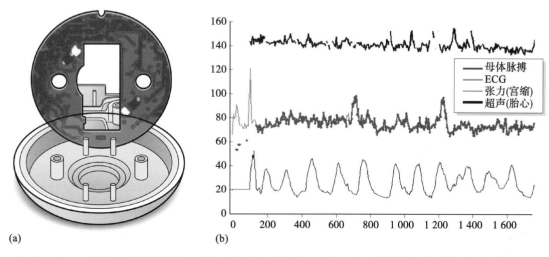

图 10.11　(a)智能脉搏宫缩探头可以同时监测宫缩和母亲脉率;(b)在宫缩探头里安装表浅血氧仪

或忘记放在哪个地方,尤其是当合并胎儿预后不良,医护人员想找到这些胎心监护作为教学或病例上报时。一份有关产科医疗事故的调查报告表明,64 例可能被起诉的病例中,18 例丢失了胎心监护记录[35]。另外 6 份病例的电子胎心监护无法被解读。法律上这些记录需要保存 25 年。胎儿监护仪生产公司制造了能够把电子胎心监护自动在网上服务器保存和下载的系统。将来,住院记录包括胎心监护记录可运用云技术保存。存在服务器里的病例对于教学、研究和稽查都有重要的意义。这些系统配备中央显示器,医护人员可以在病房外不打扰产妇的情况下,进行病例的研究与讨论。另外,它还有"互相监督"的作用,医师和助产士可以通过中央显示器发现床旁医护人员漏掉的异常监护。这有利于讨论及采取适当的处理措施。

教育和培训

在 RCOG 的名为"每个孩子都珍贵"(Each Baby Count)的报告和英国 NHS 的"挽救孩子的生命"(Saving Babies'Lives)的项目中[36,37],都强调了对电子胎心监护的教育和培训。书籍、CD 和网站可作为学习资料。除了常规培训项目,科室内通过总结回顾自己的病例是巩固知识的最好途径。培训后需对胎心监护解读、病理生理学基础、临床病例分析和拓展能力进行考核评估。

低年资医师和助产士常在白天常规工作时间以外值班。所有的医护人员不可能同时参加面授培训,因此 RCOG/RCM 设立的网上培训和评估非常重要[30]。

一旦发现电子胎心监护异常时,应立即对其加以关注和评估,必要时采取干预措施。因此,必须安排一名对电子胎心监护熟练掌握的高年资人员进行排疑解惑,教育和培训,进行正确的干预,以避免不必要的手术。有些国家的产房 24 小时都有专家提供咨询。而英联邦国家中只有在一些大的医疗机构中,在产科 24 小时安排这样的专家。

事故报告和稽查

不良事件报告和稽查制度是非常有必要的,不良事件包括新生儿 Apgar 评分低,脐动脉血气代谢性酸中毒,需要辅助通气,进新生儿重症监护病房以及新生儿发生缺血缺氧性脑病,以分析整个管理体系中是否存在医务人员缺乏教育培训、监管缺失以及人员资质的问题。医疗质量管理小组应彻底审查评估每一个有可能发生诉讼的病例。他们的发现和建议应传

达给所有的工作人员以杜绝重复发生。

结论

胎儿窒息所导致的胎儿或新生儿死亡或损伤,对于产妇、家属以及全体医护人员来说都是很大的悲剧。医护人员并不是故意出错,但是由于缺乏知识经验或缺乏高年资医师指导,悲剧还是发生了。当发生胎儿死亡、新生儿神经系统受损时,诉讼难以避免。当悲剧发生时,孕妇和家属很想知道发生了什么,为什么会发生,是否能从中吸取教训预防悲剧再次发生。他们很少起诉,因为他们认为相关医务人员必须为医疗行为负责。残疾孩子的父母会起诉要求赔偿用于支付养育残疾子女的费用、精神损失费、治疗费用等。产科诉讼对所涉及的每个人来讲都是一种折磨。每一个有生理缺陷孩子的父母都宁愿拥有一个正常的孩子,也不愿意因残疾子女而获得大笔赔偿金。看着孩子受苦,父母时刻感到压抑和忧愁,严重影响了家庭的生活质量。我们必须尽我们所能尽量避免或减少此类事件的发生。减少医疗事故发生同时减少产科医疗纠纷,这可以通过研究、质量控制、教育培训以及风险管理来实现——这些都是临床管理促进质量持续改进的重要因素。

(黄一颖 译　冯烨 李婷 校)

参考文献

1. National Health Service Litigation Authority. *Annual Report and Accounts 2015/2016; Resolve and Learn*. London: NHSLA; 2016.
2. *Confidential Enquiry into Stillbirths and Deaths in Infancy. 4th Annual Report*. London: Maternal and Child Health Research Consortium; 1997.
3. Pasternak JF. Hypoxic-ischemic brain damage in term infant - lessons from the laboratory. *Pediatr Clin North Am*. 1993;40:1061–1072.
4. Myers RE. Four patterns of perinatal brain damage and their conditions of occurrence in primates. *Adv Neurol*. 1975;10:223–232.
5. Hagberg B, Hagberg G, Beckung E, Uvebrant P. Changing panorama of cerebral palsy in Sweden. VII. Prevalence and origin in the birth year period 1991–1994. *Acta Paediatr*. 2001;90:272–277.
6. Blair E, Stanley FJ. Intrapartum asphyxia: a rare cause of cerebral palsy. *J Pediatr*. 1988;12:515–519.
7. Beard RW, Filshie GM, Knight CA, Roberts GM. The significance of the changes in the continuous fetal heart rate in the first stage of labour. *J Obstet Gynaecol Br Commw*. 1971;78:865–881.
8. Fleischer A, Schulman H, Jagani N, Mitchell J, Randolph G. The development of fetal acidosis in the presence of an abnormal fetal heart rate tracing. I. The average for gestational age fetus. *Am J Obstet Gynecol*. 1982;144:55–60.
9. Phelan JP, Kim JO. Fetal heart rate observations in the brain-damaged infant. *Semin Perinatol*. 2000;24:221–229.
10. Lin CC, Mouward AH, Rosenow PJ, River P. Acid-base characteristics of fetuses with intrauterine growth retardation during labor and delivery. *Am J Obstet Gynecol*. 1980;137:553–559.
11. Steer PJ. Fetal distress. In: Crawford J, ed. *Risks of Labour*. Chichester: John Wiley; 1985:11–31.
12. Ingemarsson I, Arulkumaran S, Ratnam SS. Single injection of terbutaline in term labor. Effect on fetal pH in cases with prolonged

bradycardia. *Am J Obstet Gynecol*. 1985;153:859–864.

13. National Institute of Clinical Excellence. Intrapartum care: Care of healthy women and their babies during childbirth. *Clinical Guideline*. 2007;55. [Update to] Electronic fetal monitoring: the use and interpretation of cardiotocography in intrapartum fetal surveillance (Guideline C); 2001. Available at: http://publications.nice.org.uk/intrapartum-care-cg55.

14. Leung TY, Chung PW, Rogers MS, et al. Urgent delivery for fetal bradycardia. *Obstet Gynecol*. 2009;114:1023–1028.

15. Leung AS, Leung ES, Paul RH. Uterine rupture after previous cesarean delivery: Maternal and fetal consequences. *Amer J Obstet Gynecol*. 1993;169:945–950.

16. Cahill AG, Caughey AB, Roehl KA, et al. Terminal fetal heart decelerations and neonatal outcomes. *Obstet Gynecol*. 2013;122:1070–1076.

17. Cahill AG, Roehl KA, Odibo AO, Macones GA. Association and prediction of neonatal acidaemia. *Am J Obstet Gynecol*. 2012;207:206–208.

18. Williams KP, Glaernau F. Intrapartum fetal heart rate patterns in the prediction of neonatal acidaemia. *Am J Obstet Gynecol*. 2003;188:820–823.

19. Schifrin BS. The CTG and the timing and mechanism of fetal neurological injuries. *Best Pract Res Clin Obstet Gynaecol*. 2004;18:467–478.

20. Micahelis R, Rooschuz B, Dopfer R. Prenatal origin of congenital spastic hemiparesis. *Early Hum Dev*. 1980;4:243–255.

21. Rosenbloom L. Dyskinetic cerebral palsy and birth asphyxia. *Dev Med Child Neurol*. 1994;36:285–289.

22. Stanley FJ, Blair E, Hockey A, Patterson B, Watson L. Spastic quadriplegia in Western Australia: a genetic epidemiological study. I. Case population and perinatal risk factors. *Dev Med Child Neurol*. 1993;35:191–201.

23. Berger R, Garnier Y, Lobbert T, Pfeiffer D, Jensen A. Circulatory responses to acute asphyxia are not affected by the glutamate antagonist lubeluzole in fetal sheep near term. *J Soc Gynecol Invest*. 2001;8:143–148.

24. Richardson BS, Carmichael L, Homan J, Johnston L, Gagnon R. Fetal cerebral, circulatory, and metabolic responses during heart rate decelerations with umbilical cord compression. *Am J Obstet Gynecol*. 1996;175:929–936.

25. O'Brien WF, David SE, Grissom MP, Eng RR, Golden SM. Effect of cephalic pressure on fetal cerebral blood flow. *Am J Perinatol*. 1984;1:223–226.

26. Aldrich CJ, D'Antona D, Spencer JA, et al. The effect of maternal pushing on fetal cerebral oxygenation and blood volume during the second stage of labour. *Br J Obstet Gynaecol*. 1995;102:448–453.

27. Williams CE, Gunn AJ, Synek B, Gluckman PD. Delayed seizures occurring with hypoxic-ischemic encephalopathy in the fetal sheep. *Pediat Res*. 1990;27:561–568.

28. Sie LT, van der Knapp MS, Oosting J, de Vries LS, Lafebar HN, Valk JMR. Patterns of hypoxic-ischaemic brain damage after prenatal, perinatal and postnatal asphyxia. *Neuropaediatrics*. 2000;31:128–136.

29. McLennan A. A template for defining a causal relation between acute intrapartum events and cerebral palsy: international consensus statement. *BMJ*. 1999;40:13–21.

30. E-Learning for Healthcare. *Electronic Fetal Monitoring*. 2019. Available at: http://www.e-lfh.org.uk/projects/electronic-fetal-monitoring/.

31. *National Collaborating Centre for Women's and Children's Health – Commissioned by the National Institute for Health and Clinical Excellence. Caesarean section*. 2011. Available at: http://www.nice.org.uk/nicemedia/live/13620/57162/57162.pdf.

32. Ingemarsson I, Arulkumaran S, Ratnam SS. Single injection of terbutaline in term labor. 2. Effect on uterine activity. *Am J Obstet Gynecol*. 1985;153:865–869.

33. Gibb DMF, Arulkumaran S. *Fetal Monitoring in Practice*. 2nd ed. Oxford: Butterworth Heinemann; 1997:10–19.

34. Nurani R, Chandraharan E, Lowe V, Ugwumadu A, Arulkumaran S. Misidentification of maternal heart rate as fetal on cardiotocography during the second stage of labor: the role of the fetal electrocardiograph. *Acta Obstet Gynecol Scand*. 2012;91:1428–1432.

35. Ennis S, Vincent CA. Obstetric accidents: a review of 64 cases. *BMJ*. 1990;300:1365–1367.

36. Royal College of Obstetricians and Gynaecologists. *Each Baby Counts – RCOG Progress Report*. 2018. Available at: https://www.rcog.org.uk/globalassets/documents/guidelines/research-audit/each-baby-counts/each-baby-counts-report-2018-11-12.pdf.

37. National Health Service England. *Saving Babies' Lives. A Care Bundle for Reducing Still Births*. 2016. Available at: https://www.england.nhs.uk/wp-content/uploads/2016/03/saving-babies-lives-car-bundl.pdf.

第11章

紧急宫缩抑制

E. Chandraharan

前言

子宫肌层是人体最强大的肌肉之一，能在分娩时"挤出"3.5~4.5kg的胎儿，并在分娩后排出胎盘。但是，任何偏离正常的子宫活动都可能对胎儿和产妇的健康产生不利影响，因为过多的子宫活动可能引起反复和持续的脐带受压和子宫胎盘循环的逐渐减少，从而导致胎儿缺氧和酸中毒。同样，在排出胎盘之前子宫下段收缩可能导致胎盘滞留，需要手取胎盘。因此，在这些情况下，为了改善孕产妇和胎儿的结局，对子宫肌层采取"急性"松弛可能有用。

定义

使用药物立刻松弛子宫肌层，以改善胎儿胎盘循环或有利于子宫内操作。

历史

Fancourt Barnes 于 1882 年在文献中首次描述了紧急宫缩抑制的应用。他写道：

"我发现我根本无法把手伸入子宫掏出胎盘。想到戊基亚硝酸盐在缓解血管痉挛方面有强大的功能，我决定测试其对子宫痉挛的作用。我将三滴戊基亚硝酸盐滴在手帕上让患者吸入，在吸入期间，之前一直非常紧而几乎无法扩张的宫颈内口环形肌纤维环逐渐放松，直到我将整只手伸入宫腔中……"

FANCOURT BARNES

OUR-GLASS CONTRACTION OF THE UTERUS

TREATED

WITH NITRATE OF AMYL. BMJ. 1882；1：377.

后来，紧急宫缩抑制的使用扩大到改善分娩时的胎儿健康，以及用于未确诊的臀位或脐带脱垂时抑制宫缩[1]。

紧急宫缩抑制剂的药物机制

要在给定的临床情况下正确使用宫缩抑制剂，就必须了解平滑肌的正常收缩生理和孕妇的个体情况。一氧化氮供体，β肾上腺素类制剂，钙通道阻滞剂和缩宫素拮抗剂可以抑制子宫收缩。常用的宫缩抑制药的剂量、作用时间和副作用见表11.1。

表 11.1 紧急宫缩抑制剂的药理学机制

药物	作用机制	剂量	起效剂量/作用时间	副作用	注意事项
利托君	β受体激动剂	6mg 加入 10mL 生理盐水中，静脉给药至少 3 分钟	起效时间为 3~5 分钟。通常 β 类似物可持续消除宫缩 15~30 分钟[2]	心悸，短暂的母儿心动过速，低血压，以及糖尿病孕妇高血糖	心律失常、缺血性心脏病或产妇血容量不足
特布他林	β受体激动剂	特布他林 250μg 皮下注射（或加入 5mL 盐水中，在 5 分钟内缓慢给予静脉注射）	起效时间为 3~5 分钟。通常 β 类似物可持续消除宫缩 15~30 分钟	心悸，短暂的母儿心动过速，低血压，以及糖尿病孕妇高血糖	心律失常、缺血性心脏病或产妇血容量不足
海索那林	β受体激动剂	5μg 加入 10mL 生理盐水中，静脉给药至少 5 分钟	起效时间为 3~5 分钟。通常 β 类似物可持续消除宫缩 15~30 分钟	心悸，短暂的母儿心动过速，低血压，以及糖尿病孕妇高血糖	心律失常、缺血性心脏病或产妇血容量不足

药物	作用机制	剂量	起效剂量/作用时间	副作用	注意事项
硝酸甘油	一氧化氮供体	1mL 安瓿瓶中的溶液中含有 5mg 的硝酸甘油。将其加于 100mL 的生理盐水中即配成 50μg/mL 的溶液。将溶液吸入一个 20mL 注射器内,这样可以精确地按照 50μg/mL 给药	于 90 秒内开始起效,持续 1~2 分钟[3]。由于妊娠期间黏膜吸收不稳定和不可预测,所以不建议通过气雾剂(400μg)舌下给药[4]	母体低血容量、低血压和心动过速。因此应根据临床情况决定剂量。当胎儿嵌顿,需要紧急宫缩抑制剂时,一般初始给药 200μg,间隔 2 分钟重复给药,直到子宫松弛到适当的程度。当发生胎盘滞留或急性子宫内翻时,应纠正低血容量,并从较小的初始剂量(100μg)开始给药	母体心脏病和血容量不足(例如子宫破裂或胎盘早剥)
阿托西班	缩宫素拮抗剂	将 6.75mg 阿托西班混合在 5mL 生理盐水中,静脉给药至少 1 分钟[5]	半衰期约为 12 分钟,可以穿过胎盘,但脐静脉药物的水平仅为母体子宫静脉水平的 10%[6]	与其他宫缩抑制剂相比,阿托西班具有最小的心血管副作用。可能会增加产后出血的风险	产妇低血压
硝苯地平	钙离子通道阻滞剂	没有证据表明在紧急宫缩抑制中有用。可用于抑制先兆早产时的子宫收缩	N/A	N/A	N/A
硫酸镁	电压门控钙通道的竞争性阻滞剂	没有证据表明在紧急宫缩抑制中有用[7]	N/A	N/A	N/A

紧急宫缩抑制的临床适应证

　　紧急宫缩抑制用于产程中、紧急剖宫产时或在产后,立即需要子宫肌层快速松弛以确保胎儿快速复氧或为了便于子宫内操作的情况下。表 11.2 列出了紧急宫缩抑制剂的常见母体和胎儿适应证。

表 11.2　紧急宫缩抑制剂的适应证

适应证	合理性
子宫过度活动	快速放松子宫肌层,改善子宫胎盘循环,避免缺血缺氧性脑损伤或围产期死亡
产程晚期发现未被诊断的臀位	便于准备紧急剖宫产,停止产程进展,减轻脐带压迫
脐带脱垂	通过减轻子宫收缩时胎头对脱垂脐带的压力,促进子宫胎盘的持续循环
剖宫产时胎头嵌顿	放松子宫肌层,使胎头安全解除嵌顿,俯屈和旋转
宫内操作:未被发现的横位或双胎中的第二胎分娩	放松子宫肌层以降低宫内压力,同时进行宫内操作以确保胎儿安全分娩

续表

适应证	合理性
肩难产	如果常规手法不能完成分娩,在将患者转移到手术室进行 Zavanelli 操作时,子宫肌肉的松弛可能有助于避免缺血缺氧性脑损伤和围产儿死亡
手取胎盘	如果子宫下段已经收缩,宫缩抑制剂可以帮助操作者的手进入子宫
急性子宫内翻	便于使倒置宫底复位,让子宫底恢复到正常解剖位置

宫缩过频

在评估产程中的子宫收缩时,应考虑宫缩的频率,持续时间和强度[8]。宫缩过频是指子宫收缩的频率增加(10 分钟内大于 5 次),这可能导致胎儿氧合逐渐减少(图 11.1)。然而,如果产时电子胎心监护是正常的,应仔细观察才能确定是否需要紧急宫缩抑制。

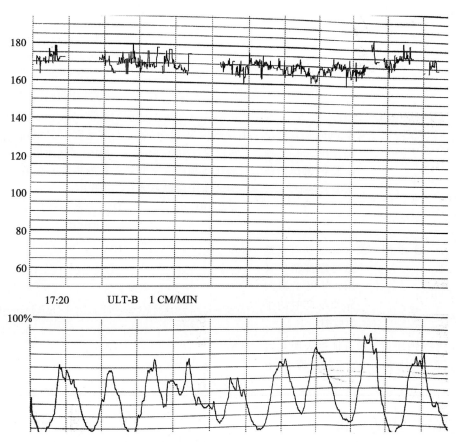

图 11.1 子宫收缩频率增加(10 分钟内大于 5 次),但没有减速

子宫过度刺激是指与产时电子胎心监护异常相关的任何子宫活动(频率、持续时间或强度)的增加(图 11.2),需要紧急干预以改善胎儿的氧合作用(例如,停止缩宫素滴注或停用前列腺素)。如果这些措施未能扭转持续的过度刺激,需要用紧急宫缩抑制剂抑制宫缩,减轻脐带受压,改善子宫胎盘氧合。需立刻用特布他林 250μg 皮下注射(替代方案见表 11.1)改善胎儿的氧合和恢复异常的电子胎心监护[9]。

紧急宫缩抑制剂不适用于由于绒毛膜羊膜炎或隐蔽性胎盘早剥引起的肌层激惹而导致的子宫过度活动[10,11]。在这种情况下,应查明潜在的病理原因并对患者进行相应的处理。

如果在使用了抑制宫缩的药物的情况下,怀疑胎儿宫内窘迫需要立即分娩,应通过使用促进宫缩的药物,例如缩宫素或前列腺素,来控制因子宫松弛引起的产后出血。如果使用促进宫缩药物后仍持续出血,则应静脉内注射 1mg 的丙醇(一种 β 受体阻滞剂,抵消交感神经药的作用)[12]。阿托西班也被证明可用于紧急宫缩抑制[13]。对于 β 拟交感药有使用禁忌证的女性,应考虑使用此药物。

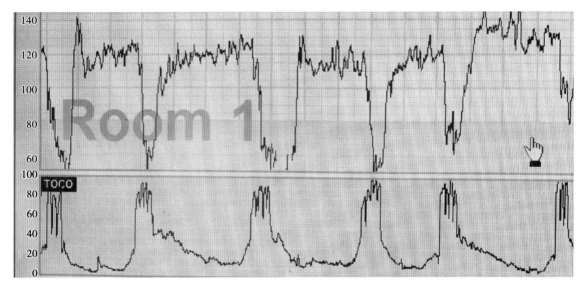

图 11.2　子宫收缩频率增加伴有电子胎心监护的异常变化

脐带脱垂

如果脐带脱垂,但因各种原因分娩需要延迟(例如,手术室很忙)或电子胎心监护存在明显异常(例如,出现一次时间>5 分钟的延长减速或基线变异性消失),则应考虑使用紧急宫缩抑制剂。抑制子宫收缩将减轻胎儿头部对脱垂脐带的压迫,这可能有助于改善胎儿的氧合,同时做好分娩的准备[14]。

臀先露

在漏诊的臀先露中,紧急宫缩抑制有助于停止产程进展,同时为紧急剖宫产做准备[1]。在因早产臀位而进行的紧急剖宫产手术中,它也有助于使胎儿的手臂和后出的胎头安全地通过厚厚的子宫肌层[15]。外倒转(ECV)前用紧急宫缩抑制剂放松子宫肌层。在这些病例中首选特布他林,因为它起效快,持续时间长。

宫内操作

紧急宫缩抑制还用于横位胎膜早破伴有宫缩时,以及双胎分娩时在第一胎娩出后的第二胎为横位且伴有宫缩时。子宫肌层松弛不仅会降低子宫内压,提供足够的空间来进行操作以完成分娩,而且还将有助于改善胎儿的氧合作用以避免缺血缺氧性脑损伤。

如果在分娩的第一产程晚期或第二产程因胎头受阻而进行剖宫产时遇到困难,建议将紧急宫缩抑制剂作为"ALERT"操作步骤的一部分[16],放松子宫肌层,帮助胎头安全娩出。

急性子宫内翻

如果子宫底没有迅速恢复到正常的解剖位置,则急性子宫内翻可能会导致神经源性休克。虽然局部麻醉可能有助于提供足够的止痛效果,但可能无法帮助子宫松弛。因此,建议使用紧急宫缩抑制剂,以便于操作者的手插入,将脱垂的子宫底部推至正常解剖位置,避免全身麻醉[17]。

肩难产

如果受阻的肩部通过常规操作难以娩出,最后的办法是"头部复位和紧急剖宫产",也称为"Zavanelli法"。在这种情况下的紧急宫缩抑制不仅可以减少脐带压迫的风险、改善子宫胎盘循环、改善胎儿的供氧,而且还可以通过避免持续子宫收缩引起的宫内压力增加,便于胎儿头部回到产道。

胎盘残留

胎儿分娩后胎盘残留在宫腔内的情况,可能与子宫肌层的异常粘连有关,或由子宫下段的收缩环所致,阻止了胎盘被娩出。紧急宫缩抑制有助于下段收缩环的松弛,在胎盘与子宫壁完全分离但无法通过收缩环排出时,有利于胎盘排出[18]。当子宫下段已收缩,手取胎盘困难时,紧急宫缩抑制剂会有所帮助。在这种情况下,子宫肌层的松弛对于手术者将手插入宫腔取出胎盘至关重要。

理想的宫缩抑制剂是什么?

药物的选择应基于背景危险因素(例如,心脏病或低血容量患者避免使用交感神经药物),应熟悉它在特定情况中的使用、费用(阿托西班比特布他林贵得多)以及监测手段(如硝酸甘油可引起产妇急性低血压)。一般来说,特布他林 250μg 皮下注射可作为一线药物,因为它具有相对较短的起效时间和较长的作用时间。在需要迅速抑制宫缩的情况下,如在第二产程中出现意外的胎头受阻时,静脉使用硝酸甘油可能有用。每位临床医师应根据特定的临床情况下的适应证、禁忌证以及用药习惯,决定使用何种宫缩抑制剂。

风险管理和法律问题

据报道,不当使用缩宫素导致宫缩过频过强和缺血缺氧性脑损伤在瑞典所有医学法律案例中占比高达 68.5%[19],这可导致严重的新生儿窒息[20]。因此,如果停止缩宫素滴注或停用前列腺素后仍没有改善胎儿心率,及时发现过度的子宫活动并立即进行紧急宫缩抑制治疗是至关重要的,以避免缺血缺氧性脑损伤及其远期后遗症。

最近英国一项关于产妇死亡的保密调查(MB-BRACE,2017)也强调了子宫过度活动(包括宫缩过频或子宫过度刺激)会导致产妇死于羊水栓塞和产后出血[21]。因此,认识宫缩过频或子宫过度刺激并妥善处理,可以优化结果,避免陷于法律诉讼。

产科是临床医学中容易引起诉讼的专业,并产生高额的索赔。未能充分意识到子宫过度活动的影响,会增加产妇和胎儿的风险[22]。谨慎和有效地使用紧急宫缩抑制剂有助于改善产妇和围产儿结局,并可能有助于减少诉讼。

(董玲玲 译　张慧婧 李婷 校)

参考文献

1. Chandraharan E, Arulkumaran S. Acute tocolysis. *Curr Opin Obstet Gynecol*. 2005;17(2):151–156.
2. Ingemarsson I, Arulkumaran S, Ratnam SS. Single injection of ter-butaline in term labor. I Effect on fetal pH in cases with prolonged bradycardia. *Am J Obstet Gynecol*. 1985;153:859–864.
3. Axemo P, Fu X, Lindberg B, Ulmstan U, Wessen A. Intravenous nitroglycerine for rapid uterine relaxation. *Acta Obstet Gynecol Scand*. 1998;77:50–53.
4. O'Grady JP, Parker RK, Patel SS. Nitroglycerin for rapid tocoly-sis: development of a protocol and a literature review. *J Perinatol*. 2001;20:27–33.
5. Afschar P, Schöll W, Bader A, Bauer M, Winter R. A prospec-tive randomised trial of atosiban versus hexoprenaline for acute tocolysis and intrauterine resuscitation. *Br J Obstet Gynaecol*. 2004;111:316–318.
6. Lamont RF. The development and introduction of anti-oxytocic tocolytics. *Br J Obstet Gynaecol*. 2003;110:108–112.
7. McNamara HC, Crowther CA, Brown J. Different treatment regimens of magnesium sulphate for tocolysis in women in pre-term labour. *Cochrane Database Syst Rev*. 2015;12:CD011200. https://doi.org/10.1002/14651858.CD011200.pub2.
8. Muhammad S, Chandraharan E. The role of uterine contractions and re-oxygenation ratio. In: Chandraharan E, ed. *Handbook of CTG Interpretation: From Patterns to Physiology*. Cambridge: Cam-bridge University Press; 2017.
9. Chandraharan E, Arulkumaran S. Prevention of birth asphyxia: responding appropriately to cardiotocograph (CTG) traces. *Best Pract Res Clin Obstet Gynaecol*. 2007;21:609–624.
10. Ingemarsson I, Arulkumaran S, Ratnam SS. Single injection of ter-butaline in term labor. II. Effect on uterine activity. *Am J Obstet Gynecol*. 1985;153:865–869.
11. Palomaki O, Jansson M, Huhtala H, Kirkinen P. Severe cardioto-cographic pathology at labor: effect of acute intravenous tocolysis. *Am J Perinatol*. 2004;21:347–353.
12. Spring A, Chandraharan E. Intrauterine Resuscitation. In: Chan-draharan E, ed. *Handbook of CTG Interpretation: From Patterns to Physiology*. Cambridge: Cambridge University Press; 2017.
13. Afschar P, Schöll W, Bader A, Bauer M, Winter R. A prospec-tive randomised trial of atosiban versus hexoprenaline for acute tocolysis and intrauterine resuscitation. *Br J Obstet Gynaecol*. 2004;111:316–318.
14. Pinas A, Chandraharan E. Continuous cardiotocography during labour: Analysis, classification and management. *Best Pract Res Clin Obstet Gynaecol*. 2016;30:33–47.
15. Ezra Y, Wade C, Robin SH, Farine D. Uterine tocolysis at cae-sarean breech delivery with epidural anesthesia. *J Reprod Med*. 2002;47:555–558.
16. Manning JB, Tolcher MC, Chandraharan E, Rose CH. Deliv-ery of an impacted fetal head during cesarean: a literature review and proposed management algorithm. *Obstet Gynecol Surv*. 2015;70(11):719–724.
17. Altabef KM, Spencer JT, Zinberg S. Intravenous nitroglycerin for uterine relaxation of an inverted uterus. *Am J Obstet Gynecol*. 1992;166:1237–1238.
18. DeSimone CA, Norris MC, Leighton DL. Intravenous nitroglyc-erine aids manual extraction of a retained placenta. *Anesthesiology*. 1990;73:787–789.
19. Jonsson M, Nordén SL, Hanson U. Analysis of malpractice claims with a focus on oxytocin use in labour. *Acta Obstet Gynecol Scand*. 2007;86(3):315–319.
20. Berglund S, Grunewald C, Pettersson H, Cnattingius S. Severe asphyxia due to delivery-related malpractice in Sweden 1990–2005. *BJOG*. 2008;115(3):316–323.
21. on behalf of MBRRACE-UK. In: Knight M, Nair M, Tuffnell D, Shakespeare J, Kenyon S, Kurinczuk JJ, eds. *Saving Lives, Improv-ing Mothers' Care – Lessons Learned to Inform Maternity Care from the UK and Ireland Confidential Enquiries into Maternal Deaths and Mor-bidity 2013–15*. Oxford: National Perinatal Epidemiology Unit, University of Oxford; 2017.
22. Chandraharan E, Arulkumaran S. Medico-legal problems in obstetrics. *Curr Obstet Gynaecol*. 2006;16:206–210.

第12章

脐带脱垂

A. Ugwumadu

"有时脐带在胎儿娩出之前脱出,这将会增加胎儿死亡的风险……一旦发生脐带脱垂,必须立即回纳至胎头上方,防止它温度降低,以免它受损伤……但有时即使是小心地将脐带复位后,它仍可能随每次阵痛脱出。在这种情况下,术者需刻不容缓地抓住胎足娩出胎儿,即使先露为胎头也必须寻找胎足。这是唯一能挽救新生儿生命的方法。"

FRANCOIS MAURICEAU
THE DISEASES OF WOMEN WITH CHILD, AND IN CHILD-BED.
LONDON:JOHN DARBY;1663:255.

脐带脱垂是经典的产科急症。它发生于胎膜早破且部分脐带位于胎儿先露部下方的时候。同样的情况在胎膜完整时称为脐带先露,一般很少诊断。在20世纪,脐带脱垂的发生率由 1 : 150 降到 1 : 500,其原因可能是越来越多的先露异常胎儿通过剖宫产进行分娩,以及对早产更加积极的处理[1-4]。同样,在过去的 50 年中,在配备完善的医院,围产儿死亡率由 50% ~ 60% 降到 2% ~ 15%[2,4]。

脐带脱垂对胎儿的危害主要是脐带血管机械性受压或脐带脱出在阴道外受冷导致血管痉挛,阻断了胎盘与胎儿之间的脐血流进而引起缺氧。

高危因素

以下情况可能会阻碍胎儿先露部紧贴在子宫下段和宫颈,因此容易发生脐带脱垂[4-8]。

胎儿因素

- 胎先露异常:例如,完全性臀位和足先露,横位和斜位。
- 早产:早产儿更容易发生胎先露异常。此外,早产儿先露部较小也容易引起脐带脱垂。
- 胎儿畸形:畸形胎儿更有可能伴有胎位异常以及先露部的形态不规则(例如无脑儿)。
- 多胎妊娠:早产和胎先露异常的发生率都比较高。

母体因素

- 多产:与引起子宫平滑肌松弛和胎先露高浮有关。

- 狭窄骨盆。
- 盆腔肿瘤:例如宫颈平滑肌瘤。

胎盘因素

- 低置胎盘。较低的胎盘边缘在抬高胎先露的同时,也使得脐带的附着处更接近宫颈,从而更容易引起脱垂。

羊水因素

- 羊水过多经常合并胎先露异常和先露部高浮。另外,破膜时大量羊水的流出增加了将脐带冲出的可能性。
- 胎膜早破。
- 通过人工破膜术来加强宫缩或引产通常被认为是脐带脱垂的高危因素,但是如果操作恰当,人工破膜术与自然破膜相比,并不会增加脐带脱垂的风险[9,10]。一旦发生脐带脱垂,容易被发现和尽早处理。

脐带因素

- 脐带过长。

产科操作

- 徒手或产钳旋转胎头术。
- 转胎位术。
- 羊膜腔灌注术。

以上许多因素都是相互关联的,最主要的原因是早产、胎先露异常和多胎妊娠。

诊断

在少数情况下,可通过阴道口出现明显外露的一段脐带而发现脐带脱垂,多发生在自然破膜后较短的时间内。诊断脐带脱垂的最常用的方法是通过阴道检查,一些专家建议对所有具有脐带脱垂高危因素的产妇都应该在自然破膜后立即进行阴道检查,包括臀先露。不过,如果胎儿是在持续监护中的,若胎儿心率无异常,脐带脱垂的风险是很低的。同样,当发现胎儿心率异常,应该通过阴道检查以除外脐带脱垂。胎心异常时未及时进行阴道检查是延迟诊断、导致不良预后的最常见原因[8]。通过阴道检查可以触到明显的一圈或几圈脐带,但有时脱垂的脐带可能位于先露部的侧方,而在其下方发现不了(图12.1)。

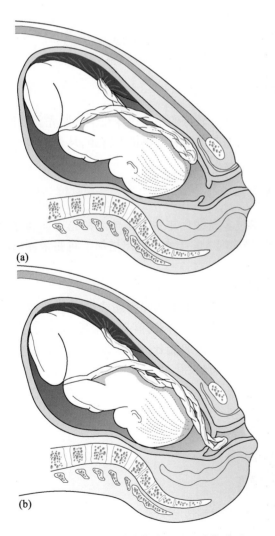

图 12.1 (a)隐性脐带脱垂;(b)脐带脱垂

随着超声在产房的应用,对于存在高危因素的产妇,脐带先露可在胎膜破裂前做出诊断[11]。然而,在

一项研究中发现,有50%的产前超声提示脐带先露的孕妇将在临分娩前转为正常先露[12]。有时可通过完整胎膜触到胎先露下面的脐带。

处理

虽然应用以下技术时,从被发现脐带脱垂至分娩的间隔较长也会有好的结果,但一般来说,围产儿结局还是与这个间隔时间的长短相关的[8]。

立即解除脐带受压

立即解除脐带受压是解决脐带脱垂的第一步。如果脐带已经脱出于阴道外,应该用手轻轻托起然后回纳。即使脐带只脱出在阴道里,也应该进行同样的操作,以解除阴道壁对脱垂脐带的压迫。用指尖进一步向上检查宫颈与先露部,以保证脐带不再受宫颈和骨性骨盆的压迫。对脐带进行操作时要尽可能地轻柔,过多的操作可能会导致血管的痉挛(图12.2)。除了用手回纳和保护脐带以外,应让患者采取胸膝卧位,这样重力也可起到辅助作用(图12.3)。如果孕妇觉得胸膝卧位很狼狈或因疲劳不能再坚持,转为 Sims 侧卧位更具操作性,就是在患者的一侧髋下的床上或推车上放一只枕头,保持头低脚高位姿势(图12.4)。如果胎儿可存活,能够立即进行剖宫产,在患者被送往手术室的过程中需保持这些操作。如果脐带保留在阴道中并且没有收缩或胎儿心率异常,作者建议采用不干预的方法。在实践中,尝试将脐带回纳入宫腔,同时将头部轻轻地向上推可能导致更多脐带脱出及进一步增加脐带受压的风险。

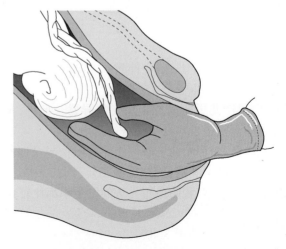

图 12.2 手法操作解除脐带受压

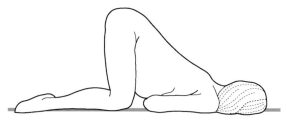

图 12.3　膝胸卧位立即解除脐带受压

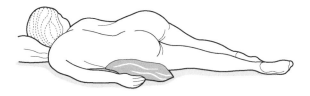

图 12.4　Sims 侧卧位

胎儿评估

一旦解除脐带受压,就必须明确胎儿是否存活。如果胎儿已经死亡,胎龄太小不能存活,或有致死性畸形,则不能因胎儿原因干预分娩,而应该继续阴道分娩。

在大多数情况下,通过摸到脱垂脐带的血管搏动来确定胎儿存活。通过感觉两个手指间的脐带或轻轻触摸贴在阴道壁或先露部的脐带来感知搏动。当脐带受压解除后,注意应在宫缩间歇期触摸。如果情况允许,可以放置头皮电极,当其显示正常的图形时,则允许进行更加有序的步骤进行操作。也可以用超声检查以确定胎儿是否存活。即使没有摸到脐血管的搏动,胎儿仍然有可能存活,这就需要用超声检查胎儿心脏来确定[13]。

多大胎龄的新生儿被认为可以存活,则主要根据当地新生儿护理水平。

致死性畸形可通过复习产前检查记录或在检查时发现明显异常时发现(例如无脑儿)。

患者在分娩转运中延迟

如果脐带脱垂发生在医院外或离胎儿娩出有一段时间,可以使用以下方法。最初成功解除脐带受压后,让患者采取 Sims 侧卧位,放置 Foley 导尿管,让膀胱充盈 500mL 液体[14]。这可以抬高胎儿先露部以帮助解除脐带受压。可以用放在阴道里的手来检验是否起作用,如果成功,手可以移开。一旦诊断脐带脱垂,大多数情况下就应该充盈膀胱以防有不可预测的延迟,或者胎心正常且稳定以有时间允许行蛛网膜下腔麻醉,而不必采用快速但危险性更高的全身麻醉。

膀胱充盈也有助于抑制宫缩。然而,如果宫缩已经开始或一直存在,应该使用特布他林等宫缩抑制剂(见第 11 章)。

“已故的 Mackenzie 博士作为我所见过的最有才智的理论家和最杰出的实践家,他告诉我他所尝试的另一种方法。不要回纳脱出的脐带,而尽量多下拉容易脱出的脐带,然后用一个皮革制成的小包包裹整个脱出的脐带,用条绳子轻轻拉在一起,像皮包的口。所有脱出的脐带都包裹在这个皮包里,便会被很容易地放回子宫并保持在胎头之上,直到它们被娩出。容纳脐带的皮包可以避免脐带受压,使新生儿活产。但是他也非常坦白地告诉我,他后来用同样的方法试了几次,都没有成功。”

THOMAS DENMAN
AN INTRODUCTION TO THE PRACTICE OF
MIDWIFERY.
NEW YORK：E. BLISS AND E. WHITE；
1825：545-546.

“从我的经验来看,最好的复位器是一卷厚纱布。将大量的纱布卷放入子宫,正好位于先露的前方,脐带将被纱布卷所包绕。纱布卷必须为厚纱布,因为薄纱布起不到作用。我强烈推荐这个很简单的装置。”

MUNRO KERR
OPERATIVE OBSTETRICS. 4TH ED. LONDON：
BALLIERE,
TINDALL AND COX；1937：207.

脐带回纳

在安全剖宫产时代来临之前,为了把脐带回纳到胎先露上方设计了很多精妙的技术,取得了不同的成功。在现代产科学,只有极少数情况下适用这种方法[15]。如果脐带脱垂程度较轻且是头先露,有时可用手把脐带回纳至胎儿头颈之间。必须进行胎心监护以保证没有发生任何脐带受压所致的胎心变化。这种方法只有在极少数情况下使用,如果简单操作不能成功,就不应该再继续进行。

分娩

如果发生脐带脱垂时宫口已开全,胎先露的位置和胎方位可以允许安全阴道分娩,可以进行臀牵引术或者胎吸/产钳助产术。否则,应选择剖宫产术。

很多情况下都需要全身麻醉。然而,如果用以上的方法已经成功解除脐带受压，胎心稳定并在连续监护，可以采用蛛网膜下腔麻醉以减少母亲风险。如果是用手经阴道上推先露部，需放置 Foley 导尿管排空膀胱，并在切开子宫时把手移开。如果是用充盈膀胱的方法抬高先露部，就在剖宫产术开始前放开导尿管，排空膀胱。

对产房全体人员进行模拟演练可减少从诊断脐带脱垂到分娩的时间间隔[16]。

虽然在这种典型的产科急症中做出决策的速度是关键，但冷静和有条理地应用上述方法通常可以带来良好的围产儿结局，并使母亲的风险降至最低。

（董玲玲 **译**　宋耕 李婷 **校**）

参考文献

1. Panter KR, Hannah ME. Umbilical cord prolapse: so far so good? *Lancet*. 1996;347:74.
2. Murphy DJ, Mackenzie IZ. The mortality and morbidity associated with umbilical cord prolapse. *Br J Obstet Gynaecol*. 1995;102:826–830.
3. Nizard J, Cromi A, Molendijk H, Arabin B. Neonatal outcome following prolonged umbilical cord prolapse in preterm premature rupture of membranes. *Br J Obstet Gynaecol*. 2005;112:833–836.
4. Gannard-Pechin E, Rannah R, Cossa S, Mulin B, Maillet R, Riethmuller D. Umbilical cord prolapse: a case study over 23 years. *J Gynecol Obstet Reprod (Paris)*. 2012;41:574–583.
5. Critchlow CW, Leet TL, Benedetti TJ, Daling JR. Risk factors and infant outcomes associated with umbilical cord prolapse: a population-based case-control study among births in Washington State. *Am J Obstet Gynecol*. 1994;170:613–618.
6. Boyle JJ, Katz VL. Umbilical cord prolapse in current obstetric practice. *J Reprod Med*. 2005;50:303–306.
7. Lin MG. Umbilical cord prolapse. *Obstet Gynecol Surv*. 2006;61:269–277.
8. Royal College of Obstetricians and Gynaecologists. *Umbilical Cord Prolapse. Green-top Guideline No. 50*. London: RCOG; 2008.
9. Yla-Outinen A, Heinonen PK, Tuimala R. Predisposing and risk factors of umbilical cord prolapse. *Acta Obstet Gynecol Scand*. 1985;64:567–570.
10. Roberts WE, Martin RW, Roach HH, Perry KG, Martin JN, Morrison JC. Are obstetric interventions such as cervical ripening, induction of labor, amnioinfusion or amniotomy associated with umbilical cord prolapse? *Am J Obstet Gynecol*. 1997;176:1181–1183.
11. Jones G, Grenier S, Gruslin A. Sonographic diagnosis of funic presentation: implications for delivery. *Br J Obstet Gynaecol*. 2000;107:1055–1057.
12. Ezra Y, Strasberg SR, Farine D. Does cord presentation on ultrasound predict cord prolapse? *Gynaecol Obstet Invest*. 2003;56:6–9.
13. Driscoll JA, Sadan O, Van Gelderen CJ, Holloway GA. Cord prolapse – can we save more babies? *Br J Obstet Gynaecol*. 1987;94:594–595.
14. Runnenbaum IB, Katz M. Intrauterine resuscitation by rapid urinary bladder installation in a case of occult prolapse of excessively long umbilical cord. *Eur J Obstet Gynecol. Reprod Biol*. 1999;84:101–102.
15. Barrett JM. Funic reduction for the management of umbilical cord prolapse. *Am J Obstet Gynecol*. 1991;165:654–657.
16. Siassakos D, Hasafa Z, Sibanda T, Fox R, Donald F, Winter C, Draycott T. Retrospective cohort study of diagnosis-delivery interval with umbilical cord prolapse: the effect of team training. *Br J Obstet Gynaecol*. 2009;116:1089–1093.

第13章

缩宫素在加速产程或引产中的应用

M.S. Robson

缩宫素

缩宫素是一种哺乳动物的神经垂体激素,在下丘脑的视上核和室旁核中产生。它是一种神经肽,从生理学上讲是一种强效的子宫收缩剂,刺激子宫平滑肌的收缩。它还会引起乳腺腺泡周围的肌上皮细胞收缩,从而导致哺乳期的乳汁排出。

缩宫素的生理作用不仅通过循环中的缩宫素调节,还通过缩宫素酶以及缩宫素受体的数量和效能来改变。缩宫素酶是在妊娠期间产生的糖蛋白氨基肽酶,可降解缩宫素。胎盘中的酶活性随着妊娠的进行而增加,并在足月时急剧上升,分娩后下降。

在产程开始前后,子宫敏感性明显增加,这与缩宫素受体 RNA 水平的上调和子宫内膜缩宫素受体密度的急剧增加有关,并于产程早期达到高峰[1]。产程开始前,缩宫素受体不仅是在子宫肌层中增加,也在子宫蜕膜中增加。在产程中,在人绒毛膜蜕膜组织中缩宫素受体基因的表达增加了 5 倍。同时,在蜕膜中,缩宫素本身具有释放前列腺素 $F_{2\alpha}$ 的作用。

药代动力学

当小剂量静脉内输注时,缩宫素会引起子宫节律性收缩。高剂量的缩宫素,尤其是通过静脉注射快速给药,会对血管平滑肌产生暂时的直接松弛作用,导致短暂的低血压、潮红和反射性心动过速。缩宫素输注中断或速率的显著降低通常会导致其对肌肉活动的影响迅速下降。缩宫素分布在所有细胞外液中,血浆结合度非常低。静脉注射缩宫素的优点之一是其半衰期短,根据临床情况和不同测定方法而定,为 3~20 分钟[2]。当以适当的静脉输注速度给药时,子宫反应逐渐加强,通常在 20~40 分钟内达到稳定状态[2]。

赛因托西林(syntocinon)是一种与缩宫素相同的合成九肽,不含升压素,并具有稳定可靠的作用。注射液澄清无色,常分装于 1mL 含 5IU 和 1mL 含 10IU 的安瓿中[2]。

加速产程和引产的高剂量和低剂量缩宫素应用方案

推荐方案为初始输注速率设置为 1~4mU/min,并以不小于 20 分钟的间隔增加,增加量不超过 1~2mU/min,直到建立正常的规律宫缩(每 10 分钟收缩 3~4 次)。最大的推荐剂量为 20mU/min,目前认为对初产妇和经产妇无明显差异[2]。

低剂量方案是从 1mU/min 开始,每 30 分钟增加一次,到最大剂量为 12mU/min,同样初产妇和经产妇之间无明显差异。

高剂量方案是从 5mU/min 开始,每 15 分钟增加一次,到最大剂量为 30mU/min,甚至可能更高。

> 缩宫素的浓度,起始剂量,增加剂量,增加速率和最大剂量不是主要问题。
> 主要问题是对胎儿和子宫的影响。

现有国际指南

国际上关于标准化缩宫素应用方案尚未达成一致,不同的指南和出版物认可不同的低剂量和高剂量的缩宫素治疗方案[3-16]。有时,在同一产科中心使用不同的缩宫素治疗方案,具体取决于产科医师的个人处方。这是不能令人满意的,因为这样增加了助产士或产科医师给药错误的风险。

没有足够的证据表明某种缩宫素用法优于另外一种。一篇 Cochrane 综述对包括 644 名孕妇在内的四项研究进行回顾分析发现,高剂量缩宫素治疗与产程缩短、剖宫产减少和自发性阴道分娩的增加显著相关[12]。然而,由于有关母婴不良结局的记录数据很少,该证据不足以进行强烈推荐。这也强调对所有产科中心的分娩进行详细的、连续的、结构化的临床评估的重要性。

缩宫素作为治疗用药具有许多优点。它起效快，半衰期短。因此，对剂量的任何调整都有快速反应。与早期人工破膜术相结合，可以防止产程过长。如果用作预防措施，可以减少剖宫产的发生率[17]，不过如果用于产程延长的治疗，则不能减少剖宫产率。

一项 Cochrane 综述对使用缩宫素与安慰剂或延迟使用缩宫素进行比较，结果显示剖宫产率没有差异，但产程时间有缩短[18,19]。无论该 Cochrane 回顾分析如何解读，都必须认识到现有证据总体而言是矛盾的，尽管进一步研究层出不穷，但仍可能维持这样的结果[7]。因此，在每个产程与分娩中心使用缩宫素都应使用"十分类系统"，以得到详细、持续、结构化的评估的支持[20,21]。

讨论使用缩宫素的术语标准化

关于术语尚无共识，但作者建议以下常用内容：

剂量	mU/min
子宫宫缩过频	收缩频率过度
子宫张力过高	延长收缩
子宫过度刺激	当上述任何一种情况导致可疑的电子胎心监护图形

指南制定

要安全有效地使用合成缩宫素赛因托西林（syntocinon），就必须了解缩宫素的生理学、药代动力学和风险[22-27]。生理学解释了为什么随着妊娠的进展子宫对缩宫素的敏感性更高，为什么经产妇较初产妇敏感性更高，为什么自然发动而不是引产的产妇更敏感，而且使用前列腺素后的孕妇更敏感。

了解缩宫素的生理学也强调了这样一个事实，即仅考虑缩宫素的剂量，半衰期和它达到稳态的时间而不考虑其他临床变量是没有意义的，尤其不考虑某个剂量下缩宫素对胎儿和子宫的影响[23]。因此，根据胎儿的情况安全地调整缩宫素剂量，防止子宫过度收缩并保持宫颈扩张速度与就缩宫素滴注剂量达成一致同样重要[28-31]。如果做出使用缩宫素的临床决定，那么目标就应该是尽快安全地达到治疗剂量。如果对胎儿的健康状况有任何疑问，或出现过度收缩的迹象，则降低缩宫素剂量至不会对胎儿或子宫造成影响为止，并维持该剂量。

在同一个产科中心，所有产妇只接受一种缩宫素治疗方案是有益的[32-34]。接受仅一种缩宫素治疗方案，那么该方案应满足安全性要求，同时要认识到缩宫素的治疗剂量在不同的女性群体中有所不同。

临床医师应了解他们使用的缩宫素方案是大剂量还是小剂量方案，并且应了解起始剂量，增加剂量和速率，以及以 mU/min 为单位的最大剂量。

避免在某些高风险孕妇群体中使用缩宫素在临床上也是可以接受的，但是建议使用"十分类系统"对孕妇和新生儿的结局进行详细的、连续的、结构化的评估。

在使用缩宫素之前，应确定已自然或人工破膜。人工破膜术使临床医生可以检查羊水的量和颜色，羊水是胎儿健康情况的标志。人工破膜术可能足以加速分娩。

如果某产科中心在产程后期才进行人工破膜术，并使用低剂量缩宫素方案，可能会导致某些产妇无法达到所需的缩宫素治疗剂量。此外，如果已经达到缩宫素的治疗剂量，也可能由于其他与产程延长有关的并发症而中断治疗。

在产程后期进行人工破膜术也可能意味着在胎膜破裂后至需要使用缩宫素的时间更短，这可能会导致缩宫素使用率升高。该指南未对何时进行人工破膜术或破膜后仍无有效宫缩时，何时开始使用缩宫素提出任何建议。但是，重要的是要认识并了解在自然发动的产程中，人工破膜的时机与缩宫素之间的密切关系，并要意识到初产妇通常比经产妇需要更高剂量的缩宫素。在引产的产程中，二者存在相同的关系，但临床实践更为规范。

临床风险

缩宫素引起的两个主要临床问题是胎儿不耐受和子宫过度收缩。这些情况可能发生在低剂量的缩宫素或高剂量的缩宫素中。最终，对胎儿和子宫的效果才是证实安全的"金标准"。

作者建议将子宫过度收缩定义为初产妇在 15 分钟内收缩 7 次以上，经产妇在 15 分钟内收缩 5 次以上（使用缩宫素时）。使用 15 分钟而不是 10 分钟的主要优点是对何时增加和减少缩宫素的剂量更为清晰。此外，用 15 分钟可以用更长的时间来平均宫缩，这也是正常更改缩宫素剂量的最短时间间隔。

对于经产妇，在 15 分钟内可以接受的收缩次数会更保守，是因为在这些妇女中很少需要用缩宫素，并且通常以低得多的剂量使用。

子宫破裂(继发于缩宫素治疗)在经产妇中更容易发生,特别是存在子宫瘢痕时,初产妇的子宫本质上是不会发生破裂的。

临床决策和稽查

必须就第一产程和第二产程何时开始使用缩宫素给出明确的指导,特别是谁可以启动、管理它,以及哪些女性绝不能接受缩宫素治疗。

该指南应取决于是初产妇还是经产妇,是否存在瘢痕,自然临产还是引产,单胎头位、单胎臀位或多胎。

至于可以使用缩宫素多长时间以及无进展需要多长时间的具体建议,这是一个取决于多个临床因素的问题,不能在指南中进行简单总结。但是有一些原则应牢记,其中包括一般来说初产妇可以(尤其是那些被引产者)较经产妇等待更久的时间。

如果使用缩宫素来加速瘢痕子宫经产妇的产程(见第 22 章),那么作者认为缩宫素使用应限制在 2 小时以内,如果基于这种情况下的进展情况,预计短时间内不能阴道分娩,则应进行剖宫产分娩。作者不建议使用缩宫素对瘢痕子宫的经产妇进行引产。

第二产程开始应用缩宫素仅在初产妇中进行,并且作者认为如果第一产程时间过长,则缩宫素也不一定有效。就起始剂量和增加速率而言很难标准化,需要参考前文的讨论结果,其目的是尽可能安全且尽快地达到治疗剂量。这取决于胎儿和子宫的反应,如果对胎儿的健康状况有任何疑问,那么就不应该开始或继续使用缩宫素,而应采用最安全的方法进行分娩。每个产科中心都需要对在第二产程中首次使用缩宫素制定具体的指南。

缩宫素其实是一种潜在的危险的药物[35,36],除非经过谨慎的稽查,否则我们可能会在不需要时使用它,不当使用它,或者在应该使用时不使用它。

如果每个产科中心都不知道他们使用缩宫素的频率,对谁使用了缩宫素,何时以及如何使用缩宫素,或者围产期结局是什么,会非常危险。

关键临床建议

1. 每个产科中心都应有使用缩宫素来加速或引产的一个临床指南,所有临床医师都应详细了解。

2. 如果胎膜完整,应在开始使用缩宫素之前进行人工破膜术。

3. 在开始使用缩宫素之前,应至少连续进行 20 分钟的电子胎心监护,并应持续进行直到婴儿分娩为止。

4. 如果电子胎心监护呈可疑型,则不应使用缩宫素。

5. 没有子宫瘢痕的经产妇在第一产程开始使用缩宫素前,必须由高年资产科医师进行临床评估。

6. 没有子宫瘢痕的经产妇在第二产程开始使用缩宫素之前,应由产科顾问医师来判断决定。

7. 在有子宫下段横切口瘢痕的经产妇开始使用缩宫素之前,应由高年资产科医师进行临床评估,开始使用缩宫素的决定应由顾问医师做出。

8. 如果该产妇有子宫瘢痕,则不应在第二产程开始初始使用缩宫素。

9. 对缩宫素的使用进行稽查必须是强制性的,并应使用"十分类系统"以及其他相关材料和结果进行分析。

10. 在第 24 章产时分类讲解中也有关于缩宫素的使用。

(杜巧玲　译　　宋耕　魏玉梅　校)

参考文献

1. Blanks AM, Thornto S. The role of oxytocin in parturition. *Br J Obstet Gynaecol*. 2003;110(suppl 20):46–51.
2. Novartis. Syntocinon. 2009;6:1–10. Available at: http://www.novartis.com.au/pi_pdf/syt.pdf.
3. Foster TC, Jacobson JD, Valenzuela GJ. Oxytocin augmentation of labor: a comparison of 15- and 30-minute dose increment intervals. *Obstet Gynecol*. 1988;71(2):147–149.
4. Akoury HA, MacDonald FJ, Brodie G, Caddick R, Chaudhry NM, Frize M. Oxytocin acceleration of labor and perinatal outcome in nulliparas. *Obstet Gynecol*. 1991;78(2):227–230.
5. Lazor LZ, Philipson EH, Ingardia CJ, Kobetitsch ES, Curry SL. A randomized comparison of 15- and 40-minute dosing protocols for labor augmentation and induction. *Obstet Gynecol*. 1993;82(6):1009–1012.
6. Merrill DC, Zlatnik FJ. Randomized, double-masked comparison of oxytocin dosage in induction and acceleration of labor. *Obstet Gynecol*. 1999;94(3):455–463.
7. Voutsos L. Oxytocin: less opinion, more studies. *Am J Obstet Gynecol*. 2009;201(3):e9; author reply e9.
8. Wei S-Q, Luo Z-C, Qi H-P, Xu H, Fraser WD. High-dose vs low-dose oxytocin for labor acceleration: a systematic review. *Am J Obstet Gynecol*. 2010;203(4):296–304.
9. Zhang J, Branch DW, Ramirez MM, et al. Oxytocin regimen for labor acceleration, labor progression, and perinatal outcomes. *Obstet Gynecol*. 2011;118:249–256.
10. Society of Obstetricians and Gynaecologists of Canada. Induction of Labour. *J Obstet Gynaecol Can*. 2013;35(9).
11. Kenyon S, Armstrong N, Johnston T, et al. Standard- or high-dose oxytocin for nulliparous women with confirmed delay in labour: quantitative and qualitative results from a pilot randomised controlled trial. *Br J Obstet Gynaecol*. 2013;120(11):1403–1412.
12. Kenyon S, Tokumasu H, Dowswell T, Pledge D, Mori R. High-dose versus low dose oxytocin for acceleration of delayed labour. Mori R, ed. . *Cochrane Database Syst Rev*. 2013;7:CD007201.
13. National Institute for Care and Excellence in Healthcare. *Intrapartum Care (NICE Guideline 190)*. 2014;28:1–839.
14. Norwegian Guidelines. *Stimulering av rier*. 2014;25:1–3.

15. Budden A, Chen LJY, Henry A. High-dose versus low-dose oxytocin infusion regimens for induction of labour at term. *Cochrane Database Syst Rev.* 2014;10:CD009701.

16. Irish National Clinical Guidelines in Obstetrics and Gynaecology. Available at: https://rcpi-live-cdn.s3.amazonaws.com/wp-content/uploads/2016/05/31.-Oxytocin-to-Accelerate-or-Induce-Labour.pdf.

17. Wei S, Wo BL, Qi HP, et al. Early amniotomy and early oxytocin for prevention of, or therapy for, delay in first stage spontaneous labour compared with routine care. *Cochrane Database Syst Rev.* 2013;8:CD006794. https://doi.org/10.1002/14651858.CD006794.pub4.

18. Bugg GJ, Stanley E, Baker PN, Taggart MJ, Johnston TA. Outcomes of labours augmented with oxytocin. *Eur J Obstet Gynecol.* 2006;124(1):37–41.

19. Bugg GJ, Siddiqui F, Thornton JG. Oxytocin versus no treatment or delayed treatment for slow progress in the first stage of spontaneous labour. *Cochrane Database Syst Rev.* 2013;6:CD007123.

20. Robson M. Classification of caesarean sections. *Fetal Matern Med Rev.* 2011;12:23–29.

21. Robson M, Hartigan L, Murphy M. Methods of achieving and maintaining an appropriate caesarean section rate. *Best Prac Res Clin Obstet Gynaecol.* 2013;27:297–308.

22. Jonsson M, Nordén SL, Hanson U. Analysis of malpractice claims with a focus on oxytocin use in labour. *Acta Obstet Gynecol Scand.* 2007;86(3):315–319.

23. Clark S, Belfort M, Saade G, et al. Implementation of a conservative checklist-based protocol for oxytocin administration: maternal and newborn outcomes. *Am J Obstet Gynecol.* 2007;197(5):480.e1–e5.

24. Jonsson M, Nordén-Lindeberg S, Ostlund I, Hanson U. Acidemia at birth, related to obstetric characteristics and to oxytocin use, during the last two hours of labor. *Acta Obstet Gynecol Scand.* 2008;87(7):745–750.

25. Clark SL, Simpson KR, Knox GE, Garite TJ. Oxytocin: new perspectives on an old drug. *Am J Obstet Gynecol.* 2009;200(1):35.e1–e6.

26. Clark SL, Meyers JA, Frye DK, Perlin JA. Patient safety in obstetrics – the Hospital Corporation of America experience. *Am J Obstet Gynecol.* 2011;204(4):283–287.

27. Prasad MR, Funai E. Oxytocin use during active labor: too much of a good thing? *Am J Obstet Gynecol.* 2012;207(6):439–440.

28. Bakker PCAM, Kurver PHJ, Kuik DJ, Van Geijn HP. Elevated uterine activity increases the risk of fetal acidosis at birth. *Am J Obstet Gynecol.* 2007;196(4):313.e1–e6.

29. Simpson KR, James DC. Effects of oxytocin-induced uterine hyperstimulation during labor on fetal oxygen status and fetal heart rate patterns. *Am J Obstet Gynecol.* 2008;199(1):34.e1–e5.

30. Frey H, Meister M, Kleweis S, Stuart J. Discussion: "Tachysystole in term labor" by Heuser et al. *Am J Obstet Gynecol.* 2013;209(1):e6–e7.

31. Heuser CC, Knight S, Esplin MS, et al. Tachysystole in term labor: incidence, risk factors, outcomes, and effect on fetal heart tracings. *Am J Obstet Gynecol.* 2008;209(1):32.e1–e6.

32. Freeman RK, Nageotte M. A protocol for use of oxytocin. *Am J Obstet Gynecol.* 2007;197(5):445–446.

33. Hayes EJ, Weinstein L. Improving patient safety and uniformity of care by a standardized regimen for the use of oxytocin. *Am J Obstet Gynecol.* 2008;198(6):622.e1–e7.

34. Buchanan SL, Patterson JA, Roberts CL, Morris JM, Ford JB. Trends and morbidity associated with oxytocin use in labour in nulliparas at term. *Aus NZ J Obstet Gynaecol.* 2012;52(2):173–178.

35. Olah KSJ, Steer PJ. The use and abuse of oxytocin. *Obstet Gynaecol.* 2015;17:265–271.

36. BJOG Debate: Oxytocin should not be used to augment labour. FOR: Steer P. There is too much risk for too little benefit. AGAINST: Robson M. The need for oxytocin is greatest in nulliparous women. *BJOG.* 2015;122:1543.

第14章

胎先露异常和胎方位异常

M.S. Robson · A.A. Calder · T.F. Baskett

胎先露异常是指除枕先露以外的其他胎先露。
胎方位异常是指正常先露（枕先露）的异常位置，胎头以枕骨为指示点与母体骨盆关系存在异常。

胎先露异常指的是除了正常的胎儿枕先露以外的其他胎先露。这包括了其他章节的两个胎先露异常：臀先露（见第 20 章）和脐带先露（见第 12 章）。此外，本章节中所述的胎先露异常包括面先露，额先露，横位中的肩先露或肢体先露，复合先露。在现代产科

学，特别是在发达国家中，胎先露异常的发生率有所下降，这是因为胎先露异常可能与多次生育有关，而现代女性生育次数较少。

根据胎方位不同，通过产道时足月胎头前后径长短有所不同（图 14.1）。正常俯屈胎头的枕下前囟径为 9.5cm，未俯屈的枕后位为枕额径（11~12cm），而在异常先露中，面先露为颏下前囟径（9.5cm），额先露为枕颏径（13.5cm），见图 14.2。

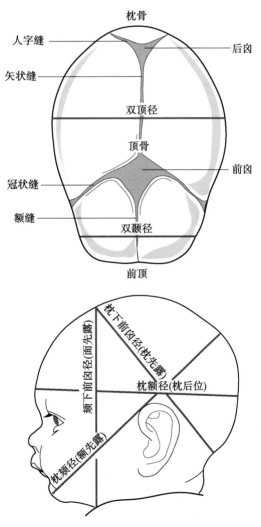

图 14.1　胎儿头骨的径线和指示点

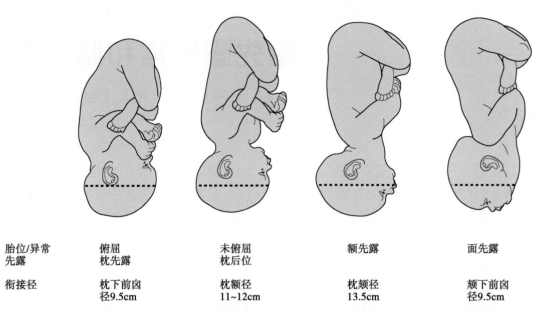

胎位/异常 先露	俯屈 枕先露	未俯屈 枕后位	额先露	面先露
衔接径	枕下前囟 径9.5cm	枕额径 11~12cm	枕颏径 13.5cm	颏下前囟 径9.5cm

图14.2 胎方位及头先露胎位异常

面先露

在面先露中,胎头极度仰伸,下颏成为指示点。胎先露以颏下前囟径衔接入盆,足月胎儿此径线大小约9.5cm。此大小与俯屈良好的枕下前囟径相同,但是面部骨骼的可塑性却不如头先露时的颅骨。面先露的发生概率为1/500。

原因

- 面先露中有15%合并胎儿畸形。最常见的是中枢神经系统疾病,如无脑儿和脊髓脊膜突出。颈部肿瘤也可以引起胎头过度仰伸和面先露。
- 早产。
- 在一些未俯屈的枕后位中,由于相对头盆不称有可能转为面先露。
- 更多见于分娩次数较多的经产妇。
- 除了产次以外,绝大多数的面先露没有明显的原因。

诊断

面先露的先露部分位于颏与眼眶之间。通常情况下,在产程中,通过阴道检查可以触及其眼部、鼻子、嘴和颏等指示点。但有时也可以因水肿而触诊不清。这些特征看似很明显,但是有的时候也容易搞错,比如胎儿口腔和肛门两个部位。如果难以确定,可以将手指探入腔内,齿龈较易被触及而作为鉴别方法。

面先露通常很难在产前做出诊断。如果临床上怀疑,可以通过超声检查确诊。

颏骨是面先露中的指示点,根据下颏的部位不同可分为颏前位、颏后位或颏横位(颏左位或颏右位)。临床上以颏前位居多。

处理

在罕见情况下,面先露在产前即被诊断,需通过仔细超声检查排除胎儿结构畸形。可以继续观察,直到产程开始或足月,这是因为很多面先露病例可以自然而然地转为俯屈良好的枕先露。但是如果持续面先露且胎儿正常,应该以选择性剖宫产结束妊娠。

当在产程中诊断,也应该首先排除胎儿是否存在大体畸形以及骨盆条件是否存在异常。然后评估面先露的方位。根据估计胎儿体重、胎方位、先露高低、骨盆大小以及产程进展综合评估,如下的原则可能有助于处理。

如果胎儿存在危及生命的畸形则应考虑阴道分娩,以避免母体接受不必要的干预。

如果处于颏前位,由于其衔接径线与枕前位相同,当胎儿大小正常或偏小,且骨盆条件好,产程进展顺利,那么进行阴道试产是合适的。绝大多颏横位可以转为相对更好的颏前位。不建议使用缩宫素引产和加速产程。

在颏前位中,如果产程进展顺利,特别是第二产程顺利,那么才有可能完成自然分娩。

如果在颏前位中,产程进展不太顺利,可以考虑使用产钳助产,但胎儿面部必须达到会阴处且只要产钳稍微牵拉即可娩出胎儿,这种情况下产钳分娩比进行剖宫产要安全。

在颏后位中,如果在产程中无法转为颏前位,则不可能经阴道分娩(图 14.3)。

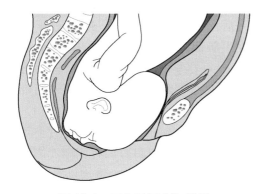

图 14.3　面先露颏后位,嵌顿

额先露

在额先露中,胎儿头部姿势是介于枕部俯屈和面先露之间的。在所有头先露中,额先露是最糟糕的一种,因为在足月胎儿中,额先露以长约 13cm 的枕颏径衔接。额先露的发生概率为 1:2 000~1:1 000。

额先露的发生原因与面先露相同,但是其合并胎儿致死性畸形的概率比面先露要低。

诊断

一般很难在临产前做出额先露的诊断。产程中阴道检查时额先露的指示点为鼻根、眼眶和前囟。有时因胎头受产道挤压,发生胎头重塑和水肿,指示点很难鉴别。通常鼻根和眼眶较易触及。

处理

小部分的额先露发生与胎儿偏小而骨盆条件好有关。在这样的情况下,往往产程进展顺利并完成自然分娩。通常较多见于枕后位额先露,与仰伸的枕后位难以区分。在正常生长的足月胎儿中额先露胎头以最大径线入盆,所以除非骨盆异常宽大,否则不能经阴道自然分娩。即使试图用手指去拨胎头转为顶骨先露,往往也是徒劳无功的。另一种尝试的方法就是尽量使其转为面先露。但在现代妇产科学中,这两种方法都是不利且不可行的。因此,对绝大多数的额先露而言,应以剖宫产终止妊娠。

"胎儿处于一种很不自然的姿势……以上肢和肩部先露。作为一名助产者,这是一种很糟糕的情况,我尽全力要将胎儿手臂和肩部回纳进宫腔,但是却没有用……

我将一只手尽可能伸进宫腔……最后我终于摸到胎儿的一只脚,慢慢地将其往外拉,使得原先在阴道里的肩部和手臂回纳进宫腔,另一只小脚也顺势下降至宫口,我紧握两只小脚,使其顺利分娩,是一个女婴,并且活着……"

PAUL PORTAL
THE COMPLEAT PRACTICE OF MEN AND
WOMEN MIDWIVES.
LONDON:J. JOHNSON,1763;178-179

横位

横位是一种最不利的胎位。在足月妊娠中其发生概率为 1:500。胎儿可以是背朝前或背朝后的。在绝大多数的病例中,往往是斜位而不是横位,多表现为胎头或胎臀占据在一侧髂窝内。横位或斜位中最多见的先露是肩部,有时胎儿上肢也可脱垂在宫颈口外(图 14.4)。

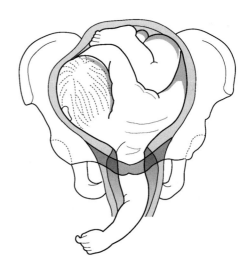

图 14.4　肩先露中脱出的上肢

病因

- 前置胎盘,这是首要考虑的因素。
- 子宫畸形——完全纵隔或不全纵隔子宫。胎儿体位通常相对固定而不易改变。
- 羊水过多。
- 胎儿畸形——异常胎儿也会有异常的举动,包括子宫腔内异常的体位。死胎没有张力也可以表现为横位。

- 位于子宫下段的肌瘤。极少数情况下,卵巢肿瘤也可以阻止胎先露进入子宫下段。
- 早产。一旦进入产程,胎儿有可能,但不是一定会转为纵产式。
- 多产史。子宫肌层和腹部肌肉缺乏张力,使得胎儿转为横位或斜位。然而,一旦进入产程,张力增加,通常胎儿会转为纵产式。初产妇横位,则转为纵产式的可能性较小。
- 膀胱过度充盈使得胎先露无法进入子宫下段,所以必要时应插入尿管排空膀胱以排除是这种原因。

诊断

通过腹部视诊发现子宫的横径增宽,垂直径变短时应怀疑为横位。触诊时,子宫下段有明显的空虚感,胎儿头部和臀部各在腹部的两侧,中间是横着或斜着的胎儿背部。只有在一些比较肥胖的孕妇,才需要通过超声来进一步确诊。不过,建议对所有的病例都行超声检查排除前置胎盘或胎儿畸形。

在产程中,通过阴道检查可以进一步确诊胎先露。通常以肩先露多见。阴道检查可触及小而圆形的肢体,其骨性标志为锁骨和肋骨。在忽略性病例中,在破膜以后,一个或多个肢体可能会脱出宫颈外口。以一侧上肢脱垂多见,但一侧上肢合并一侧下肢有时也会发生。胎儿手部脱垂受压后水肿,但手部没有突出的足跟部,可与胎儿足部脱垂相鉴别(见第20章)。

产程中的转归

在横位/斜位临产后可能有以下三种转归:

- 在第一产程早期,由于子宫张力增加,胎膜未破的情况下,胎儿可能转为纵产式。这多见于经产妇,其发生横位的原因正是由于子宫肌层松弛。
- 以肩先露的方式进入骨盆腔,将会导致产程受阻、子宫收缩乏力或者子宫破裂。
- 胎儿以折叠的姿势自然分娩。只有在胎儿偏小或死胎胎体软化的情况下才会发生这种情况。胎儿的头部和胸部或盆腔被挤压在一起,一同娩出。

处理

在处理横位或肩先露时,要考虑以下三种不同的情况:尚未临产的孕末期,产程中胎儿存活和产程中胎儿已死亡。

尚未临产的孕末期

在孕36周以后诊断为横位或斜位的胎产式时,首先应寻找常见的原因。超声可以帮助排除前置胎盘,胎儿畸形和多胎妊娠。同时,也要进一步核实孕周是否正确。排除以上一些原因后可以实施外倒转术,详见第20章。如果外倒转成功,胎先露持续为头位,此后常规产前检查。但仍然会面临一些问题,多见于经产妇,其胎位可以每天,甚至每小时都有不同,在横位、斜位、头位或臀位之间转换。在这样的病例中,在接近足月后,产程发动或胎膜早破时,处于横位或斜位胎儿发生脐带脱垂或产程阻滞的风险大。在这样的情况下,最好尽早入院待产,在有产程发动的早期迹象时,尽早做外倒转术,或在胎膜破裂、脐带脱垂及手臂脱出等情况下,行急诊剖宫产术。

在这样的病例中,往往在临产前都有不规则宫缩使子宫张力增加,胎儿可自行倒转或用外倒转成功地固定合适的胎先露。超过孕38周以后,则考虑进行引产。引产时,孕妇应进入产房尽可能地将胎产式转为头先露,遵循正常的引产规范给予缩宫素引产。一旦进入规律宫缩,在排除脐带先露后,进行盆腔检查和破膜术,这个过程中用手在腹部固定胎头,让羊水慢慢流出,直至胎头位于子宫下段贴住宫颈。

如果通过外倒转仍无法改变横位,则在孕39周选择剖宫产手术终止妊娠。如果孕妇愿意住院待产也可继续等待,尤其是经产妇,因为她们通常会在开始宫缩后转为纵产式。

产程中胎儿存活

在分娩早期,有时可以在宫缩间隔时期内给予外倒转术。首先排空膀胱。在多产妇中,此时行外倒转的成功概率较大。除非外倒转术进行顺利或产程已大有进展,否则应立刻剖宫产术终止妊娠。

在横位或斜位剖宫产手术中,进腹后应仔细探查子宫下段。除非子宫下段形成很好,且胎膜未破,否则应考虑行子宫下段垂直切口。这种切口还可以向上延伸,才能有足够空间娩出胎儿。除非胎头已经很低,一般以牵拉胎儿足部先娩出比较可行。

产程中胎儿已死亡

产程中如果胎儿没有转为纵产式,剖宫产术是最安全的选择。

复合先露

从定义上讲,头先露伴有全部或部分胎儿肢体,或多个胎儿肢体,或臀位时伴有胎儿的一只手或上肢,作为先露部分同时进入骨盆入口称为复合先露。临床上,通常是指头先露时的情况。

任何可以干扰胎头衔接的因素都可以导致一个或多个胎儿肢体与胎头一起进入骨盆。这包括狭窄骨盆、盆腔肿瘤和羊水过多。此外,早产和浸软的死胎也会出现复合先露。一般胎头与一足的复合先露很少出现,通常出现在非常早的早产和死胎分娩时。

通常情况下,复合先露与胎儿较小以及骨盆宽大有关,手和前臂位于头侧低于胎头。一旦发现复合先露,在排除其他严重的病因后,简单的方法就是将手和前臂回纳入胎头一侧和上方。操作者用手指将回纳的上肢保持在宫腔内,随着一阵阵宫缩,胎头下降,胎儿上肢自然保持于胎头上方。如果在第二产程胎儿前臂脱出,一些孕妇分娩时胎头和肢体可同时娩出。如果发生在第一产程,或出现第一或第二产程阻滞,或胎儿肢体无法回纳时,必须以剖宫产分娩。

(黄一颖 **译** 宋耕 李婷 **校**)

参考书目

Breen JL, Weismeier E. Compound presentation: a survey of 131 patients. *Obstet Gynecol.* 1968;32:419–422.

Cruikshank DP, Cruikshank JE. Face and brow presentation: a review. *Clin Obstet Gynecol.* 1981;24:333–530.

Edwards RL, Nicholson HO. The management of the unstable lie in late pregnancy. *J Obstet Gynaecol Br Commonw.* 1969;76:713–715.

Kawatheker P, Kasturilal MS, Srinivis P, Sudda G. Etiology and trends in the management of transverse lie. *Am J Obstet Gynecol.* 1973;117:39–44.

Kovacs SG. *Brow presentation. Med J.* 1972:280–284.

Laufe LE, Berkus MD. *Assisted Vaginal Delivery: Obstetric Forceps and Vacuum Extraction Techniques.* New York: McGraw-Hill; 1992.

Moore EJT, Dennen EH. Management of persistent brow presentation. *Obstet Gynecol.* 1955;6:186–189.

O'Grady JP. *Modern instrumental delivery.* Baltimore: Williams and Wilkins; 1988:150–152.

Posner AC, Friedman S, Posner LB. Modern trends in the management of the face and brow presentations. *Surg Gynecol Obstet.* 1957;104:485–490.

Posner LB, Ruben EJ, Posner AC. Face and brow presentations: a continuing study. *Obstet Gynecol.* 1963;21:745–749.

Vacca A. The 'sacral hand wedge', a cause of arrest of descent of the fetal head during vacuum assisted delivery. *Br J Obstet Gynaecol.* 2002;109:1063–1065.

Weissberg SM, O'Leary JA. Compound presentation of the fetus. *Obstet Gynecol.* 1973;41:60–62.

第15章

阴道助产概述

S. O'Brien · D. Siassakos · K. Hinshaw

引言

在熟练操作下进行阴道助产(assisted vaginal delivery,AVD)一直是第二产程中加快分娩最有效的方法,且其不良母儿结局发生率较其他方法更低。本章将重点介绍阴道助产的历史和现状、操作要点,以期保持阴道助产在 21 世纪产科实践的核心地位。

重视阴道助产是因为在世界范围内,第二产程中的并发症(胎儿宫内缺氧、梗阻性难产、产妇疲惫或因产妇用力造成的母体合并症的加重)仍然占母婴死亡率和发病率的主要部分,占非洲、亚洲、拉丁美洲和加勒比海地区产妇死亡的 4% ~ 13%[1]。在 2013 年,全球每 10 万名产妇中有 0.4 人因梗阻性难产而死亡[2]。

阴道助产——历史背景

产钳的发明与演变是产科学这门临床艺术发展的关键。产钳在被发明了三个多世纪后,仍是少数尽管经历了改进,但依旧在使用的外科手术器械之一。相比而言,胎头吸引术有 150 年的历史,但在过去的半个世纪中才在临床实践中得到真正的发展。产钳改进过程中有四个重要标志事件:①发明;②盆弯的引入;③轴牵引工具的引入;④针对低位、横位胎头改良的"直"产钳。

产钳的发明

1569 年 7 月 3 日,信仰胡格诺教的难民 Chamberlen 家在南安普敦定居。不确定这家人的父亲威廉是否从事与医学相关的工作,但他有两个理发师儿子都叫 Peter(大 Peter 和小 Peter)。更混乱的是,这家还有第三位 Peter,小 Peter 的儿子也叫 Peter,被称为 Dr Peter Chamberlen,是帕多瓦大学(1619 年)、牛津大学(1620 年)和剑桥大学(1621 年)的医学博士,医师学会的成员(1628 年)。为了方便,我们分别称他们为 Peter Ⅰ、Peter Ⅱ、Peter Ⅲ。

多年来,产钳曾被认为是 Peter Ⅲ 的发明,他于 1683 年去世。但 Peter Ⅰ(1560? —1631)有着更高的声誉,他曾为丹麦国王 James Ⅰ 的妻子 Anne 和其他上流社会女性接产。为此,他曾被起诉关押在 Newgate 监狱,但后来因女王的介入而被释放。Peter Ⅱ(1572—1626)也对助产工作十分感兴趣,是首位提出创建"助产士团体"的人。现在推测很可能是 Peter Ⅰ

在 1600 年左右发明了产钳,家族保守了这个秘密长达 100 多年。Hugh Chamberlen Senior(Peter Ⅲ 的儿子)曾多次尝试在巴黎和阿姆斯特丹出售产钳,直到 18 世纪,产钳的秘密才被公众所知。1818 年,在 Woodham Mortimer 大厅的一个隐秘箱子里发现了 Chamberlen 的一些工具。图 15.1 所示的 Chamberlen 产钳设计较为简单,只有一个头弯,它们以这种形式存在了 100 多年(1600? —1747)。接下来的三章分别简单介绍产钳设计的改进、胎头吸引术的发展以及转位产钳的发明。

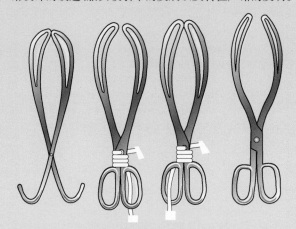

图 15.1　Chamberlen 产钳

现状

自从被引入临床实践,阴道助产就是降低第二产程母胎发病率首选的方法[3]。一项配对队列研究显示,与阴道分娩相比,宫颈完全扩张时剖宫产大出血率[>1L;相对危险度(RR)2.8;95% 置信区间(CI)

1.1~7.6]更高,产妇住院时间延长(≥6 天;RR 3.5;95% CI 1.6~7.6)更长,重症监护入院率(RR 2.6;95% CI 1.2~6.0)增加,但新生儿某些类型的创伤发生率较产钳助产低(RR 0.4;95% CI 0.2~0.7)[4]。

尽管这些证据显示阴道助产总体来说获益更多,但阴道助产率和方法在不同时期不同国家之间差异较大。阴道助产率在高收入和低收入国家也不同。部分国家的阴道助产率见图 15.2[5-8]。除了全世界范围内阴道助产率低,在 2006 年,23 个拉丁美洲和加勒比国家中的 17 个国家、30% 的撒哈拉以南非洲国家和 40% 的亚洲国家甚至没有阴道助产[9]。

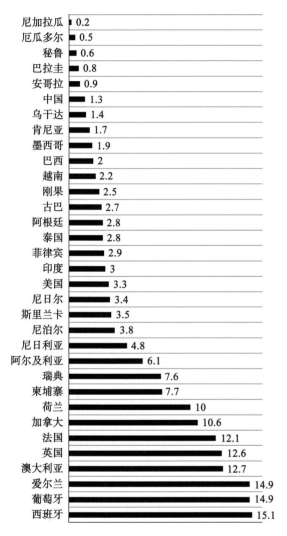

图 15.2　2008—2015 年部分国家阴道助产分娩的百分比

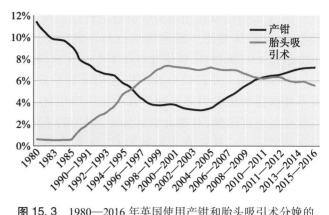

图 15.3　1980—2016 年英国使用产钳和胎头吸引术分娩的百分比

到 11%[12,13]。然而,美国阴道助产率(包括产钳分娩和胎头吸引术分娩)在过去 30 年里一直下降。从与欧洲国家阴道助产率持平水平(1990 年所有分娩总数的 9%)降至 2015 年的 3.12%,其中产钳分娩只有 0.56%[14],这一趋势如图 15.4 所示[14]。

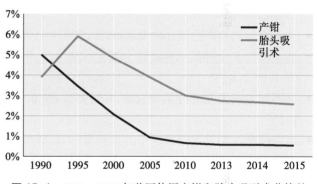

图 15.4　1990—2015 年美国使用产钳和胎头吸引术分娩的百分比

阴道助产使用器械和相关结局

非转位产钳(Simpson,Rhode′s/Neville-Barnes,Anderson,Piper,Wrigley′s 等),蘑菇状真空负压吸引杯(Malstrom,Bird 和 Kiwi),钟形真空负压吸引杯(silatic/silicone)和转位产钳(Kielland 钳)是目前最常使用的产科器械。不同器械的风险不同,最适合使用的临床场景不同(例如,非转位和转位分娩),以及器械相应的特点不同,不同器械的风险与益处不同,以及使用者的经验差异,这些因素不仅影响每种器械的使用率,而且影响阴道助产率和剖宫产术率。

非转位分娩

非转位分娩是指胎儿头部不需要由助产士使用器械进行转位的一种助产分娩,不需要主动使用转

高收入国家的阴道助产情况

在许多高收入国家,总的阴道助产率基本保持稳定。尽管随着时间推移,产钳的使用率下降,而胎头吸引术的使用率上升。例如,英国 1980 年阴道助产率为 12%,其中 11.3% 为产钳分娩,0.7% 为胎头吸引术[10]。2017 年阴道助产率为 12.8%,其中 7.2% 为产钳分娩,5.6% 为胎头吸引术[11]。图 15.3 显示了这一趋势。

澳大利亚也有类似的变化规律,从 1991 年到 2013 年,阴道助产率自 12.5% 上升到 18%,而产钳分娩自 10% 下降到 7%,胎头吸引术分娩自 2.5% 上升

位产钳/手动转位或使用胎头吸引被动转位。在实际操作中,这意味着胎先露的指示点与正前位的距离不应超过45°[例如,顶骨位置应介于左右枕前(ROA和LOA)之间]。非转位分娩可以使用非转位产钳、蘑菇状真空负压吸引杯或钟形真空负压吸引杯。产钳往往是更优选择,对婴儿伤害较小,但总的来说对母亲伤害较大。最新发表的对 2 923 名妇女进行的10 项随机对照研究的 Cochrane 综述显示,与胎头吸引术相比,使用产钳分娩失败的风险更低(*RR* 0.65)[15]。而一次使用不同器械助产,其孕产妇和新生儿不良结局发生率显著增高。与产钳相比,胎头吸引术:

- 可能增加头颅血肿(*OR* 2.4;95% *CI* 1.7~3.4)
- 可能增加视网膜出血(*OR* 2.0;95% *CI* 1.3~3.0)
- 可能增加母亲对胎儿和婴儿的担忧(*OR* 2.2;95% *CI* 1.2~3.9)
- 可能降低严重的母体会阴和阴道创伤(*OR* 0.4;95% *CI* 0.3~0.5)
- 并不增加剖宫产分娩(*OR* 0.6;95% *CI* 0.3~1.0)
- 并不增加 5 分钟低 Apgar 评分发生(*OR* 1.7;95% *CI* 1.0~2.8)
- 并不增加新生儿光疗需要(*OR* 1.1;95% *CI* 0.7~1.8)[16]
- 可能降低远期骨盆器官脱垂的发病率[17],但该结果并没有在最近的基于人群的研究中得到证实[18,19]

尽管非转位产钳分娩的母儿结局较好,全世界范围内产钳的使用率普遍低于胎头吸引术[20]。

转位分娩

转位分娩是指接生者使用转位产钳/徒手转位或使用胎头吸引帮助胎头转位的阴道助产分娩。实际上,这意味着胎先露的指示点与正前位的角度大于45°(即头先露时位置通常为枕横位或枕后位)。"转位"分娩可以经蘑菇状真空负压吸引器(Bird 或 Kiwi杯)、转位产钳或徒手转位后产钳分娩(或胎头吸引术)来实现。如果徒手成功转至枕前位,"俯屈不良"也被纠正,这使得胎儿可以以更小的径线通过。这样产妇屏气用力后可以正常分娩,尤其是对经产妇而言更是如此。

长期以来,人们一直认为转位阴道助产比非转位阴道助产风险更大[21]。最新 RCOG 指南建议进行转位阴道助产时,应有经验丰富的操作者在场,并且应在有紧急剖宫产条件下[16]。既往小规模研究表明,与

剖宫产相比,转位阴道助产新生儿预后较差[22]。而近期更大样本的研究表明,转位阴道助产(使用三种方法中的任意一种)并没有比第二产程剖宫产风险更大[23-27],这也再次激发了人们对宫口开全时矫正胎位不正的积极性[20,21]。

关于哪种器械对于旋转和分娩胎头更有效的争论还在继续。虽然仅有一项回顾性对照研究对所有这三种方法的有效性进行了比较[23],其他很多研究中对其中的任意两种的结局都进行过比较[24-26]。

转位产钳与转位胎头吸引术

在单中心研究中,转位产钳阴道分娩有效率高于转位胎头吸引术。一项 2015 年的荟萃分析纳入 8 项研究(7 项回顾性队列研究和 1 项前瞻性队列研究,共有 2 399 名患者)发现,和转位胎头吸引术吸引相比,使用转位产钳可降低"器械分娩失败"的风险(*RR* 0.32;95% *CI* 0.14~0.76;*P* = 0.009),且不良母儿结局均没有显著差异[27]。但英国的国家审计数据显示两者的成功率没有差异(79%,REDEFINE,2018 年,未发表的数据)。

转位产钳与徒手转胎位后产钳助产

两项基于英国的回顾性队列研究比较了转位产钳和"徒手转胎位后产钳助产"得出了不同结果。Bahl 等的研究发现,母儿结局没有差异[23],而 O'Brien 等的研究发现,使用转位产钳阴道分娩成功率明显高于徒手转胎位后产钳助产(*RR* 1.17;95% *CI* 1.04~1.31;*P* = 0.017)[25]。另外,转位产钳与肩难产相关(*RR* 2.35;95% *CI* 1.23~4.47;*P* = 0.012),与其他母婴不良损伤事件无关[25]。这两项研究都是基于同一个城市(英国布里斯托尔)同一所医院中进行的回顾性队列,设计具有局限性。研究报告中实际实施转位产钳的接生者人数都很少(O'Brien 等的研究中仅为 3 人),很有可能操作也多由经验丰富者实施,这些潜在的偏倚会限制研究结果的推广。

徒手转胎位后产钳助产与转位胎头吸引术

Bahl 等 2013 年对 236 人的回顾性队列研究中发现,徒手转胎位后产钳助产与转位胎头吸引这两种干预措施之间的成功率没有显著差异[23]。

虽然重新引起关注,但转位阴道助产(尤其是使用产钳)仍然是比较专业和相对罕见的操作。在美国,到 1996 年绝大多数产科医师已经放弃了转位阴道

助产,转而选择剖宫产[28]。

阴道助产的实践应用方面

阴道助产前的评估

在尝试任何阴道助产之前,为了确保阴道助产是合理且安全的,必须对母儿进行全面评估,找到提示成功的指征。任何阴道助产都必须有临床适应证。目前 RCOG 的标准如下。

胎儿

* 潜在的胎儿损害

母体

* 母亲疲劳/精疲力尽
* 依据英国国家卫生与临床优化研究所规定的标准,在第二产程中,胎头下降没有持续的进展(即初产妇无分娩镇痛,时限为 2 小时;初产妇有分娩镇痛者,时限为 3 小时;经产妇时限为 1 小时)
* 因合并症原因需缩短第二产程(如:重症肌无力、高血压危象、增殖性视网膜病变、有自主神经反射障碍风险的脊髓损伤患者等)

(改编自 2011 年 RCOG 指南[16]。)

在进行阴道助产前应对之前的产程进展情况进行仔细的回顾,包括母儿情况特点以及任何可能发生的并发症。经过产妇允许,应进行经腹部和经阴道评估,评估胎儿下降、位置、高低、胎姿势、头盆倾势、胎位、产瘤、颅骨塑形等情况。这些信息将帮助我们制订阴道助产计划。与产妇及其伴侣沟通,产妇应该全程参与决策。有时(尤其是急性胎儿损害时)不一定能进行详细的讨论,此时操作者必须自信,与产妇保持眼神交流并解释所发生的事情和进展。助产士的支持至关重要。如果能有多学科协作团队就更好了。

下降和位置

首先,经腹部评估胎儿先露部的下降和衔接。以胎头为例,使用典型的"骨盆缘上 5 级分类法"进行描述(图 15.5)。当胎头最宽处(双顶径)通过骨盆边缘时胎头"衔接",此时,可触及 2/5(或更少的)胎头。完全入盆后将是 0/5 可触及。如实施阴道助产,胎头可触及部分必须不超过 1/5(最好是 0/5)。仔细的腹部检查可以帮助我们发现枕后位,此时腹部呈舟状(脐下有明显的凹陷)。在显著头盆不称的病例中,胎头被过分重塑,阴道检查会给人一种胎头下降的假象(即胎头看起来似乎低于坐骨棘,但腹部仍可触及超过 1/5)。熟练的产科医师在临床评估中可以发现这些假象。

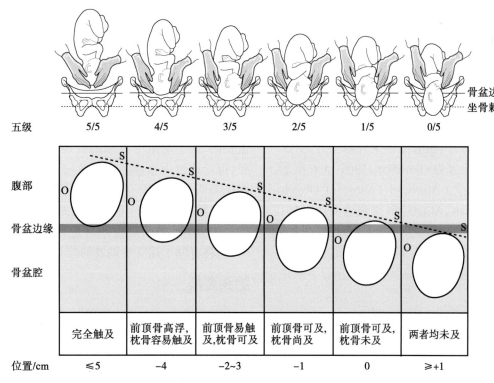

图 15.5　骨盆缘上 5 级分类的临床评估及其与胎头下降位置的关系

所有的胎位都以指示点表示,即"一个位于胎先露的,用于定义位置的骨性的突起"。枕骨是顶先露的指示点,下巴(或颏)是面先露的指示点。对于顶先露,位置可以是 OA、OT 或 OP,并被经典地用八个点组成一个 360°的圆描述——OA(DOA)、LOA、LOT、LOP、DOP、ROP、ROT 和 ROA。胎头的其他指示点用来帮助定义位置。在顶先露中:

- 前后囟门的位置。胎头俯屈好时可以触及三条骨缝线之间的后囟。前囟较大,呈菱形,由四条骨缝组成,在俯屈不良的枕后位时易被触及。
- 矢状缝的方向也有助于明确胎方位,但必须与囟门的位置相结合。在较长的产程中,由于产瘤增大,有时难以触及。
- 当囟门和矢状缝不易触及时可通过胎耳来明确胎方位。示指沿着胎儿头部的一侧插入。触及耳郭,只能朝一个方向"折叠"(即朝向胎儿的脸)。这可以在由于产瘤使颅缝和囟门查不清时,帮助定义侧面的方向。

正常分娩时胎儿以横位下降至骨盆中部开始旋转,通常在下降到盆底时完全转为前位,从骨盆出口仰伸娩出。如果盆底肌缺乏张力,骨盆向中前的自然倾斜度丧失,会导致俯屈仰伸不良和胎头转位错误。硬膜外麻醉可能会导致这一后果。枕后位时胎头直径相对骨盆较大。总的来说,75% 的枕后位可以转为枕前位置。剩下的 25% 仍处于"持续性枕后位(POP)",需要阴道助产的风险较高。

位置或水平

胎头位置(或水平)是阴道检查胎头最低的骨质部分与坐骨棘之间的关系。当该部位位于坐骨棘水平时为 0 位。相对而言,胎头位于坐骨棘上方为 −5 ~ −1cm,位于坐骨棘下方为 +1 ~ +5cm,如图 15.6 所示。美国妇产科医师协会(American College of Obstetricians and Gynecologists, ACOG)根据阴道助产时的位置分为组:中位(低于坐骨棘 0 ~ +2cm)、低位(坐骨棘下方 +2 ~ +4cm)和出口(>坐骨棘下方 +4cm)。这是一个非常实用的定义,我们建议在实践中使用以下描述:

出口

- 不分开阴唇时,在会阴处可见到胎头
- 胎头颅骨已经到达盆底
- 胎头位于会阴上
- 矢状缝在前后径或右、左枕前或枕后位
- 转位<45°(即右枕前或左枕前指向正枕前,或右枕后或左枕后转向正枕后)

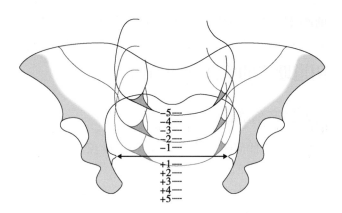

图 15.6　胎头在中骨盆下降——坐骨棘下方 1cm

低位

- 胎头最低点在 +2cm ~ +4cm 的位置,但不在盆底
- 两个亚类:
  - 转位<45°,即枕左前或枕右前
  - 转位>45°,包括正枕后位

中位

- 胎头在腹部可扪及<1/5,胎头位置在 0 ~ +2cm 处(图 15.5 和图 15.6)
- 两个亚类:
  - 转位<45°,即枕左前或枕右前
  - 转位>45°,包括正枕后位

准确地评估胎位是临床医师应掌握的一项重要技能,因为通常会根据胎位决定用哪种类型的器械助产最适合,以及该尝试是在产房还是在手术室进行。历史术语"产钳试验(trial of forceps)"表明,在认为有"很大"失败机会,可能导致紧急剖宫产的情况下,需要转移到手术室尝试分娩。如今,我们认为,即使是相对较低的、转位胎头吸引术也建议在手术室进行。这可能是一把"双刃剑",虽然母亲和婴儿的安全是最重要的,但手术室中更强的神经轴阻滞麻醉(如有需要,可立即转为急诊剖宫产术)抑制了母体的用力,潜在地降低了阴道助产成功率。关于在哪里进行阴道助产的最终决定必须是个性化的,但我们建议有经验的医师在场,尤其是在产房进行更复杂的转位分娩时,这将有助于建立受训者的信心。

胎头姿势

胎头姿态可分为"俯屈"(较小直径)或"仰伸"(较大直径)。随着产程进展,正常情况下会俯屈得更好。持续性枕后位时仰伸或者过度仰伸则更为常见。

头盆倾势

头盆倾势是胎头平面和骨盆平面的关系,是通过触及胎头的矢状缝与盆腔横切面的关系来评价的,如图 15.7 所示。当两个顶骨呈现均等、都不跨越矢状缝时为均倾位。前不均倾位为正常情况,也更常见,因为前顶骨超过了矢状缝而更容易扣及,而矢状缝在骨盆横面的后方。后不均倾相对少见,但可能与头盆不称有关,后顶骨占据骨盆横面的大部分空间,超过了矢状缝,而矢状缝靠近前方。

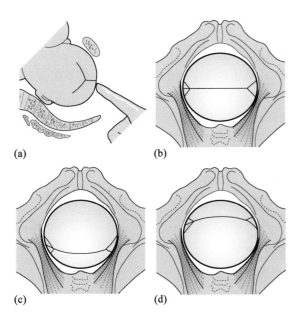

图 15.7 均倾和不均倾。(a)不均倾的检查,估计矢状缝离耻骨联合处的距离;(b)正常均倾的左枕横位,前后顶骨呈现均等;(c)前不均倾的左枕横位,前顶骨先入盆;(d)后不均倾的左枕横位,后顶骨先入盆

产瘤

产瘤(图 15.8)是指产程中胎头颅骨先露部位头皮肿胀。它是发生在腱膜上的浆液性渗出,可以横跨头皮中线。产瘤的描述非常主观但可以用无、+、++或

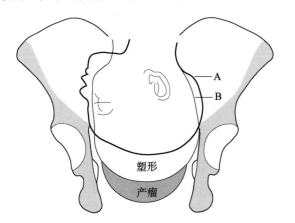

图 15.8 产瘤和塑形可以造成评价胎头下降位置时的假象。A. 胎头在下降前没有产瘤和塑形;B. 胎头下降后有产瘤和塑形

+++来代表。+或++是正常自然分娩中较为常见的情况。+++可能出现在正常分娩或简单的阴道助产后,但总的来说产瘤越大则越能代表胎头和骨盆之间接触过紧。产科医师应该意识到,较大的产瘤与较高的胎头吸引失败率有关,因为它会妨碍形成足够的"假髻",从而导致负压吸引杯过早脱落。

胎头塑形

胎头塑形是指胎头为了通过骨盆通道而发生形状上的变化(图 15.8 和图 15.9)。这是由于受压后,两个骨缘向中心靠拢,然后互相接触,最终一侧骨缘覆盖另一侧。通过评估矢状缝和人字缝(二者组成后囟),很容易易评估胎头塑形情况。胎头塑形的分类如下:无=各颅骨正常分离;+=两侧顶骨相互接触但无重叠;++=两侧顶骨重叠但手指压力可以轻易分离;+++=两侧顶骨重叠且手指压力不能将之分离。+和++塑形适合,可正常阴道分娩。但+++更有可能提示相对性头盆不称,特别是在矢状缝和人字缝同时存在塑形的情况下。在有监测的机构中分娩,+++的塑形

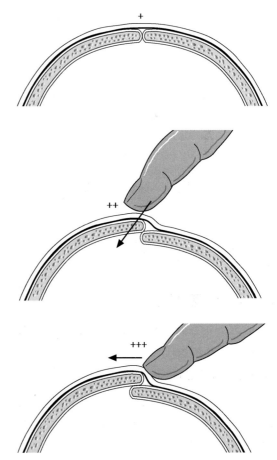

图 15.9 胎头塑形分级。+=两侧顶骨相互接触但无重叠;++=两侧顶骨重叠但手指压力可以轻易分离;+++=两侧顶骨重叠且手指压力不能将之分离

并不常见,由于忽视引起的梗阻性难产也很少见。在进行全面评估后,应仔细判断是否可以进行阴道助产。目前,RCOG 的安全阴道助产要求见表 15.1。

表 15.1 RCOR 对安全尝试阴道助产的要求

经腹部和阴道全面检查	经腹部可触及的胎头部分≤1/5 头位(头朝下) 宫颈开全,胎膜破裂 可确定胎头的准确位置,以确保器械的准确放置 评估产瘤和塑形情况 骨盆条件合适
产妇准备	应给出明确的解释,获得知情同意 中位旋转助产(坐骨棘下 0~+2cm)需给予适当的镇痛。通常给予局部麻醉,阴部神经阻滞加会阴局部浸润麻醉较为合适,特别是在紧急分娩的情况下 排空膀胱,取出球囊固定的导尿管或者将球囊放空 无菌技术
操作者准备	术者必须具备相关的知识、一定的操作经验和技巧 有足够的设施和工作人员(适当的设备、床、照明、助产士和新生儿工作人员) 准备好分娩失败后的补救方案 中位助产时,手术室工作人员应可以立即到位,以便实施紧急剖宫产(小于 30 分钟) 如由未获得独立操作许可的受训者实施中位助产时,必须有富有经验的上级医师在场 能够处理紧急情况,如肩难产、新生儿窒息、产后出血等 有受过训练能进行新生儿复苏的人员在场

阴道助产的风险管理

咨询和知情同意过程

未能提供充分的解释、知情同意是造成手术助产相关诉讼的主要原因[29]。2017 年,医学总会知情指南(General Medical Council Consent Guidelines)建议:

"医师运用专业知识、经验和临床判断,综合患者的观点和对其病情的了解,以确定哪些检查和治疗可能会对患者更加有益。医师向患者列出每种选择(包括不做治疗)潜在的利益、风险、负担和副作用。医师可能会推荐一种他们认为对患者最好的选择,但不要给患者施加压力接受建议。"[30]

结合这一背景以及蒙哥马利规则(Montgomery decision)[31],阴道助产之前得到适当的咨询十分重要。然而,"适当"的定义可能很困难。由于所有的助产在某种程度上都是紧急的操作,因此充分知情、共同决策并不总是切实可行的。在时间允许的情况下,应讨论该操作最严重的并发症和最常见的并发症,并描述替代的干预措施。知情同意书应为书面形式,尤其是在手术室进行阴道助产时[30]。

如果出现急性、长时间的胎儿心动过缓,只能进行有限的讨论。谈话者必须集中注意力,与夫妻双方沟通,并概述紧急干预的原因。此时仍然需要口头同意。为了避免这种情况,RCOG 建议妇女,特别是具有较高风险的初产妇,在产前阶段就了解阴道助产的风险和影响[16]。知情同意的核心内容在于以患者为中心的沟通(即解决产妇和伴侣最关心的问题),并在医疗文书中有明确的记录。RCOG 确定了在阴道助产之前的知情同意讨论中需要考虑的"严重的"和"经常发生的"风险。

严重风险

母体
- Ⅲ度和Ⅳ度会阴裂伤
- 广泛或严重的阴道/外阴撕裂

胎儿
- 帽状腱膜下血肿,3/1 000~6/1 000(不常见)
- 颅内出血,5/10 000~15/10 000(不常见)
- 面神经麻痹(罕见)

经常发生的风险

母体
- 产后出血,1/10~4/10(非常常见)
- 阴道撕裂/损伤(非常常见)
- 肛门括约肌功能障碍/排尿功能障碍

胎儿
- 面部有产钳痕迹(非常常见)
- 假髻及头皮上的吸引杯痕迹(几乎所有胎头吸引助产)(非常常见)
- 头皮血肿 1/100~12/100(常见)
- 面部或头皮裂伤,1/10(常见)
- 新生儿黄疸/高胆红素血症,5/100~15/100(常见)
- 视网膜出血,17/100~38/100(非常常见)

产科医师应该意识到这些风险,并根据患者的特点使用不同的技术类型(如徒手动或器械转位),应该认识阴道助产的复杂性(如中位产钳转位或出口胎吸

"抬升")。产科医师也必须了解自己的经验,并根据分娩结果验证自己的判断。

阴道助产中的超声评估

产程中应用超声正在成为当代产科实践的一部分,它主要用于阴道助产前评估胎头的位置,还可用于评估胎位、头盆倾势和产程进展(如确认枕后位,以便有足够的时间下降转位)。研究已证实,产时超声检查耐受性好[32],且检查胎位正确率高于指检(后者检查错误率为20%~70%)[33,34]。虽然,目前最大样本量的一项关于二者比较的研究亦显示,超声检查胎位准确率高于指检(1.6% vs. 20.2%; OR 0.06; $P<0.001$),但该研究中两组产妇或新生儿结局未发现任何差异[34]。因此,尽管超声是一种很有前途的技术,还待进一步地研究确认使用超声是否可以改善临床结果。因此,超声检查不是强制要求的操作。但总的来说,我们建议产科医师在阴道助产之前对胎位有疑问时利用超声进行评估。一个简单的经腹扫描包括使用探头矢状位扫描明确胎先露。然后,将探头转位90°变为冠状面,可用于评估以下位置:

- 胎儿脊柱
- 胎儿眼眶(枕后位时位于前方)
- 胎儿枕骨(枕前位容易看到)
- 大脑中线镰(在枕横位容易看到)

经会阴超声则更为复杂,可测量诸如"胎头推进距离""胎头进展角度"等参数。胎头进展角度表示矢状面耻骨联合长轴线与胎儿颅骨最低处的切线与耻骨联合下缘处连线形成的夹角,这个角度随着头部下降到较低的位置而增加,并被用来预测胎头吸引术的成功率[35]。国际妇产科超声学会(International Society of Ultrasound in Obstetrics and Gynecology,ISUOG)出版了最新实践指南,综合回顾了超声在产程中的作用,并向读者推荐。可以在线获取相关资料[36]。

两种器械的使用与放弃尝试阴道助产

与一次成功的阴道助产和剖宫产相比,助产器械的序贯使用造成的伤害更大[37]。然而,没有数据比较初次阴道助产失败后再次阴道助产或失败后转行剖宫产的优劣。因此,当胎头有明显下降且胎位合适时,推荐尝试使用第二种器械进行阴道助产。这通常发生在胎头吸引术胎头位于+2位以下但不止一次脱杯时,再使用产钳阴道助产。尽管继续进行第二种器械是合理的,但应由操作者记录,明确证明其正当性[16]。如果有任何疑问,必须在操作前与资深产科医师讨论,并考虑是否实施第二产程剖宫产术。

我们必须时刻保持清醒,在适当的时候放弃阴道助产的尝试,尤其是当初始牵引力达成转位和/或下降到较低骨盆水平时。如果进展停滞,产科医师必须避免"用尽全力"、牵拉多次的尝试。当一个人在复杂的分娩中"以任务为中心"时,就会出现这种情况。产科医师应该停下来倾听多学科小组其他成员在阴道助产中提出的任何问题,并充分考虑阴道分娩是否是最明智的做法。RCOG 指南建议"如果由经验丰富的操作者正确操作器械,在每次宫缩中没有出现先露进行性下降的迹象,或者在三次宫缩后仍不能很快分娩,应放弃阴道手术分娩。"[16]

沟通和复盘

阴道助产对女性来说是一个创伤事件。一项英国的研究发现,高达5%的接受过阴道助产的女性由于"不能再次经历分娩"而避免再次妊娠(尽管这和那些在宫口开全时行剖宫产的女性没有什么不同)[38]。因此,虽然缺乏直接的获益证据,但在阴道助产前与患者明确沟通并在术后向产妇及伴侣汇报情况是护理的重要组成部分。与资深产科医师相比,那些由初级产科医师实施阴道助产的产妇表示她们感觉更受尊重,沟通更清楚、更安全[39]。这可能意味着,通过提前花更多的时间与女性沟通,初级产科医师更有可能获得产妇信任,并获得更积极的分娩体验。可控感是决定产妇体验的最重要的决定因素之一。必须注意的是,资深产科医师更可能进行最困难和最关键的分娩操作,这可能会影响实验结果。复盘是阴道助产一个同样重要的方面;以前的调查证实,有相当数量的妇女(42%)不记得在阴道助产前被告知过阴道助产的原因[40]。然而,如果经过复盘回顾,即使向其复盘回顾的医师并未参与分娩或年资较低,96%的妇女都能够回忆起实施阴道助产的指征[41]。

阴道助产的发展方向

在熟练操作的前提下,阴道助产仍然是在第二产程出现并发症时最安全、最有效的加速分娩的手段。但包括培训的可行性、产妇的感受和对长期并发症的担忧在内的多种压力,都是造成一些单位阴道助产率降低的因素。国家层面和国际机构的措施并没有成功地降低第二产程剖宫产率。

一个可能的解决办法是发展新的阴道助产器械。"BD-Odon 装置"利用环绕胎儿头部的环形气囊,牵引力均匀地分布在头部下部/上颈部。阿根廷汽车修理工 Jorge Odon 发明了该器械,并被世界卫生组织采用。在临床使用之前,发布了该器械的系统开发路径[42]和早期版本的初步临床研究[43,44]。随后,专家确定了可能发生的风险,并在模拟研究中进行了评估[45-47],最终的设计通过了面向广泛的潜在用户仿真迭代测试[48]。这是人类因素工程(human factors engineering,HFE)应用于新型产科器械开发的第一个有记录的实例,应该成为未来设备设计和测试的"金标准"。由于塑料材料发展,其强度提高,开发了塑料的"一次性"产钳,它由新型塑料制成的,可以在手柄上检测牵引力大小,以提高患者的安全性。

我们还必须不断努力改善临床实践,改善阴道助产预后。对于神经轴阻滞的初产妇,通过较长的第二产程"被动下降",可能会降低阴道助产的发生率,但研究结果并不统一[49-51]。根据我们自己的经验,我们建议在没有胎儿窘迫时,在主动屏气用力前,对于有硬膜外麻醉的初产妇给予 2 小时的下降时限。最近的数据证实,与侧卧相比,在第二产程保持直立姿势者正常分娩率明显减少:分别为 35.2%(548/1 556)和 41.1%(632/1 537),校正后的 RR 为 0.86;95% CI 0.78~0.94[52]。ANODE 报告,评估了阴道助产后 6 小时内单剂量预防性静脉注射抗生素减少严重脓毒症发生的作用[53],于 2019 年发表。STROBE 研究评估初级产科医师经模拟培训后的母儿结局,也于 2019 年发表。此外,美国国家卫生研究院(National Institute of Health Research,NIHR)还有一项新的研究,旨在研究转位阴道助产最有效的方法——这也是产科界正在关注的一个问题。

除了新技术和大规模试验之外,在促进阴道助产能力和信心方面还有很多工作要做。对于定期实施阴道助产的个体从业者和医疗单位,需要积极反馈并在适当的时候接受定期的考核。因此,需要进行实时报告和结局信息整理。胎头吸引术"成功"或"失败"结果的数据统计有助于实施针对性的培训[54]。因此,我们鼓励在尝试阴道助产后实时、公开地报告结果。培训对象将从持续的能力提高中受益,使他们对自己的技能更有信心。培训师和托管医院利用数据有效地针对培训,并在个人未达到预期的能力时进行检测,从而可能使不合格的做法在早期阶段得到纠正[54]。

阴道助产一直被认为是产科发展的核心技能,可以在需要帮助的情况下支持女性分娩。我们认为,在证据继续支持其安全使用的情况下,它仍应是当代产科实践的一部分。为了获得更好的分娩结果,我们必须实施适当的培训和监督,评估目前可用的方法和尝试新颖的做法。

实践要点

- 在产前阶段应提供有关阴道助产的实用信息。
- 每次尝试阴道助产前必须进行全面评估。
- 确保在腹部可触及的胎头部分不超过 1/5(最好是 0/5)。
- 每次阴道检查中都确保考虑到胎头的真实下降水平。
- 后不均倾位是罕见的,但可能表明相对性头盆不称。
- 使用超声评估作为辅助手段,但不能替代仔细的临床评估。
- 在阴道助产之前,并不总是能确保完全知情、共享决策。
- 中位助产时如果需要使用两种器械,应通知高年资医师。
- 阴道助产需要适当的监督和培训。
- 清晰的沟通、知情同意文件和复盘谈话对阴道助产至关重要。

建议稽查指标

- 产妇满意度。
- 不同类型的阴道助产率。
- 产科原因引起肛门括约肌损伤的妇女百分比。
- 阴道助产后一年出现症状性尿失禁。
- 新生儿发病率,复合创伤(硬膜下出血/臂丛神经损伤/骨折/面神经麻痹/脑出血)。5 分钟时 Apgar<7 分,脐带动脉血 pH<7.1。

(刘铭 译 李博雅 魏玉梅 校)

参考文献

1. Khan KS, Wojdyla D, Say L, Gülmezoglu AM, Van Look PF. WHO analysis of causes of maternal death: a systematic review. *Lancet*. 2006;367(9516):1066–1074. https://doi.org/10.1016/S0140-6736(06)68397-9.
2. Global Burden of Disease 2013 Mortality and Causes of Death Collaborators. Global, regional, and national age-sex specific all-cause and cause-specific mortality for 240 causes of death, 1990–2013: a systematic analysis for the Global Burden of Disease Study 2013. *Lancet*. 2015;385(9963):117–171. https://doi.org/10.1016/S0140-6736(14)61682-2.

3. Baskett TF. Assisted Vaginal Delivery. In: Baskett TF, Arulkumaran S, Calder AA, eds. *Munro Kerr's Operative Obstetrics*. 12th ed. Elsevier, London; 2014.

4. Murphy DJ, Liebling RE, Verity L, Swingler R, Patel R. Early maternal and neonatal morbidity associated with operative delivery in second stage of labour: a cohort study. *Lancet*. 2001;358(9289): 1203–1207. https://doi.org/10.1016/S0140-6736(01)06341-3.

5. Australian Institute of Health and Welfare. *Australian Mothers and Babies 2015 – in Brief*. Canberra: AIHW; 2017:1–72.

6. Macfarlane AJ, Blondel B, Mohangoo AD, et al. Wide differences in mode of delivery within Europe: risk-stratified analyses of aggregated routine data from the Euro-Peristat study. *BJOG*. 2016;123(4):559–568. https://doi.org/10.1111/1471-0528.13284.

7. National Center for Health Statistics. *Births: Final Data for 2013*. 2015;64(1):1–68.

8. Souza JP, Gülmezoglu A, Lumbiganon P, et al. Caesarean section without medical indications is associated with an increased risk of adverse short-term maternal outcomes: the 2004–2008 WHO Global Survey on Maternal and Perinatal Health. *BMC Med*. 2010;8:71. https://doi.org/10.1186/1741-7015-8-71.

9. Fauveau V. Is vacuum extraction still known, taught and practiced? A worldwide KAP survey. *Int J Gynaecol Obstet*. 2006;94(2):185–189. https://doi.org/10.1016/j.ijgo.2006.01.033.

10. Government Statistical Service. *NHS Maternity Statistics, England: 1980–1994*. London; 1998:1–43.

11. National Health Service Digital. *NHS Maternity Statistics 2016–2017*; 2017:1–28.

12. Australian Institute of Health and Welfare. In: *Australia's Mothers and Babies 1991*. AIHW; 1994:1–84.

13. Australian Institute of Health and Welfare. In: *Australia's Mothers and Babies 2013: in Brief*. AIHW; 2015:1–74.

14. Centers for Diease Control and Prevention. *National Vital Statistics Reports*. Vol. 66(1). January 5, 2017. Atlanta: CDC; 2016:1–70.

15. O'Mahony F, Hofmeyer GJ, Menon V. Choice of instruments for assisted vaginal delivery. *Cochrane Database Syst Rev*. 2010;11:CD005455. https://doi.org/10.1002/14651858.CD005455.pub2.

16. Royal College of Obstetricians and Gynaecologists. *Operative Vaginal Delivery*. London: RCOG; 2011:1–19.

17. Barber MD. Pervasive impacts of mode of delivery across multiple measures of prolapse severity. *BJOG*. 2016;123(9):1557. https://doi.org/10.1111/1471-0528.13784.

18. Volløyhaug I, Mørkved S, Salvesen Ø, Salvesen K. Pelvic organ prolapse and incontinence 15–23 years after first delivery: a cross-sectional study. *BJOG*. 2015;122(7):964–971. https://doi.org/10.1111/1471-0528.13322.

19. Barber MD. Pervasive impacts of mode of delivery across multiple measures of prolapse severity. *BJOG*. 2016;123(9):1557. https://doi.org/10.1111/1471-0528.13784.

20. Deering S. Forceps, simulation, and social media. *Obstet Gynecol*. 2016;128(3):425–426. https://doi.org/10.1097/AOG.0000000000001612.

21. Patel RR. Forceps delivery in modern obstetric practice. *BMJ*. 2004;328(7451):1302–1305. https://doi.org/10.1136/bmj.328.7451.1302.

22. Chiswick ML, James DK. Kielland's forceps: association with neonatal morbidity and mortality. *BMJ*. 1979;1(6155):7–9. https://doi.org/10.1136/bmj.1.6155.7.

23. Bahl R, Van de Venne M, Macleod M, Strachan B, Murphy DJ. Maternal and neonatal morbidity in relation to the instrument used for mid-cavity rotational operative vaginal delivery: a prospective cohort study. *BJOG*. 2013;120(12):1526–1533. https://doi.org/10.1111/1471-0528.12398.

24. Tempest N, Hart A, Walkinshaw S, Hapangama DK. A re-evaluation of the role of rotational forceps: retrospective comparison of maternal and perinatal outcomes following different methods of birth for malposition in the second stage of labour. *BJOG*. 2013;120(10):1277–1284. https://doi.org/10.1111/1471-0528.12199.

25. O'Brien S, Day F, Lenguerrand E, Cornthwaite K, Edwards S, Siassakos D. Rotational forceps versus manual rotation and direct forceps: a retrospective cohort study. *EJOG*. 2017;212:119–125. https://doi.org/10.1016/j.ejogrb.2017.03.031.

26. Al-Suhel R, Gill S, Robson S, Shadbolt B. Kjelland's forceps in the new millennium. Maternal and neonatal outcomes of attempted rotational forceps delivery. *Aust NZ J Obstet Gynaecol*. 2009;49(5):510–

514. https://doi.org/10.1111/j.1479-828X.2009.01060.x.

27. Wattar Al BH, Wattar BA, Gallos I, Pirie AM. Rotational vaginal delivery with Kielland's forceps. *Curr Opin Obstet Gynecol*. 2015;27(6): 438–444. https://doi.org/10.1097/GCO.0000000000000221.

28. Bofill JA, Rust OA, Perry KG, Roberts WE, Martin RW, Morrison JC. Operative vaginal delivery: a survey of fellows of ACOG. *Obstet Gynecol*. 1996;88(6):1007–1010. https://doi.org/10.1016/s0029-7844(96)00328-6.

29. Hamasaki T, Hagihara A. A comparison of medical litigation filed against obstetrics and gynecology, internal medicine, and surgery departments. *BMC Med Ethics*. 2015;16(1):72. https://doi.org/10.1186/s12910-015-0065-1.

30. General MedicalCouncil. Consent: patients and doctors making decisions together. *GMC*. 2017:1–66.

31. United Kingdom Supreme Court. *Montgomery (Appellant) v Lanarkshire Health Board (Respondent)*; 2015:1–38.

32. Usman S, Wilkinson M, Barton H, Lees CC. The feasibility and accuracy of ultrasound assessment in the labor room. *J Matern Fetal Neonatal Med*. 2018:1–10. https://doi.org/10.1080/14767058.2018.1465553.

33. Bellussi F, Ghi T, Youssef A, et al. The use of intrapartum ultrasound to diagnose malpositions and cephalic malpresentations. *Am J Obstet Gynecol*. 2017;217(6):633–641. https://doi.org/10.1016/j.ajog.2017.07.025.

34. Ramphul M, Ooi PV, Burke G, et al. Instrumental delivery and ultrasound: a multicentre randomised controlled trial of ultrasound assessment of the fetal head position versus standard care as an approach to prevent morbidity at instrumental delivery. *BJOG*. 2014;121(8):1029–1038. https://doi.org/10.1111/1471-0528.12810.

35. Bultez T, Quibel T, Bouhanna P, Popowski T, Resche-Rigon M, Rozenberg P. Angle of fetal head progression measured using transperineal ultrasound as a predictive factor of vacuum extraction failure. *Ultrasound Obstet Gynecol*. 2016;48(1):86–91.

36. Ghi T, Eggebø T, Lees C, et al. ISUOG Practice Guidelines: intrapartum ultrasound. *Ultrasound Obstet Gynecol*. 2018;52:128–139. Available at: https://obgyn.onlinelibrary.wiley.com/doi/epdf/10.1002/uog.19072. Accessed 4 February 2019.

37. Murphy DJ, Macleod M, Bahl R, Strachan B. A cohort study of maternal and neonatal morbidity in relation to use of sequential instruments at operative vaginal delivery. *Eur J Obstet Gynecol Reprod Biol*. 2011;156(1):41–45. https://doi.org/10.1016/j.ejogrb.2011.01.004.

38. Bahl R, Strachan B, Murphy DJ. Outcome of subsequent pregnancy three years after previous operative delivery in the second stage of labour: cohort study. *BMJ*. 2004;328(7435):311. https://doi.org/10.1136/bmj.37942.546076.44.

39. Siassakos D, Clark J, Sibanda T, et al. A simple tool to measure patient perceptions of operative birth. *BJOG*. 2009;116(13): 1755–1761. https://doi.org/10.1111/j.1471-0528.2009.02363.x.

40. Avasarala S, Mahendran M. A survey of women's experiences following instrumental vaginal delivery. *J Obstet Gynaecol*. 2009;29(6): 504–506. https://doi.org/10.1080/01443610903003217.

41. Touqmatchi D, Schwaiger N, Cotzias C. How good are obstetric and gynaecology trainees at reviewing and debriefing their patients following operative deliveries? *J Obstet Gynaecol*. 2011;31(8):687–691. https://doi.org/10.3109/01443615.2011.604749.

42. BD Odon Device Experts' Group, Merialdi M. From design to adoption: generating evidence for new technology designed to address leading global health needs. *BJOG*. 2017;124:7–9. https://doi.org/10.1111/1471-0528.14762.

43. The World Health Organization Odon Device Research Group. Feasibility and safety study of a new device (Odón device) for assisted vaginal deliveries: study protocol. *Reprod Health*. 2013;10(1):33. https://doi.org/10.1186/1742-4755-10-33.

44. Schvartzman JA, Krupitzki H, Merialdi M, et al. Odon device for instrumental vaginal deliveries: results of a medical device pilot clinical study. *Reprod Health*. 2018;15(1):45. https://doi.org/10.1186/s12978-018-0485-8.

45. de Lange C, D Saugstad O, Solberg R. Assessment of cerebral perfusion with contrast-enhanced ultrasound during constriction of the neck mimicking malposition of the BD Odon Device™: a study in newborn piglets. *BJOG*. 2017;124(4 Pt 1):26–34. https://doi.org/10.1111/1471-0528.14751.

46. OBrien SM, Winter C, Burden CA, Boulvain M, Draycott TJ, Crofts JF. Fetal head position and perineal distension associ-

ated with the use of the BD Odon Device™ in operative vaginal birth: a simulation study. *BJOG.* 2017;124(11):10–18. https://doi.org/10.1111/1471-0528.14759.

47. OBrien SM, Winter C, Burden CA, Boulvain M, Draycott TJ, Crofts JF. Pressure and traction on a model fetal head and neck associated with the use of forceps, Kiwi™ ventouse and the BD Odon Device™ in operative vaginal birth: a simulation study. *BJOG.* 2017;124(11):19–25. https://doi.org/10.1111/1471-0528.14760.

48. OBrien SM, Mouser A, Odon JE, et al. Design and development of the BD Odon Device™: a human factors evaluation process. *BJOG.* 2017;124(suppl 4):35–43. https://doi.org/10.1111/1471-0528.14758.

49. Fraser WD, Marcoux S, Krauss I, et al. Multicenter, randomized, controlled trial of delayed pushing for nulliparous women in the second stage of labor with continuous epidural analgesia. The PEOPLE (Pushing Early or Pushing Late with Epidural) Study Group. *Am J Obstet Gynecol.* 2000;182(5):1165–1172.

50. Gimovsky AC, Berghella V. Randomized controlled trial of prolonged second stage: extending the time limit vs usual guidelines.

Am J Obstet Gynecol. 2016;214:361. e1–e6.

51. Cahill AG, Srinivas SK, Tita ATN, et al. Effect of immediate vs delayed pushing on rates of spontaneous vaginal delivery among nulliparous women receiving neuraxial analgesia: a randomized clinical trial. *JAMA.* 2018;320(14):1444–1454.

52. Brocklehurst P, (on behalf of the Epidural and Position Trial Collaborative Group). Upright versus lying down position in second stage of labour in nulliparous women with low dose epidural: BUMPES randomised controlled trial. *BMJ.* 2017;359:j4471. https://doi.org/10.1136/bmj.j4471.

53. Knight M, Mottram L, Gray S, Partlett C, Juszczak E. ANODE collaborative group. Prophylactic antibiotics for the prevention of infection following operative vaginal delivery (ANODE): study protocol for a randomised controlled trial. *Trials.* 2018;19(1):395. https://doi.org/10.1186/s13063-018-2787-0.

54. Lane S, Weeks A, Scholefield H, Alfirevic Z. Monitoring obstetricians' performance with statistical process control charts. *BJOG.* 2007;114(5):614–618. https://doi.org/10.1111/j.1471-0528.2007.01270.x.

第16章

阴道助产技术：非转位产钳术和手转胎头术

S. Cunningham · K. Hinshaw

产钳的历史背景

产钳由 Chamberlen 家族发明，其最初的使用等内容已经在第 15 章描述过。将骨盆弯度加入产钳结构的设计中（图 16.1），以及之后使它能在分娩时牵引方向所做的改进，都为现代非转位产钳的阴道助产技术奠定了基础。

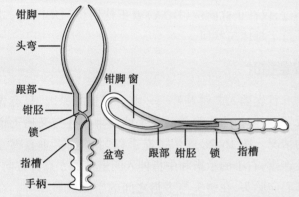

钳脚
头弯
跟部
钳胫
锁
指槽
手柄
钳脚窗
盆弯
跟部 钳胫 锁 指槽

图 16.1 非转位产钳的结构图（Simpson 经典产钳），显示盆弯

骨盆弯度引入产钳结构设计中的理念归功于 André Levret，是他在 1747 年将骨盆弯度概念带到巴黎科学院并引起大家的重视。1754 年，埃塞克斯的产科医师 Benjamin Pugh

在他出版的《助产学》一书的前言中对骨盆弯度概念也进行了描述[1]。Smellie 则是对产钳进行了独特的设计，主要是产钳对锁（"英国锁扣"）的改造，在如今的产钳中也可以见到[2]。加入骨盆弯度概念设计的产钳，可以由骨盆高位沿着骨盆轴牵引下降。不过在牵引的过程中几乎 50% 的牵引力消耗在胎头与骨盆前壁的对抗作用上，丹麦的产科医师 Mathias Saxtorph 利用带子穿过钳叶上的窗来解决这个问题。一个世纪后，Poullet 重新采纳了这个建议，在钳叶窗下洞中穿一条索带，后来这种装置被应用在 Haig-Ferguson 产钳的结构设计中[3]。19 世纪中叶，Tarnier 为产钳增加了轴牵引，在胎头下降时能够引导向后牵引，很大程度上避免了牵引力的分散[4]。轴牵引产钳的设计原理在 Hubert 牵引杆和带有会阴弧度的可拆分牵引手柄的发明中被进一步完善应用[5]。后者中的会阴弧度被设置在可拆分产钳锁柄的上缘或者下缘（即 Haig-Ferguson 和 Neville-Barnes 产钳），不过这种设计的产钳目前已经不再使用。

巴黎的 Charles Pajot 推广了在向外牵拉的同时，向下压产钳柄的手法。虽然该方法被公认为"Pajot 操作法"，但是它最早是由 Saxtorph 报道的[6]，至今仍是产钳助产分娩的重要组成部分。

背景

阴道助产的适应证已经在第 15 章中描述过，最常见的适应证是第二产程延长以及怀疑胎儿缺氧[7]。虽然被命名为"非转位"产钳，但是它们可以沿着母体骨盆轴水平面，向两侧 45° 范围内安全进行移动（如将胎方位由右枕前位转为左枕前位）[8]。图 16.1 展示了标准产钳的结构组成。有几种类型的非转位产钳应用于当前产科临床工作中，其不同之处仅在于产钳的重量和牵引手柄的长度。短柄产钳（即 Wrigley 产钳）可能仅适用于在阴道口附近的出口产钳，但在剖宫产术中应用具有优势。

选择产钳而非胎头吸引术时，需要考虑到以下因素：产科医师的经验，避免两种器械序贯使用，以及非常重要的、胎头的位置和方位。胎头在腹部可触及部分应不超过 1/5[7,8]。

一篇 Cochrane 系统综述发现，与胎头吸引术相比，产钳助产成功率更高，但是增加了母体产伤的风险[9]。此外，对于下列适应证，产科医师应优先考虑使用产钳而不是胎头吸引术[8]：

- 产妇用力无效
- 面先露（胎头吸引术禁忌证）
- 分娩孕周<34 周（胎头吸引术禁忌证）
- 多次进行胎儿头皮血取样后
- 急性胎儿宫内缺氧
- 胎头位于中骨盆

非转位产钳助产术的术前准备和手术方法

产科医师必须考虑到是在产房还是手术室（产钳

试验)进行产钳阴道助产,这取决于当时的临床实际情况,包括产妇和胎儿的情况。大多数情况下,产钳助产可以在产房完成,但是产科医师必须意识到"那些具有很大可能不能经阴道分娩"的病例。施行产钳助产前应该与经验丰富的产科高年资医师进行讨论,操作过程中需要其在旁监督指导。在高收入国家,5%~20%的分娩是经阴道助产分娩,其中2%~5%的阴道助产是在手术室(作为产钳试验)完成[10]。RCOG推荐"试验性"助产应该在具备即刻剖宫产条件的手术室进行[8]。在发生胎儿缺氧的情况下,产科医师必须了解,在手术室中平均决定分娩的时间会显著增加[产房14.5分钟,标准差(SD)9.5分钟 vs. 手术室30分钟,SD 14.6分钟][11]。如果胎头停滞于中骨盆的位置,尤其是胎头未达坐骨棘平面2cm以下时,阴道助产失败风险增加。导致阴道助产失败风险增加的因素包括体重指数大、大于胎龄儿、胎儿估重>4 000g、腹部可触及1/5的胎头或胎位异常[12]。上述因素同样也会增加肩难产和产后出血的风险,因此应谨慎处理[10]。

第15章中已经强调了术前充分沟通和准确评估的重要性。评估过程中,产科医师须准确地将腹部检查和阴道检查结合起来,明确胎头与骨盆的位置关系。当心产瘤形成或胎头塑形造成胎头下降的假象。产科医师须时刻牢记,产钳助产是协助产妇阴道分娩的一个机会,绝不是产科医师"接手"分娩,因此应该尽一切努力让产妇全程积极参与。术前、术中、术后与患者保持良好的沟通关系至关重要。

"如果腹部可扪及前顶骨,不要行产钳助产。对于产程延长的患者更应该谨慎。因为胎头极度重塑和大产瘤的形成,在进行阴道检查的时候会造成一种胎头已经达到下降程度的假象。"

J CHASSAR MOIR
MUNRO KERR'S OPERATIVE OBSTETRICS.
LONDON:BAILLIERE,TINDAL & COX;1964.

术前准备的关键方面:

- 团队人员准备(包括新生儿复苏支持)
- 知情同意
- 确保术者有足够的操作空间(坐位或者跪姿)
- 检查纱布、器械和其他必要的装置和设备

- 确保足够有效地镇痛(阴部神经阻滞麻醉、会阴浸润麻醉、局部阻滞麻醉)
- 将患者移至床边,取膀胱截石位,根据情况导尿或拔出尿管
- 产钳助产前仔细进行临床评估

组装产钳

产钳两叶必须是配对的。在产钳的手柄、钳胫或钳叶上刻有编号,左右两叶的编号必须匹配。操作前,在会阴前方将两侧钳叶在柄和胫的连接处进行锁扣,使它们与将在母体骨盆内时的状态呈现一样的方向,这一步被称为"重影",是产钳准备工作的重要步骤。上得好的产钳两叶应始终平行于胎头的矢状缝,不过,仅在正枕前位(DOA)或正枕后位(DOP)时,才平行于母体矢状面。

放置钳叶

首先插入产钳左叶——由于锁扣的原因,只有先放置左叶时,才能避免两个手柄发生相互交叉后上锁的情况。图16.2a展示了左手以"执笔式"垂直握左叶产钳,右手的示指和中指伸入阴道壁的5点钟方向,掌心向胎头,在胎头与手指之间的空隙放置钳叶。在左钳叶向前直至完全插入的过程中,右手的示指和中指向侧方移动保护阴道壁,直至钳叶到达胎儿左耳前方。在产钳插入的过程中,钳叶应沿着母体长轴旋转90°,右手拇指帮助引导钳叶方向,使其缓慢滑向对应位置,而绝不允许用力将钳叶推到相应位置。朝会阴方向向下轻推产钳柄,使其在插入右叶的过程中始终处于合适的位置。

"左手持产钳左叶,先放置左叶;以上均为常规操作,其余得靠产科医师的操作技巧……"

CHARLES PAJOT
TRAVAUX D'OBSTETRIQUE ET DE
GYNÉCOLOGUE
PRÉCÉDÉS D'ELEMENTS DE PRACTIQUE
OBSTETRICALE.
PARIS:H. LAUWEREYNS;1882.

换一只手使用同样方法放置右侧钳叶(图16.2b)。由于左侧钳叶占据阴道空间,因此放置右侧钳叶时可能更困难一些。当两个钳叶放置后,可能需要微调使产钳锁扣合拢。避免紧握钳柄,以免造成胎头压迫。

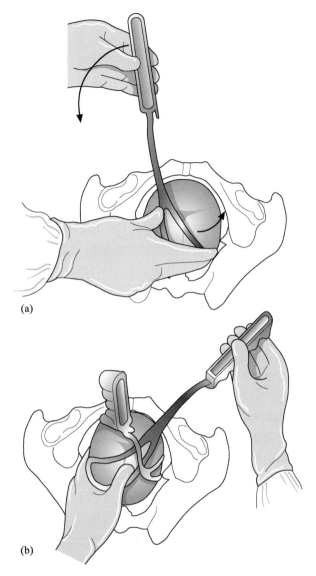

(a)

(b)

图 16.2　(a)插入左钳叶。右手手指和拇指引导钳叶进入正确位置,同时左手以向下的弧度旋转手柄;(b)插入右叶(换手:左手指引下右手插入)

如果产钳不易扣合锁扣,术者需要重新检查产钳放置的情况和胎方位,必要时需取出产钳,重新放置。可使用超声明确胎方位,寻求高年资医师的更多指导和帮助。扣合锁扣困难的最常见原因是两侧产钳放置的位置不对称或者被忽略的右枕后位或左枕后位。

检查钳叶位置

产钳顺利锁扣后,术者将示指伸入阴道内,沿着钳胫,确认人字缝与两钳叶的距离相等（图 16.3A）;后囟位于钳胫水平面上方不超过 1cm 处（图 16.3B）;钳窗根部距胎头的距离不能超过一个指尖（图 16.3C）;钳胫应保持与矢状缝垂直,钳叶与矢状缝平行（图 16.3D）。

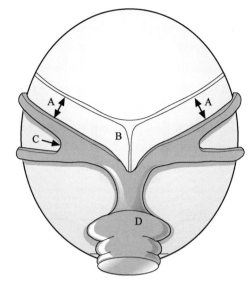

图 16.3　在正枕前位时评估产钳是否放置正确。A. 钳叶到人字缝的距离相等。B. 后囟位于钳胫水平面上方 1cm 处。C. 钳窗和胎头的距离不超过一个指尖。D. 钳胫与矢状缝垂直;钳叶与矢状缝平行

确认钳叶的放置意味着胎头俯屈良好,双叶位于胎儿颅骨的枕颏径上（图 16.4）。当正枕前位时,理想的放置下,钳叶对称且平行于骨盆壁（图 16.5a）。

枕前位时放置钳叶（LOA 或 ROA）

虽然我们称之为"非转位"产钳,但是可以在母体矢状面两侧 45° 范围内安全放置。对于 LOA 和 ROA 位,产钳插入的流程相同。插入过程中需要注意的是,钳叶必须与胎儿矢状缝平行,将钳叶与胎头倾斜方向对齐放置。图 16.5b 显示了 ROA 位时产钳钳叶相对于骨盆的合适的插入方向。

牵引前,将胎头从 ROA 位或 LOA 位旋转至正

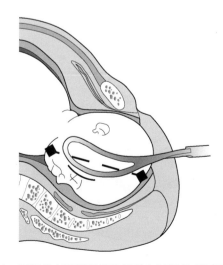

图 16.4　理想状态下钳叶沿枕颏径（虚线）放置于双顶和双颊。常见的钳印位置以实线标志

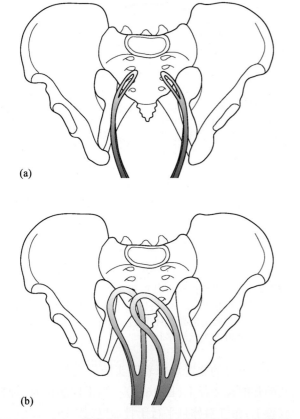

(a)

(b)

图 16.5 （a）正枕前位时产钳钳叶与母体骨盆的理想位置；（b）产钳钳叶在骨盆腔内的安全活动范围（不超过母体矢状面45°，图为ROA位）

枕前位是很容易的。抬高钳柄30°~40°即可（若为LOA位，向1~2点钟方向抬高钳柄；若为ROA位，则向10~11点钟方向抬高），这将使产钳尖在骨盆内移动，避免了旋转过程中对阴道壁的损伤。在宫缩间歇期，保持钳柄抬高，轻轻旋转胎头至正枕前位，然后将钳柄向下拉至水平面。旋转胎位后，应再次检查钳叶的位置，以确定在旋转时钳叶没有滑脱。

牵引

除非发生急性胎儿缺氧，否则产钳牵引应在宫缩时联合产妇屏气用力同步进行。产科医师可以坐着或取跪姿，仅使用手臂的力量进行牵引。必须避免使用身体的力量或用脚蹬在产床上的反作用力。产钳助产三步骤：牵引胎头由中骨盆平面或出口骨盆平面至胎头着冠，在会阴保护下的早期抬升，根据情况行会阴切开术，最终完成分娩。

当在耻骨联合下方扪及胎儿枕骨时，Pajot操作法有助于帮助胎头由中骨盆平面向下牵引至胎头着冠（图16.6和图16.7a）。最好采用的方法是用示指和中指从下方握住指槽（通常是用优势手）。一开始向外牵拉时，钳柄必须保持水平。最常见的错误是，产科医师尝试通过下压钳柄来进行牵引。这样是不正确的做法，因为会造成钳尖抬高，增加阴道壁撕裂的风险。同时，对会阴施加压力也会增加产伤性肛门括约肌损伤（obstetric anal sphincter injury，OASI）的风险。

另一只手放置在钳胫给一个向下的力。要小心平衡两个力，通过二者合力，牵引胎头由中骨盆平面沿着骨盆弧度方向下降（图16.6虚线箭头所示）。此时牵引力的方向是向后的，不会被阴道壁和耻骨联合上的对抗力分散掉。牵引过程中，如果胎头下降不明显，应首先考虑两手向外、向下的用力不平衡。由于优势手主导水平牵引力，因此往往会造成水平牵引力过大，对耻骨弓造成撞击。再次牵引时，需要保持向下、向外的牵引力平衡。如果牵引过程中始终有胎头下降的梗阻感，应停止操作，再次检查胎方位，确保产钳正确放置，切忌增加力量去牵引。此时最好的选择是放弃产钳助产，选择剖宫产。需要通知高年资的产科医师，并在整个过程中与产妇及家属沟通病情。

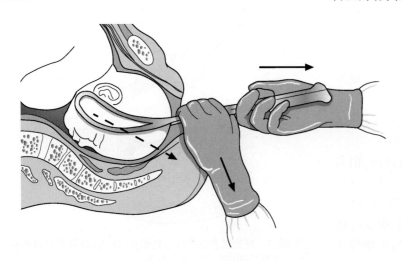

图 16.6 Pajot操作法。用优势手向外牵引产钳，用非优势手下压钳柄平衡（实心箭头所示）。两者合力，使胎头在耻骨联合下方沿着盆骨弯曲方向移动（虚线线头所示）

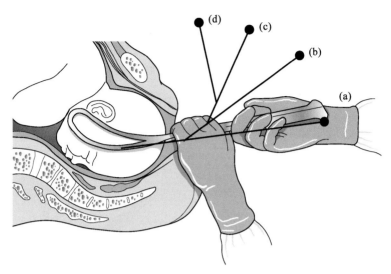

图 16.7　线条显示在分娩过程中钳柄的角度:(a)Pajot 操作过程中的方向;(b)当胎头枕部出现于耻骨弓下方,停止 Pajot 操作,向上抬高钳柄;(c)在会阴侧切处进一步向上抬高钳柄;(d)当头和下颏都娩出后,钳柄位于耻骨联合上方

随着胎头的下降,当胎头枕部出现于耻骨弓下方,会阴部开始膨胀时,应停止 Pajot 操作,嘱产妇不要屏气用力,尽早将钳柄向上抬升,帮助胎头仰伸娩出。我们感觉大部分的会阴撕裂是由于钳柄向上抬升太晚造成的。降低产床的高度,可便于术者逐渐增大向上旋转钳柄的弧度(图 16.7b,c)。在分娩的最后一刻,钳柄应超过垂直平面的 10°~20°,位于耻骨联合上(图 16.7d)。

用一只手将钳柄向上抬升时,另一只手用来保护会阴。拇指和示指展开置于会阴体两侧,其余三指弯曲并拢,向会阴中央施加压力。通过拇指和示指将会阴组织拉向中央,来降低会阴中央组织的拉伸力(图16.8)。由 Laine 等[13]推荐的会阴保护(manual perineal protection,MMP)四要素:①一手通过对胎头施加压

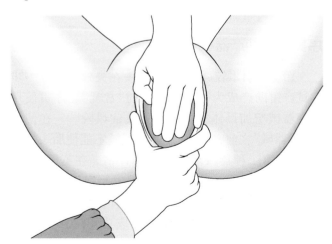

图 16.8　正常分娩时的会阴保护

力来减缓胎头娩出的速度(适用于正常分娩);②形成牢固的人工会阴支撑;③产妇停止屏气用力;④不常规会阴切开术,若行会阴切开,建议选择在距离会阴后联合中线 60°方向切开。研究发现,经过产科全员正式培训后,产科相关的肛门括约肌损伤发生率可降低 50% [4%(591/14 787)vs. 1.9%(316/16 922)],这种"将手置于头上"的方法同样可用于产钳分娩,即用产钳本身来产生一个相反的力。

胎头呈近圆弧形通过会阴分娩。牵引力与速度的关系可以用离心力公式来表示,即:力 = 质量×速度²/半径。由此可见,力与速度的平方成正比,更强调了控制胎头慢速娩出的益处。慢速分娩还避免了罕见的新生儿并发症,当胎头突然被压迫或减压会导致硬膜下血肿、小脑幕出血以及脑血管栓塞。

产钳助产增加了产伤性肛门括约肌损伤的风险,发生率可高达 7%。一项 Cochrane 的系统评价显示产钳助产中肛门括约肌损伤更为常见,但是对于常规行会行阴侧切术的益处尚不明确[9]。我们建议产钳助产时应根据个体情况行会阴侧切术。推荐会阴侧切时从阴道口底端向坐骨结节方向,距垂直角度偏开 60°,有益于降低产科相关肛门括约肌损伤、肛门失禁和会阴疼痛的发生率。新型侧切剪 Episcissors,是一种能使会阴侧切角度和大小更为标准化的方法[14]。

取出产钳

当胎头即将娩出时,应小心地松开产钳锁扣,按照放置产钳相反的步骤,先取出产钳右叶。钳叶沿胎

儿面部和头部呈弧形轻轻滑过,钳柄向上倾斜越过垂直线,有助于取出钳叶,避免损伤(图16.7d)。

检查会阴和阴道损伤

RCOG推荐对生殖道进行全面的检查[15]:
- 与患者充分沟通,告知检查的目的以及如何操作。
- 保证患者的局部麻醉或区域阻滞麻醉能够有效镇痛。
- 会阴损伤的评估包括损伤受累的组织部位、损伤的深度和出血量。
- 直肠检查,评估肛门括约肌或直肠黏膜有无"扣眼"样损伤。

资料记录和整理

每一次分娩都应有清晰、准确的产后记录文书。这些记录文书包括:知情同意书、产钳助产的指征和详细的助产过程。明确记录牵引的次数以及所需的牵引程度等信息是至关重要的。纱布数量和手术器械数量、失血量、膀胱护理情况、产伤的评估和修补情况以及主要的产后建议和指导都应被记录下来。同时,应确保与助产士同期记录的文书一致。

记录新生儿的情况,包括Apgar评分和脐带血血气结果(参考当地医院的政策)以及新生儿身上的任何产钳痕迹或损伤。产钳助产通常会导致新生儿脸颊部或眼侧出现暂时的挤压痕迹或凹槽。这是由于牵引钳叶的压力所致,同时也反映了产钳放置位置的准确性(图16.4实线所示)。应告知产妇及家属对此不必过分担忧。产钳助产相关的母体和新生儿并发症见第15章的讨论。

在现代的轮班模式下,产后向产妇复盘说明当时的情况可能会很困难。然而,这对于安抚产后精疲力竭、情绪激动的患者,解除她们对分娩的担忧作用是不可小觑的。手术分娩后患者感知安全评分表"SaFE"的应用,为突出患者的顾虑和强化阴道助产过程中非技术技能的重要性(即团队合作、医患沟通、情境意识、共同决策等)提供了一个标准化的框架[16]。

枕后位的非转位产钳

当胎头到达低位骨盆或骨盆出口(>坐骨棘下2cm)并保持在正枕后位时,可直接使用产钳助产(图16.9)。由于枕部俯屈不良,增加肛门括约肌损伤风险,通常需要行一个较大的会阴侧切。相比正枕前位

而言,正枕后位时产钳向下牵引持续时间也更长。正枕后位时控制产钳的最佳牵引方向至关重要,因为牵引方向的任何变化都会加剧胎头"俯屈不良"的情况,增加胎头通过会阴的径线长度。

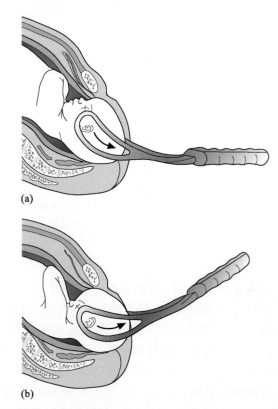

图16.9 (a)正枕后位胎头与钳叶放置的位置关系;(b)当胎儿枕部娩出时,逐渐抬高钳柄,同时用手保护会阴

面先露的非转位产钳

面先露是胎头吸引术的绝对禁忌证。颏前位时,可自然分娩,但如果产程延长或胎儿缺氧,可直接使用非转位产钳辅助阴道分娩。同样,分娩时胎儿枕骨通过会阴时也需要注意保护。

序贯使用助产器械

胎头吸引术较高的失败率,使在失败之后进一步尝试产钳助产成为一种可接受的"常规"。序贯使用助产器械增加母体和新生儿并发症风险[17]。在使用"双重器械"之前,当第一种助产器械不能使胎头下降时,使用第二种器械前必须认真评估。在英国,有关阴道助产分娩的案件占所有诉讼索赔案件的3.5%,其中大多数是由于未能在适当的时间放弃阴道分娩[18]。如果使用一种助产器械不成功,继续使用不同助产器械的风险必须与进行第二产程剖宫产的风险相权衡。当胎头下降到低位骨盆或者骨盆出口水平

时,使用第二种助产器械完成阴道分娩在几乎所有情况下都是合理的。如果胎头下降幅度很小,尤其是当胎头停滞于中骨盆平面(即<坐骨棘下 2cm)。决策是否更换助产器械时需要准确评估后再决策,并尽早与高年资产科医师讨论并全面记录。

"知识胜于蛮力。"

SAMUEL JOHNSON,1709—1784.

手指旋转胎头术和徒手旋转胎头术

手转胎头术用于枕横位和枕后位的胎头旋转,最早的记录是 1888 年巴黎的 Tarnier 和 Budin 所描述的[19]。经阴道旋转胎头的操作方法包括手指旋转和徒手旋转。这两种旋转胎头的操作方法都被认为是有效的,但不同试验的结果差异较大,术者的经验往往是成功的关键因素。虽然有证据显示手转胎头术可减少助产器械的使用和剖宫产,但仍需更高质量的研究来证明这一说法[20-25]。

手指旋转或徒手旋转胎头时,应确保有效的麻醉镇痛、宫口充分扩张和良好的骨盆条件。理想情况下,胎头也不应是深深嵌入的。成功旋转胎头后胎儿可正常阴道分娩(多见于经产妇)或使用非转位产钳或胎头吸引术帮助完成分娩。

手指旋转胎头

对于枕横位手指的压力即可将胎头旋转为枕前位。在左枕横位,右手的示指和中指指尖沿人字缝,贴近其与后囟相交的部分,放置在前顶骨上端的边缘(图 16.10)。在宫缩时,伴或不伴孕妇向下用力的同

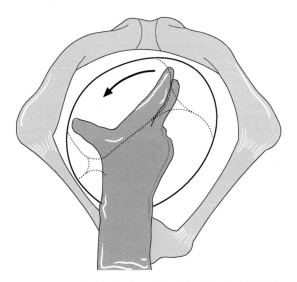

图 16.10　用示指和/或中指沿着人字缝行手指旋转

时,逆时针旋转胎头至正枕前位。手指旋转施加的压力促使胎头俯屈,使胎头呈较小径线。一旦胎头被旋转成功后,右手的手指需持续抵住胎头左顶骨防止枕骨自发性回转。此时放置左钳钳叶可能稍困难,使用胎头吸引器可能更合适。经几阵宫缩后,胎头可能会固定于正枕前位。这时候可以抽出手指并鼓励产妇屏气用力,指导正常分娩。

徒手旋转胎头

徒手旋转胎头需要将整只手伸进阴道里。必须选择合适的患者并对其进行有效镇痛。对于枕横位,操作者首先将掌心向上完全伸入阴道内,握住顶骨结节,四个手指在一侧,拇指在另外一侧(图 16.11a)。图示显示操作者以右手对左枕横位进行旋转胎头的操作(图 16.11b),边旋转边协助其俯屈,直至胎头转至正枕前位。此后的处理同手指转胎头一样。

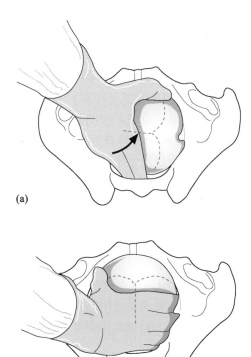

(a)

(b)

图 16.11　枕横位徒手转胎头。(a)左枕横位——右手握住胎头顶骨结节;(b)从左枕横位旋转至正枕前位

正枕后位旋转胎头需要将手掌完全伸入胎头后的骶曲处,代替盆底肌。右枕后位用左手(图 16.12),左枕后位用右手。将胎头枕部置于手掌内,手掌相当于旋转时的槽,拇指置于胎儿前囟外侧。宫缩时,嘱产妇向下用力,拇指轻轻向下压胎头,帮助使胎头俯屈,后旋转至正枕前位,通常只需要很小的力气,然后如上所述完成整个分娩。

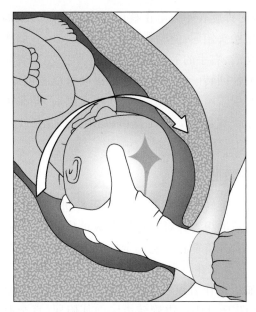

图16.12 右枕后位胎头俯屈和徒手旋转胎头。右枕后位用左手，左枕后位用右手

结论

在英国、美国和其他高收入的国家，产钳助产的经验性学习持续下降。尤其是中位产钳术，这是一个值得关注的问题，因为第二产程的剖宫产具有较高的母体并发症。增加顾问医师或高年资产科医师在场指导，可以降低合并症发生率，提高阴道分娩成功率，同时增加经验学习机会。

在21世纪的今天，由轻质可回收塑料制成的新型产钳，内置测力器，可能会提高器械使用的安全性[26]。然而，我们还是必须要掌握产钳助产技术，并通过标准化的培训、模拟应用、非技术技能的意识和整合、基于循证证据的会阴护理等来改进和发展产钳助产技术。最后，我们希望强调在使用产钳和其他助产分娩过程中，始终保持与产妇及其伴侣充分沟通并使其积极参与的重要性。

实践要点

- 完善产钳分娩的产前教育——特别是对于初产妇。
- 与产妇及其伴侣充分沟通，使其参与分娩全程——产钳的目的是辅助，而不是完全接管。
- 时刻关注产程进展情况，必要时放弃阴道助产。
- 牵引前要仔细检查器械放置情况。
- Pajot操作时，保持产钳钳柄水平位。
- 一旦胎头枕部位于耻骨弓下，尽早将钳柄向上抬高。

- 降低产床的高度更容易弧形向上提拉钳柄。
- 慢速分娩——产妇停止屏气用力——会阴保护。
- 合理使用会阴切开术。
- 小心地取出产钳——胎儿娩出后置于母亲胸前——延迟断脐。
- 提高手指和徒手转胎头术的操作技巧。
- 确保资料记录和向产妇复盘回顾。

（刘铭 译　马晓鹏 李婷 校）

参考文献

1. Pugh B. *A Treatise of Midwifery, Chiefly with Regards to the Operation*. London: J. Buckland; 1754.
2. Smellie W. *A Treatise on the Theory and Practice of Midwifery*. London: E. Wilson; 1752.
3. Ferguson JH. A simple and improved modification of the midwifery forceps. *Trans Edinb Obstet Soc*. 1925–26;46:78–92.
4. Tarnier ES. *Descriptions des Deux Nouveaux Forceps*. Paris: Martinet; 1877.
5. Das K. *Obstetric Forceps: Its History and Evolution*. Calcutta: The Art Press; 1929.
6. Saxtorph M. *Theoria de Diverso Partu*. Copenhagen: A. H. Godiche; 1772.
7. National Institute for Health and Care Excellence. Intrapartum care for healthy women and babies. NICE. Clinical guideline CG 190. Available at: https://www.nice.org.uk/guidance/cg190. Accessed 26 December 2018.
8. Royal College of Obstetricians and Gynaecologists. *Operative Vaginal Delivery. Green-Top Guideline No. 26*. London: RCOG; 2011. Available at: https://www.rcog.org.uk/en/guidelines-research-services/guidelines/gtg26/. Accessed 26 December 2018..
9. O'Mahony F, Hofmeyer GJ, Menon V. Choice of instruments for assisted vaginal delivery. O'Mahony F, ed. *Cochrane Database Syst Rev*. 2010;(11):CD005455.
10. Majoko F, Gardener G. Trial of instrumental delivery in theatre versus immediate caesarean section for anticipated difficult assisted births. *Cochrane Database Syst Rev*. 2012;10:CD005545.
11. Murphy DJ, Koh DKM. Cohort study of the decision to delivery interval and neonatal outcome for emergency operative vaginal delivery. *Am J Obstet Gynecol*. 2007;196(145). e1–145.e7.
12. Kadri H, Sabr Y, Al-Saif S, et al. Failed individual and sequential instrumental vaginal delivery: contributing risk factors and maternal-neonatal complications. *Acta Obstet Gynecol Scand*. 2003;82:642–648.
13. Laine K, Skjeldestad FE, Sandvik L, Staff AC. Incidence of obstetric anal sphincter injuries after training to protect the perineum: cohort study. *BMJ Open*. 2012;2:e001649.
14. Freeman RM, Hollands HJ, Barron LF, Kapoor DS. Cutting a mediolateral episiotomy at the correct angle: evaluation of a new device, the Episcissors-60. *Med Devices (Auckl)*. 2014;7:23–28.
15. Royal College of Obstetricians and Gynaecologists. *The Management of Third and Fourth Degree Perineal Tears. Green-top guideline No.29*. RCOG; 2015.
16. Massakos D, Clark J, Sibanda T, et al. A simple tool to measure patient perceptions of operative birth. *BJOG*. 2009;116:1755–1761.
17. Murphy DJ, Macleod M, Bahl R, Strachan B. A cohort study of maternal and neonatal morbidity in relation to use of sequential instruments at operative vaginal delivery. *Eur J Obstet Gynecol Reprod Biol*. 2011;156:41–45.
18. Rather H, Muglu J, Veluthar K, Sivanesan K. The Art of performing a safe forceps delivery: a skill to revitalise. *Eur J Obstet Gynecol Reprod Biol*. 2016;199:49–54. https://doi.org/10.1016/j.ejogrb.2016.01.045.
19. Tarnier E, Budin P. *Traité de l'Art des Accouchements*. Vol. 2. Paris: G. Steinheil; 1888.
20. Tempest N, McGuinness N, Lane S, Hapangama DK. Neonatal and maternal outcomes of successful manual rotation to correct malposition of the fetal head; a retrospective and prospective observational study. *PLOS One*. 2017;12(5):e0176861. https://doi.org/10.1371/journal.pone.0176861. .
21. Os C, Severinsson E. How can manual rotation reduce vacuum,

forceps and caesarean deliveries?—a review of the evidence. *Open J Nurs.* 2017;7:68–85. https://doi.org/10.4236/ojn.2017.71007.

22. Bahl R, Van de Venne M, Macleod M, Strachan B, Murphy DJ. Maternal and neonatal morbidity in relation to the instrument used for mid-cavity rotational operative vaginal delivery: a prospective cohort study. *BJOG.* 2013;120(12):1526–1533.

23. Reichman O, Gdansky E, Latinsky B, Labi S, Samueloff A. Digital rotation from occipito-posterior to occipito-anterior decreases the need for caesarean section. *Eur J Obstet Gynecol Reprod Biol.* 2008;136:25–28.

24. O'Brien S, Day F, Lenguerrand E, Cornthwaite K, Edwards S, Siassakos D. Rotational forceps versus manual rotation and direct forceps: a retrospective cohort study. *Eur J Obstet Gynecol Reprod Biol.* 2017;212:119–125.

25. Phipp H, Hyett J, Kuah S, et al. Persistent Occiput Posterior position - OUTcomes following manual rotation (POP-OUT): study protocol for a randomised controlled trial. *Trials.* 2015;16:96. https://doi.org/10.1186/s13063-015-0603-7.

26. Medipex – the 'Yorkshire' forceps. Available at: https://www.medipex.co.uk/success-stories/pro-nata-yorkshire-obstetric-forceps/. Accessed 2 February 2019.

第17章

阴道助产技术：胎头吸引术

T. van den Akker · K. Hinshaw

胎头吸引术—历史背景

在高收入国家胎头吸引术的使用越来越多,现在在全球范围内,大部分的阴道助产是采用这种技术,而不是产钳助产。胎头吸引术的起源可能来自使用杯状玻璃器皿治疗成人或者婴儿的颅骨凹陷性骨折[1]。1705 年,英国普利茅斯海军医院的外科医师 James Yonge 首先尝试将这种方法用于产科。他试图用"一个空气泵将杯状玻璃器皿吸附在胎儿头皮[2]"来助产胎儿,但遭遇失败。19 世纪,Simoson 发展了这一观念,他使用"空气吸引器"取得了更多的成功(图 17.1)。

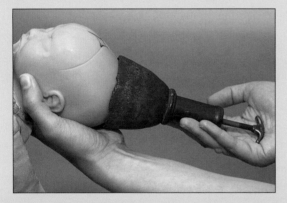

图 17.1 Simpson 空气吸引器。杯体为木制,边缘镶嵌有皮革,当潮湿时可以使杯口与胎头先露部形成密封负压状态。这种装置经常由于没有足够的负压而失败

在 20 世纪 50 年代,瑞典人 Tage Malmström 发明了金属吸引器,至今仍在全球广泛使用[3]。英国产科医师 Geoffrey Bird(1922—2001)强调了将杯子准确地放置在抬头俯屈点的重要性[4]。他把牵引力和吸力分开了,并将吸引孔放到了侧面,制作了"后杯"[5],有利于将杯口放置于枕后位的胎头俯屈点。

在 20 世纪 70 年代,软材料杯体减少了表浅的头皮损伤,但较金属杯有更高的失败率(25% vs.<5%)[1]。由澳大利亚人 Aldo Vacca 发明的硬塑料杯(Kiwi OmniCup),是现在使用最广泛的[6]。

背景

在 20 世纪下半叶,产科医师倾向于在大多数阴道助产技术中使用胎头吸引术替代产钳术。胎头吸引术更容易执行和培训,它可以用于处理第二产程延长,在第二产程胎儿窘迫的情况下及时分娩,并避免有严重心肺疾病的产妇用力[7]。胎头吸引术对于中骨盆旋转分娩也是一个好的选择。近年来,胎头吸引术助产分娩(尤其是那些涉及旋转的)已越来越多地被第二产程紧急剖宫产(caesarean section,CS)所取代,而后者具有较高的母儿不良结局[8]。保持胎头吸引术助产的技能对于扭转这一趋势至关重要,可以通过定期进行模具上的培训以及由经验丰富的操作者对受训人员进行指导来实现[9]。

真空胎头吸引术相对产钳而言,引起产妇阴道和会阴损伤的概率较低。此外,它可以在较简单的麻醉方式下进行操作,如局部浸润麻醉或阴部神经阻滞麻醉,而不需要椎管内麻醉。由于早产儿具有较高的头颅血肿、新生儿黄疸、颅内及帽状腱膜下出血的风险,小于 34 周胎龄时优先使用产钳,而不是胎头吸引术[7,10]。

胎头吸引器在生产材料和杯形方面存在许多差异,缺乏最佳使用类型的数据[10]。从本质上讲,所有类型的真空胎头吸引器在使用技术方面具有相同的原理。Malmström 的金属杯设备具有抬高的连接器,可同时拉住真空管和牵引链。这种抬高的连接使得如果不是从垂直于杯子表面施加牵引力时更容易滑落。'O'Neil 金属杯通过将牵引链与一个单独的牵引连接器连接到尼龙环上,解决了这个问题。尼龙环连接到杯顶旋转盘的边缘上。如果牵引力偏离了垂直方向,链条沿着尼龙环移动,导致施加到杯子所有边缘的牵引力保持相等,从而降低了滑脱的风险。"鸟形"金属杯也具有独立的连接器,管路连接到杯的侧面以便于沿骶骨深部插入,使其能尽可能地靠近枕后位(OP)的俯屈点放置以进行旋转分娩。牵引链直接连接到杯体,而不是通过有一个抬高的连接,即使偏离垂直方向也能得到更高的牵引力。

金属杯替代品包括用硅橡胶制成的圆锥形或者钟形杯("软杯")或者膜制的柔性塑料。使用这些杯体,只能得到很低的牵引力,并且有更高的失败概率。将这些杯子放置在俯屈不良的胎头的俯屈部位是困

难的,不仅是因为器具的大小,而且也是因为牵引杆缺乏柔韧性。我们认为这些杯体最好用于枕前(OA)位的低位或者出口分娩。Kiwi Omni 杯由硬塑料制成,是一个一次性手持式设备,有一个置于中心的吸/拉管和一个一体化的手动泵/手柄。吸引管插入杯体上部表面的凹槽中,这种设计可以在枕后位俯屈不良时将杯体更深地插入阴道。Kiwi 杯可用于所有位置的胎头进行旋转和非旋转的分娩[6,11]。早期随机研究中发现,Kiwi 杯虽然有效,但有较高的失败率,需要经验和谨慎的技巧来防止"滑脱"。根据我们的经验,我们建议对中骨盆旋转分娩时(即位于或低于坐骨棘水平时),应考虑使用最大的金属杯,较大的杯子不易脱落。如果在中骨盆且俯屈不良,则可能需要"OP 金属杯",尽管一些有经验的医师在这种情况下仍然可以有效地使用 Kiwi 杯完成。

由于金属和硬塑料的吸引杯都有内嵌的边缘,因此,与头皮接触圆弧形的边缘直径比上方的杯口直径小,这样便于在胎儿头皮形成"假髻",可以降低杯体脱落的风险并且有效地增加接触面。

胎头吸引术助产的准备和技巧

只有在知情同意、宫颈完全扩张、胎膜已破的情况下才能尝试胎头吸引术。胎头必须良好地衔接(耻骨上可触及 0/5 或 1/5)。在阴道检查之前应进行腹部触诊,因为胎头水肿和胎头塑形可以对胎头下降位置的评估带来假象。其他先决条件是排空膀胱和有能力进行新生儿复苏的工作人员。有能快速转运至手术室的条件更好[12]。就像产钳分娩一样,胎头吸引术助产分娩在手术室可以作为产科医师准备进行剖宫产手术前的"胎头吸引术试验"。通常进行中骨盆胎头旋转是我们选择转运至手术室的指征,但是我们相信,在有经验和认真评估的情况下,可以在产房安全地尝试胎头吸引术助产,特别是在没有胎儿窘迫的证据时。

在置入杯体前,检查设备是否完整和能否正常使用。如果临床上有疑问,可以进行超声扫描以确认胎儿位置。确保充分的镇痛,并在整个过程中与产妇和她的伴侣保持沟通。在杯子的外部涂上润滑剂,并在宫缩间隙置入。轻轻地分开阴唇,注意不要损伤外阴和阴道壁。当置入金属或者硬塑料杯时,可能需要将其边缘稍微抬起于胎头上方,以避免在插入足够深到达胎头俯屈点之前就将杯子"固定"于胎头头皮。"软杯"可以折叠起来。

在执行胎头吸引术之前最重要的步骤是关于俯屈点的判断,它位于后囟前方 3cm 左右。在该点实施的牵引力与胎儿颅骨的枕颏径一致,胎头将最大程度地俯屈,以最小的径线(枕下前囟径 = 9.5cm)通过。大多数负压杯直径为 5 ~ 6cm。如果放置正确,其后缘达到或在后囟之上。同时,前囟和俯屈点的距离估计为 6cm。这样,当杯子被正确放置时,在前缘和前囟之间应该有 3cm(2 指宽)的空间(图 17.2)。Kiwi 杯的管上,在距离杯顶的 6cm 和 11cm 处标有记号。结合操作者已知的自己的手指长度,这些标记可以用来引导杯子放置到俯屈点上。必须确保在枕后的位置插入足够的深度——引用奥尔多·瓦卡(Aldo Vacca)的诗歌标题,来比喻俯屈点:"它总是比您想象的还要后面!"21 世纪的产科医师要好好听一下这些明智的话。

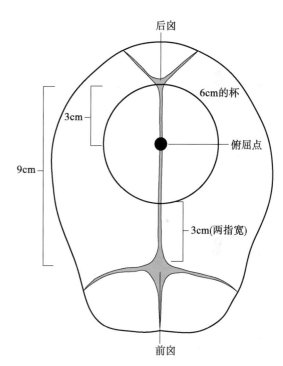

图 17.2　真空杯与俯屈点的位置关系

成功的阴道分娩是最大限度地减少胎儿和母体的损伤。要寻找俯屈的中点进行操作(图 17.3a)。这种操作也可以避免对以更大径线进入骨盆的不均倾位进行误操作的情况发生。尤其不建议在判断不当的情况下使用(或者一种"先吸吸看"的方法),因为它常常导致不当应用。杯子放置离(a)俯屈点及(b)中线越远,失败的机会越高:①俯屈中点("最佳");②俯屈旁正中点;③仰伸中点;④仰伸旁正中点("最差")(图 17.3a ~ 图 17.3d)。我们鼓励产科医师在每次操作后复习胎头吸引杯的应用,以确保他们的技术不断提高。

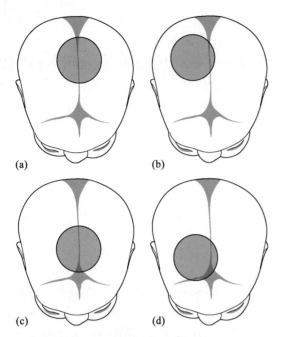

图 17.3　真空杯可能放置的 4 种位置。(a) 俯屈中点;
(b) 俯屈旁正中点;(c) 仰伸中点;(d) 仰伸旁正中点

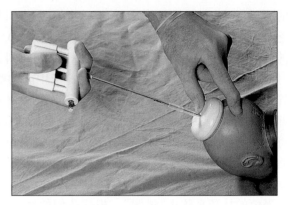

图 17.4　双手使用 Kiwi Omni 杯的胎头吸引技术

在吸引杯放置好后,先用手指检查真空杯的边缘一周,确定没有母体组织被包裹。先将负压升至 0.2kg/cm²,并在杯边周围进行第二次仔细检查。随后将负压增加到 0.8kg/cm²(600mmHg)。没有必要以较小的增量增加负压,等待 2 分钟形成"假髻"后,可以进行牵引。使吸引杯脱落所需要的吸引力取决于吸引杯的直径和形成真空的负压大小。一些胎头吸引分娩设备(例如 Omni 杯)具有集成的牵引力指示器。大多数胎头吸引术助产是通过约 9kg(20 磅)的牵引力实现的,尽管可能需要最大 14kg(30 磅)的牵引力[6,13]。

进行牵引时需要结合宫缩和产妇的屏气。牵引应该用优势手的示指和中指放在牵引棒上,另一只手的手指穿过阴道口,拇指放在杯的表面,示指(单独或与中指一起)放在胎儿头部(图 17.4)。根据我们的经验,在"弹出"前听到漏气的嘶嘶声之前,就有可能先"感觉"到杯子即将脱落。可以通过松开并调节所施加的牵引力来避免脱落。操作者应确保颅骨本身在下降,而不是头皮在下降(Bird 描述为"无效牵引")。持续的"负牵引力"会增加头皮和颅内损伤的风险。因此,拇指和示指必须确保杯子保持按压状态紧贴头皮,二者不会马上发生分离,头部本身正在下降。

优势手施加牵引力,该力应始终在与杯子垂直的平面上(图 17.4 和图 17.5a)。牵引力应固定平稳,严格避免"螺旋形"或急促施力的动作。牵引的方向应遵循产道的轴线。从中骨盆开始,牵引力将首先位于水平线以下约 30°的平面上,并随着下降而逐渐上升至水平线,并随着胎头的"着冠"和娩出逐渐向垂直方向移动。如果牵引力与垂直方向成角,则分离杯缘所需的力会减小。指导原则是,拉力的方向不得超出杯的圆周(图 17.5b)。一个常见的错误是过早地将头部水平拉向耻骨联合,会增加脱离的机会。有了足够的牵引力,胎儿的头部就会逐渐下降。在一次子宫收缩间期里的牵拉称为一次"牵引"。第一次"牵拉"会俯屈胎儿的头部,第二次拉动通常会使胎儿头部明显下降(伴或不伴旋转),第三或第四次拉动(子宫收缩)后胎头分娩。这导致两个不同的阶段:下降期是胎头降至骨盆出口(此时操作者在阴道口可以看到负压杯),出口期是指胎头娩出。绝大多数的胎头吸引术助产分娩从使用负压杯到胎头娩出的时间应在 20 分钟以内。

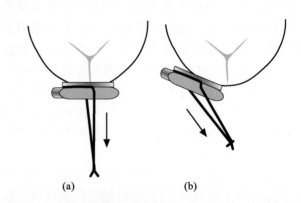

图 17.5　吸引杯放置和牵拉角度。(a)正确地沿垂直方向牵拉并保持牵引方向在杯径范围内;(b)斜向牵拉,牵引力在杯径范围外——增加杯体滑脱的风险

在牵引过程中不要尝试对杯使用剪切力来旋转胎头,因为这会增加产妇或胎儿发生损伤的风险。如果正确地使用并采用适当的牵引力,牵拉时胎头会在骨盆的合适平面自动进行旋转。在一些病例中,枕后

位并不进行旋转而以面朝耻骨的方向娩出。

负压杯脱落

如果负压杯脱落,则应仔细重新评估情况。在再次尝试胎头吸引术之前,检查胎儿的情况以及胎头位置和下降程度,并考虑牵引角度。如果出现第二次脱落,则需评价分析阴道分娩是否安全,或者是否需要对患者进行剖宫产。母体肥胖、巨大儿、枕后位以及胎头停滞在中骨盆者的失败率更高,应向上级医师通报情况。有时"假髻"可能会妨碍负压杯再次准确地放置,但如果胎头已下降和旋转到会阴,可以使用产钳助产完成分娩。

> **牵引、俯屈和胎头吸引术助产**
>
> "在一些病例中,如果需要花费很大的牵引力,很可能是方向不正确。胎头可能没有得到很好的俯屈,牵引力的作用使得枕骨向着耻骨联合的方向而不是朝着耻骨弓的下方。"
>
> PETER MCCAHEY
>
> *Atmospheric tractor: a new instrument and some new theories in obstetrics. Med Surg Rep (Philadelphia) . 1890; 43: 619-623*

目前尚不确定在胎头吸引术助产分娩时是否应常规进行会阴切开术,尤其是在初产妇中。作者认为,在没有胎儿窘迫的情况下,在胎头吸引术分娩中有选择地进行会阴切开术是合理的。胎头必须缓慢娩出,以允许会阴扩张,并且必须在整个过程中保护会阴(见第 16 章,图 16.8)。一旦头部娩出,释放负压(Kiwi 杯有一个集成的释放负压按钮)并完成分娩。肩难产和产后出血的风险增加,团队应做好准备。应遵循常规进行第三产程管理和新生儿护理。完成所有的产后记录文书并在操作后向产妇及家属详细地解释病情,最好第二天再沟通一次。

新生儿并发症

"假髻"是胎头水肿(浆液性渗出引起,可以超过颅缝的皮下积液)的一种形式。应告知家长胎头水肿可以很快消退,通常在 48 小时内能完全消退(图 17.6a)。比较常见的胎头吸引术后新生儿并发症通常都是自限性的,不会产生远期影响(如胎头水肿、头皮血肿、黄疸和视网膜出血)。头皮血肿是由于骨膜下小血管的出血,不会超过颅缝(图 17.6b)。严

重的或者危及生命的并发症是罕见的,包括颅内出血和帽状腱膜下出血。后者的发生率在胎头吸引术中为 1/(150 ~ 200),而在自然分娩中为 1/(2 000 ~ 3 000)(图 17.6c),产钳助产时,其发生率约为胎头吸引术助产的 1/3。出血进入位于颅骨骨膜上方的骨膜下间隙。这是一个跨越骨缝的空间,其潜在容量可达 250mL。严重的新生儿失血通常会在 12 小时内表现明显,并可能导致低血容量性休克。而隐性出血可能长达 72 小时不表现出来。所有通过胎头吸引术分娩的婴儿都需要接受恰当的护理观察,尤其是进行了序贯的器械助产或胎头吸引术失败和紧急剖宫产后的孩子。

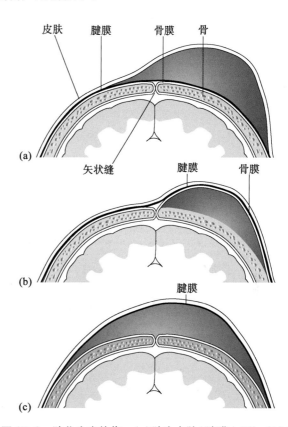

图 17.6 胎儿头皮外伤。(a)胎头水肿(腱膜上面);(b)头皮血肿(骨膜下面);(c)帽状腱膜下出血(骨膜上面和腱膜下面)

最近的研究表明,胎头吸引术的失败率为 5%,而初产妇则更高[14]。在大多数情况下,头部深入骨盆(位置 ≥+3cm)在剖宫产时会导致母婴发病率更高。应区分在牵引后未能下降到 +2cm 和那些逐渐下降到 ≥+3cm 的情况,前者最好由剖宫产分娩,而后者最好由产钳分娩。与产钳相比,胎头吸引术助产的失败率更高,这引起了临床医师的严格关注,需要认真地评估每例患者的临床情况,然后再决定在特定的情况下,用哪一种器械助产是最好的。

实践要点

- 了解各类胎头吸引装置的优缺点。
- 置杯前确认胎头位置（临床联合或不联合超声）。
- 确保杯的中心在俯屈点上（俯屈中点）。
- 请记住"俯屈点总是比您想象的还要往后"。
- 如需中骨盆旋转（坐骨棘水平），考虑采用大的金属杯。
- 牵引力始终作用于杯子的垂直方向。
- 在牵引时避免"螺旋形"或急促的动作。
- 练习"双手"胎头吸引技术（在人体模型上）。
- 如果杯体脱落，应仔细重新评估。
- 记住沟通、记录和汇报的重要性。

（李艳　译　　马晓鹏　李婷　校）

参考文献

1. Baskett TF. The history of vacuum extraction. In: Vacca A, ed. *Handbook of Vacuum Delivery in Obstetric Practice*. 2nd ed. Brisbane: Vacca Research; 2003:11–23.
2. Yonge J. An account of balls of hair taken from the uterus and ovaria of several women. *Phil Trans R Soc Lond*. 1706:725–726: 2387–2392.
3. Malmström T. The vacuum extractor: an obstetrical instrument and the parturiometer: a tokographic device. *Acta Obstet Gynecol Scand*. 1957;36(suppl 3):7–50.
4. Bird GC. The importance of flexion in vacuum delivery. *Br J Obstet Gynaecol*. 1976;83:194–200.
5. Bird GC. Modification of malmström's vacuum extractor. *BMJ*. 1969;2:52–56.
6. Vacca A. Operative vaginal delivery: clinical appraisal of a new vacuum extraction device. *Aust NZ J Obstet Gynaecol*. 2001;41:156–160.
7. Bahl R, Strachan BK, Murphy DJ. *Operative Vaginal Delivery. Green-top guideline No. 26*. London: Royal College of Obstetricians and Gynaecologists; 2011.
8. Muraca GM, Sabr Y, Brant R, Cundiff GW, Joseph KS. Temporal and regional variations in operative vaginal delivery in canada by pelvic station, 2004–2012. *J Obstet Gynaecol Can*. 2016;38(7):627–635.
9. Nolens B, Namiiro F, Lule J, van den Akker T, van Roosmalen J, Byamugisha J. Prospective cohort study comparing outcomes between vacuum extraction and second-stage cesarean delivery at a Ugandan tertiary referral hospital. *Int J Gynaecol Obstet*. 2018;142(1):28–36.
10. O'Mahony F, Hofmeyr GJ, Menon V. Choice of instruments for assisted vaginal delivery. *Cochrane Database Syst Rev*. 2010;(11): CD005455. https://doi.org/10.1002/14651858.CD005455.pub2.
11. Vacca A. A randomised controlled trial of a new handheld vacuum extraction device. *BJOG*. 2006;113(4):492; author reply 4–5.
12. Dörr PJ, Essed GGM, Lotgering FK. Operative vaginal delivery (vacuum and forceps extraction). In: Dörr PJ, Khouw VM, Chervenak FA, et al, eds. *Obstetric Interventions*. Cambridge: Cambridge University Press; 2017:137–157.
13. Baskett TF, Fanning CA, Young DC. A prospective observational study of 1000 vacuum-assisted deliveries with the OmniCup device. *J Obstet Gynaecol Can*. 2008;30:573–580.
14. Verhoeven CJ, Nuij C, Janssen-Rolf CR, Schuit E, et al. Predictors for failure of vacuum-assisted vaginal delivery: a case-control study. *Eur J Obstet Gynecol Reprod Biol*. 2016;200:29–34.

第18章

阴道助产技术：转位产钳

K. Olah · K. Hinshaw

背景

如果枕后位(OP)或枕横位(OT)的胎儿需要助产分娩时,应考虑旋转胎儿以使头部以最小径线通过骨盆。可选择的方案包括:转位产钳,转位胎头吸引术或手转胎头(辅以胎头吸引术或产钳分娩)。在某些情况下,直接选择进行第二产程剖宫产(CS)更为适当。综合了 8 项研究的荟萃分析显示,与转位胎头吸引术相比,使用转位产钳"分娩失败"的风险显著降低[相对风险度(RR)0.32;95% 置信区间(CI)0.14 ~ 0.76;$P=0.009$],而孕产妇或新生儿的不良反应结局无明显差异[9]。但比较转位产钳和"手转胎位后产钳助产"的结果却有所不同。Bahl 等发现阴道分娩率和新生儿结局没有差异[10]。而在另一单中心研究中,转位产钳组的阴道分娩率明显高于对照组(RR 1.17;95% CI 1.04 ~ 1.31;$P=0.017$)。使用转位产钳会增加肩难产的风险(RR 2.35;95% CI 1.23 ~ 4.47;$P=0.012$),但其他的母体和新生儿不良结局相似[11]。现有数据支持在某些情况下继续使用该方式助产,但我们建议应由经验丰富的高年资妇产科医师进行或在密切监督下进行该操作。

图 18.1 突出了这种器械的结构组成和三个特征:

- 滑动锁。这使得该器械在纠正与不均倾相关的难

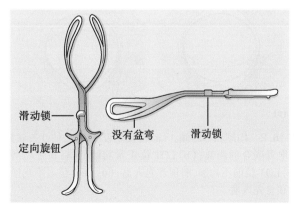

图 18.1 Kielland 转位产钳的特征——定向旋钮,没有盆弯以及滑动锁

产方面具有独特的能力。

● 没有任何明显的盆弯。这意味着,当产钳绕其轴线旋转时,钳叶的末端会形成一个小圆圈,从而将产妇损伤(阴道、宫颈或泌尿道)的风险降至最低。

● 定向标记。在干/手柄上有金属小结节标记,表明相对于枕骨产钳应放置的方向。它们被俗称为"旋钮",当产钳放置正确时,它们应指向枕骨。

产钳本身很轻,钳叶是开窗式的。但是,手柄很容易被握紧,使钳叶距离更近。放置产钳后,在旋转和牵引时,必须小心避免挤压。

不均倾位是胎儿头部在分娩中呈倾斜位,在使用 Kielland 产钳时很重要,因为不均倾位很容易通过器械上的滑动锁来校正这种倾斜。不均倾位可能是由难产引起,而不是导致难产的原因,所以需要对整个产程过程进行全面了解。胎头横位不均倾产程停滞使得胎儿前顶骨或后顶骨在阴道检查时可被触及。在前顶骨先入盆(Naegele 倾斜)时,位于后方的顶骨被骶骨岬阻挡(图 18.2c)。在后顶骨先入盆(Litzmann 倾斜)时后顶骨衔接于骨盆边缘,而前顶骨被阻挡于耻骨联合(图 18.2a,图 18.2d)。后一种情况更常与头盆不称(cephalopelvic disproportion,CPD)相关。

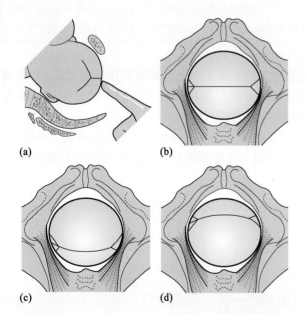

图 18.2　均倾和不均倾。(a)检查是否不均倾,估计矢状缝与耻骨联合的距离;(b)LOT 位正常均倾,前后顶骨均等;(c)LOT 位前不均倾,前顶骨先入盆;(d)LOT 位后不均倾,后顶骨先入盆

"每一件器械、工具、器皿,如果它能为了它被造的目的而造,自然是最好的,可惜还没有这样的人可以胜任。"

MARCUS AURELIUS
EMPEROR OF ROME,AD 161-180

转位产钳的准备和技术

涉及枕横位和枕后位的需要旋转的阴道助产应进行精确的临床判断。在没有技巧和顾虑的情况下,盲目地使用该器械,母儿的损伤风险是最高的。使用 Kielland 转位产钳之前要满足的标准大致类似于第 15 章和第 16 章中描述的标准,我们建议读者回顾相关章节。特别是在骨盆边缘上可触及的胎头不能超过 1/5,并且必须仔细确定胎头的位置和高度。在所有类型的阴道助产(assisted vaginal delivery,AVD)中,与夫妻双方进行明确和持续的沟通是至关重要的。现在,Kielland 产钳更多的是在神经阻滞麻醉下,在产科手术室进行的,而在这种环境下,女性可能会感到最无助。应告知孕产妇手术分娩的原因,如果计划正式"尝试产钳",则应就"尝试"本身和紧急剖宫产的可能性均取得书面同意。必须让麻醉师也了解情况,并应始终遵循多学科合作,确保整个团队的集结并做好准备。

在知情谈话时,有必要列出诸如出血、感染、会阴阴道损伤、胎儿钳印/损伤等常见并发症。对于 Kielland 产钳特殊的并发症,较少见的损伤,例如"螺旋式"阴道撕裂,宫颈撕裂和阴道旁血肿也应讨论到。在告知更为罕见的并发症(例如,尿路创伤和严重的胎儿损伤)时,产科医师必须确保话语平衡,这意味着同时也要告知替代方案第二产程剖宫产相关的罕见而严重的并发症。这种讨论从来都不容易,但记住,遵循本章中所指出的建议,操作良好的转位产钳,很少会对妇女或她的孩子产生严重的创伤。

镇痛和分娩地点

Kielland 产钳分娩通常在产科手术室中,在脊髓或硬膜外镇痛下进行。在成功的可能性很高的情况下,经验丰富的产科医师可以在有效的硬膜外阻滞麻醉下选择在分娩室进行 Kielland 产钳手术。尽管 Kielland 产钳在双侧阴部阻滞麻醉和会阴浸润麻醉下也可以进行,但使用方便的神经阻滞麻醉使它们很少被用到。如果有疑问或有机会监督培训低年资医师操作时,我们建议在产科手术室进行。这将给受训者增加安全感和信心,如有需要可立即行紧急剖宫产。

在合适的环境中镇痛后，应将妇女置于半卧位，并将她的腿架起在截石位。确保她的臀部超过产床的边缘几厘米，使 Kielland 产钳手柄在旋转和初始牵引过程中能朝向地板方向成角。保持术野干净并确保排空膀胱。操作者应重新检查以确认胎先露的位置和水平。腹部和阴道联合检查尤其有用，如果有任何疑问，可以使用超声评估。经腹和经会阴扫描（TAS 和 TPS）可以帮助确定胎头位置和下降情况，在第 15 章中对这方面的问题进行过综述。前者易于学习，在产科医师临床检查不能确定位置的情况下可以作为有用的辅助手段。但是，仔细的指诊检查除了提供先露位置以外，还能提供其他许多有用的信息，我们鼓励产科医师仍将此作为主要评估方法。

组装产钳

取出产钳并确保它们是一对（即它们上所印有的数字相匹配）。在开始操作前先将产钳按照正确放置位置在会阴的前面组装好。这就是所谓的"重影"（图 18.3a）。请记住，产钳柄上的定向旋钮应指向枕骨的方向——那句古老的格言"旋钮指向枕骨"始终是一个有用的提示。这种做法还可以确定哪片钳叶是前叶，必须先置入。润滑产钳并准备应用前叶。

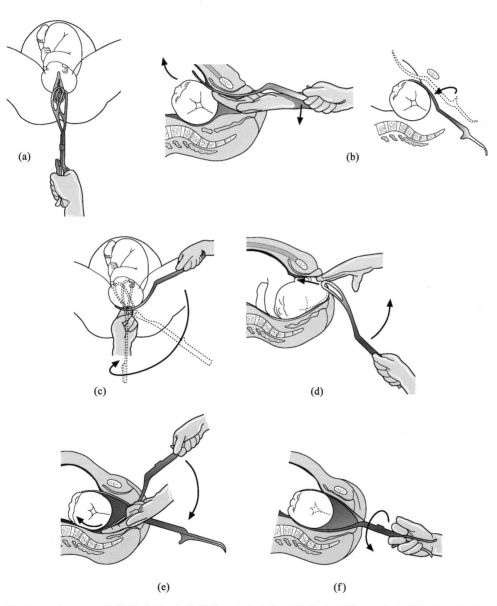

图 18.3 Kielland 产钳的应用：左枕横位。（a）定位组装好的产钳——定向旋钮指向枕骨；（b）"经典法"或"高水平置入"方法（历史上所采用的）——前叶置入"顶端至脐"，然后旋转并娩出胎头；（c）移动法放置前叶；（d）直接法放入前叶；（e）置入后叶；（f）轻轻地从左枕横位旋转至正枕前位

放置产钳的两叶

有三种放置的方法——"经典法""移动法"和"直接法",其中仅最后两种在现在的临床实践中被使用。放置手的指尖轻轻捏住产钳柄——左叶用左手放置,反之亦然。永远不要握紧手柄,这种习惯可能会使操作者在使用过程中用力过度,而不是将钳叶放置到位。

经典法(或者被称为倒置法),在这里被提及仅仅是出于对历史的兴趣。它最初是由 Kielland 描述的,用于当胎儿的头部处于骨盆较高的位置,在今天来说是不可以用产钳助产的。将前叶放置在胎儿头部和耻骨联合(symphysis pubis, SP)之间,头弯向上(图18.3b)。继续放置钳叶,直到在骨盆边缘上方透过腹壁和子宫可以触及钳叶的尖端。沿其长轴旋转180°,使头弯向下靠在胎儿面部侧面(图18.3b)。利用骶骨的弧度置入后叶,并将钳叶锁定。该技术可能导致子宫穿孔、产钳窗缠绕胎手及胎儿外伤,特别是骨盆边缘的"高位产钳"分娩。当然,这是剖宫产本身具有很高的孕产妇并发症率和死亡率的年代时使用的。

"移动法"对损伤母体组织的可能性比经典法要小。但是,操作也需要非常小心,否则钳叶在置入时可能对阴道壁造成损伤。前叶由阴道后方置入,在LOT 位时,右叶在 7 点钟位置,在 ROT 位时,左叶在 5 点钟位置。阴道内的手指向钳叶的下缘施加压力,轻轻地围绕着胎儿的顶骨和面部引导钳叶,同时另一只手以向下的弧形旋转钳叶(图18.3c)。不需要用力。如果头部过度仰伸,胎儿脸部可能会阻碍该操作,这种情况下最好使用"反向移动法"以越过枕骨。这要求钳叶首先以"倒置朝下"的方式置入,而我们在实践中很少需要使用这种方法。

直接法在现在的临床实践中应用于枕横位和正枕后位。对于横位,放置前叶使其定位旋钮指向枕骨的位置,钳叶在另一只手的手指引导下置入耻骨联合和胎儿头部侧面之间的空间(图18.3d)。在"胎头高横位的产程阻滞"中(通常为初产妇,在没有硬膜外镇痛情况下产妇用了很大的力气),胎头可能会被耻骨联合阻挡。在横位时应用直接法可能会更加困难,应尝试采用移动法。

无论使用哪种应用技术,一旦前叶放好后,在 6 点位置直接将后叶置入骶骨的空隙中(图18.3e)。同样,钳叶应贴近头部置入,以防止钳尖通过骶骨向骶骨岬方向移动时造成母体软组织损伤。如果由于骶骨岬突出而后叶难以放置时,则可将钳叶在骶岬关节前方稍微向侧面移动,然后移回中线。确认两钳叶相合,并平行于矢状缝。这是一项重要的检查,因为在置入过程中胎头可能发生旋转。如果胎头在产钳内旋转,需卸下钳叶,重新检查胎方位,然后重新放置钳叶。经验不足的操作者通常会对正确地使用时把手和钳柄相对陡峭的向下角度感到惊讶——通常水平线向下 30°~45°,因为产钳位于骨盆中轴的平面上。

当胎方位为后位(LOP, DOP 或 ROP)时,直接使用产钳钳叶,但需"倒置朝下"置入,定位旋钮朝向地板。置入技术与第 16 章中所述的牵引钳类似。在会阴前组装产钳后,将第一个钳叶以"滑锁朝向地板"的方向置入,放置于骨盆的左侧,贴于胎头的右侧。然后再将第二个钳叶以"滑锁朝向地板"的方向置入,放置于骨盆的右侧,贴于胎头的左侧。通过按此顺序置入钳叶,操作者将无需松开手柄。调整和对合产钳的操作时要小心,避免产生压力,并确保钳叶正确地平行于矢状缝。切勿用力将手柄合在一起,而应将它们移开并在重新放置之前再次检查胎方位。

旋转至枕前位

第一条规则是绝不能强迫旋转。第二条规则是永远不要强迫旋转……这个规则是如此重要,以至于我们要强调它两次!

- 确认放置正确后,坐在矮凳上或单膝跪地。可以将分娩床抬高,因为这将有助于操作者确保将手柄保持向下(水平面以下 30°~45°),以确保在中骨盆的轴线上旋转。

- 用便于转位产钳的手握住产钳,因为这更有利于操作。将手置于产钳滑锁处,并使用手指或"肩膀"引导(图18.3f)。许多操作者会把拇指放在手柄之间,以避免无意间挤压手柄。

- 可以在胎头最初所在的位置进行旋转。但是,更常见的情况是必须略微向上(或向下)移动以使胎头脱离周围的骨盆结构。不要让胎头过度推向上,因为这样会有将头部移入上盆腔的风险,增加了脐带脱垂的风险。

- 然后通过"感觉"沿骨盆轻轻地进行旋转,通常是通过最短的路径来获得前位。本质是要施加最小的旋转力——轻柔用力的"感觉",这样头部沿着阻力最小的路线旋转。一旦头部到达正枕前(DOA)位,头部旋转越过坐骨棘以适应骨盆的新位置时,通常会通过钳子感觉到特征性的"咯噔一声"。

- 在旋转操作过程中,切记始终将手柄向下保持正确的角度。

- 同时,另一只手或助手应在腹部协助前肩沿着枕部的同一方向移动。操作者可以将另一只手重置于阴道壁,以便于直接观察胎头旋转过程。这样可以保证产钳得到合理的使用,而不是仅仅在胎头的表面进行旋转。一旦胎头旋转成功,也就再次验证了产钳的使用方法是正确的。两位作者都很少使用腹部辅助手法,胎儿肩膀倾向于随着产钳的轻轻旋转而自发地旋转。

牵引和分娩

使用 Kielland 产钳进行的牵引应始终沿着产道的轴线。由于该产钳没有盆弯,这意味着在整个牵引过程中直至分娩时,牵引力都将更加朝向地面方向倾斜。至于旋转,在最初牵引过程中,产科医师的适当位置是低坐在凳子上或单膝跪地(一个有用的提示是使用舒适的枕头垫着)。一只手放在钳叶手柄的滑动锁上,中指和示指放在钳肩上以施加牵引力。另一只手放在这只手的上面。初始牵引方向是沿着中骨盆轴线,手柄的角度大约比水平面低 30° ~ 45°(图 18.4)。由于没有盆弯,使用 Kielland 产钳进行牵引不需要使用 Pajot 法来辅助下降。产科医师必须记住,它们是有力的产钳——始终使用所需的最小牵引力。作者认为,牵引和下降只需要用手臂的力量即可——不要试图站立和使用“身体重量”牵拉。

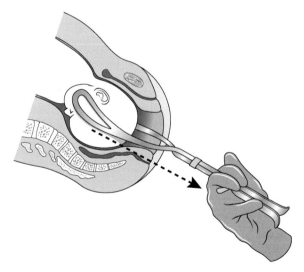

图 18.4　使用 Kielland 产钳进行初步牵引——手柄角度反映中骨盆的轴线(虚线箭头)

手柄的角度低于水平面以及没有盆弯,意味着会阴组织在早期就受额外的压力。当枕骨出现在耻骨联合下方时,应尽早将手柄升高到水平位置,最后升高到水平上方约 45°完成胎头分娩。如第 16 章中所述,产钳的手柄不应高于耻骨联合。在整个过程

中,应牢固地保护会阴,以减少产科肛门括约肌损伤(OASI)的发生率(参见第 16 章,图 16.8)。让助手在分娩胎头和肩膀时保护会阴会很有用。几乎在所有的病例中都需要早期行会阴切开术。为了平衡避免肛门括约肌损伤与会阴侧切部位过多失血两个方面的问题,会阴切开的时机至关重要。

在减少创伤方面,成功的真正秘诀在于尽可能地减慢分娩的速度——这在很大程度上减少了施加于盆底和会阴的压力。第 16 章中讨论了力矢量的理论。一些产科医师习惯于使用 Kielland 产钳进行胎头转位,然后取下钳叶,使用经典产钳进行胎头的牵引和最后娩出。这是操作者的偏好问题,但是作者倾向于在整个过程中都使用 Kielland 产钳。在少数病例中,胎头旋转至正枕前位后会俯屈并迅速下降,这时可以考虑卸下两个钳叶,在产妇的用力下,婴儿可以正常分娩。作者曾在没有胎儿窘迫的情况下,成功地将这一技术用于选定的经产妇中,但是卸除产钳的决定需要有足够的经验。

去除产钳和检查阴道会阴损伤

一旦胎头已经(或刚刚)分娩,应小心地解锁并取下产钳。反向进行置入产钳的手法——轻轻地将每个钳叶沿面部和头部的曲线滑出。分娩完成后,适当地延迟脐带结扎,然后将婴儿交给母亲。其他团队成员将擦干并包裹婴儿。要注意产后出血的风险增加,并确保胎盘娩出且完整。最后,对阴道、会阴和外阴进行系统检查。只要在使用产钳前确认宫颈已完全扩张,就很少发生宫颈损伤。如有任何损伤,应迅速修复。

文件编制和复盘

每次助产都应附有同步的、清晰的和准确的文档记录。这应该包括:知情同意书,适应证以及对操作本身的详细描述。重要的是要清楚地记录牵引次数,所需的牵引的力度等方面的问题。应仔细记录纱布和器械数量、失血量、膀胱护理以及任何损伤的评估和修复细节,以及简明的产后处理和对产妇的建议。根据我们的经验,由于大多数 Kielland 产钳分娩都是在神经阻滞下进行的,通常是在手术室环境中进行的,因此我们建议在转位产钳分娩后留置导尿至少 12 小时。这样可以避免因疏忽或者未识别所造成的尿潴留风险及其潜在的远期后遗症。

避免并发症——何时放弃转位产钳分娩

不能放置产钳叶,无法旋转和无法下降都是放弃

产钳助产的原因。这些不能被认为是技术上的失败——作为经验丰富的妇产科医师，我们仍然会放弃10%~20%转位产钳的尝试。不要为了避免"失败"而试图背离所阐述的原则。图18.5包含鼓励采用安全方法进行转位产钳分娩的详细信息，以及建议产科医师在流程中考虑"安全暂停"的几个点。

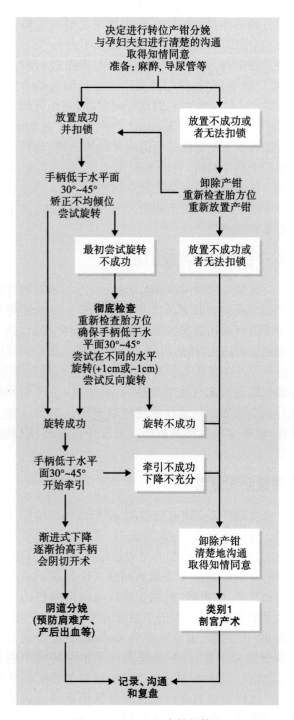

图18.5　Kielland产钳的管理

任何手术分娩都有可能导致并发症。大多数都是轻微的并发症。我们建议产科医师在分娩整个过程中避免钳叶受压。Kielland产钳与阴道的"螺旋形撕裂"有关，但这种情况很少见，做到以下两点可以避免：①在做会阴切开术之前进行旋转；②旋转时手柄保持沿着中骨盆轴的直线向下和向后。母亲的神经损伤通常是暂时性的。考虑对存在明显缺氧的胎儿进行中骨盆转位产钳分娩时要特别谨慎。因为胎儿肌张力低下，可能导致胎儿颈椎在旋转时缺乏肌肉保护。必须由经验丰富的产科医师做出使用转位产钳的决定。由上级医师参与决策至关重要，因为替代方案可能是复杂的第二产程剖宫产。在这种情况下，Kielland产钳可能需辅以同时进行肩部旋转，这可能有助于保护胎儿的颈部。

转位产钳——其他指征

Christian Kielland阐述了在另外两种情况下使用转位产钳的情况。我们在两种情况下都使用过Kielland产钳：

- 在某些颏横位面先露的病例中。操作的产科医师必须具有使用Kielland产钳的经验。可以采用"直接法"，也可以将前叶放置在头骨的顶点上使用"移动法"（注意：在面先露中，胎头过度仰伸）。这是唯一的一种在钳叶置入的时候定向旋钮指向下巴（颏部）的情况。放置成功后，目的是在牵引前将胎头旋转至颏前位。当过度仰伸的枕骨通过会阴时，要特别注意肛门外括约肌损伤的风险。
- Kielland产钳是阴道臀位分娩后出头时的一种有用的替代方案。盆弯的缺乏有利于从婴儿的身体下方置入。产科医师应从婴儿的下方相对水平的平面中置入钳叶，以使钳叶靠在胎儿面部的侧面。沿着骨盆轴线进行牵引，可以控制胎头的娩出。

总结

转位产钳仍然是当代产科实践的一个重要组成部分，但现在其使用受到更多的限制，很大程度上取决于当地的习惯和实践。这项技术的培训往往仅限于个别机构，并依赖于本地的专家经验。转位产钳是"轴向牵引"工具，因此就可施加的力量而言可能是"强大的"。产科医师必须经过良好的培训，熟悉潜在的并发症以及如何避免这些并发症的方法。我们始终通过三个简单的关键信息来加强培训，以确保母婴的安全：①如果放置，旋转或牵引不是很简单，就要严格地重新评估情况；②尽早寻求上级医师帮助；③如果有疑问，就应放弃操作。我们认为，它是一种令人乐于使用的工具，增加了可供产科医师选择的范围。相对于胎头吸引术，使用转位产钳似乎具有较高的阴道分娩率，尤其可用于中骨盆旋转胎头。由训练有素、经验丰富的妇产科医师审慎地使用，肛门外括约肌损伤的发生率并不比非转位产钳高，并且它们的使用可以帮助避免发生与第二产程剖宫产相关的严重的并发症。

实践要点

- 全程与产妇及其伴侣保持清晰的沟通——确保她一直参与分娩，即使是在手术室里。
- 始终了解目前的情况，回顾进展，及早寻求帮助，并在必要时放弃操作。
- 确保在操作开始时产妇的臀部刚好超过产床的边缘。
- 使用前在产妇会阴的前面"模拟"组装产钳（"定向旋钮指向枕骨"）。
- 根据临床情况的需要，使用"移动法"或者"直接法"技术。
- 枕后位（ROP/DOP/LOP）时，钳叶可以直接"倒置置入"——首先将钳叶置入骨盆的左侧。
- 在旋转前和后，确认使用正确，避免无意中将手柄挤压在一起。
- 考虑跪姿，确保以正确的倾斜度使用产钳。
- 在进行旋转和初始牵引时，保持手柄低于水平面 30°~45°。
- 在旋转前不要做会阴切开术以避免阴道螺旋撕裂。
- 缓慢地分娩——停止主动用力——提供会阴保护。
- 为避免会阴撕裂，通常需要早期行会阴切开术。
- 小心地卸除产钳——将婴儿交给妈妈——延迟脐带结扎。

- 全面地检查损伤。
- 确保"记录和复盘"。

（李艳　译　　李婷　校）

参考文献

1. Dunn PM. Dr Christian Kielland of Oslo (1871–1941) and his straight forceps. *Arch Dis Child Fetal Neonatal*. 2004;89:F465–F467. https://doi.org/10.1136/adc.2003.047993.
2. Kielland C. Eine neue form und einfuhrungsweise der geburtszange, stets biparietal an den kindlichen schadel gelegt. *Munchen Med Wscher*. 1915;62:923.
3. Baskett TF. *On the Shoulders of Giants: Eponyms and Names in Obstetrics and Gynaecology*. 2nd ed. London: RCOG Press; 2008:188–189. 222–223.
4. Jones EP. *Kielland's Forceps*. London: Butterworth; 1952.
5. Barton LG, Caldwell WE, Studdiford WE. A new obstetric forceps. *Am J Obstet Gynecol*. 1928:1516–1526.
6. Moolgaoker A. A new design of obstetric forceps. *J Obstet Gynaecol Br Commonw*. 1962;69:450–457.
7. Cigna S, Gaba ND. Get a handle on the Scanzoni maneuver. Available at: https://www.contemporaryobgyn.net/obstetrics-gynecology-womens-health/get-handle-scanzoni-maneuver. Accessed 26 February 2019.
8. Chiswick ML, James DK. Kielland's forceps: association with neonatal morbidity and mortality. *BMJ*. 1979;1(6155):7–9. https://doi.org/10.1136/bmj.1.6155.7.
9. Wattar Al BH, Wattar BA, Gallos I, Pirie AM. Rotational vaginal delivery with Kielland's forceps. *Curr Opin Obstet Gynecol*. 2015;27(6):438–444. https://doi.org/10.1097/GCO.0000000000000221.
10. Bahl R, Van de Venne M, Macleod M, Strachan B, Murphy DJ. Maternal and neonatal morbidity in relation to the instrument used for mid-cavity rotational operative vaginal delivery: a prospective cohort study. *BJOG*. 2013;120(12):1526–1533. https://doi.org/10.1111/1471-0528.12398.
11. O'Brien S, Day F, Lenguerrand E, Cornthwaite K, Edwards S, Siassakos D. Rotational forceps versus manual rotation and direct forceps: a retrospective cohort study. *Eur J Obstet Gynecol Reprod Biol*. 2017;212:119–125. https://doi.org/10.1016/j.ejogrb.2017.03.031.
12. Tempest N, Hart A, Walkinshaw S, Hapangama DK. A re-evaluation of the role of rotational forceps: retrospective comparison of maternal and perinatal outcomes following different methods of birth for malposition in the second stage of labour. *BJOG*. 2013;120(10):1277–1284. https://doi.org/10.1111/1471-0528.12199.
13. Al-Suhel R, Gill S, Robson S, Shadbolt B. Kjelland's forceps in the new millennium. Maternal and neonatal outcomes of attempted rotational forceps delivery. *Aust N Z J Obstet Gynaecol*. 2009;49(5):510–514. https://doi.org/10.1111/j.1479-828X.2009.01060.x.
14. Burke N, Field K, Mujahid F, Morrison JJ. Use and safety of Kielland's forceps in current obstetric practice. *Obstet Gynecol*. 2012;120:766–770.

第19章

肩难产

J. F. Crofts

"时间一分一秒过去,孩子的脸变得通红。他努力呼吸还是失败了。无论母亲怎么用力或助产者在腹部加压都没有任何效果,轻柔的头部牵引同样无济于事。通常助产者会失去冷静。他们推、拉、呼救。最终通过更大的力量或"最终一搏",困境似乎解除,孩子的双肩和躯干得以娩出。苍白的身体与发绀的脸对比鲜明,臀部还沾着少部分新排出的胎粪。助产者的焦虑并不是没有理由,尽管他们做了所有的努力和复苏,但婴儿仍瘫软地平躺着,没有声音。"

W. MORRIS

J OBSTET GYNAECOL BR EMP. 1955;62:302

定义

肩难产,简单说就是胎儿肩部娩出困难,定义为在头位阴道分娩中,胎头娩出后,常规按轴线牵引胎头无法娩出胎儿肩部完成分娩,需要更多产科操作的分娩过程[1]。肩难产通常发生在胎儿前肩嵌顿于母体耻骨联合处,也有少部分发生在胎儿后肩嵌顿于母体骶岬处。

肩难产的病理生理过程

大多数女性骨盆入口前后径小于入口斜径或入口横径,胎儿通常以斜径进入骨盆。但是,如果胎儿的双肩径线较大,而胎儿的肩部又尝试以较窄的前后径进入骨盆,胎儿的前肩便会嵌顿于母体耻骨联合处——这就是肩难产(图19.1)。在极少数情况下,双肩可以同时嵌顿于骨盆缘上方——称为双肩难产,这种情况下,胎儿颈部极度伸展,通常与经阴道助产有关。

发生率

文献报道的肩难产发生率差异很大。1985—2016年报道的肩难产发生率为0.1%~3.0%,临床通常采用平均发生率1%[2]。

肩难产的危险因素

很多产前因素会增加肩难产的风险,这些风险因素中最主要的是巨大儿。

巨大儿

胎儿出生体重越大,肩难产的发生率越高。一项基于175 886例非糖尿病孕妇阴道分娩的回顾性研究[3]报道的肩难产的发生率如下:

- 出生体重4 001~4 250g新生儿发生率为5.2%。
- 出生体重4 250~4 500g新生儿发生率为9.1%。
- 出生体重4 501~4 750g新生儿发生率为14.3%。
- 出生体重4 751~5 000g新生儿发生率为29.0%。

出生体重超过4 000g的婴儿较出生体重低于4 000g的婴儿肩难产的发生率显著增加(分别为11.1%,0.6%)[4]。然而,巨大儿对肩难产的预警作用是较微弱的。大部分出生体重超过4 500g的婴儿并不会发生肩难产,高达50%的肩难产却发生于出生体

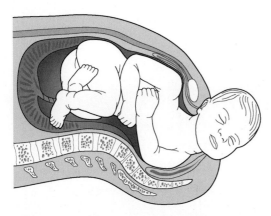

图19.1 肩难产:前肩和后肩与骨盆缘的关系

重低于 4 000g 的新生儿。

母体糖尿病

母体糖尿病增加肩难产的风险[5]。胎儿出生体重相同时,糖尿病合并妊娠的孕妇较非糖尿病孕妇发生肩难产的风险增加 3 ~ 4 倍,前者的婴儿肩围-头围比更高,因为肩部周围的组织对胰岛素更敏感,对高血糖和高胰岛素的反应更灵敏。

阴道助产分娩

与自然阴道分娩相比,阴道助产分娩肩难产的发生率增加 2 倍[3]。

母体肥胖

肩难产与母体肥胖有关。然而肥胖母亲往往生育较大的胎儿,因此肩难产与母体肥胖相关可能是巨大儿导致的,而不是母体肥胖本身[6]。

肩难产史

肩难产史是再次发生肩难产的危险因素。前次分娩肩难产者再次发生肩难产的风险增加 6 ~ 30 倍,多数文献报道的是 12% 和 17%[7]。由于严重肩难产史的孕妇剖宫产率增加,肩难产的再发率可能是被低估的。

妇女应被告知这次分娩发生了肩难产,在以后任何一次的分娩中,她们的分娩地点和分娩方式都应得到充分的讨论,特别是如果估计胎儿体重超过 4 000g 时。

产时风险

任何进展缓慢的产程都可能发生肩难产(如第一产程延长,第二产程延长,缩宫素促进产程进展,阴道助产分娩)[1]。

肩难产的预测

产前发现巨大儿很困难。胎儿体重的临床估计不可靠;孕晚期超声估计胎儿体重与实际胎儿体重之间存在至少 10% 的误差,超声对体重超过 4.5kg 的巨大儿的诊断敏感度只有 60%[1]。

一项基于对 267 228 例阴道分娩的回顾性研究报道发现,即使肩难产最有力的预测因子的预测敏感度也只有 12%,阳性预测值低于 5%[8]。大部分肩难产发生在没有风险因素的孕妇,因此肩难产是一种无法预测、多数情况下不可预防的事件。产科工作者在任何一例阴道分娩中都应警惕发生肩难产的可能[1]。

预防

引产

预防性引产在两种特定情况下对降低肩难产风险有利:①母体糖尿病[9];②可疑巨大儿[10]。

一项荟萃研究对治疗妊娠糖尿病的随机对照研究进行分析发现,对妊娠糖尿病孕妇提前引产可以降低肩难产的发生。

近期一项随机对照研究发现,对 37^{+0} 周至 38^{+6} 周,胎儿体重估计在第 95 百分位数以上的单胎,引产组比期待治疗组肩难产和相关并发症发生率都显著降低。另外,引产组自然阴道分娩的可能性高于期待治疗组[10]。

剖宫产

肩难产只能通过剖宫产预防。然而,除了一些特殊情况,不常规推荐通过择期剖宫产降低潜在发生肩难产的概率。与非糖尿病孕妇相比,胎儿出生体重相同的糖尿病孕妇发生肩难产的风险增加 2 ~ 4 倍[3,11]。一种决策分析模型评估结果显示,对于胎儿估计出生体重大于 4.5kg 的糖尿病孕妇,每进行 433 例剖宫产,可以预防一例永久性臂丛神经损伤[12]。因此,来自英国[1]和美国[13]的国家指南都推荐对孕前或妊娠糖尿病孕妇且胎儿估计体重大于 4.5kg 者,考虑施行剖宫产分娩。

据估计,对于非糖尿病人群,预防一例永久性臂丛神经损伤需要实施 3 695 例剖宫产。因此,国家指南建议只有在胎儿估计体重大于 5.0kg,或前次分娩出现严重肩难产,特别是合并新生儿损伤的情况下才推荐择期剖宫产分娩[1]。

英国最高法院 2015 年蒙哥马利裁决法庭要求助产士和产科医师与所有孕妇讨论可能出现的风险[14],这包括权衡阴道分娩和剖宫产的风险。剖宫产的风险包括增加再次妊娠胎盘植入的风险。另外,剖宫产后再次妊娠胎儿死亡的风险较阴道分娩增加,由 0.2% 增加到 0.4%[15]。阴道分娩后发生永久性臂丛神经损伤的风险约为 0.03%。选择性剖宫产并非没有不良后果,再次妊娠发生胎儿死亡的风险比进行了阴道分娩者发生臂丛神经损伤的风险高 10 倍。因此,两种分娩方式的利弊值得讨论。

治疗

由于肩难产是不可预测的,因此所有产科工作人员应具备处理这种急诊情况所需的技能。有许多方法可

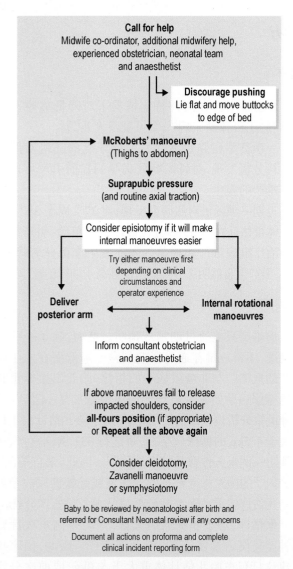

图 19.2 肩难产的处理流程

版权原因本图保留英文,图注译文如下:Call for help=呼救;Midwife co-ordinator, additional midwifery help, experienced obstetrician,neonatal team and anaesthetist=助产士协调员,其他助产士,有经验的产科医师,新生儿团队和麻醉师;Discourage pushing=停止用力屏气;Lie flat and move buttocks to edge of bed=平躺,臀部移向床边;McRoberts' manoeuvre (Thighs to abdomen)=McRoberts 操作(大腿向腹部屈曲);Suprapubic pressure (and routine axial traction)=耻骨上加压(同时常规沿轴线牵拉);Consider episiotomy if it will make internal manoeuvres easier=如果侧切有利于内操作,考虑行侧切;Try either manoeuvre first depending on clinical circumstances and operator experience=采取何种手法取决于医疗环境和操作者的经验;Deliver posterior arm=娩出后肩;Internal rotational manoeuvres=内旋转操作;Inform consultant obstetrician and anaesthetist=通知专家产科医师和麻醉医师;If above manoeuvres fail to release impacted shoulders,consider all-fours position(if appropriate)or Repeat all the above again=如果以上操作无法娩出嵌顿的胎肩,尝试四脚体位(如果可以的话)或重复以上操作;Consider cleidotomy,Zavanelli manoeuvre or symphysiotomy=考虑锁骨切断术,Zavanelli 操作或耻骨切开;Baby to be reviewed by neonatologist after birth and referred for Consultant Neonatal review if any concerns=婴儿分娩后需接受新生儿医师复查,如果需要应安排新生儿科专家医师的复查;Document all actions on proforma and complete clinical incident reporting form=所有操作需备案,以报告形式准备完整的临床事件记录

以用来处理肩难产。RCOG 发布了一个基于循证的处理肩难产的流程(图 19.2)[1],没有哪种处理策略最优越。该流程从简单的处理开始,逐渐到侵入性操作。

肩难产的识别

肩难产可发生在头位自然分娩或助产分娩。出现以下表现应意识到可能会发生肩难产:婴儿的脸和下巴很难娩出;胎头娩出后仍紧紧贴住外阴,或回缩并压迫外阴,即"龟缩征";有时胎头过度压迫会阴过紧导致胎头无法复位;常规轴向牵引胎头,但前肩不能娩出。

需要的协助

如果怀疑或诊断肩难产,应立即召集人员协助。召集的人员包括高级别助产士,最有经验的产科医师和新生儿科医师。如果肩难产没有快速解决,还应呼叫麻醉医师。

说明情况并让孕妇停止用力

孕妇和她的伴侣应被告知发生了肩难产,需要更多的协助,有工作人员向她解释发生了什么,需要她做什么。当救援人员到位,应清楚地说明发生了"肩难产",便于所有的人员立即意识到需要解决的问题。让孕妇停止用力,因为这不能解决肩难产,而且可能加重肩部的嵌顿。

McRoberts 体位

McRoberts 体位是最被广泛推荐的一线手法。通过过度屈曲母体大腿,拉直骶骨与腰椎的角度,使骨盆向母体头侧旋转,增加相对骨盆前后径。据报道,其成功率在 40% ~ 90%[16]。

进行 McRoberts 法,母体应取去枕仰卧位。站于她两侧的协助者应将她的大腿屈曲贴向腹部(图 19.3)。按正常分娩的常规沿胎儿脊柱方向轴向牵引胎头。如果 McRoberts 体位下,常规轴向牵引胎头时,胎肩仍不能娩出,应立即停止牵引,尝试其他的操作方法。

没有证据证明提前采用 McRoberts 体位对预计发生肩难产的情况有帮助,因此不推荐预防性 McRoberts 体位分娩[1]。

耻骨上加压

耻骨上加压有两个目的:①通过双肩内收减小胎儿双肩峰距离;②旋转胎儿肩部进入母体骨盆入口斜径或横径[17]。

两位助手将孕妇保持在 McRoberts 体位,第三位助手在母亲的耻骨联合上加压。应从胎儿背部向下

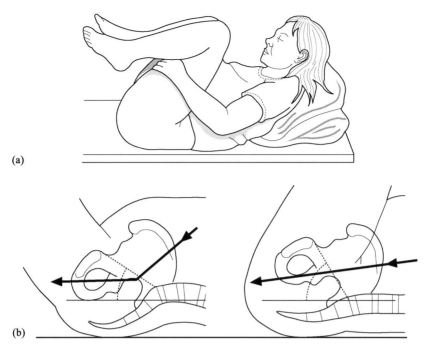

图 19.3　(a)McRoberts 操作;(b)McRoberts 体位能达到减小腰骶角和骨盆倾斜角的作用

持续加压(如果能搞清楚胎背的方向)。从胎背的后方加压可以使胎肩内收并旋转至较宽的骨盆斜径上(图 19.4)。如果不清楚胎儿背侧在哪边,应从最有可能是胎背的一侧进行耻骨上加压,如果加压无效,则从反方向加压。如果联合 McRoberts 体位进行耻骨上

加压和常规轴向牵引后,胎肩仍没有娩出,应停止牵引,尝试其他操作。

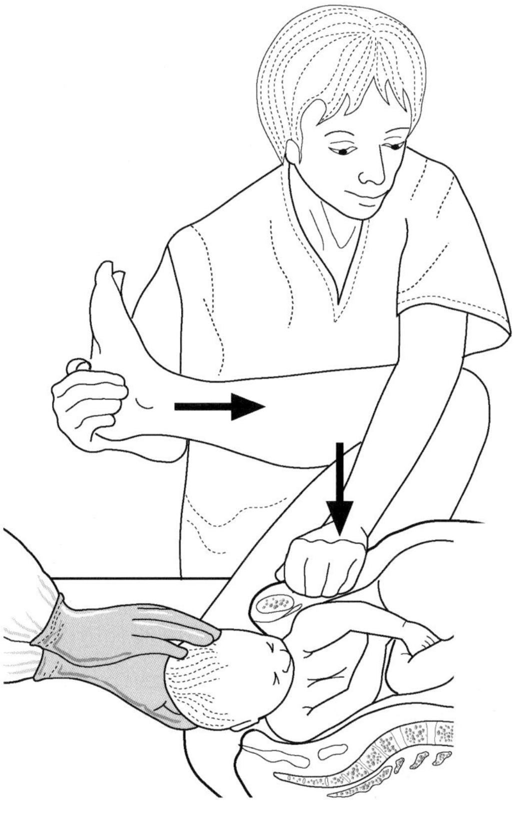

评估会阴切开术的必要性

会阴切开术并不能缓解骨性嵌顿所导致的肩难产,因此单凭会阴切开术无法解除肩难产[1]。在一些情况下,行会阴切开术有利于进入盆腔,进行阴道内操作。

阴道内操作

有两种不同的阴道内操作:娩出后臂或内旋转。没有证据表明其中一种优于另一种[1]。所有内操作都从进入骨盆开始。最好是从阴道后壁进入,因为骶骨凹是骨盆最宽敞的部分。将整个手从后方插入阴道(骶骨凹),如果胎儿后臂屈曲于胎儿胸部,应先尝试娩出胎儿后臂。如果胎儿后臂伸展于胎儿背部的后方,最好先进行内旋转,然后再娩出后臂。

娩出后臂

1945 年,Barnum 曾指出娩出胎儿后臂有利于肩部娩出[18],其基本原理是通过娩出后臂使胎儿双肩径线缩小了一个臂部的宽度,为解决肩难产提供足够的空间。

如果胎儿的双臂屈曲,从骶凹进入时就可以摸到胎儿的后手和前臂。操作者可以用手指抓住胎儿的手腕,然后沿直线将其轻柔地牵引出骨盆(图 19.5)。后臂娩出后,可以轻柔地牵引头部,如果肩难产被解除,胎儿可

图 19.4　助手进行耻骨上加压并协助 McRoberts 操作

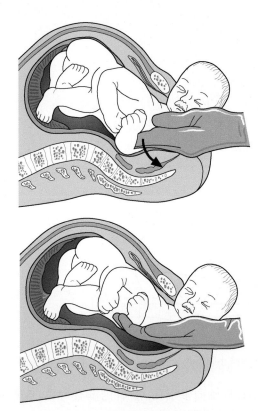

图 19.5   后肩娩出

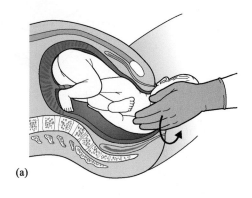

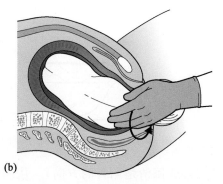

图 19.6   内旋转。(a)在胎儿后肩的前方加压;(b)在胎儿后肩的后方加压

以轻松地娩出。然而,如果娩出胎儿后臂后,肩难产仍不能解除,可以将胎儿以胸部为轴心旋转 180°,后肩将变成新的前肩到达耻骨联合下,从而解除肩难产。

如果胎儿后臂呈伸展状态,则更难娩出,需要将它先屈曲后才能娩出。可以通过在肘窝加压使臂部弯曲。后臂弯曲后就可以抓到腕关节了。应避免直接牵拉上臂,因为这可能会造成肱骨骨折。

内旋转法

内旋转的目的如下:

1. 使胎肩从最窄的骨盆径线(前后径)调整到更宽的径线(斜径或横径)。

2. 通过内收双肩减少双肩径线。

3. 利用骨盆的解剖:由于骨盆的骨性结构,双肩旋转的同时会沿骨盆轴下降。

在胎儿后肩的前方或后方加压都可以较容易地达到旋转的效果(图 19.6)[17,19]。从胎儿后肩的后方加压还有利于通过内收降低双肩径[13]。旋转能使双肩到更宽的骨盆斜径上,而解决肩难产。按常规进行头部牵引应能娩出双肩,如果不能娩出,可以继续加压,使双肩旋转 180°从而成功分娩。

如果在一个方向加压无效,则应尝试从胎儿后肩的反方向加压来旋转胎儿肩部。

一位协助者同时进行耻骨上加压可能有助于内旋转操作。进行内旋转的操作者应确保耻骨上加压的方向与内旋转方向是一致的,而不是相反的。

Woods[19]和 Rubin[17]分别在 1943 年和 1964 年描述了内旋转操作。然而,在 Woods 和 Rubin 的描述中都提到了在宫底部加压。因宫底部加压与子宫破裂和臂丛神经损伤相关[1],目前已不推荐。因此,内旋转操作法不应再描述成 Woods 旋转或 Rubin 旋转。简单的描述操作方法就够了,例如,在胎儿后肩后方呈逆时针加压使胎肩旋转并随之娩出。

四肢着地法

四肢着地体位可以去除前肩嵌顿,便于对后肩进行内部操作[20]。母亲应转向为手膝着地,操作者轻柔地牵引胎儿头部以检查胎肩是否已经松解(图 19.7)。

应根据具体情况决定尝试四肢着地法的时机。如,一位身材瘦削、行动灵活的孕妇,没有进行过麻醉镇痛,且只有一位助产人员服务,则可能更加合适用四肢着地法,在社区医院环境中,应早期使用这种方法。而如果一位妇女使用了局部麻醉,则其他操作更适合。

腋窝吊带操作

有报道在后肩腋窝绕过吊带,操作者通过牵拉绕

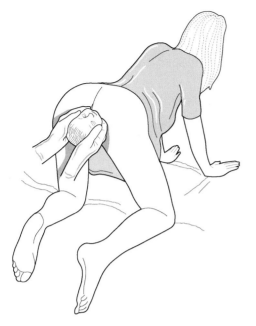

图19.7　四肢着地法

过胎儿腋窝的吊带进行牵引[21]。但可供参考的数据极少,且吊带牵引增加了臂丛神经损伤的风险。

做最后努力的操作

胎头回纳后剖宫产、耻骨联合切开等手术操作,现在应用的都很少,因为有可能发生严重的母体并发症。这些操作只作为最终的尝试且只能在胎儿心率仍存在的情况下使用[1]。

Zavanelli 操作

头部回纳后剖宫产的操作是由 Zavanelli 最先施行的。59 例病例中,头部回纳失败 6 例(10%),2 例发生了子宫破裂(3%)。还要知道,在胎头娩出后子宫发生了缩复,所以应先使用宫缩抑制剂后,再对胎头进行复位、俯屈以及回纳入宫腔的操作,以降低子宫破裂的风险(见第 11 章)[22]。

耻骨联合切开术

耻骨联合切开术是采用手术方法将耻骨联合处的韧带切开,从而增加骨盆径线。此手术有较高的母体并发症发生率,包括尿道和膀胱损伤、感染、长期行走困难,且新生儿预后较差(见第 41 章)。

禁止做的操作

禁止用力拉,禁止向下拉,禁止快速拉。牵拉胎儿头部试图娩出胎儿是出于本能的反应。但是用力向下牵引胎儿头部与新生儿创伤有关,包括永久性臂丛神经损伤。牵引力并不能解除肩难产,所以应避免使用超过正常分娩所需的牵引力。证据表明快速用

"猛力"比缓缓地用力牵引更可能对臂丛神经造成损伤[23]。因此,牵引应缓慢。向下牵引增加对臂丛神经的牵拉;应小心地在胎儿脊柱轴上施加轻柔的牵拉,以减少对臂丛神经的牵拉。

在没有其他操作时,单纯宫底加压就有 77% 的并发症发生率,包括子宫破裂[24]和新生儿臂丛神经损伤。因此,已经不推荐且禁止在发生肩难产时行宫底加压操作。

发生肩难产后的治疗

尽快行新生儿评估

肩难产发生后,新生儿有死产、缺氧和产伤的风险,包括臂丛神经损伤、肱骨和锁骨骨折。一旦发生肩难产,应尽快通知新生儿科医师参与到分娩中来。

对母亲的评估和治疗

肩难产时母体发生并发症的概率显著增加,尤其是产后出血(发生率 11%)和四度会阴裂伤(3.8%)的风险。

新生儿科医师应系统检查婴儿损伤情况

臂丛神经损伤是肩难产时最主要的并发症,发生率达 2.3% ~ 16%[25-27]。据报道,其他与肩难产相关的新生儿损伤还包括肱骨和锁骨骨折、气胸与缺氧性脑损伤[1,4]。

臂丛神经损伤

臂丛神经是最复杂的一处外周神经结构,传递运动、感觉和交感神经纤维至手臂和肩膀。臂丛神经包含 5 条神经根(C_5~C_8,T_1),终端为 5 条主要的外周神经。交感神经纤维从第一胸神经根发出,传递交感神经至头部、颈部和上肢,控制汗腺、瞳孔扩张和眼睑运动。

由于臂丛神经位于头部和上臂这两个活动幅度较大的部位之间,因此易受到损伤。1998—1999 年,英国和爱尔兰共和国臂丛神经损伤的发生率为 1/2 300[28]。臂丛神经损伤的发生率差异很大,每 1 000 例活产中从 0.15 例至 3 例不等[29]。这些数据的差异反映了医疗救治能力、报道方法、选择偏倚和人口差异。所有报道中都包括自发恢复,但概率从低至 30% 到高达 90% 不等[29]。普遍认为能完全恢复者要比既

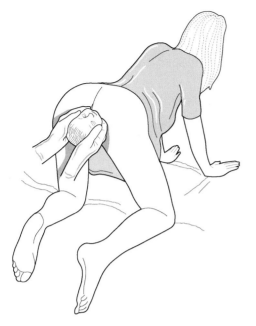

图 19.7　四肢着地法

过胎儿腋窝的吊带进行牵引[21]。但可供参考的数据极少,且吊带牵引增加了臂丛神经损伤的风险。

做最后努力的操作

胎头回纳后剖宫产、耻骨联合切开等手术操作,现在应用的都很少,因为有可能发生严重的母体并发症。这些操作只作为最终的尝试且只能在胎儿心率仍存在的情况下使用[1]。

Zavanelli 操作

头部回纳后剖宫产的操作是由 Zavanelli 最先施行的。59 例病例中,头部回纳失败 6 例(10%),2 例发生了子宫破裂(3%)。还要知道,在胎头娩出后子宫发生了缩复,所以应先使用宫缩抑制剂后,再对胎头进行复位、俯屈以及回纳入宫腔的操作,以降低子宫破裂的风险(见第 11 章)[22]。

耻骨联合切开术

耻骨联合切开术是采用手术方法将耻骨联合处的韧带切开,从而增加骨盆径线。此手术有较高的母体并发症发生率,包括尿道和膀胱损伤、感染、长期行走困难,且新生儿预后较差(见第 41 章)。

禁止做的操作

禁止用力拉,禁止向下拉,禁止快速拉。牵拉胎儿头部试图娩出胎儿是出于本能的反应。但是用力向下牵引胎儿头部与新生儿创伤有关,包括永久性臂丛神经损伤。牵引力并不能解除肩难产,所以应避免使用超过正常分娩所需的牵引力。证据表明快速用

往认为的少,更多的孩子需要监测和干预来改善预后。

臂丛神经损伤的分类

Erb 麻痹

Erb 麻痹,又称为上臂丛神经损伤,是最常见的一种臂丛神经损伤,占到所有病例中的 73% ~ 86%[30]。受损伤的颈部神经根是 C_5 和 C_6,有时 C_7 也受累及。典型的 Erb 麻痹姿势是由于肩部肌群、肘部屈肌和前臂旋后肌的麻痹或无力造成的。受损手臂下垂、向内旋转、伸展、旋前。如果 C_7 受累,手腕和手指伸肌也会麻痹。伸肌功能的缺失致使手腕屈曲,手指蜷缩成"服务生收小费"的姿势。据报道功能完全恢复的概率为 65% ~ 90% , C_7 受损时预后更差[30]。

全臂丛神经损伤

臂丛神经完全损伤的发生率为 20%[30]。整个神经丛涉及 C_5 ~ T_1,导致整条上臂感觉和运动功能缺失,表现为手臂瘫痪且无知觉。膈肌也可能受损,导致膈肌瘫痪,表现为新生儿呼吸窘迫和喂养困难。交感神经损伤所致的 Horner 综合征,表现为患侧瞳孔收缩、上睑下垂,可能伴随全臂丛神经损伤,通常预后很差。如果不进行手术治疗,几乎不可能完全恢复功能。

每位肩难产后怀疑发生损伤的婴儿均应安排至新生儿科专家处复查。在英国,Erb 麻痹小组可以为臂丛神经损伤患儿的家人和护理者提供极好的信息来源和支持。

文件记录

RCOG 肩难产指南推荐用统一格式在产后记录肩难产发生的关键事件[1],一些证据表明这种做法的有效性[31]。记录应包括头部、躯干和前肩娩出的时间,进行了什么操作,时机和顺序,参与的人员,到达的时间以及新生儿损伤的评估情况。

推荐意见和肩难产培训须知

肩难产所致的不良结局可能是临床管理不当的结果。英格兰和威尔士关于胎儿死亡和新生儿死亡的第 5 次死胎和新生儿死亡秘密调查(CESDI)显示,66% 的肩难产后新生儿死亡病例中存在三级护理不当情况[32]。在英国,仅 2003 年,NHS 诉讼局报告的产科臂丛神经损伤相关诉讼有 264 起[33]。回顾病例后,法医专家判断其中 46%(72/158)的病例涉及不到位的处理。绝大多数是由于未能执行标准的肩难产操作手法而受到指责。

医护人员在处理这种不可预测且总的来说不可避免的情况时可能缺乏信心[34]和能力[35]。因此,对肩难产的治疗过程进行培训可能是降低并发症率与死亡率最有效的方法。第 5 次 CESDI 报告推荐所有接生人员对肩难产要保持高度警惕和接受培训,因为肩难产虽较少发生,但一旦发生需立刻采取行动[32]。英国皇家助产士学院和 RCOG 联合推荐每年进行肩难产培训。

通过模拟培训可以改善新生儿结局,降低臂丛神经损伤[27]。已经证实对所有的助产人员每年至少进行一次培训是有效的。培训应多学科、使用人体模型进行动手练习。另外,目前越来越意识到使用特定的名称描述特定的操作(如 Wood 旋转)和记忆特定的操作顺序(如 HELPERR)并没有帮助。助产者须理解每个动作的原理和怎样操作能做到最好。

（倪晓田　译　　冯烨　李婷　校）

参考文献

1. Royal College of Obstetricians and Gynaecologists. *Shoulder Dystocia. Green-Top Guideline No. 42*. London: RCOG; 2012.
2. Ouzounian JG. Shoulder dystocia: incidence and risk factors. *Clin Obstet Gynaecol*. 2016;59:791–794.
3. Nesbitt TS, Gilbert WM, Herrchen B. Shoulder dystocia and associated risk factors with macrosomic infants born in California. *Am J Obstet Gynecol*. 1998;179:476–480.
4. Nocon JJ, McKenzie DK, Thomas LJ, Hansell RS. Shoulder dystocia: an analysis of risks and obstetric maneuvers. *Am J Obstet Gynecol*. 1993;168. 1732–1337.
5. Gherman RB. Shoulder dystocia: an evidence-based evaluation of the obstetric nightmare. *Clin Obstet Gynecol*. 2002;45:345–362.
6. Robinson H, Tkatch S, Mayes DC, Bott N, Okun N. Is maternal obesity a predictor of shoulder dystocia? *Obstet Gynecol*. 2003;101:24–27.
7. Gurewitsch Allen ED. Recurrent shoulder dystocia: risk factors and counselling. *Clin Obstet Gynecol*. 2016;59:803–812.
8. Ouzounian JG, Gherman RB. Shoulder dystocia: are historic risk factors reliable predictors? *Am J Obstet Gynecol*. 2005;192: 1933–1935.
9. Horvath K, Koch K, Jeitler K, et al. Effects of treatment in women with gestational diabetes mellitus: systematic review and meta-analysis. *BMJ*. 2010;340:c1395.
10. Boulvain M, Senat MV, Perrrotin F, et al. Induction of labour versus expectant management for large-for-dates fetuses: a randomized controlled trial. *Lancet*. 2015;385:2600–2605.
11. Acker DB, Sachs BP, Friedman EA. Risk factors for shoulder dystocia. *Obstet Gynecol*. 1985;66:762–768.
12. Rouse DJ, Owen J, Goldenberg RL, Cliver SP. The effectiveness and costs of elective cesarean delivery for fetal macrosomia diagnosed by ultrasound. *JAMA*. 1996;276:1480–1486.
13. Chauhan SP, Berghella V, Sanderson M, Magann EF, Morrison JC. American College of Obstetricians and Gynecologists practice bulletins: an overview. *Am J Obstet Gynecol*. 2006;194:1564–1572.
14. Montgomery (Appellant) v Lanarkshire Health Board (Respondent) (Scotland). Supreme Court. Judgement date 11 March 2015. Available at: www.supremecourt.uk/decided-cases/docs/UKSC_2013_0136_Judgement.pdf.
15. Royal College of Obstetricians and Gynaecologists. *Choosing to Have a Caesarean Section*. London: RCOG; 2015. Available at: www.rcog.org.uk/en/patients/patient-leaflets/choosing-to-have-a-caesarean-section/.
16. Lok ZLZ, Cheng YKY, Leung TY. Predictive factors for the suc-

cess of McRoberts' manoeuvre and suprapubic pressure in relieving shoulder dystocia: a cross sectional study. *BMC Pregnancy Childbirth*. 2016;16:334.

17. Rubin A. Management of shoulder dystocia. *JAMA*. 1964;189:835–837.

18. Barnum CG. Dystocia due to the shoulders. *Am J Obstet Gynecol*. 1945;50:439–442.

19. Woods CE. A principle of physics as applicable to shoulder delivery. *Am J Obstet Gynecol*. 1943;45:796–804.

20. Bruner JP, Drummond SB, Meenan AL, Gaskin IM. All-fours maneuver for reducing shoulder dystocia during labor. *J Reprod Med*. 1998;43:439–443.

21. Cluver CA, Hofmeyr GJ. Posterior axilla sling traction for shoulder dystocia: case review and a new method of shoulder rotation with the sling. *Am J Obstet Gynecol*. 2015;212(6):784.e1–e7.

22. O'Leary JA. Cephalic replacement for shoulder dystocia: present status and future role of the Zavanelli maneuver. *Obstet Gynecol*. 1993;82:847–850.

23. Allen R, Sorab J, Gonik B. Risk factors for shoulder dystocia: an engineering study of clinician-applied forces. *Obstet Gynecol*. 1991;77:352–355.

24. Gross TL, Sokol RJ, Williams T, Thompson K. Shoulder dystocia: a fetal-physician risk. *Am J Obstet Gynecol*. 1987;156:1408–1418.

25. Gherman RB, Ouzounian JG, Goodwin TM. Obstetric maneuvers for shoulder dystocia and associated fetal morbidity. *Am J Obstet Gynecol*. 1998;178:1126–1130.

26. Acker DB, Gregory KD, Sachs BP, Friedman EA. Risk factors for Erb–Duchenne palsy. *Obstet Gynecol*. 1988;71:389–392.

27. Draycott TJ, Crofts JF, Ash JP, et al. Improving neonatal outcome through practical shoulder dystocia training. *Obstet Gynecol*. 2008;112:14–20.

28. Evans-Jones G, Kay SP, Weindling AM, et al. Congenital brachial palsy: incidence, causes, and outcome in the United Kingdom and Republic of Ireland. *Arch Dis Child Fetal Neonatal Ed*. 2003;88:F185–F187.

29. Thatte MR, Mehta R. Obstetric brachial plexus injury. *Indian J Plast Surg*. 2011;44(3):380–389.

30. Benjamin K. Distinguishing physical characteristics and management of brachial plexus injuries. *Adv Neonatal Care*. 2005;5:240–251.

31. Crofts JF, Bartlett C, Ellis D, Fox R, Draycott TJ. Documentation of simulated shoulder dystocia: accurate and complete? *BJOG*. 2008;115:1303–1308.

32. Maternal and Child Health Research Consortium. *Confidential Enquiry Into Stillbirths and Deaths in Infancy*. London: 5th Annual Report; 1996.

33. National Health Service Litigation Authority. Summary of substandard care in cases of brachial plexus injury. *NHSLA J*. 2003;2:ix–xi.

34. Neill AM, Sriemevan A. Shoulder dystocia: room for improvement? *J Obstet Gynaecol*. 1999;19:132–134.

35. Crofts JF, Bartlett C, Ellis D, Hunt LP, Fox R, Draycott TJ. Training for shoulder dystocia: a trial of simulation using low-fidelity and high-fidelity mannequins. *Obstet Gynecol*. 2006;108:1477–1485.

第20章

臀位

L. Impey · A. Hedditch

流行病学

臀位是一种正常的胎位变化,足月产中臀位发生率为 4%,早产中发生率为 25%。在初产妇(60%)、合并子宫或胎儿畸形、低置胎盘或其他盆腔梗阻、前次分娩臀位婴儿等情况下更常见(8% 风险),但大多是特发的。母系和父系的遗传影响(家族史)似乎也很重要。

临床特征、诊断与调查

预防臀位分娩的第一要素是识别。初产妇 36 周后臀位诊断就变得很重要了,因为 36 周后她们发生自发胎位变化的概率小于 10%,而经产妇 37 周后及分娩时仍可能发生胎位变化。孕妇可能感觉不适,或感觉胎头在肋骨下面,或胎儿踢得位置靠下;产检者会在肋下扪及胎头或感到先露部位部分柔软,没有浮球感。如果孕晚期没有常规做超声检查,大约 1/3 的臀位会被漏诊[1]。36 周时做常规筛查似乎可以将该比例降低至小于 5%。

如果孕晚期怀疑臀位,应安排做超声检查估计胎儿体重(estimated fetal weight,EFW)、脐动脉搏动指数(pulsatility index,PI)、脑胎盘率(cerebroplacental ratio,CPR)、臀位类型、颈部是否过度仰伸以及羊水量。再次检查有无胎儿畸形或子宫畸形以及胎盘位置。

至少 50% 的臀位胎儿是"单臀的"或"腿直的":双腿的膝部在身体前方伸展(图 20.1a)。在屈曲的臀位中(图 20.1b),膝盖和脚盘坐在骨盆的前方。另一种为足立的臀位(图 20.1c),单脚或双脚在臀部下方,因此成为先露。

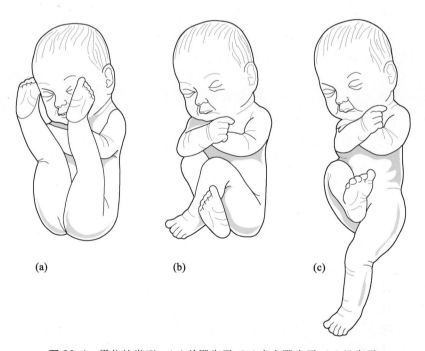

图 20.1　臀位的类型。(a)单臀先露;(b)完全臀先露;(c)足先露

臀位先露的预防:外倒转术

预防臀位分娩的第二关键是外倒转(external cephalic version,ECV)。即使臀位可以经阴道分娩,外倒转也很关键,因为臀位分娩产时剖宫产的风险更高。评估和讨论过是否适合外倒转术后,初产妇和经产妇应分别在孕 36 周、孕 37 周进行外倒转术。

外倒转术的成功率

足月外倒转术可以显著降低分娩时臀位的发生率和剖宫产率[2],不过,其产时剖宫产的风险(约增加2倍)和助产的风险(约增加1.5倍)较一直是头位的婴儿要高[3]。外倒转术是一种相对简单的手术,但需要技巧和经验才能达到初产妇40%、经产妇60%~80%的成功率。在非洲裔和加勒比土著居民中成功率可能更高。术后胎位回复至臀位的比例<5%,这在初产妇中极少发生,而在经产妇中发生率约为5%[4]。成功率在以下情况可以达到最高:非白种人、初产妇、羊水量未减少、膀胱排空、体重指数正常范围、后壁胎盘、臀部没有入盆,且子宫是放松的。胎儿体重甚至是孕周(至少在36周后)似乎都不重要。即使没有这些优势条件,外倒转术仍可能成功,所以预测模型的应用价值有限[4]。β受体激动剂抑制宫缩,无论是在一开始就使用[5],还是在必要时使用[6]都会显著提高外倒转术的成功率。

外倒转术对象的选择

外倒转术的禁忌证报道不一。大多数关于外倒转术安全性的讨论[4,7,8],都排除了有证据证实的胎儿受损情况,例如异常的胎心监护图、子痫前期、严重胎儿生长受限(小于第三百分位)或有其他证据的生长受限、胎膜破裂、胎儿或子宫畸形、羊水过少(最深羊水池小于2cm)。一项最近的文献报道中有禁忌证者<5%,在经选择的病例中,即使胎儿畸形或者孕妇存在子宫畸形的情况下,仍可以获得无并发症的成功的外倒转术[4]。可能造成外倒转术中引起损伤的胎儿畸形包括胃裂、神经管缺陷或脐疝。严重的子宫畸形和肌瘤可能阻碍倒转。有过一次剖宫产史不应视为禁忌[9]。

外倒转术的实施方法

外倒转有很多方法,下面介绍一种。既不需要空腹也不需要静脉注射。术前常规进行电子胎心监护。将250μg沙丁胺醇溶于25mL(10μg/mL)生理盐水中缓慢静脉滴注,或更简单的方法,将250μg特布他林皮下注射。据称在局部麻醉下操作时需要的力量最小,但需要更多的人力和资源,所以仅应在孕妇不适感使操作无法继续进行时才使用。我们在每周一次的门诊中实施外倒转术,这种"一站式门诊"可以确定胎位、进行外倒转术咨询、实施外倒转术、讨论和计划分娩方式(图20.2)。实施外倒转术需要知情同意,有超过10%的人会拒绝进行该项操作。

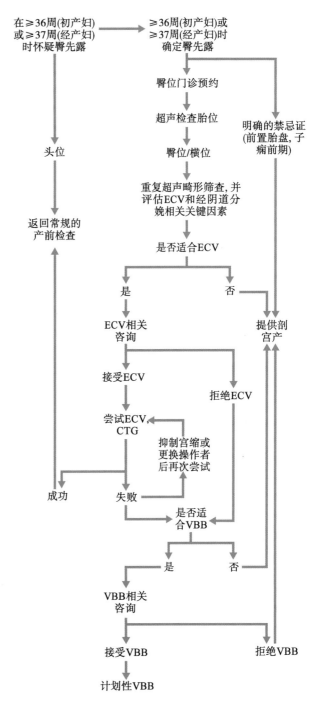

图20.2　臀位门诊流程示意图。CTG,电子胎心监护;ECV,外倒转术;VBB,经阴道臀位分娩

孕妇取平卧位,暴露腹部(图20.3)。需要很好地、持续地交流和眼神交流。孕妇进行呼吸练习有助于腹部的放松。我们用一种清洁的腹部凝胶或超声凝胶,也有人提倡用滑石粉。操作的目的是使胎儿向前转动,只适用于大腿屈曲时。如果向前失败,也可以尝试向后滚动。用两个拇指或几个手指去推动。大多数情况下,第一需要做的是用拇指和其余手指插入胎儿臀部和耻骨联合之间,将臀部向上抬起,如果臀部是高浮的,这一步就不需要了。然后将臀部渐渐

推向胎儿脊背的方向,目的是推到3点或9点处。在一些情况下,这将使胎儿头部滑到肋下,如果发生这种情况,应停止操作,助手将手垂直放在胎儿头部与肋骨之间,使胎儿头部横向移动。应鼓励母亲放松腹部肌肉,虽然这很难。注意不要太用力推,特别是在腹部肌肉较松弛的情况下。如果胎儿变为横位,这预示着成功的可能性增大。操作者的另一只手或助手

的手置于胎头的后方,将胎头向下推向骨盆的方向,同时胎儿臀部被抬起。如果只有一个人操作,这时需交换双手。外倒转术术后,一开始胎头会很高,或胎儿腿部、脐带甚至一只手在胎头下方。大多数情况下,1小时内会发生移动,12小时内几乎所有的都会发生移动。外倒转术失败通常是因为胎儿臀部无法从骨盆中取出,或无法移动到足够远。

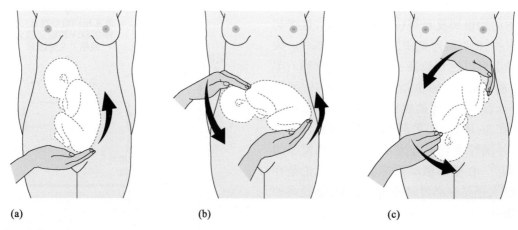

图 20.3　外倒转为头位。(a)抬移臀部;(b)双手前向旋转胎儿,一只手在臀部推,另一只手引导头顶;(c)前向转动完成

一般来说,如果4次以上尝试或总的外倒转术时间超过10分钟没有成功,再进行尝试也没有用。每1~2分钟要观察一次胎儿心率,手术一结束需立即听诊胎心,并立刻开始电子胎心监护,直至在基线上出现3个以上的加速。建议孕妇左侧卧或坐起。如果孕妇是Rh阴性血,胎儿的Rh血型不清,需要进行Kleihauer实验并注射抗D抗体。

外倒转术并发症

外倒转术并非没有并发症,但如果操作者具备必要的技术并能谨慎操作,并发症的发生率是很低的。疼痛是常见的,这可能会使操作者终止尝试。大约10%的女性不能耐受这种操作。胎儿-母体出血方面的报道如下:1%的病例出血量超过1mL,近期有一项回顾了2 614例尝试操作的报道,其中一例在成功实施外倒转术后8天发现由于胎母输血而导致的胎死宫内[4]。在同一研究中,由胎盘早剥导致的出血发生率为0.1%。操作1小时内需紧急剖宫产的比例约为0.5%;需10分钟或以上才渐渐恢复的、一过性心动过缓发生率为10%。我们的常规处理是,如果胎儿心动过缓超过10分钟,或电子胎心监护在1小时内基线正常但没有加速,或出现阴道出血,则须行剖宫产终止妊娠。紧急剖宫产的风险为0.5%。

其"风险"与所有打算阴道试产的妊娠都是一样的,如果外倒转术成功了,至少避免了剖宫产的风险。与剖宫产相比,由于孕周平均多延长了一周,所以增加了暴露于产前死胎的风险。而在同一篇报道中[4],2 614例外倒转术操作后发生了4例正常胎儿死亡的病例,其中3例与操作无关,但如果在39周进行剖宫产就可以避免后来发生胎死宫内。将这一类死胎归因于外倒转术是不公平的,而且这种死胎风险可能并不比一直是头位妊娠发生死胎的风险高。

臀位先露的预防:其他操作

虽然被广泛应用,但并没有证据表明母亲体位能改变臀先露的发生率。关于传统中医治疗中的艾灸,多数数据表明其效果甚微。2012年的一项系统回顾[10]总结认为,与不进行治疗的病例相比,艾灸没有降低非头位分娩的数量,也有研究得出相反的结论。出于艾灸的无害性,在孕33~35周继续将艾灸用于臀先露的治疗也是合理的。

臀位婴儿的分娩方式

即使是在名为"足月臀位试验"[11]的研究结果得出前,无论是计划性,还是非计划性臀位分娩,在大多

数发达国家已经不常见。这项研究表明计划性经阴道臀位分娩增加 1% 的围产儿死亡率,而 1/9 的婴儿需要治疗以避免发生严重的近期并发症。随后的数据和对该试验的讨论反映了人们对臀位分娩的真正风险的怀疑态度,但剖宫产仍是西方国家和医疗单位的常规处理方式,这样产生的严重后果是技术的失能。臀位至孕晚期分娩时才被发现也并不少见[12],或母亲非常希望阴道分娩,分娩风险将因护理者和医师经验的缺乏而增加。而现在看来,臀位尝试经阴道分娩的风险似乎在"足月臀位实验"研究中被夸大了。

对这项研究的批评还包括将违反研究流程的孕妇也纳入了实验,病例的选择不合适(31% 在分娩前未行超声检查,生长受限胎儿纳入了实验,且两组间样本量存在差异),处理也不符合规定(当活跃期延长时,允许用缩宫素,13% 的病例中没有产科医师参与,没有要求使用电子胎心监护)。严重的新生儿发病率包括一些频发的结局良好的情况(血气中孤立性的碱缺失),在某些低死亡率国家中,这些严重的新生儿发病率是通常情况下的两倍。Glezerman[13] 评论,在 69 例中只有 16 例(占 23%)新生儿不良结局与分娩方式有关。所谓"严重新生儿病率"也受到质疑,有研究对 1 159 名儿童中 923 名进行了为期 2 年的随访,结果显示存活婴儿远期残疾情况没有差异[14]。

剖宫产可以提高臀位胎儿的安全性毫无疑问,与其被认为的安全性相符。Vlemmix 等[15] 比较了荷兰在"足月臀位试验"研究报告发表前和发表后,基于人群的 58 320 例非畸形足月臀位婴儿队列情况,发现臀位婴儿围产儿死亡率从 0.13% 下降至 0.07%(OR 0.51;95% CI 0.28~0.93),与剖宫产率上升相关,但计划经阴道臀位分娩中这个概率仍为 0.16%[15]。这些婴儿在分娩开始时是存活的(而选择剖宫产婴儿的围产儿死亡率为 0),所以有 0.16% 的风险可归因于臀位计划分娩。对 1993—2014 年 27 项研究涉及的 258 953 例分娩进行的荟萃分析显示,围产儿死亡风险为 0.3%[16]。Goffnet 等[17] 尝试用严格的筛选方法和治疗标准,他报道的 2 526 例阴道分娩中发生围产儿死亡率的比例是 0.08%,而"足月臀位试验"中报道的围产儿死亡率为 1%[11]。

近期发病率也不应被忽略。一项名为"法国研究"的研究[17] 及其他一些小规模的研究[18,19] 也一致表明,尽管经阴道分娩比剖宫产结局差,但情况比"足月臀位试验"[11] 好一些。虽然数据不同,但总体看来,计划经阴道分娩使 Apgar 评分降低,总损伤增加,损伤多为锁骨骨折或血肿。在"法国研究"中,虽然新生儿住院率无显著上升,但似乎发生率更高。

据推断,择期剖宫产对围产儿死亡率的轻微保护作用有两个原因:剖宫产一般在孕 40 周前施行,因此减少了产前死胎的风险;剖宫产确实降低了分娩相关的风险。对于头位妊娠的胎儿,这两方面风险相加约占 0.2%。但不建议对头位妊娠进行常规的剖宫产分娩。而臀位妊娠会另外增加 0.1% 的分娩风险(如果婴儿不合并先天畸形)。这种风险和剖宫产后经阴道分娩(vaginal birth after caesarean section,VBAC)的风险没什么差别,而 VBAC 在欧洲并不少见。

还应考虑剖宫产后再次妊娠的风险和母体的风险:如子宫破裂和低置胎盘类疾病。对于高龄或不想过多生育的女性,低置胎盘的风险相对次要。一次剖宫产子宫切除的风险是 0.31%,4 次剖宫产后风险上升至 2.33%[20]。如果孕妇有多次生育的家庭计划,咨询时此类风险也应作为一个重要的考虑因素。如果孕妇就医存在困难,剖宫产后母体风险可能会比较大:例如子宫破裂对孕妇来说无疑是灾难性的。虽不明确,但还有数据提示剖宫产分娩与远期疾病发病率有关[21],包括肥胖、糖尿病和特发性疾病,与再次妊娠死胎的相关性也存在争议。

臀位安全经阴道分娩的标准

虽然证据较少,但选择经阴道分娩风险最低的人群试产是理智的:从证据中选择标准,择取结果好的系列研究并理性应用。这些选择条件应形成一种推荐意见。一般来说,计划性经阴道臀位分娩的禁忌证包括:胎儿较大(3.8~4.0kg 是普遍接受的截断值),胎儿生长受限(通常用 2.5kg 为界限),颈部过度仰伸或足先露。骨盆测量是否有参考意义不清楚:尽管在一项臀位阴道分娩发生并发症最低的研究中,有 82.5% 的病例采用了骨盆测量评估[17],我们没有应用这一项,RCOG 也没有推荐[22]。

关于分娩方式的咨询、决策和知情同意

因为外倒转术失败后发生胎位自然变化的概率较低,所以外倒转术失败后可立即进行分娩方式的咨询。如果外倒转术有禁忌或孕妇拒绝外倒转术,同样需要讨论分娩方式。拒绝孕妇自行选择是不合适的,孕妇需要知道绝对及相对的风险,包括当地的经验。尽管计划性经阴道臀位分娩在较大的经验丰富的分娩中心进行更安全,但未经诊断、意外的臀位分娩有时也不可避免。经验和技巧的缺乏给分娩带来更大的风险。如果时间充分,即使已经临产仍应根据常规标准进行筛选,否则

在分娩在即的情况下,仅因臀先露而建议或直接行剖宫产分娩是不合适的。然而,如果时间允许,由于分娩中缺乏臀位分娩的经验,或者在知情同意时提及这个问题,采取剖宫产分娩是谨慎的。而对计划性分娩者,坚持剖宫产不仅失当,还可能导致处理意外臀位分娩的能力与一般分娩机构的差距更大。

我们建立了清单,便于我们确保孕妇得到了正确信息,做出最后的决定。依据我们的经验,约 75% 的孕妇最终选择剖宫产分娩。我们讨论产程的过程和分娩,包括谁应该出现,会发生什么事情,使孕妇做好准备,调整孕妇的预期,特别是在采取较少医疗干预的情况下(详见后)。我们还提供一周一次的臀位门诊,至少会安排在孕 41 周的门诊做处理计划。

经阴道臀位分娩的实施

不应将臀位分娩看作紧急事件,而应视为一种有可能出现紧急事件的状态,就像头位分娩一样,不过出现紧急事件的可能性更大而已。孕妇在紧急情况下的焦虑情绪会抑制宫缩。我们建议经阴道检查次数尽量减少,因为这可能引起莫罗反射和孕妇的担忧。关键是避免牵拉,因为这样操作很有可能会导致胎儿颈部伸展,从而使胎儿双臂嵌在骨盆上缘。所以娩出胎儿主要靠向下用力,这需要孕妇尽量放松、合作和给予支持。因此,从这方面考虑,单从逻辑上说,而并不是有证据支持,我们不鼓励硬膜外麻醉。因为至少在头位分娩,硬膜外麻醉增加牵拉的需要,体现在器械助产的比例增加。同样是出于这个原因,在手术室分娩或助产人员过多均不利于孕妇的放松,因此也不合适。尽管是用“试”产的方式,但臀位中有一个“无法挽回”的分界时刻,即臀部的娩出。这个时刻以后,上推胎臀剖宫产也不太可能避免灾难的到来。

胎儿监护

臀位分娩短期分娩结局更差,如低 Apgar 评分,尽管这些情况不等同于发生远期影响[14]。由于脐带会更早地出现,并增加了需要协助的可能,我们建议电子胎心监护,同时再次声明这种做法缺乏证据支持并轻度增加了剖宫产的可能。在产程晚期状态不佳的胎儿在分娩过程中情况会更加不好,而且由于失去张力会造成更大的分娩上的困难。

第一产程和第二产程被动阶段

尽管法国和比利时的数据[17]明确表明医疗处理

下臀位计划性经阴道分娩中引产、硬膜外麻醉、早期缩宫素的使用等措施的有效性和安全性,但英国则一直倾向于更加“自然”的方式。目前没有证据支持哪种做法更好,但因大多数臀位分娩为非计划性的,或孕妇不希望进行医疗干预,在此将重点阐述顺其自然的方法。

与头位分娩一样,第一产程的延长意味着分娩难度的增加。第一产程的积极进展至关重要,据我们的经验,1/3 的初产妇会经历停滞或产程显著减慢,包括缓慢的第二产程被动阶段,这种情况下我们建议剖宫产。最近一些研究报道了较低的剖宫产率。尽管子宫收缩不良性难产时,并不绝对禁忌使用缩宫素,但我们认为不给予缩宫素使处理更简单,产房中有明确清晰的指南是安全分娩的关键。

在硬膜外麻醉的情况下,一般是到想用力的情况下,第二产程才变得明显。第二产程延长与不良胎儿结局有关[11],在“法国研究”[17]中是避免出现这种情况的。积极使用腹压可能会将一个体位不适应的胎儿推向母体骨盆,从而造成难产。一般应避免使用腹压,直到臀部使会阴扩张,肯定能经阴道分娩后。这时,胎儿的股骨粗隆间径已经通过了母体盆腔而证实后者径线正常。

使用腹压有一个例外,即进行“腹压试验”。在胎儿监护类型不好或在第二产程被动阶段中先露不下降的情况下,只能用一两次宫缩。这只用来决定是否行剖宫产分娩,不是意味着进入第二产程主动阶段,而是为了判断加腹压是否能加速分娩。进行该试验时应有经验丰富的医师在场,因为试验中若出现胎心率变化或先露不下降,预示着分娩时需要帮助。试验若不能快速成功应进行剖宫产。

第二产程主动阶段及分娩

以下标题将按分娩体位如半卧位(或坐位)和四肢着地分开讨论。虽然没有很好的临床证据,但水中分娩消除了重力的作用,也没有在四肢着地分娩时方便观察的视角,同样也没有了干预的途径。因此,我们建议孕妇在分娩时能退出水池,但如果做不到可以转为仰卧位,使臀部在分娩时漂起。站立位分娩同样增加了观察和干预的难度。

臀部娩出后 5 分钟内娩出胎头是最理想的。与所有分娩相同,分娩室需要保持安静,并做好充分准备。

四肢着地体位:不需助产的计划性阴道分娩

有人认为四肢着地体位可以降低干预的需要,我们的经验是约 50% 的婴儿可以在不需任何帮助的情况下分娩[23]。用这种体位需要增加 MRI 评估骨盆直径[24]。这种体位也允许孕妇自由活动,这有助于分娩;同时这种体位也可以让助产者观察到正在发生什么,决定是否需要帮助。34 周前分娩的早产儿不适合这种体位分娩。此外,硬膜外麻醉下也很难在这种体位下进行。

应关注的问题还有是否需要干预、何时干预、怎样干预,而不是千篇一律地进行臀位助产。理解什么样的情况算是正常的很重要,需要知道何时需要干预、怎样干预,避免不必要的干预。

现描述在右侧衔接入盆,右骶前位(RSA)的分娩机制。持续较长时间的有力宫缩,见红,宫颈扩张,会阴体膨胀,会阴打开,臀部可见,这些都是分娩的特征表现。臀部拨露和出现的过程与头位分娩胎头拨露直至着冠的过程类似。这时应持续支持孕妇,孕妇可以自由活动。决定是否会阴切开应与其他助产原则相同。

理想状态下,双侧股骨粗隆娩出后,婴儿将在两次收缩后娩出。第一次收缩,臀部和躯干下降,臀部后部外旋并娩出,身体从右外侧转向前(图 20.4)。这意味着胎儿双肩已经进入于母体骨盆斜径边缘,并下降至中骨盆横径(图 20.5)。这时胎儿的尿液常常自主排空。有些妇女会喜欢坐在自己的脚跟上,这个动作可能有助于胎儿屈曲,应被允许。婴儿的腿部娩出时,会朝向母体腹部的方向伸展后背。这时婴儿的头

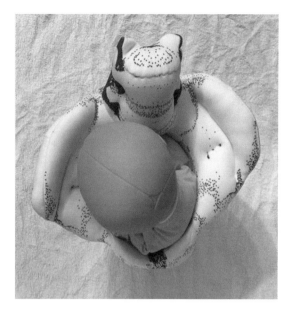

图 20.5　胎儿双肩进入母体骨盆斜径

部也轻微仰伸,以便通过母体骨盆的骶骨切迹。胎儿胸部出现乳沟意味着双臂屈曲。

在第二次收缩时,胎儿继续旋转,胎背转到母体的左侧。胎儿的头部衔接于骨盆的入口斜径,在这样的运动中婴儿的左侧手臂娩出(图 20.6)。胎儿后背

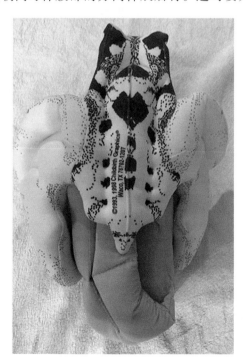

图 20.4　胎儿臀部在骨盆出口可见

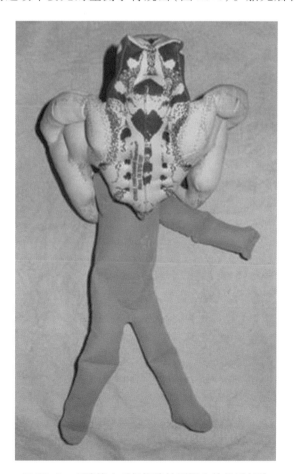

图 20.6　双臂娩出时轻轻旋转到骶左前然后复位

在母体右侧的这次旋转非常像钟摆的摆动。然后胎儿右转,面对助产人员,娩出右侧手臂。如果胎儿状态好会表现出"腹部收紧"状,这可能是一种有助于手臂娩出的反射动作(图20.7)。婴儿这种腹部收紧状在头部娩出前最易出现,这可以使头部弯曲,母亲的会阴隆起,逐渐露出下巴和脸。这时母亲会自发地向前移靠在肘部,胎儿的头部娩出,助产者抓住婴儿。接着婴儿从母亲两腿间穿过,可以尽量减少拖拽母亲的会阴,也使母亲能见到婴儿。

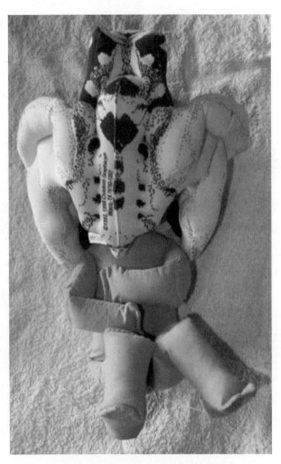

图20.7　婴儿做"腹部收紧"姿势

四肢着地体位分娩的干预措施

对计划性无助产臀位分娩干预的原因有:①进展太慢;②分娩机制不正常;③婴儿的状况在恶化。处理必须决断,尤其是对分娩机制异常者,再等待一阵宫缩可能加重胎儿在母体骨盆中的积压,从而使操作者更难操作。一旦开始助产,则其余步骤均需协助。

除了正常分娩机制的临床表现,胎儿状态良好的最好信号是肌张力和四肢活动,由于会阴压力导致的皮肤苍白在2~3秒后恢复灌注,婴儿肤色和脐带的搏动也是如此。在分娩时我们会去除胎心

监护,因为已经无法记录到胎心,且观察胎儿的表现更有用。

如果因分娩太慢或胎儿状态异常需要助产,而分娩机制正常,可以通过鼓励来加速产程进展,如果婴儿肌张力差,不能完成头部屈曲则应协助婴儿屈曲头部。

手臂嵌顿。臀部和身体下降娩出后不旋转而是向着侧面的情况需引起助产人员的警惕,即使此时一只前臂已经娩出,这意味着一只或两只手臂嵌顿在骨盆边缘以上(图20.8和图20.9)。下降和旋转应同时进行,如果不是,应进行助产。这种情况下,胎儿胸部不会出现乳沟。下面描述的情况是基于婴儿的背部在母亲的右侧(双肩在骨盆前后径线处),没有旋转。等待宫缩结束的同时,呼救非常重要。使用祈祷式手势(图20.10),将婴儿轻轻向上托,从而使其摆脱母亲骨盆腔嵌顿处。婴儿松动后应向最容易的方向发生旋转(图20.11)。逆时针旋转90°~180°有利于婴儿右臂绕过面部发生屈曲,顺时针旋转有利于婴儿左臂绕过面部进行屈曲。这时手臂就可以娩出,或可以用一根手指向下牵拉肘部屈曲侧娩出该手臂。然后可以反方向旋转用同样方法

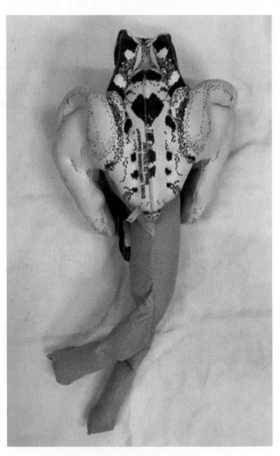

图20.8　从下面观嵌顿的颈部和手臂

娩出另一只手臂。关键是不需进行牵拉以避免嵌顿于母体盆腔内。手臂娩出后胎头可能会后仰,与身体不成一条直线,还没有做好娩出的准备,会阴也不会有膨隆的表现。

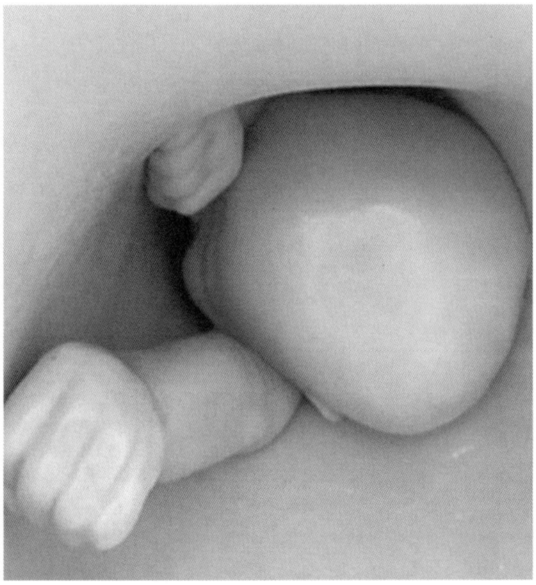

图 20.9　从上面观嵌顿的颈部和手臂

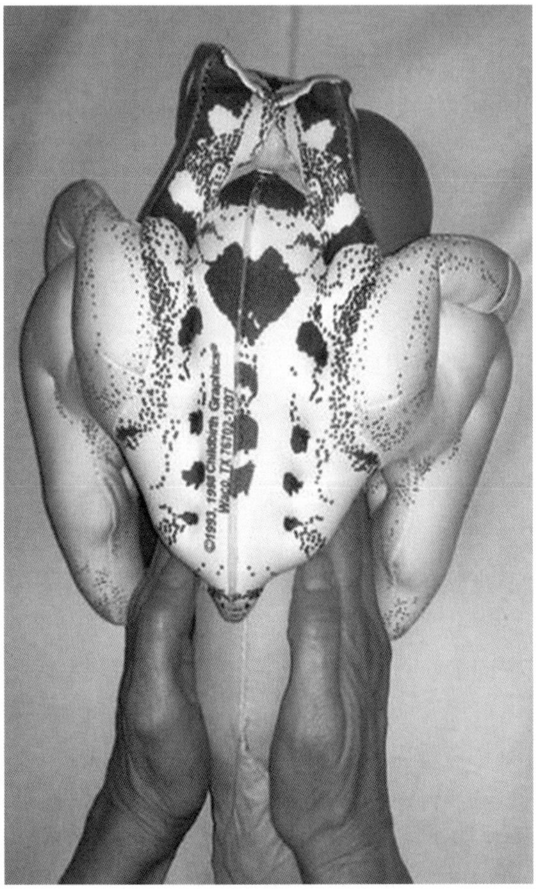

图 20.10　祈祷式手势解除嵌顿并旋转

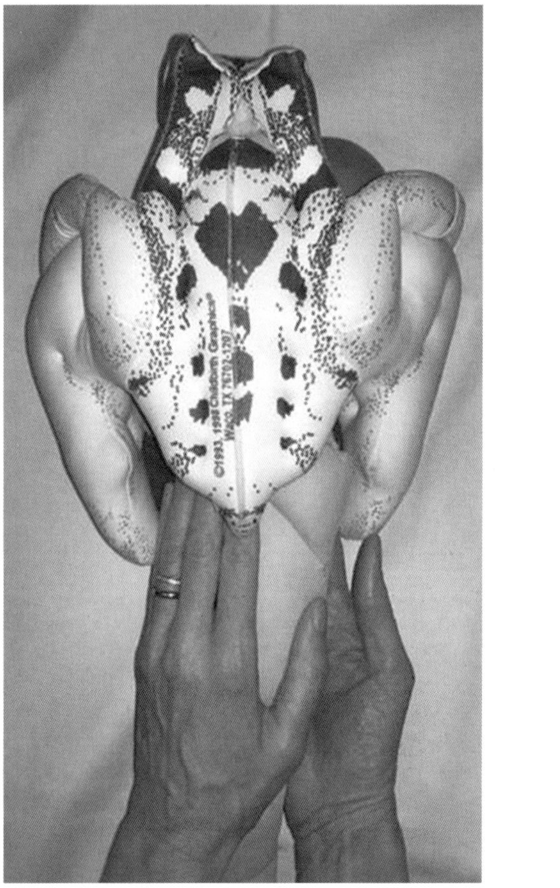

图 20.11　旋转以娩出胎肩

仰伸的胎头。一般在助娩手臂后会有轻度的胎头仰伸。会阴不会膨隆,后方能扪及枕骨,前方在尾骨下可以扪到下巴下方。用手指将胎头枕骨稍前倾或将胎儿脸颊向下方按压以使胎儿头部发生屈曲应该就足够了。或者,将助产者的拇指置于婴儿锁骨下的空间处,从手臂下方抓住婴儿身体(图 20.12),轻柔地加压,将胎儿身体推离助产者,使其头部以母体耻骨为轴俯屈,使下巴靠近胸部(图 20.13)。这个过程中常有“哐啷”的感觉。

极度仰伸很罕见,若分娩前就被诊断,是阴道试产的禁忌。预警信号包括完全平的会阴、婴儿不是垂直悬挂而是腹部向天花板方向膨起。经阴道检查会发现婴儿的下巴尖向前倾,枕骨向后凸。这种情况很危急。助产者同样需要双手从手臂下抓握婴儿,拇指位于锁骨下空隙(图 20.12),但这时还同时需要解除嵌顿。在没有宫缩时将婴儿轻轻向上推(图 20.14),然后向锁骨下空间施压,使双肩向前翻。这可以使胸锁乳突肌韧带放松,从而放松颈椎,使胎头发生震动。也可以联合耻骨上加压:手掌根部置于母体耻骨上方,握住胎头,使之俯屈,或用手轻轻使之旋转。

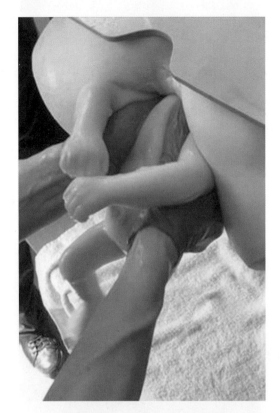

图 20.12　手臂下的抓握手势

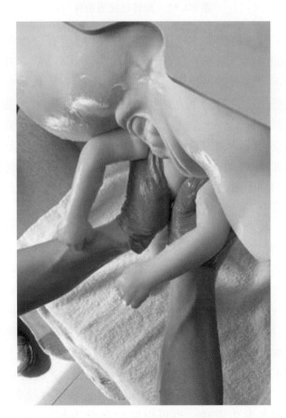

图 20.13　外推使胎头向前俯屈

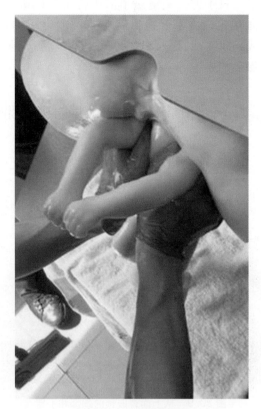

图 20.14　肩部旋转

如果婴儿头部俯屈并朝向骶骨切迹,这种操作是没有用的,只能使胎头向隆起处屈曲。这种情况下,应将手沿面部轻轻将婴儿的下巴向左或向右推(图20.15),以便胎儿面部在嵌顿解除后衔接于更宽的骨盆横径上去。

半卧位姿势:臀位助产

这是大多数产科医师最熟悉的体位,因此如果需要干预可以使用此体位。这也是在没有护理者擅长四肢着地体位时的选择。应避免孕妇俯卧位。与四肢着地相反,半卧位通常需要助产和干预。

臀部娩出后,先不用干预,除非婴儿的后背试图向骶骨旋转,此时应通过操作使婴儿背部面向助产者。婴儿双腿娩出前臀部可能会伸展并抬高,这是正常的,不一定需要在膝盖后加压协助其屈曲,有时需将小腿向上拉过。一旦肩胛骨可见,应寻找手臂的位置。一般手臂会屈曲在胸前,只要将手指放在肘部的屈曲面并将手臂从胸部"扫过",至身体两侧,即可娩出。如果手臂伸展,肘部仍是可触到的。一旦手臂娩出,除非婴儿头部即刻娩出,需等待下一次宫缩以Mauriceau-Smellie-Veit操作娩出婴儿头部。

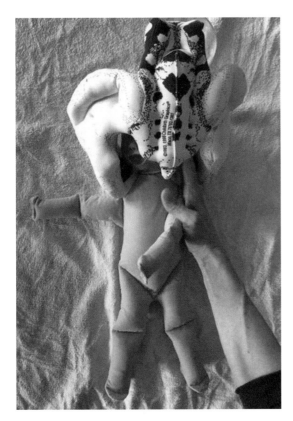

图 20.15 胎头旋转至骨盆斜径

Mauriceau-Smellie-Veit 操作

完成这个动作不需要助手。右手和右前臂托住胎儿身体的重量,两根手指分别放在婴儿鼻子或下巴的两侧,手指屈曲使婴儿头部俯屈。左手放在枕骨的上方并向前压枕骨,使胎头俯屈。同时沿骨盆轴的方向轻轻牵拉以有利于分娩(图 20.16)。

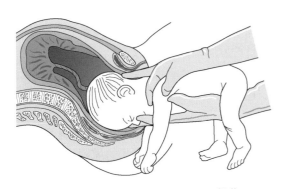

图 20.16 Mauriceau-Smellie-Veit 操作

Mauriceau-Smellie-Veit 操作还可用于突发情况,例如无人助产的分娩时,或半卧位分娩时婴儿背部没有面对助产者。手指动作到位后,婴儿头部可以和身体一起旋转,给婴儿以支撑并旋转至枕前位。

Bracht 操作

Bracht 操作在英国不被重视,但在其他地区应用广泛。这种操作只适合于半卧位,且仅用于预防。不让伸展的腿部落下,而是双手由两侧从下向上抓住婴儿的身体,双手手指沿大腿后方抓握,指尖指向臀部方向,手指环绕婴儿的腰背部(图 20.17)。然后用较小的力使婴儿身体向上倾斜,从而使上背部压向耻骨联合处,在宫缩时颈部以此为轴娩出。这个操作可以在双臂娩出前或娩出后开始。应注意不要使婴儿颈部过度伸展,特别在颈部已经伸展的情况下。通常可以同时在耻骨上加压。为避免颈部过度伸展导致颈部和脊椎损伤,禁止进行垂直将双腿抬起的 Burns Marshall 动作。

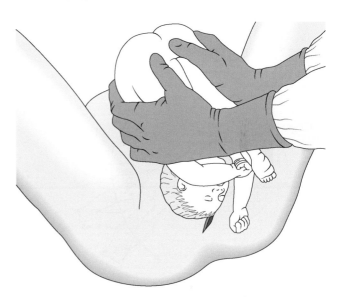

图 20.17 Bracht 操作

臀位助产时的紧急干预

双臂伸展和 Lovset 操作。这个操作可以在婴儿肘部无法触及时帮助娩出婴儿颈肩部。这需要助产者用双手握住婴儿身体靠近骨盆的部位,大鱼际或拇指置于婴儿骶骨两侧,与脊柱平行(图 20.18)。一般习惯将婴儿身体向耻骨联合处做轻微牵拉,然后旋转身体:如果婴儿后背在耻骨联合下时,旋转 90°,如果婴儿的身体侧向一边,则旋转 180°。通常向前旋转,而不是向后,但两个方向都可以。这可以使嵌顿于骶骨的手臂进入骨盆腔,助产者可以用一根手指沿婴儿肱骨到达婴儿肘部的屈侧,将其勾住。然后将婴儿反方向旋转 180°度,使胎背朝前,获得与之前同样的效果。

如果操作失败,可以尝试反方向旋转,但这可能是由于手臂嵌顿在头部后方,或嵌顿在头部和骨盆之间而阻碍了旋转。可以将身体移动或向上轻推达到旋转,然后轻轻牵拉以便能够到手臂。这种移动可能

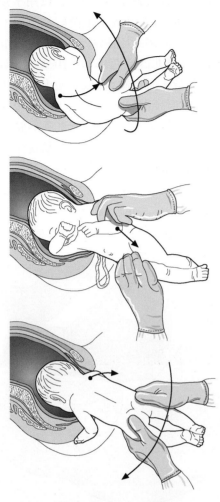

图 20.18 Lovset 操作

是至关重要的。另一种选择是 Suzor 操作,旋转婴儿至面朝侧边,一只手沿婴儿后背,越过婴儿肩部,用一根手指沿肱骨够到耻骨联合下的手臂并向下拉。嵌顿于骶骨的手臂在垂直向上提高婴儿的双脚后得以娩出。需要特别注意的是,与进行 Burns Marshall 操作相同,颈部不能过度伸展。

产钳分娩。包括 Mauriceau-Smellie-Veit 操作在内的常规操作,无法娩出胎头,或胎头轻度仰伸时,可以用产钳分娩。但产钳分娩不能用于过度仰伸的头部。需要使用长柄产钳。上产钳助产时需要一个助手将胎儿身体向上固定,否则可能因胎儿身体的阻挡导致上产钳困难(图 20.19)。助产者需跪下以便看到胎儿躯体下方的情况。助产者一只手持一叶产钳,另一只手的手指置于产钳的末端。从 4 点钟处置入产钳,另一只手的手指引导产钳沿胎儿头部一侧向上。同样方法从 8 点钟方向完成另一叶产钳的放置。产钳可能会损伤阴道壁,特别是已经做了会阴侧切的情况下,应小心放置。然后,沿骨盆轴的方向用常用的牵引技

巧娩出胎儿。这样可以避免突发的胎儿头部解压后小脑幕撕裂的风险。

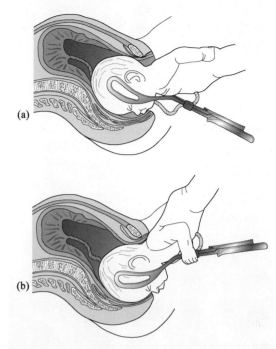

图 20.19 后出头产钳。(a)头部最初下降和屈曲时使身体保持水平;(b)胎儿下巴娩出时将产钳和身体向上抬起

伸展的胎儿头部。这种情况很少见:阴道检查时感到胎头高,腹部可以扪及胎头。这之前的胎肩娩出一般也是困难的,通常进行过不恰当的牵拉。禁止牵拉身体或将胎儿腿部举起(如 Burns Marshall 操作)。可以在耻骨上加压的同时使胎头屈曲,经过或不经旋转使胎头进入骨盆,然后常规操作或产钳助产娩出胎头。

臀位牵引。单胎臀位不推荐这种操作,除非不可能转剖宫产分娩。

臀位早产

孕周和阴道分娩对臀位早产的影响不清楚。早产中臀位发生率达 25%。婴儿的风险更多与孕周、是否发生感染或胎儿窘迫有关,而不是分娩方式。产程的进展甚至诊断都更加复杂,因此有可能存在对于那些本来可以观察多天不分娩或根本没有发生早产的妇女实施不当剖宫产的风险。很多回顾性数据支持剖宫产,虽然很可能是有争议的。但由于婴儿身体较小,宫颈扩张不充分导致头部嵌顿(发生率 14%)的风险是真实存在的。近期来自臀位阴道分娩更普遍的法国的数据显示,计划剖宫产分娩并没有显著改善妊娠结局[25]。仅在医源性早产(发生率 25%),早产已发

动没有进展，且经过咨询要求剖宫产，孕周在 26～34 周的情况下可以行剖宫产术。不应认为剖宫产比糖皮质激素促胎肺成熟和硫酸镁预防脑瘫更急迫。产程中，应避免刺破胎膜，应给予抗生素预防感染。胎儿头部的嵌顿应通过在两手指之间推开胎儿头部，在 2 点钟、6 点钟和 10 点钟方向仔细切开宫颈，然后轻轻地牵拉来完成。

风险的处理

组织问题

经阴道臀位分娩的安全需要组织、经验和不断学习来保证。在英国一些医疗单位，包括作者所在的单位，有一个臀位助产团队随时候命。最起码需要一名有臀位分娩经验的助产者在场。冷静的氛围是至关重要的，应尽可能地不要使用紧急报警器、多名助产士和多名新生儿科医师。恐惧会使宫缩消失，母亲的失控会使依赖于孕妇自主用力的分娩延迟。主诊助产者应与孕妇建立关系，一般来说，助产士更清楚这样做的益处。四肢着地体位分娩时，毫无疑问最有臀位助产经验的助产者应是接产者，并作为如有需要随时可以给予干预的人员。分娩前应谨慎讨论怎样、何时做护理的变化，以便在必须改变时能更容易地进行调整，而且需要根据个人的专业经验来进行。如果单位有明确的指南，这些问题将变得容易。经验最丰富的产科医师应在场，一般需要孕妇转为半卧位分娩。经验不丰富的产科医师应通过培训获得臀位分娩的经验。虽然视频和模拟都很有用，但在知情同意的情况下，让医师从真正的臀位分娩中获得培训更直观。

稽查

良好的数据收集可以使好的操作得到巩固，因此外倒转术和臀位分娩的资料需要稽查。特别是分娩前没有做出诊断的足月臀位分娩的数据。外倒转术的禁忌证、拒绝外倒转术的病例数、外倒转术成功的病例数、分娩结局和新生儿结局都应该收集。对于臀位分娩，除了择期和紧急剖宫产率，有兴趣的单位还会收集臀位分娩如下方面的数据：分娩时臀位分娩胎儿的表现，臀位干预的时机和手段，分娩时的操作和剖宫产。这可以从个例中学习，同时可以为分析和咨询提供数据。

外倒转术的培训和经阴道臀位分娩

外倒转术需要基本的超声扫描技能。真实的培训应有监督，我们提倡"只尝试一次"以最大限度地提高成功率。产科医师都需要广泛被培训，但推荐少数

掌握并保证高成功率的技术者和专家进行操作。例如在荷兰等其他国家，我们在一家大的分娩机构中培训 2～3 名助产人员实施和培训外倒转术。

参加经阴道分娩培训是提供计划性阴道分娩服务的前提条件。我们给参与培训的学员提供一次尝试机会，然后由经验丰富的操作者负责后续的分娩。然而，在这之前需要模拟培训。培训时需讨论正常的和异常的机制，包括使用质量较好的布偶和骨盆模型。我们培训了四肢着地和半卧位的臀位分娩，特别是关于机制方面的讨论，因为这方面至关重要且类似。在知情同意和匿名下，将臀位分娩过程进行录像，有助于将经验传播，在模拟实训时还可以停顿进行评论，而这在真正分娩时是做不到的。

（倪晓田 译 马晓鹏 李婷 校）

参考文献

1. Nassar N, Roberts CL, Cameron CA, Olive EC. Diagnostic accuracy of clinical examination for detection of non-cephalic presentation in late pregnancy: cross sectional analytic study. *BMJ*. 2006;333:578–580.
2. Hofmeyr GJ, Kulier R, West HM. External cephalic version for breech presentation at term. *Cochrane Database Syst Rev*. 2015;1(4):CD000083. https://doi.org/10.1002/14651858.CD000083.pub3.
3. de Hundt M, Velzel J, de Groot CJ, Mol BW, Kok M. Mode of delivery after successful external cephalic version: a systematic review and meta-analysis. *Obstet Gynecol*. 2014;123:1327–1334.
4. Melo P, Georgiou EX, Hedditch A, Ellaway P, Impey L. External cephalic version at term: a cohort study of 18 years' experience. *BJOG*. 2019;126(4):493–499. https://doi.org/10.1111/1471-0528.15475.
5. Cluver C, Gyte GM, Sinclair M, Dowswell T, Hofmeyr GJ. Interventions for helping to turn term breech babies to head first presentation when using external cephalic version. *Cochrane Database Syst Rev*. 2015;9(2):CD000184. https://doi.org/10.1002/14651858.CD000184.pub4.
6. Impey L, Pandit M. Tocolysis for repeat external cephalic version in breech presentation at term: a randomised, double-blinded, placebo-controlled trial. *BJOG*. 2005;112(5):627–631.
7. Beuckens A, Rijnders M, Verburgt-Doeleman GH, Rijninks-van Driel GC, Thorpe J, Hutton EK. An observational study of the success and complications of 2546 external cephalic versions in low-risk pregnant women performed by trained midwives. *BJOG*. 2015;123:415–423.
8. Tong Leung VK, Suen SS, Singh Sahota D, Lau TK, Yeung Leung T. External cephalic version does not increase the risk of intra-uterine death: a 17-year experience and literature review. *J Matern Fetal Neonatal Med*. 2012;25:1774–1778.
9. Impey O, Greenwood C, Impey L. External cephalic version after previous cesarean section: A cohort study of 100 consecutive attempts. *Eur J Obstet Gynecol Reprod Biol*. 2018;231:210–213.
10. Coyle ME, Smith CA, Peat B. Cephalic version by moxibustion for breech presentation. *Cochrane Database Syst Rev*. 2012;(5):CD003928.
11. Hannah M, Hannah W, Hewson S, Hodnett E, Saigal S, Willan A. Planned caesarean section versus planned vaginal birth for breech presentation at term: a randomised multicentre trial. term breech trial collaborative group. *Lancet*. 2000;356:1375–1383.
12. Hemelaar J, Lim L, Impey L. The impact of an ECV service is limited by antenatal breech detection: a retrospective cohort study. *Birth*. 2015;42(2):165–172. https://doi.org/10.1111/birt.12162.
13. Glezerman M. Five years to the term breech trial: the rise and fall of a randomized controlled trial. *Am J Obstet Gynecol*. 2006;194:20–25.
14. Whyte H, Hannah M, Saigal S, et al. Term Breech Trial Col-

laborative Group. Outcomes of children at 2 years after planned cesarean birth versus planned vaginal birth for breech presentation at term: the international randomized term breech trial. *Am J Obstet Gynecol*. 2004;191(3):864–871.

15. Vlemmix F, Bergenhenegouwen L, Schaaf J, et al. Term breech deliveries in the Netherlands: did the increased cesarean rate affect neonatal outcome? A population–based cohort study. *Acta Obstet Gynecol Scand*. 2014;93:888–896.

16. Berhan Y, Haileamlak A. The risks of planned vaginal breech delivery versus planned caesarean section for term breech birth: a meta-analysis including observational studies *BJOG*. 2016;123(1):49–57.

17. Goffinet F, Carayol M, Foidart JM, et al. Is planned vaginal delivery for breech presentation at term still an option? Results of an observational prospective survey in france and belgium. *Am J Obstet Gynecol*. 2006;194(4):1002–1011.

18. Louwen F, Daviss B-A, Johnson K, Reitter A. Does breech delivery in an upright position instead of on the back improve outcomes and avoid cesareans? *Int J Gynecol Obstet*. 2017;136:151–161.

19. Borbolla Foster A, Bagust A, Bisits A, Holland M, Welsh A. Lessons to be learnt in managing the breech presentation at term: an 11-year single-centre retrospective study. *Aust NZ J Obstet Gynaecol*. 2014;54:333–339.

20. Guise JM, Eden K, Emeis C, et al. *Vaginal Birth After Cesarean: New Insights. Evidence Reports/ Technology Assessments, No. 191.* Rockville: Agency for Healthcare Research and Quality; 2010.

21. Sandall J, Tribe RM, Avery L, et al. Short-term and long-term effects of caesarean section on the health of women and children. *Lancet*. 2018;392(10155):1349–1357. https://doi.org/10.1016/S0140-6736(18)31930-5.

22. Impey L, Murphy DJ, Griffiths M, Penna LK on behalf of the Royal College of Obstetricians and Gynaecologists. Management of Breech Presentation. *BJOG* 2017;124:e151–e177.

23. Evans J. Understanding physiological breech birth. *Essentially MIDIRS*. 2012;3:17–21.

24. Reitter A, Daviss BA, Bisits A, et al. Does pregnancy and/or shifting positions create more room in a woman's pelvis?. *Am J Obstet Gynecol*. 2014;211(6):662.e1–e9. Epub 2014 Jun 17. https://doi.org/10.1016/j.ajog.2014.06.029.

25. Lorthe E, Sentilhes L, Quere M, et al. EPIPAGE-2 Obstetric Writing Group. Planned delivery route of preterm breech singletons, and neonatal and 2-year outcomes: a population-based cohort study. *BJOG*. 2019;126(1):73–82. https://doi.org/10.1111/1471-0528.15466.

第21章

双胎和三胎分娩

A. Ugwumadu

"关于双胎：一条永恒的法则是不让那些生好了一个孩子的产妇知道还有另外一个,直到生完。"

THOMAS DENMAN

AN INTRODUCTION TO THE PRACTICE OF MIDWIFERY. LONDON:J. JOHNSTON,1795

近年来,异卵双胎和三胎妊娠的发生率增长了10倍[1]。这种增长是由于辅助生殖技术成功率的提高造成的。相比于单胎妊娠,双胎妊娠和多胎妊娠的围产期发病率、死亡率和远期神经发育障碍增加了5~10倍。早产、低出生体重、先天性畸形、双胎输血综合征和胎儿宫内生长受限、产时窒息和创伤都是造成这些危险的因素[2]。

第二胎胎先露异常和第一胎分娩后出现的胎盘剥离使第二胎在分娩过程中的风险增加[3]。名为"双胎分娩研究"的多中心随机对照研究已经证实,在经验丰富的接生处理下阴道分娩是安全的[4]。因此,就像100年前当这本书的第一版出版时,强调产科医师或助产士的技能非常重要。随着剖宫产在多胎妊娠分娩中的应用越来越多,特别是在早产中的应用,而且由于住院医师经验不足[5],管理双胎第二胎分娩所需的技能在实际应用方面也出现了平行的下降,导致在第二个胎儿分娩时采用紧急剖宫产。

产科因素

胎先露异常

在双胎妊娠中,分娩时60%一个或两个胎儿为非头位;75%~80%第一个胎儿是头位。最常见的胎位组合为头先露/头先露(40%)、头先露/臀先露(35%~40%)和臀先露/其他(20%~25%)。在考虑分娩方式的主要因素中包括第一胎的胎位、胎龄及是否存在任一胎儿宫内生长受限,或者母体存在阴道分娩禁忌证。第二个胎儿的胎位不影响分娩方式的决定,因为在15%~20%的情况下,第二胎的胎位在第一胎分娩后会发生改变[6,7]。经超声检查证实,当孕周小于34周时,经产妇的第二个胎儿胎位更有可能发生变化[8]。

这种变化显著增加第二胎的剖宫产率[8],在没有经验的助产者中,其发生率更高。

第二个胎儿

产程和分娩过程中有很多原因会增加第二个胎儿的风险:

1. 相比第一个胎儿,第二个胎儿可能更小,储备较少,有时也更难监测,特别是在产妇肥胖的情况下,即使第一个胎儿有内部电极监测,监护也很困难。胎儿心率(fetal heart rate,FHR)描记可能会相互影响,探头对双胎胎心异常记录模糊或根本不能发现。目前,这个问题被一种技术所克服,新的机器中两个胎儿的胎心率描记是分离的。即便如此,还是会出现监测到同一个孩子的情况,导致另一个胎儿的窒息未被发现。

2. 在正常的双胎阴道分娩中,第一个胎儿和第二个胎儿的脐带血气状态的恶化程度都与第二产程的持续时间相一致;但这种影响对第二个胎儿是比较大的,并且和第一个胎儿的第二产程持续时间也是不相关的,这表明双胎中的第一个胎儿分娩后,子宫胎盘交换功能减弱[9,10]。这可能是与胎盘剥离有关,或子宫肌层收缩导致的胎盘子宫血流的减少,这可能会减少氧气的输送而导致胎儿窒息。因此,在第二个胎儿分娩管理中,密切监测病情,迅速分娩第二个胎儿是非常重要的。医师们应该意识到即使在有很密切的胎心监测的情况下,第一个胎儿分娩后的间隔时间越长,第二个胎儿窒息和剖宫产的风险越高。

3. 胎先露异常和分娩时宫腔操作导致的产伤和脐带事故。一些人试图对臀先露的第二胎行臀位分娩,但是,在"双胎分娩研究"中第二胎儿的胎位与不良分娩结局并没有关系。此外,对第二个胎儿行内倒转术和臀牵引术较外倒转术相比可以降低剖宫产的发生率[4]。

个体因素

对于每一个病例,都会有一些因素影响赞成或反对试产和阴道分娩的决策。这些因素可能是社会性的或与父母的选择有关,而不一定是临床因素。

- 母体的一般情况,如年龄、选择、胎次、不孕症史、内科合并症等。
- 潜在的或者实际存在的胎儿合并症,包括胎儿生长受限。双胎胎儿监测异常的情况会出现得更为频繁,常导致剖宫产分娩。
- 胎儿体重估计。虽然没有证据支持对低出生体重的双胎行选择性剖宫产,许多产科医师对孕周<32周、估计胎儿体重<1 500g 的双胎行剖宫产术终止妊娠[11]。
- 体重不一致。如果两胎儿体重相差 ≥20% 或者 >750g,尤其是第二个胎儿大于第一个胎儿时,常作为剖宫产指征。然而,也与孕妇的分娩史有关。例如,一个既往分娩过较大胎儿的经产妇,在双胎分娩时出现并发症的可能性较低,即使双胎中第二个胎儿大于第一个胎儿,它的体重相较于之前的胎儿也是相对较小的。
- 绒毛膜性。因为担心急性围产期双胎输血综合征(twin-to-twin transfusion syndrome, TTTS),一些胎儿医学双胎专家曾提倡为所有单绒毛膜双胎进行选择性剖宫产术。尽管此事件的数值风险很小(<2%),而且没有强有力的证据推荐这种方法,选择性剖宫产在某些机构中仍被采用。阴道分娩对于大于 34 周的无并发症的单绒毛膜双胎妊娠是一种安全且可接受的分娩方式[12]。单羊膜囊双胎很罕见,但脐带缠绕的风险很高,选择性剖宫产显得更为合理。
- 应具有适当的设施和有经验的人员。这包括一个足够大的分娩室,容纳能处理两个婴儿的人员和设备、一名妇产科医师、麻醉师和新生儿医务人员。在某些中心,所有双胞胎分娩都在手术室进行。在没有并发症或预计需行剖宫产的情况下,我们不这样做,因为由于已经在手术室了,临床医师可能会因此而降低需要手术干预的阈值。

母体风险

双胎孕妇较单胎孕妇的具有更高的发病率和死亡率[13-15],原因包括贫血、高血压和子痫前期、妊娠糖尿病、产后出血和血栓性疾病的发生率均升高。另外,由于多胎妊娠的早产发生率高,母体还将暴露于接受子宫收缩抑制剂治疗的潜在风险,特别是在某些机构中仍然使用 β-肾上腺素受体激动剂,这在英国已经很少用了。

麻醉因素

应选择硬膜外麻醉镇痛。然而,这不是强制性的,但应仔细平衡所有的相关因素,由孕妇选择。对于无并发症的双胎分娩,吸入性镇痛和阴部阻滞麻醉就足够了。减少麻醉镇痛对于早产儿是可取的,且除非行宫内操作或剖宫产术,可免除母体行快速诱导全身麻醉,避免其相关风险。此外,随着在大多数产科手术中使用区域麻醉,麻醉医师实施快速诱导全身麻醉的经验和安全性正在下降。麻醉医师应能随时静脉给予硝酸甘油或其他合适的麻醉剂,快速使子宫松弛。

第一产程

目前,大多数权威机构建议对妊娠满 37 周的、无并发症的双绒毛膜双羊膜囊双胎,和妊娠 36 周没有发生自发性早产的单绒毛膜双羊膜囊双胎进行引产。最近的荟萃分析证实超过这一孕周,死胎的发生率上升[16-18]。分娩中第一产程的管理与单胎妊娠相同,但是,应建立静脉输液通道。如果第一个胎儿不是头先露,通常建议选择性剖宫产。使用缩宫素引产和加强宫缩的原则与单胎妊娠相同。两个胎儿都应该进行连续的电子胎心监护。要特别注意的是,两个胎儿的胎心率模式应是不同的。理想情况下,应尽早对第一个胎儿使用头皮电极监护,对第二个胎儿行外监护。

第二产程

组织必备的麻醉、产科和新生儿科设备和人员。在某些机构,第二产程常规在手术室进行。但作者认为这不是总是必要的,因为在忙碌的产科中心,这样的常规可能会占用宝贵的手术室,并增加手术干预的倾向。通常,第一个胎儿自然分娩或者产钳、胎头吸引助产的适应证与单胎分娩相同。一旦分娩,第一个胎儿的脐带应该夹闭并"标记",因为常有宫缩乏力期,应准备缩宫素,快速输入主要静脉通道。

"一旦证实还有另一个胎儿,不必等待阵痛而应当立即破膜,手伸进宫腔找到胎足,牵拉娩出胎儿。"

FIELDING OULD

A TREATISE OF MIDWIFERY. DUBLIN:

O.NELSON,1742:52.

第二胎儿娩出

一旦第一个胎儿娩出,应确定第二个胎儿的胎产式。可以用超声检查来帮助确定,不过,腹部触诊和阴道检查一般都能判断胎产式和胎先露。建议以下处理:

- 必须持续电子胎心监护(EFM)。
- 如果是头先露,阴道检查以排除脐带先露。如果有超声设备,并且产科医师具有这项技能时,也可以通过超声检查确认。
- 可在需要时使用缩宫素。通常在第一个胎儿分娩后,子宫会停止收缩一段时间。
- 如果确定没有脐带先露,在骨盆上缘固定先露部,等待胎头下降进入骨盆,之后再进行人工破膜并放置胎儿头皮电极。
- 如果胎心正常,可以等待第二胎儿自然分娩——无论是头位分娩还是臀位助娩。
- 如果第二个胎儿是斜位或横位,训练有素、经验丰富的妇产科医师可以有很多选择,例如,温和地外倒转至头先露,固定胎位于骨盆边缘,直到宫缩开始并可以进行人工破膜。另外,也可以在内倒转的基础上实行臀位牵引术。麻醉师可能需使用宫缩抑制剂松弛子宫以方便分娩[6,19,20]。
- 如果经验不足或者是没有经过内倒转训练的产科医师,可以尝试外倒转术(图 21.1)(见第 20 章)。
- 如果任何一种方法遇到困难,应选择剖宫产术娩出第二个胎儿[21-23]。
- 如果胎心监护异常、产时出血或者脐带脱垂发生,应尽快娩出第二个胎儿。如果胎儿为位置较低的头先露,可行产钳或者胎吸助产。如果胎头位于中骨盆或者骨盆入口平面,胎吸是更好的选择。第一个胎儿分娩后子宫颈呈功能性开放,尽管看起来或感觉上在解剖学上是闭合的。把胎吸杯滑过"打开的"宫颈并放置在胎头俯屈点,可使胎头呈最小的径线(见第 17 章)。如果胎儿是臀先露,可考虑行臀位牵引术。图 21.2 列出了产时处理概要。

在一项国际大型多中心随机对照试验"双胎分娩研究"中,采纳了前述的流程,并证实在具备处理技能的产科医师的处理下,对于 32 周以上的双胎,有计划的阴道分娩的围产期发病率及死亡率并不比选择性

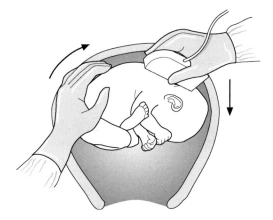

图 21.1　在超声辅助下对第二个胎儿进行外倒转术,同时持续胎心监护

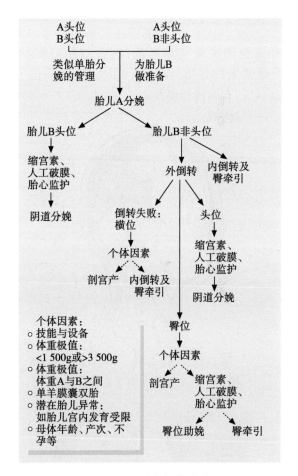

图 21.2　双胎妊娠产时处理

剖宫产高。上述结论与产次、绒毛膜性和第二个胎儿的胎位无关。

第三产程

过度膨胀的子宫容易发生宫缩乏力。因此,要积极处理第三产程,给予麦角新碱肌内注射随后约持续 4 小时静脉滴注缩宫素。胎盘需自然剥离,并控制性

牵拉脐带。如果胎盘部分剥离出血或者胎盘没有剥离,则行人工剥离胎盘。

"在助产学技术中,女产科医师从不冒险采用第一个胎儿娩出后立即取出第二个胎儿的方法;而是顺其自然,切断脐带,系在母亲的大腿上;然后等待新的分娩;可怜的产妇几乎不能进水,这样的遭遇使产妇变得非常虚弱和疲劳;有时还会发生两个胎儿娩出相隔整整一周的情况,经常都是间隔两三天。"

FIELDING OULD

A TERATISE OF MIDWIERY. DUBLIN:

O. NELSON, 1742:55

胎头交锁

胎头交锁的发生率极低,约占双胎妊娠的1:1 000,最常见的是臀位/头位(图21.3)和头位/头位(图21.4)。有两种处理方式:

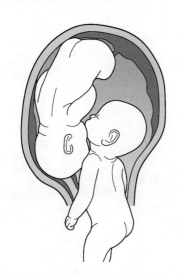

图21.3 交锁双胎:臀先露/头先露

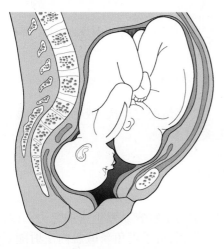

图21.4 交锁双胎:双头先露的头交锁

1. 在麻醉和保持子宫极度松弛的情况下,通过上推第一个胎儿和推开第二个胎儿有可能松开交锁的部分[24]。

2. 经典剖宫产术。

历史上,可能会用Blond-Heidler锯对第一个胎儿行断头术,这种方法有可能损伤子宫下段(见第42章)。

联体双胎

联体双胎特别罕见,需要剖宫产术分娩[25]。在分娩过程中遇到联体双胎的情况更为罕见,因为即使在低收入国家,大多数联体双胎在产前检查中都是可以被确诊出来的。

三胎妊娠和高序多胎妊娠

在许多发达国家,辅助生殖技术使三胎妊娠的发生率上升至总分娩数的1:(500~1 000)。然而,随着越来越多对一次性植入胚胎数目进行限制的法规出现,有证据表明三胎和高序多胎妊娠的发生率越来越少[26]。这也是由于认识到三胎妊娠的孕产妇发病率和围产儿发病率和死亡率高于单胎和双胎[27]。在大多数医院,对所有存活的三胎均采用选择性剖宫产分娩,原因如下:

- 大约1/3的三胎妊娠的第一个胎儿不是头先露。
- 第二个胎儿和第三个胎儿先露异常的概率很高。
- 同时对三个胎儿进行监护很困难。
- 分娩时需要三组新生儿团队。择期剖宫产比急诊分娩更容易组织人员。

在12年的时间里,作者遇到了两次三胎孕妇在选择性剖宫产日期之前发动产程。第一例病例中,该产妇已经35周并且在第二产程阶段入院。第二个病例在第一产程入院,在等待剖宫产术的时候很快进入第二产程。这两个病例,都是将第一个胎儿胎吸分娩后,转变成双胎妊娠第二产程的管理。少数中心能有足够的经验来比较三胎妊娠阴道分娩与剖宫产。医院须根据当地的设备、人员和经验做出决策[28-31]。

(李艳 译 李博雅 李婷 校)

参考文献

1. Van Voorhis BJ. Outcomes from assisted reproductive technology. *Obstet Gynecol*. 2006;107:183–200.
2. Blondel B, Kogan MD, Alexander GR, et al. The impact of the increasing number of multiple births on the rates of preterm birth and low birthweight: an international study. *Am J Public Health*. 2002;92:1323–1330.
3. Hofmeyr GJ, Barrett JF, Crowther CA. Planned caesarean section for women with a twin pregnancy. *Cochrane Database Syst Rev*. 2011;12:CD006553.
4. Barrett J, Aztaloz E, Willan A, et al. The Twin Birth Study: A multicentre RCT of planned (CS) and planned (VB) for twin pregnancies. *Am J Obstet Gynecol*. 2013;208(1):S4.
5. Schmitz T, Korb D, Azria E, et al. JUmeaux MODe d'Accouchement (JUMODA) Study Group and the Groupe de Recherche en Obstétrique et Gynécologie (GROG). Neonatal morbidity after management of vaginal noncephalic second-twin delivery by residents. *Obstet Gynecol*. 2018;132:1377–1385.
6. Adam C, Allen AC, Baskett TF. Twin delivery: influence of the presentation and method of delivery on the second twin. *Am J Obstet Gynecol*. 1991;165:23–27.
7. Barrett JFR, Ritchie JWK. Twin delivery. *Best Prac Res Clin Obstet Gynaecol*. 2002;16:43–56.
8. Panelli DM, Easter SR, Bibbo C, Robinson JN, Carusi DA. Clinical factors associated with presentation change of the second twin after vaginal delivery of the first twin. *Obstet Gynecol*. 2017;130(5):1104–1111.
9. Leung TY, Tam WH, Leung TN, Lok IH, Lau TK. Effect of twin-to-twin delivery interval on umbilical cord blood gas in the second twin. *Br J Obstet Gynaecol*. 2002;109:63–67.
10. Leung TY, Lok IH, Tam WH, Leung TN, Lau TK. Deterioration in cord blood status during the second stage of labour is more rapid in the second twin than in the first twin. *Br J Obstet Gynaecol*. 2004;111:546–549.
11. Hutton E, Barrett J, Hannah M. Use of external cephalic version for breech pregnancy and mode of delivery for breech and twin pregnancy: a survey of Canadian practitioners. *J Obstet Gynaecol Can*. 2002;24:804–810.
12. Pestana I, Loureiro T, Almeida A, Rocha I, Rodrigues RM, Rodrigues T. Effect of mode of delivery on neonatal outcome of monochorionic diamniotic twin pregnancies: a retrospective cohort study. *J Reprod Med*. 2013;58:15–18.
13. Bouvier-Colle MH, Varnox N, Salanave B. Case-control study of risk factors for obstetric patients admission to intensive care units. *Eur J Obstet Gynecol Reprod Biol*. 1997;74:173–177.
14. Baskett TF, O'Connell CM. Maternal critical care in obstetrics. *J Obstet Gynaecol Can*. 2009;31:218–221.
15. Blickstein I. Maternal mortality in twin gestations. *J Reprod Med*. 1997;42:680–684.
16. Cheong-See F, Schuit E, Arroyo-Manzano D, et al. Global Obstetrics Network (GONet) Collaboration. Prospective risk of stillbirth and neonatal complications in twin pregnancies: systematic review and meta-analysis. *BMJ*. 2016;354:i4353.
17. Breathnach FM, McAuliffe FM, Geary M, et al., for the Perinatal Ireland Research Consortium. Optimum timing for planned delivery of uncomplicated monochorionic and dichorionic twin pregnancies. *Obstet Gynecol*. 2012;119:50–59.
18. Dodd JM, Crowther CA, Haslam RR, Robinson JS. Elective birth at 37 weeks of gestation versus standard care for women with an uncomplicated twin pregnancy at term: the twins timing of birth randomised trial. *BMC Pregnancy Childbirth*. 2010;10:68–74.
19. Barrett J, Bocking A. The Society of Obstetricians and Gynaecologists of Canada. Consensus statement on management of twin pregnancies (part I). *J Obstet Gynaecol Can*. 2000;22:519–529.
20. Boggess KA, Chisholm CA. Delivery of the nonvertex second twin: a review of the literature. *Obstet Gynecol Surv*. 1997;52:728–735.
21. Pschera H, Jonasson A. Is cesarean section justified for delivery of the second twin? *Acta Obstet Gynecol Scand*. 1988;67:381–382.
22. Persad VL, Baskett TF, O'Connell CM, Scott HM. Combined vaginal-cesarean delivery of twin pregnancies. *Obstet Gynecol*. 2001;98:1032–1037.
23. Wen SW, Fung KF, Oppenheimer L, Demissie K, Yang Q, Walker M. Occurrence and predictors of cesarean delivery for the second twin after vaginal delivery of the first twin. *Obstet Gynecol*. 2004;103:413–419.
24. Saad FA, Sharara HA. Locked twins: a successful outcome after applying the Zavanelli manoeuvre. *J Obstet Gynaecol*. 1997;17:366–367.
25. Bianchi A, Maresh M, Rimmer S. Conjoined twins. In: Hillard T, Purdie D, eds. *The Yearbook of Obstetrics and Gynaecology*. London: RCOG Press; 2004;11:37–47.
26. Martin JA, Hamilton BE, Osterman MJK. *Births in the United States*. 2016.
27. Cassell KA, O'Connell CM, Baskett TF. The origins and outcomes of triplet and quadruplet pregnancies: 1980 to 2001. *Am J Perinatol*. 2004;21:439–445.
28. Wildshut HIJ, Van Roosmalen J, Van Leeuwen E, Keirse MJNC. Planned abdominal compared with planned vaginal birth in triplet pregnancies. *Br J Obstet Gynaecol*. 1995;102:292–296.
29. Dommergues M, Mahieu-Caputo D, Mandelbrot L, Huon C, Moriette C, Dumez Y. Delivery of uncomplicated triplet pregnancies: is the vaginal route safer? A case-control study. *Am J Obstet Gynecol*. 1995;172:513–517.
30. Dommergues M, Mahieu-Caputo D, Dumez Y. Is the route of delivery a meaningful issue in triplets and higher order multiples? *Clin Obstet Gynecol*. 1998;41:25–29.
31. American College of Obstetricians and Gynecologists. Practice bulletin No. 56. multiple gestation: complicated twin, triplet, and high-order multi-fetal pregnancy. *Obstet Gynecol*. 2004;104:869–883.

第22章

剖宫产术后阴道分娩

M.S. Robson

一次剖宫产，永远剖宫产

"我们必须牢记一点，那就是无论子宫切口缝合得如何仔细，都无法确保子宫在之后的妊娠及分娩中不会破裂。这就意味着'一次剖宫产，永远剖宫产'。有很多例外……但总的原则一直被秉承，我们依旧不能完全信赖进行过剖宫产或是剥除过肌瘤的子宫，所以我始终坚持除了因为骨盆狭窄以及肿瘤阻碍所致的剖宫产，其他原因的剖宫产应尽量避免及减少。"

EDWIN CRAIGIN
CONSERVATISM IN OBSTETRICS.
NY MED J. 1916;104;1-3

约一个世纪前，Edwin Craigin 提出了前文中"一次剖宫产，永远剖宫产"的理论，这俨然成了后世许多产科医师们引用的格言。而 Craigin 想表达的主旨在于不能随便对初产妇进行剖宫产，剖宫产必须要有严格的手术指征。在 20 世纪初期，最常见的剖宫产指征是头盆不称及骨盆狭窄，当时采用古典式剖宫产的手术方法，导致再次妊娠后子宫破裂的风险较高。因此，Craigin 顺理成章地提出了这样的格言，时至今日此观点在同等情况下依旧合理。Craigin 的主要观点是指出剖宫产是有风险的手术，做了剖宫产的女性，在之后的妊娠中也就必定经历重复剖宫产的风险。但是，他亦认为剖宫产之后的阴道分娩是可行的，并报道了一例自己遇到的病例，在一次剖宫产之后成功阴道分娩了三次。

在 20 世纪 30 年代至 40 年代，子宫下段横切口剖宫产术开始普及，剖宫产指征开始多样化，在许多国家，经历过剖宫产女性的分娩方式也渐渐有了变化。子宫下段横切口剖宫产术后再次妊娠时子宫破裂的风险较小，因此尝试剖宫产后阴道分娩的女性人数也开始增加。在 20 世纪 70 年代后期至 80 年代许多大样本的研究表明，在合理的监护下，子宫下段横切口剖宫产术后再次妊娠，自然临产以及阴道分娩是安全

并且合理的。在这种背景下，剖宫产后的阴道分娩被大力推崇。

然而，就像产科其他的情况一样，发生了钟摆效应，产科医师对剖宫产后的阴道分娩指征愈加放宽，包括多次剖宫产、引产、产程停滞时应用缩宫素。可想而知，子宫破裂的病例数字增加，其中有导致胎儿死亡的或有严重的新生儿神经系统损伤的，同时母体的并发症自然也增加了，子宫切除的例数相应递增。在试产过程中完全子宫破裂的风险是 3/1 000～7/1 000[1,2]，然而一旦破裂，围产儿的死亡率以及严重病发病率比再次剖宫产的风险高得多，为 4.5/1 000[1]。这些罕见但令人悲痛的病例，再加上与之相关的医疗诉讼，使剖宫产后的阴道分娩的潮流再次逆转。修订后的指南建议，剖宫产后的阴道分娩必须在设备及人员有严格保障的情况下进行[2-5]。更有一些医院为了免责，禁止了剖宫产后的阴道分娩。而最明智、实用及安全的临床处治往往推崇中庸之道。

本章将总结一些关键因素来帮助剖宫产术后的女性决定是否可以选择阴道试产。

剖宫产后阴道分娩的选择标准

查看前次剖宫产记录、回顾前次分娩的细节、剖宫产的指征、手术的细节及产后的恢复情况。评估相关医疗风险及法律风险并签署相应的知情同意书。需要强调的是，并非所有情况下医师与孕妇的意见都能完全一致。

子宫切口的类型

最需要考虑到的、同时也是最一致被认可的因素包括：子宫切口的类型、前次剖宫产时的并发症以及之前的剖宫产次数。

- 古典式剖宫产切口在分娩过程中发生破裂的风险是子宫下段剖宫产的 10 倍，有些甚至在分娩前就发生破裂。前次古典式剖宫产后再次妊娠时发生

子宫破裂的风险大概是 3%～5%。

- 子宫下段纵切口剖宫产现已很少采用,应用这种切口的原因,往往是孕周较小,子宫下段形成欠佳,宽度不足以做常规的横切口。在这种情况下,以这种下段的直切口来代替古典式剖宫产切口。然而,在许多病例中,子宫下段形成较差,即使采用直切口,依然无法避免延伸切口至上方的子宫体部。因此前次剖宫产若是采用这种切口,即使子宫破裂的风险较古典式剖宫产稍小,但最好是同样对待。
- 延伸过的子宫下段剖宫产横切口需根据手术记录进行精确评估。很多专家认为若曾有一侧角或双侧角的显著延伸,或是 T 形延伸至子宫上段的情况下,不建议阴道分娩。目前并没有客观的标准来评价延伸过的切口是否合适阴道分娩。
- 中孕时终止妊娠的剖宫取胎手术在现代产科学中已不常见。若遇到这样的病例,需如同古典式剖宫产一样处理,选择再次剖宫产终止妊娠。
- 有过子宫肌瘤剥除史的病例需因人而异地具体分析。如果肌瘤剥除较多、瘤窝较深,特别是进过宫腔的肌瘤剥除史的病例,应不建议阴道分娩。类似地,如宫腔镜下子宫肌瘤剥除术的病例,若术中有过子宫穿孔,则也建议选择性剖宫产终止妊娠。而没有发生穿孔及瘤窝较浅的宫腔镜下子宫肌瘤剥除术的病例则可以尝试阴道分娩。然而,对于这些细微的差别并没有明确的循证医学标准来分辨。
- 前次妊娠发生任何类型的子宫瘢痕破裂者是阴道试产的绝对禁忌证。

有些情况下,我们无法获得详细的手术记录。若有病史,我们往往可以对前次手术切口的情况做出大概判断。例如,若前次剖宫产是足月时做的,其手术指征是难产,我们可以合理地推测其采用了子宫下段横切口。而倘若前次剖宫产在孕 32 周之前手术且孕妇尚未临产,那很有可能采用了古典式剖宫产。对子宫瘢痕类型不明者进行缩宫素引产,子宫破裂的风险增加[6]。

前次剖宫产与临产的关系

在临床上了解孕妇是否经历过阴道分娩十分重要[8,9],同样,分清临产后、产程中剖宫产以及临产前剖宫产也意义重大。尽管每种情况的结果及试产成功的概率可能不同,但绝不能将所有孕妇一概而论,采用相同的手段处理产程,因为不可预测的子宫破裂风险始终存在。

子宫切口缝合

一项大样本回顾性研究显示,子宫切口单层缝合再次妊娠时子宫破裂的风险比双层缝合的明显增加[10]。然而,另一些医院的研究中并没有得出相同的结论,有许多医院发现改为单层缝合后子宫瘢痕的破裂率以及术后感染率并没有增加[11,12]。

手术后感染

产后子宫内膜炎可能会干扰子宫切口的愈合,增加再次妊娠分娩过程中的子宫破裂风险[13]。临床经验提示很多情况下产后发热并不是子宫内膜炎引起的。因此,将所有在前次剖宫产术后有发热的妇女都视为阴道分娩的禁忌者是不合理的。但若有临床证据明确证明宫内感染,那避免阴道分娩是明智的做法。

再次剖宫产的指征

初次剖宫产最常见的手术指征是难产或头盆不称(即使真正的头盆不称很少见)。而这也不一定是再次剖宫产的指征,多数孕妇能在剖宫产后顺利分娩,有时甚至分娩更大的胎儿。但总的来说,她们相比另一些因"非再发性指征"行剖宫产分娩的孕妇,再次阴道分娩的成功率要稍低一些。

妊娠间隔

前次剖宫产术后 12 个月内妊娠和分娩会增加子宫破裂的风险[14]。

双胎

一项大样本队列研究提示双胎妊娠尝试剖宫产后再次经阴道分娩发生子宫破裂的风险和单胎妊娠相似[15]。然而,因为多胎妊娠的子宫过度膨胀以及在第二胎分娩时可能要进行宫腔内操作,虽没有足够的证据,但在这些病例中依然需要谨慎地建议避免阴道试产。

外倒转术

在瘢痕子宫上进行外倒转术操作对子宫破裂的影响不清。子宫破裂只是理论上认为的风险,并没有得到很好的研究证实。剖宫产史的孕妇和无剖宫产史的孕妇行外倒转术的成功率相似[16]。

一次以上的剖宫产

有一些关于二次剖宫术后成功阴道分娩的报

道。然而,子宫破裂的风险也是成倍增加的,在分娩前应告知孕妇风险程度[14,17]。

子宫下段厚度的测量

有小样本研究利用超声在晚孕期测量子宫下段的厚度,提示子宫下段切口非常薄的妇女发生瘢痕破裂的风险增加[18,19]。这项工作很有希望设定出一个具体的子宫下段厚度的临界值,如果低于这个数值,阴道试产是非常危险的。相比发现菲薄的切口而言,超声检查切口是否有缺陷显得更有意义。

阴道试产的不良结局预测

产前预测工具证实,母亲年龄增大与过期妊娠均增加了有前次剖宫产史、本次妊娠行阴道试产者产程中发生子宫破裂及急诊剖宫产的风险[20]。

医院的设备和人员

阴道试产必须在能做出快速应急措施的医院进行,这些医院必须配备随时可以进行抢救的助产士、护士、麻醉师和产科医师,并具有符合条件的手术室、实验室和血库。这些标准已经被纳入国家指南[2-5]。

分娩方式的选择

应用随机对照研究数据,采用计算机辅助的决策分析,可以为那些有剖宫产手术史的女性提供专业分娩方式的选择,可降低分娩方式选择的冲突,增加阴道分娩的成功率[21]。这些信息具有标准化和可靠的特点,同时也增加了使用者的信心[22-24]。

花费

进入产程后行剖宫产分娩的花费要比顺产和未进入产程的剖宫产花费高[25]。经济-效益比研究模型表明,阴道试产失败的预期平均花费高于顺产及择期再次剖宫产术[26]。若剖宫产术后阴道分娩的预期成功率高于 74% 时,从经济效益角度考虑值得尝试阴道试产[26]。

有许多"软指标"可能影响决定,包括:孕妇年龄、肥胖、继发不孕、计划多次妊娠及前次妊娠时母体并发症。

孕妇和其伴侣必须理解和接受阴道试产的相关原则。通过对这些原则的回顾,我们可以知道哪些风险可能会增加阴道分娩的危险,并及时与孕妇进行沟通,同时也要告知成功阴道分娩的益处。在选择分娩方式时,如果医师强制决定,即使无不良后果,也是不合适的。

阴道试产的处理

产前保健

应常规仔细地回顾前次分娩记录的细节和以上提到的选择要素。

应有针对这些孕妇的专门的授课,这样她们对在待产室中的医疗和护理及在产程中给予的指导会有更好的理解。

简而言之,作者认为在排除了其他产科因素、胎儿监护正常、孕妇知情同意的情况下在 42 周前应鼓励孕妇等待自然临产。不过,若 41 周时宫颈条件仍不理想,应讨论,甚至建议选择性剖宫产,这种情况可以作为医疗指征。作者认为宫颈条件不理想时,不应引产或人工破膜。没有其他指征的 41 周前未临产的瘢痕子宫剖宫产应被归为应孕妇要求的剖宫产。

孕妇也应该被告知试产时产房的相关护理。

引产

剖宫产后阴道分娩(vaginal birth after caesarean,VBAC)是否能进行引产是最受争议的几个议题之一。显然自然临产是最理想的,引产应有很强的引产指征。如果宫颈条件成熟,可选择人工破膜的方法,且不增加风险。如果人工破膜引产失败,很多人使用缩宫素引产,但子宫破裂风险增加[27,28]。若宫颈条件不理想采用前列腺素引产,子宫破裂风险更高[28]。风险最高的是米索前列醇,前列腺素 E_2 栓剂造成子宫破裂的风险也很高[29]。应告知孕妇引产时子宫破裂风险虽然小,但相对于未进行引产的孕妇其子宫破裂风险仍明显增加[30,31]。有关应用米索前列醇引产的小样本研究提示,该药引产时存在使人不能接受的较高的子宫破裂风险,因此临床上不应使用这种药物[32]。机械性促进宫颈成熟的方法,比如宫颈扩张球囊[27],可以用于促进既往有剖宫产史本次想尝试阴道分娩的足月孕妇的宫颈成熟。

作者认为人工破膜是最佳的引产方法。

产程

对于那些剖宫产术后准备阴道试产的孕妇,建议提早入院评估。入院时应备血。一旦进入产程,甚至只出现规律宫缩时,就应建立静脉通道并进行连续胎心监护。胎心异常可能是子宫破裂的最早出现的征象[33]。

若临产胎膜完整，作者认为应人工破膜监测羊水情况。如果孕妇要求，持续硬膜外麻醉也不是禁忌证，那些担心麻醉会掩盖子宫破裂症状和体征的想法是没有依据的。

应仔细地观察产程进展，如果能很好地做到这一点，那么预期的结果将是乐观的。尽早人工破膜监测羊水情况，能确定胎儿宫内安危并能缩短产程，瘢痕子宫孕妇选择再次剖宫产的一个主要原因就是担心产程过长。应尽早发现子宫破裂的先兆症状和体征。具体讨论详见第 23 章。

作者认为对于前次剖宫产的孕妇应尽量避免应用缩宫素加速产程或引产（详见第 13 章）。

若临产 6 小时后未分娩或产程进展不明显（宫口开大<1cm/h），可行剖宫产终止妊娠。同样，若有证据提示胎儿窘迫，需行剖宫产终止妊娠。

最后，VBAC 孕妇入院后有明显规律的宫缩，而迟迟未进入产程，亦应剖宫产。

第二产程是对子宫下段压力最大的时期，应尽量缩短。应因人而异地选择阴道助产或剖宫产分娩。

结论

随着世界各地剖宫产率的增加，意味着在一些国家 15% 以上的产妇有剖宫产手术史，这已成为妊娠最常见的并发症之一。在一些医院，参与阴道试产的孕妇中有 70% 的孕妇阴道试产成功。然而，即使是在一些建立了完善 VBAC 流程的医院，在前次有剖宫产手术史的孕妇中，只有 30%~40% 选择阴道分娩并取得成功。治疗不当将会影响前次有剖宫产手术史的孕妇本次计划阴道分娩的概率[34]。

本章的基本理念是为了安全地增加 VBAC 的成功率，我们应当鼓励孕妇去尝试并等待自然临产。为说服孕妇，在她们临产时我们应制订更严格的操作规范，并在产前用通俗易懂的文字向孕妇告知，让她们知道这些操作规范将运用在她们的分娩中，为孕妇消除顾虑。

通过限制产程的时间，阴道试产失败的孕妇的母体并发症也会相对减少。这能鼓励更多的孕妇尝试自然临产，这对母胎以及医护人员都是更安全的做法。

20 世纪 90 年代，文献荟萃分析显示[35]，阴道试产导致子宫破裂发生率、新生儿死亡率和发病率均略微增高，而选择性剖宫产使母体并发症增加。最近的病例对照研究数据表明，在前次有剖宫产手术史的孕妇中，估计总的子宫破裂的发生率为 0.2/1 000，而本次选择阴道分娩的和再次选择剖宫产的子宫破裂发生率分别是 2.1/1 000 和 0.3/1 000[14]。有一些随机对照研究，对计划阴道分娩和选择性重复剖宫产的风险进行比较，发现后者胎儿及新生儿死亡和严重神经系统疾病的发生率较低[36]。

VBAC 的选择和处理的精髓就在于避免极端。绝大多数有一次子宫下段横切口剖宫产史并自然临产的妇女可以顺利完成阴道分娩，而且母儿平安。但如果有其他高危因素，例如一次以上剖宫产手术史、引产史以及因产程不进展行缩宫素加速产程者，都会增加母亲和胎儿的风险。当阴道分娩的安全性降低而子宫破裂及其后遗症的危险概率增加时，我们应该谨慎地做出判断，找到合适的处理方案，而不应冒额外的风险[37]。

对母体而言，最安全的结果就是自然临产、自然分娩，而并发症最多的结果（除外子宫破裂）就是阴道试产失败后的剖宫产。与试产失败后的剖宫产相比，选择性剖宫产母儿发病率更低。

再仔细的临床评估也不可能全部描述出这两个极端中的各种可能情况。限制试产时间以及避免使用缩宫素能改善母儿的不良结局，这种理念也被大多数孕妇所接受。

对于那些过度热衷于追求剖宫产后阴道分娩，通常也是临床实践经验不足者，这可能会给孕妇和胎儿带来无法想象的危险。若没有针对孕妇的简明的关于 VBAC 安全性的告知使她们放心，大多数女性会在39 周选择没有必要的剖宫产。

（宋蒙九 译　李博雅 李婷 校）

参考文献

1. Smith GCS, Pell JP, Cameron AD, Dobbie R. Risk of perinatal death associated with labor after previous cesarean delivery in uncomplicated term pregnancies. *JAMA*. 2002;287:2684–2690.
2. Royal College of Obstetricians and Gynaecologists. *Birth after previous Caesarean birth. Green-top Guideline No. 45*. London: RCOG; 2007.
3. American College of Obstetricians and Gynecologists. Vaginal birth after previous cesarean delivery. Practice Bulletin No. 115. Washington: ACOG; 2010. Obstet Gynecol. 2010;116:450–463.
4. Society of Obstetricians and Gynaecologists of Canada. *Guidelines for Vaginal Birth After Previous Caesarean Birth. Clinical Practice Guideline No. 155*. Ottawa: SOGC; 2005.
5. Royal Australian and New Zealand College of Obstetricians and Gynaecologists. *Planned vaginal birth after Caesarean Section (Trial of Labour). C-Obs 38*. Victoria: RANZCOG; 2010.
6. Grubb DK, Kjos SL, Paul RH. Latent labor with an unknown uterine scar. *Obstet Gynecol*. 1996;88:351–355.
7. Arulkumaran S, Gibb DMF, Ingemarson I, Kitchener S, Ratnam SS. Uterine activity during spontaneous labour after previous lower segment caesarean section. *Br J Obstet Gynaecol*. 1989;96:933–938.
8. Zelop CM, Shipp TD, Repke JT, Cohen A, Lieberman E. Effect

of previous vaginal delivery on the risk of uterine rupture during a subsequent trial of labour. *Obstet Gynecol.* 2001;183:1184–1186.

9. Eden KB, McDonagh M, Denman MA, et al. New insights on vaginal birth after cesarean, can it be predicted? *Obstet Gynecol.* 2010;116:967–981.

10. Bujold E, Hamilton EF, Harel R, Gauthier RJ. The impact of single-layer or double-layer closure on uterine rupture. *Am J Obstet Gynecol.* 2002;186:1326–1330.

11. Roberge S, Chaillet N, Boutin A, et al. Single- versus double-layer closure of the hysterotomy incision during cesarean delivery and risk of uterine rupture. *Int J Gynecol Obstet.* 2011;115:5–10.

12. Caesarean section surgical techniques: a randomised factorial trial (CAESAR): CAESAR study collaborative group. *Br J Obstet Gynaecol.* 2012;117:1366–1376.

13. Shipp TD, Zelop C, Cohen A, Repke JT, Lieberman E. Postcesarean delivery fever and uterine rupture in a subsequent trial of labour. *Obstet Gynecol.* 2003;101:136–139.

14. Fitzpatrick KE, Kurinczuk JJ, Alfirevic Z, Spark P, Brocklehurst P, Knight M. Uterine rupture by intended mode of delivery in the UK: a national case-control study. *PLOS Med.* 2012;9(3):e1001184. https://doi.org/10.1371/journal.pmed.1001184.

15. Ford AAD, Bateman BT, Simpson LL. Vaginal birth after cesarean delivery in twin gestations: a large, nationwide sample of deliveries. *Am J Obstet Gynecol.* 2006;195:1138–1142.

16. Abenhaim HA, Varin J, Boucher M. External cephalic version among women with a previous cesarean delivery: a report on 36 cases and review of the literature. *J Perinat Med.* 2009;37:156–160.

17. Bretalle F, Cravello L, Shojair R, Roger V, D'Ercole C, Blanc B. Childbirth after two previous caesarean sections. *Eur J Obstet Gynecol Reprod Biol.* 2001;94:23–26.

18. Rozenberg P, Goffinet F, Phillipe HJ. Thickness of the lower segment: its influence in the management of patients with previous cesarean sections. *Eur J Obstet Gynecol Reprod Biol.* 1999;87:39–45.

19. Martins WP, Barra DA, Gallarreta FMP, Nastri CO, Filho FM. Lower uterine segment thickness measurement in pregnant women with previous Cesarean section: reliability analysis using two- and three-dimensional transabdominal and transvaginal ultrasound. *Ultrasound Obstet Gynecol.* 2009;33:301–306.

20. Smith GCS, White IR, Pell JP, Dobbie R. Predicting cesarean section and uterine rupture among women attempting vaginal birth after prior cesarean section. *PLOS Med.* 2005;2:e252.

21. Montgomery AA, Fahey T, Jones C, et al. Two decision aids for mode of delivery among women with previous caesarean section: randomised controlled trial. *BMJ.* 2007;334:1305.

22. Frost J, Shaw A, Montgomery A, Murphy DJ. Women's views on the use of decision aids for decision making about the method of delivery following a previous caesarean section: qualitative interview study. *BJOG.* 2009;116:896–905.

23. Rees KM, Shaw ARG, Bennert K, Emmett CL, Montgomery AA. Healthcare professionals' views on two computer-based decision aids for women choosing mode of delivery after previous caesarean section: a qualitative study. *BJOG.* 2009;116:906–914.

24. Grobman WA, Lai Y, Landon MB, et al. Development of a nomogram for prediction of vaginal birth after cesarean delivery. *Obstet Gynecol.* 2007;109(4):806–812.

25. Allen VM, O'Connell CM, Baskett TF. Cumulative economic implications of initial method of delivery. *Obstet Gynecol.* 2006;108:549–555.

26. Macario A, El-Sayed YY, Druzin ML. Cost-effectiveness of a trial of labour after previous cesarean depends on the a priori chance of success. *Clin Obstet Gynecol.* 2004;47:378–385.

27. Bujold E, Blackwell SC, Gauthier RJ. Cervical ripening with transcervical foley catheter and the risk of uterine rupture. *Obstet Gynecol.* 2004;103:18–23.

28. Lydon-Rochelle M, Hoet VL, Easterling TR, Martin BP. Risk of uterine rupture during labor among women with a prior cesarean delivery. *N Engl J Med.* 2001;345:38.

29. Ravasi DJ, Wood SL, Pollard JK. Uterine rupture during induced trial of labor among women with previous cesarean delivery. *Am J Obstet Gynecol.* 2000;183:176–179.

30. McDonagh MS, Osterweil P, Guise JM. The benefits and risk of inducing labour in patients with prior caesarean delivery: a systematic review. *Br J Obstet Gynaecol.* 2005;112:1007–1015.

31. Kayani SI, Alfirevic Z. Uterine rupture after induction of labour in women with previous caesarean section. *Br J Obstet Gynaecol.* 2005;112:451–455.

32. Wing DA, Lovett K, Paul RH. Disruption of prior uterine incision following misoprostol for labor induction in women with previous cesarean delivery. *Obstet Gynecol.* 1998;91:828–830.

33. Ridgeway JJ, Weyrich DL, Benedetti TJ. Fetal heart rate changes associated with uterine rupture. *Obstet Gynecol.* 2004;103:506–512.

34. Bonanno C, Clausing M, Berkowitz R. VBAC: a medicolegal perspective. *Clin Perinatol.* 2011;38:217–225.

35. Mozurkewich EL, Hutton EK. Elective repeat cesarean delivery versus trial of labor: a meta analysis of the literature from 1989 to 1999. *Am J Obstet Gynecol.* 2000;83:1187–1197.

36. Crowther CA, Dodd JM, Hiller JE, Haslam RR, Robinson JS. Planned vaginal birth or elective repeat caesarean: patient preference restricted cohort with nested randomised trial. *PLOS Med.* 2012;9(3):e1001192. https://doi.org/10.1371/journal.pmed.1001192.

37. Guise JM, Berlin M, McDonagh M, Osterweil P, Chan B, Helfand M. Safety of vaginal birth after cesarean: a systematic review. *Obstet Gynecol.* 2004;103:420–429.

第23章

子宫破裂

D. J. Brennan · J. M. Palacios Jaraqemada

引言

子宫破裂是一种不常见但危及母儿生命的产科并发症,常常与前次剖宫产分娩有关[1,2]。尽管在初产妇中也有发生,但子宫破裂多发生在经产妇,在发达国家中常与前次剖宫产分娩有关,而在发展中国家则可能是梗阻性难产所导致的。

一项系统回顾研究发现,在所有妊娠中子宫破裂的中位发生率为0.05%,而在前次剖宫产分娩的孕妇中其数值为1%[3]。大多子宫破裂发生在产时,但也有产前及产后的病例报道。最近一个大样本量的研究发现,在没有并发胎盘植入的子宫破裂病例中,有高达10%的病例需要子宫切除来控制产后出血[4]。子宫破裂与3%的母体死亡率以及34%的母体患病率相关[3]。子宫破裂会明显增加围产儿的发病率和死亡率,围产儿死亡率为13%(95% CI 11.2% ~ 15.7%),而新生儿窒息的总发生率为28%[4]。

病理生理学

子宫破裂的研究通常由于明显的异质性而受到影响,因此,至关重要的是准确地分类病例,以便做合适的组间比较。

完全性子宫破裂,是指子宫破裂累及子宫壁全层,包括该处胎膜的破裂,伴或不伴胎儿和/或胎盘娩出子宫外。这种情况十分紧急,若未及时实施开腹手术,常危及产妇及胎儿生命。

不完全子宫破裂或子宫裂开,是指子宫肌层破裂但被覆的脏层腹膜完整。常无症状,于剖宫产时得到诊断。故子宫不完全性破裂距离诊断时间可长可短,且其很少导致不良结局。建议使用"子宫裂开"这种说法,因为这种情况对临床情况影响较小,在对子宫破裂进行病例研究时应将此类病例除外。

病因

分娩期子宫破裂可能是由于子宫剧烈收缩而宫颈未成熟(或先露异常),或由于受损区域如子宫瘢痕处受压所致。在经产妇中,子宫肌层变薄和变弱,过度刺激也会导致子宫破裂。根据这些机制,子宫破裂可分为以下几种:

1. 自发的:由于瘢痕和子宫壁的病理状况(子宫腺肌病、肿瘤)引起的肌层的薄弱;子宫发育不全、经产妇、反复刮宫或子宫内膜切除术(子宫腺肌瘤、肌瘤等)使子宫肌层变薄;继发的肌层病变(如滋养细胞疾病或胎盘植入)。在对病例深入分析时,几乎总是可以查明原因,而真正的自发性子宫破裂极为罕见。

2. 被动的:由于外伤(交通事故、钝器、枪伤等),内倒转术或器械助产。

3. 主动的:由于强烈收缩(通常与过度使用缩宫素造成的子宫过度刺激有关),头盆不称或胎先露异常。

危险因素

最重要的危险因素是子宫瘢痕的存在,如剖宫产(特别是古典式切口),刮宫,钳刮残留妊娠物(evacuation of retained products of conception,ERPC)或子宫肌瘤切除术。虽然缩宫素引产或加速产程非常常见,在没有先天性子宫畸形或外伤的情况下,初产妇子宫破裂的情况极为罕见。初产妇在没有外伤的情况下发生子宫破裂需考虑之前有无未发现的子宫手术或子宫穿孔。

前次子宫手术

剖宫产

现有大量文献清楚地描述了剖宫产后子宫破裂的风险。前次剖宫产的孕妇,特别是在资源有限的情况下,面临子宫破裂和后续不良结局的风险更高。一项国际多中心研究表明,曾接受剖宫产的妇女子宫破裂的发生率因国家而异,发生率为0.1% ~ 2.5%[3]。子宫切口的类型与子宫破裂的风险相关,子宫下段横切口风险为0.2% ~ 1.5%,而古典式或T形切口风险增加至 4%~9%[5]。瘢痕子宫孕妇使用前列腺素和缩宫素引产是子宫破裂的主要原因[6]。瘢痕子宫应避免使用前列腺素引产，只能在高年资医师充分评估的情况下才考虑使用缩宫素加速产程（见第 22 章）。

肌瘤剥除/宫角切除

传统观念认为不进腔的子宫肌瘤剥除术不会增加子宫破裂的风险。最近系统回顾证明子宫肌瘤剥除术后子宫破裂的总风险为 0.9%。子宫肌瘤切除术后产前子宫破裂风险略有增加，为 1.5%，产时为 0.47%，往往在妊娠 24 周后发生破裂[7]。需要进行更大的研究才能得出可靠的结论，来确定各种手术方式（尤其是腹腔镜子宫肌瘤剥除术）对未来妊娠结局的具体影响。不论采用何种缝合方式，腹腔镜手术缝合的强度可能都不及开腹手术[8]。宫腔镜子宫肌瘤切除术后的子宫破裂风险也是多因素的，例如手术部位、并发症（子宫穿孔或感染），宫腔镜手术与妊娠间隔的时间以及患者的孕产史。

子宫角破裂是罕见但是高危的产科并发症[8]。宫角妊娠罕见；应告知腹腔镜下宫角楔形切除术的妇女在随后的妊娠中发生子宫破裂的风险，严密产前检查及评估。随着腹腔镜宫角诊治手术的增加，需要标准化的影像学检查并制定瘢痕评估的界值来改善患者管理。

子宫成形术和先天性子宫畸形

任何子宫手术，特别是使用单极能量装置的手术，都可能增加产时子宫破裂的风险。手术技术熟练，子宫成形术不会影响日后怀孕或分娩；但若术中子宫穿孔，必须予文书记录，并告知患者将来子宫破裂的风险，以便产时管理[9]。极少的病例中子宫成形术中造成无症状的小穿孔致使子宫破裂，因此有子宫手术史的女性需要在开始缩宫素引产之前进行仔细监测和咨询。

外伤

创伤性子宫破裂很少见，但可能是灾难性的，因为它可能合并其他腹腔脏器损伤。在产前，外伤常由于意外事故，如安全带损伤或暴力所致。有 1.6% 的腹部顿挫伤患者发生子宫破裂[10]。产时子宫外伤发生于产程延长、缺乏监护，或产科手法操作及阴道手术助产严重失误时。

难产

难产是全球范围内子宫破裂的主要原因。初产妇少见。在加纳地区为期 7 年的子宫破裂研究发现，约 1/3 子宫破裂的原因为产程延长[11]。

胎盘植入综合征

现有数据显示，在妊娠中晚期胎盘植入综合征（placenta accreta syndrome，PAS）的病例发生子宫破裂的风险要比早孕期高。但正因为出乎意料且出血较隐匿，在早孕期发生的后果往往很严重。子宫破裂在 PAS 中并不常见，因为大多数病例中胎盘位于腹膜反折下方、膀胱后方，这正好就支持了薄弱的子宫前壁。临床医师需要有这样的意识，当 PAS 患者的腹部体征不明显、血细胞比容降低、直立性低血压时，必须先鉴别是否子宫破裂，即使是超声检查阴性。这种破裂通常源于一个小孔，所以临床表现可能与其他类型的子宫破裂不同。破裂后静脉出血可能较缓慢但持续存在，较难明确诊断。胎盘植入促进了剖宫产瘢痕和周围组织的血管形成，导致子宫破裂时有较紧急临床表现。保守治疗并保留部分胎盘的 PAS 病例可能会增加子宫破裂的风险，再次妊娠前需告知相关事宜。

临床表现

子宫破裂的症状各不相同，需与其他外科疾病鉴别，如胎盘早剥、伴或不伴肝破裂的肝包膜下血肿、脾破裂、阔韧带或子宫静脉破裂。子宫破裂的结果取决于诊断和分娩间隔的时间以及破裂的位置。胎儿的不良结局有低氧、缺氧、脑损伤和死亡。产妇潜在的不良结局有出血、失血性休克，脏器损伤及孕产妇死亡。子宫破裂后的致病率及死亡率与医疗水平密切相关。

在有过子宫下段横切口剖宫产史的孕妇中，胎心率异常通常是子宫破裂最早的临床征象，因此建议有过子宫手术史的孕妇在分娩时应连续胎心监护[12,13]。若胎心率异常应及时诊断子宫破裂并尽快分娩。此时不应用胎儿头皮血 pH 来评估胎儿缺氧，因为若胎心异常是由于子宫破裂所致，任何延误都可能是灾难性的。因此，如果有证据表明瘢痕子宫孕妇分娩时胎儿窘迫，应尽早采取急诊剖宫产。

产时子宫破裂后子宫常停止收缩，因此，任何使用缩宫素加速产程的决策应在有经验的产科医师评估后谨慎进行（见第 22 章）。孕妇可出现持续而不是间歇性的腹痛，剖宫产瘢痕处压痛非特异性体征，对诊断没有特别帮助。先露上升无法触及可能是更准确的临床体征，故若怀疑子宫破裂，应进行阴道检查。

子宫破裂可能发生出血，可导致休克、心动过速、低血压。腹部压痛或休克症状与失血量不成比例，应高度怀疑隐性的腹腔内出血。瘢痕子宫孕妇产后出血常规治疗效果不佳者，也应怀疑子宫破裂，尽早剖腹探查。产时子宫破裂累及膀胱，可能伴有血尿，但血尿在分娩时较常见，不是特异症状。

临产前子宫破裂很少见，但瘢痕子宫（特别是纵切口）或胎盘植入孕妇出现腹痛或体格检查有压痛，伴随休克症状和血细胞比容降低时应考虑子宫破裂。如曾进行过早产剖宫产，应在妊娠早期对临床记录进行复查，记录子宫切口的性质，评估子宫破裂的风险并提供相关咨询。

处理

将高度怀疑可能发生子宫破裂的孕妇及早转诊至设备完善的中心可能会减少不良产科结局。所有有剖宫产史的患者均应在可进行手术和有输血条件的医院分娩。子宫破裂后成功转归的关键是及早诊断、及时干预，若孕妇出现休克症状，通常需要输血复苏。应立即在急诊全身麻醉下行剖腹探查术，而不能等待复苏至生命体征平稳再进行，尤其是在持续出血的情况下。

修补

如何修补子宫破口取决于破裂部位、可缝合的邻近组织以及手术医师的技巧。与撕裂向侧角延伸（近血管丛）或 PAS 的病例相比，前壁下段破口（例如剖宫产切口破口）通常容易修补。

子宫破裂的手术修补有几个关键点：
- 保障血流动力学稳定，纠正凝血障碍。
- 足够长的腹部切口。
- 识别双侧输尿管。
- 较小的破口在两层缝合之前，考虑切除撕裂的边缘。
- 若没有再次生育计划，考虑进行输卵管结扎。
- 出血无法控制或 PAS 的情况下尽早切除子宫。

子宫破裂的预防

在英国，超过 87% 的子宫破裂发生在有剖宫产史的女性中。子宫直切口瘢痕子宫孕妇应禁止阴道分娩，如出现任何症状，尤其是 34 周后，应考虑终止妊娠。若无症状，应在产前注射皮质激素，最晚 37 周择期终止妊娠。

有剖宫产史的孕妇极少数情况下才考虑引产，不应使用前列腺素类药物引产。缩宫素只能在非常特殊的情况下，经慎重评估后，才适用于尝试进行 VBAC 的女性以加速分娩。若孕妇宫缩可，则避免使用缩宫素引产（见第 22 章）。

子宫瘢痕，孕前诊断、剖宫产憩室的修补

剖宫产后子宫肌层的缺陷可在未孕时就被发现，并与妊娠后的子宫下段变薄有关。尽管这些缺陷可能与子宫破裂的风险增加有关，但很少有证据支持这一假设。最近的一项前瞻性队列研究表明，有剖宫产史的单胎孕妇，妊娠早期子宫肌层厚度与妊娠晚期子宫下段厚度之间无相关性[14]。尽管剖宫产瘢痕憩室修补手术可有效增加子宫肌层厚度，但仅应对因憩室而有症状的患者施行（月经间期出血、盆腔疼痛或不孕症）。需要更多的研究对憩室修复后的妊娠结局进行评估，如术后的瘢痕妊娠、PAS 和/或子宫破裂的发生率。

破裂后妊娠

子宫破裂后妊娠管理的数据很少。毫无疑问，子宫破裂史是再次妊娠不良母胎结局的危险因素，应特别小心复发性子宫破裂。需要对这些患者进行充分的风险告知。在三级医院做细致的产检，这样会有相对较好的母胎结局。如果子宫破裂仅限于下段，那再发风险为 6%，如果破裂涉及上段，则风险增加到 32%[15]。我们建议根据病史，在 34~37 周内尽早择期终止妊娠，如果患者出现任何症状，则应立即终止妊娠。

（宋蒙九　译　　李楝　李婷　校）

参考文献

1. Fitzpatrick KE, Kurinczuk JJ, Alfirevic Z, Spark P, Brocklehurst P, Knight M. Uterine rupture by intended mode of delivery in the UK: a national case-control study. *PLOS Med*. 2012;9:e1001184.
2. Turner MJ, Agnew G, Langan H. Uterine rupture and labour after a previous low transverse caesarean section. *BJOG*. 2006;113:729–732.
3. Motomura K, Ganchimeg T, Nagata C, et al. Incidence and outcomes of uterine rupture among women with prior caesarean section: who multicountry survey on maternal and newborn health. *Sci Rep*. 2017;7:44093.
4. Vandenberghe G, Bloemenkamp K, Berlage S, et al. The International Network of Obstetric Survey Systems study of uterine rupture: a descriptive multi-country population-based study. *BJOG*. 2019;126(3):370–381.
5. American College of O, Gynecologists. ACOG Practice bulletin no. 115: Vaginal birth after previous cesarean delivery. *Obstet Gynecol*. 2010;116:450–463.

6. Al-Zirqi I, Daltveit AK, Forsen L, Stray-Pedersen B, Vangen S. Risk factors for complete uterine rupture. *Am J Obstet Gynecol*. 2017;216:165e1–165e8.

7. Gambacorti-Passerini Z, Gimovsky AC, Locatelli A, Berghella V. Trial of labor after myomectomy and uterine rupture: a systematic review. *Acta Obstet Gynecol Scand*. 2016;95:724–734.

8. Chao AS, Chang YL, Yang LY, et al. Laparoscopic uterine surgery as a risk factor for uterine rupture during pregnancy. *PLOS One*. 2018;13:e0197307.

9. Kenda Suster N, Gergolet M. Does hysteroscopic metroplasty for septate uterus represent a risk factor for adverse outcome during pregnancy and labor? *Gynecol Surg*. 2016;13:37–41.

10. Sisay Woldeyes W, Amenu D, Segni H. Uterine rupture in pregnancy following fall from a motorcycle: a horrid accident in pregnancy – a case report and review of the literature. *Case Rep Obstet Gynecol*. 2015;2015:715180.

11. Adanu RM, Obed SA. Ruptured uterus: a seven-year review of cases from Accra, Ghana. *J Obstet Gynaecol Can*. 2003;25:225–230.

12. Ripley DL. Uterine emergencies. Atony, inversion, and rupture. *Obstet Gynecol Clin North Am*. 1999;26:419–434. vii.

13. Foureur M, Ryan CL, Nicholl M, Homer C. Inconsistent evidence: analysis of six national guidelines for vaginal birth after cesarean section. *Birth*. 2010;37:3–10.

14. Paquette K, Markey S, Roberge S, Girard M, Bujold E, Demers S. First and third trimester uterine scar thickness in women with previous caesarean: a prospective comparative study. *J Obstet Gynaecol Can*. 2019;41(1):59–63.

15. Ritchie EH. Pregnancy after rupture of the pregnant uterus. A report of 36 pregnancies and a study of cases reported since 1932. *J Obstet Gynaecol Br Commonw*. 1971;78:642–648.

第24章

剖宫产：争议、审核、分类以及指征

M.S. Robson

妇女总是选择对她们及她们的孩子来说最安全的分娩方式。

如果妇女选择了我们不赞同的分娩方式，也许她们是对的，而我们可能是错的，因为我们并未给她们提供我们所认为的那些医疗服务，或者与她们信息交流并不顺畅。

争议

有关剖宫产（CS）的争议依然是妇产科甚至医疗界最热门的话题。争议的焦点在于在全球剖宫产率上升的背景下剖宫产率为多少才是合适的，尽管剖宫产率开始以一种不同的方式递增并且递增的起始点也各有不同。尽管相关文章很多，但很难达成共识或做出具有临床价值的结论。所有从业者必须对这种情况负责，混杂的信息使妇女无法确定怎样的选择对她们及孩子最有利。我们需要重新评估产程及分娩时的相关医疗处置，并保证将医疗安全和医疗质量作为争论的中心[1,2]。

需要特别关注应孕妇要求的剖宫产。当前的国际临床指南反映了对于剖宫产的专家意见是十分开放的，通常孕妇需要为自己的选择负责，这是过去家长式医疗模式的根本转变。英国国家卫生与临床技术优化研究所（NICE）指南建议，只有在充分谈话告知利弊后，才能对产妇进行无指征的选择性剖宫产[3]。美国妇产科医师协会以及皇家澳大利亚和新西兰妇产科医师学会（RANZCOG）也提倡与患者详细讨论分娩方式[4,5]。

然而有一点值得注意，在这些指南中都没有尝试去定义何谓孕妇要求的选择性剖宫产，也没有推荐对剖宫产进行标准化分类，尽管曾有一项系统回顾研究了不同分类系统的优缺点[6]。

为研究剖宫产率上升的影响，非常需要一个国际通用剖宫产分类方法。这种分类方法需得到国内外的一致认可，并在每个母婴保健机构强制执行。所有从业者都有责任让这种分类方法得以运作。在未来最关键的问题是，不是仅研究剖宫产率本身的上升而是关注为什么不能科学地研究上升的剖宫产率。

剖宫产的审核

"我们可以降低剖宫产率吗？是的，但是只有在它被证明是合理的、被女性接受的并且可以安全实施的情况下。"

M ROBSON

对剖宫产率的审核往往最先以定义开始，剖宫产率定义为剖宫产数占总分娩数的百分比，通常包括所有新生儿出生体重超过500g或妊娠24周以上的分娩。

下一步就是将剖宫产分为临产前剖宫产、自然临产后或引产后剖宫产。这步很重要，因为两组间剖宫产指征的分类会有所不同。特别要注意的是，引产组包括所有进行引产的孕妇，即使最终其并未进入产程，这种分类原则基于治疗的目的。在审核所有的产程与分娩时这步分析过程都很重要。

常用的选择性剖宫产或急诊剖宫产很难被定义并标准化。不管从什么样的角度去分析，我们都需要一种更加客观、一致的描述方法。这样所提供的信息收集起来就会是一致的，临床医师可以得到他们想要的信息。

选择性剖宫产最好被定义为（>24小时之前）计划好的手术，在常规工作时间进行，妊娠39周以后，孕妇未临产，也没接受过引产。所有其他剖宫产应归为急诊剖宫产或可能更恰当地称为非选择性剖宫产。可记录为什么被归为非选择性剖宫产的原因，例如，剖宫产是否在常规工作时间进行，有没有急诊人员参与，或者是计划外手术。这样定义选择性和非选择性剖宫产时涵盖了术前计划、医疗资源以及临床情况，更有助于评估剖宫产率。在选择性或非选择性的定义中没有强调孕周，也有人认为加入孕周是有用的。

使用上述方法可以立即得出,某种类型的剖宫产率作为总的剖宫产率的一部分,是否与临产前、产程中或引产后有关。在详细研究关于剖宫产率的其他问题前,了解这一点很重要。而手术指征与此分类的重要关联,在下文中将详细讨论。

十分类法系统

十分类法系统(Ten Group Classification System,TGCS)于 2001 年首次发布[7],表 24.1 展示了呈现剖宫产数据的标准方法。相继发表的许多文献都描述了如何使用此表以及在不同妇幼保健机构中此表的作用。而在其中总结得最好的是 WHO 发行的手册[8]。

TGCS 已在国际上广泛地用于分析剖宫产率[9],但其最初设计是为了可以分析采用不同处置方式的各机构间产程、分娩及相应结果。此外,重要的流行病学变量可以 10 个组合在一起统计,也可以将其拆散单独分析其中一亚组的流行病学情况(见第 43 章)。

表 24.1　剖宫产十分类法系统(冰岛妇产科医院,2017)

组	描述	2017 2 289/8 433 (27.2%)	各组 占比	各组剖宫 产率	各组剖宫产 贡献率 (27.2%)
1	初产妇,单胎头位,≥37 周,自然临产	155/1 716	20.3%	9.0%	1.8%
2	初产妇,单胎头位,≥37 周,引产或临产前剖宫产	566/1 479	17.5%	38.3%	6.7%
3	经产妇(除外剖宫产史),单胎头位,≥37 周,自然临产	28/2 223	26.4%	1.3%	0.3%
4	经产妇(除外剖宫产史),单胎头位,≥37 周,引产或临产前剖宫产	132/1 079	12.8%	12.2%	1.6%
5	前次剖宫产,单胎头位,≥37 周	748/986	11.7%	75.9%	8.9%
6	初产妇臀位	222/229	2.7%	96.9%	2.6%
7	经产妇臀位(包括既往剖宫产史)	124/141	1.7%	87.9%	1.5%
8	多胎(包括既往剖宫产史)	123/190	2.3%	64.7%	1.5%
9	异常先露(包括既往剖宫产史)	30/30	0.4%	100%	0.4%
10	单胎,头位,≤36 周(包括既往剖宫产史)	163/360	4.3%	45.3%	1.9%

TGCS 表的构造和表达方式很重要(表 24.1)。必须有严格且标准的方法来解读结果[8]。在解释了与其他 9 组的相对差异后,才能对每个特定组进行详细的单独解释。这样做是为了保证整体的数据质量。

在前两列中对各组进行了描述和编号,如表 24.1 所示。所有剖宫产都可以被分入这 10 个组中,超过 10 个组的分类较难记忆。分组依据各组的临床相关性并确保了所收集的数据质量。表中各组的顺序和关联也很重要,以便快速、简单地解释数据。所有组都可以细分,而一些组可以合并以提供更合适的分母,具体取决于所要分析的事件和结果。但从国内外使用 TGCS 进行数据比较的经验来看,最初的准确的 TGCS 表最为重要。这是进一步数据分析的起点[10]。

表 24.1 中的第三列标题提供了剖宫产分娩数(分子)以及该机构的总分娩数(分母);并细分到每组。每组数字相加得出总数记在表格顶端。无法分类的孕妇人数和百分比应记录在附录,以反映数据的完整性。

该表的第四列(表 24.1)以百分比为单位,以每组产妇人数除以总的产妇人数得出百分比。这样,不同组间的数据一致性会非常明显,也方便确认数据质量或鉴别特殊组群。在查看各组剖宫产率之前,必须仔细评估各组的相对大小。

该表的第五列通过将每组剖宫产人数除以每组人数来计算每组的剖宫产率。

第六列提供每个组对总剖宫产率的绝对贡献率。这是通过将每组中的剖宫产人数除以分娩总人数得出的。每个组的剖宫产率以及每组的人数多少都会影响总的剖宫产率。如表 24.1 所示,建议使用绝对(而非相对)贡献率。这样解释起来更简单。

通过使用 TGCS 所得的各组规模和组内的剖宫产率可立即反映出有关机构、地区或国家所提供的医疗服务情况。当在不同组群中分析其他的流行病学信息、事件、结果、过程、成本时，相对于总体而言，它们的相关性也会增加。最后，各组中剖宫产率的风险/收益比具有完全不同的意义，因此剖宫产率可作为医疗质量的评估标准，尤其是在相对于其他信息进行解释时。

剖宫产指征

关于剖宫产指征的审核总是问题繁多，因为指征是不断发展增加的，其中包括无指征剖宫产。本章建议的原则是需要对指征进行分组。这样有助于理解所收集到的信息。毫无疑问分组会有重叠，但指征能依据其显著性被进行分类。若需要，每组剖宫产指征能被更详细地分析，以获得更多的信息。除了指征的分组，另一原则（见第 43 章）是，如何分组没有特定的管理指南定义。取而代之的是，分析某种处理方式之后的结果后，可以与其他机构用不同处理方式所得的结果来进行比较。

即使用了这些首要且唯一的评判原则分类剖宫产指征，仍然存在某些问题。指征定义往往不明确（如产程延长或产程阻滞），应用时有数个定义且不一致。由于指征是回顾性的，这样就不能前瞻性地确定某组女性最容易因为某个特定并发症或指征行剖宫产术。如果要正确地比较剖宫产率并改善医疗水平，前瞻性的识别至关重要。

最后，指征间有重叠，常有这样的例子，特别是当不同角度的指征被使用时，例如臀位和产程延长作为两个不同的指征。另一个例子，若缩宫素引产后出现可疑的胎儿窘迫，而当停用缩宫素后胎心率又恢复正常，这种情况下指征算胎儿窘迫呢，还是难产呢？在不使用缩宫素的情况下能区分胎儿是否窘迫吗？目前，尚无明确且公认的方法来分组以上问题中的剖宫产指征。围产期数据的比较必须要有统一的定义且容易收集。从临床医师的角度来看，尝试统一用指征来分类剖宫产仍然很困难。

即使对用指征分类剖宫产有了共识，但将这种分类作为首要且唯一的评判原则仍然存在其他问题。首先，初产妇和经产妇（有的分为有既往剖宫产史或无既往剖宫产史）的相对比例不仅直接影响总剖宫产率，还会影响特定的指征（以及指征的定义）和并发症，如子痫前期、子宫破裂等。单胎头位、臀位、横位（或斜位）以及多胎妊娠在人群中的比例同样也会影响指征的分类，同理种族和其他流行病学变量也一样。

在现代临床医疗实践中，对剖宫产的任何分类都必须区分剖宫产在临产前还是临产后或引产后[11]。同一分类不能被同时使用。另一个问题是，引产可能是因为有另外一个指征（如子痫前期），但剖宫产却是因为产程延长或胎儿窘迫，在这种情况下哪个才算剖宫产指征呢？

目前，合乎逻辑的做法是维持记录剖宫产指征的现状，继续用前瞻性的分类记录不同组妇女的指征（直到有更多共识）[10,12]。TGCS 已经在 50 多个国家中使用，并得到了 WHO[13]、国际妇产科联盟[14]和欧洲妇产科协会[15]的认可。TGCS 的优势在于其结构能够自我验证数据的质量，并易于使用[8]。TGCS 还可以联合其他相关产程及分娩的事件、结论、发病率及死亡率。

无指征剖宫产及母体要求的剖宫产也需要被定义。实际上，最好将其定义为"在妇女提出要求剖宫产时，产科医师认为，与等待自然临产分娩或引产相比，进行剖宫产手术对母儿产生的不良后果的相对风险更大。"

医疗指征的剖宫产必须在类似情况下通用。否则，应算作母体要求。这并不意味着在对孕妇进行充分告知后进行剖宫产是不恰当的，只是应将其归类为孕妇要求，并记录此要求的原因。不同群体中剖宫产指征的差异可以进行研究。但重要的是，可想而知，随着产科学的发展，目前被记录为孕妇要求的指征很可能在将来变成一个医疗指征，反之亦然。

剖宫产指征分类

临产前剖宫产

应尝试将所有临产前剖宫产分为胎儿指征、母体指征和无医学指征剖宫产。有时会有一个以上的剖宫产指征，在这种情况下，应选择主要的指征，可以附加其他的信息。

自然临产和引产后剖宫产

产程中的剖宫产指征的分类必须简单、可复制并有益于改善产科相关处置。产程中的干预取决于确保胎情良好、有效的子宫收缩（和产妇的健康），这也是在产程中进行剖宫产的原因。因此，可想而知产程中的剖宫产指征可分为胎儿指征或难产，以此评估产科处置。

按产程中的剖宫产可分为胎儿因素（未使用缩宫

素)以及难产(产程无进展)[16],分类见图 24.1 和表 24.2。缩宫素的使用可作为区分这两者的依据。难产剖宫产还被分为两种常见类型:宫口进展小于 1cm/h[无效子宫收缩(inefficient uterine action,IUA)]以及最初宫口进展大于 1cm/h 而后产程无进展[有效子宫收缩(efficient uterine action,EUA)]。IUA 和 EUA 又能被分成亚组。这是一种很主观的分组,尽管所有需要剖宫产的头盆不称(cephalopelvic disproportion,CPD)或胎位异常的孕妇都会被归为 EUA,在临床上大多情况的确如此,但理论上来讲,它们也可能被归入 IUA。

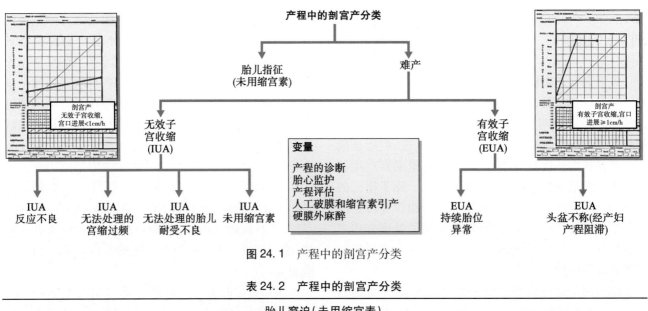

图 24.1 产程中的剖宫产分类

表 24.2 产程中的剖宫产分类

胎儿窘迫(未用缩宫素)		
难产	无效子宫收缩(<1cm/h)	反应不良。最高剂量的缩宫素* /或无论何种原因没有用到最高剂量的(没有宫缩过频或胎儿窘迫)
		因为胎儿窘迫无法达到最大剂量*
		因为宫缩过频无法达到最大剂量*
		无缩宫素引产
	有效子宫收缩(≥1cm/h)	头盆不称
		胎位异常(枕后位或枕横位)

* 缩宫素最高剂量依据各医院规定。

难产、IUA、反应不良(Dyst/IUA/PR)的定义为按该接生机构的指南在使用最高剂量的缩宫素后,产程进展未达 1cm/h。其中也包括由于某些原因没有达到最大允许剂量的缩宫素孕妇,即使没有宫缩过频或胎儿窘迫。

IUA 中的亚组,无法处理的宫缩过频(Dyst/IUA/ITT/OC)是指使用缩宫素时由于宫缩过频,缩宫素无法达到最大剂量。

IUA 中的亚组,无法处理的胎儿窘迫(Dyst/IUA/ITT/FI),是指使用缩宫素时由于胎儿不能耐受,缩宫素而无法达到最大剂量。

IUA 中的亚组,无缩宫素(IUA/无缩宫素),是指产程进展缓慢(宫颈扩张小于 1cm/h)但不适宜使用缩宫素的情况,如前次剖宫产孕妇,拒绝使用缩宫素或拒绝阴道试产。

EUA 被分为 CPD/产程阻滞(EUA/CPD/阻滞)或胎位异常(EUA/胎位异常)。

该分类的真正优势在于可用于所有接生机构,无论它们如何定义产程;无论它们何时采用人工破膜或缩宫素引产或加速产程;无论他们如何定义难产;以及无论他们如何在产程中监护胎儿。与 TGCS 一样,用这种高质量的方法得出的结论,在与其他医疗机构比较时可以引起本机构内部对于产程处置的自我评估。

胎儿因素按惯例被定义为,在不使用缩宫素时,因为可疑的胎儿窘迫(无论出于何种原因)进行的剖宫产。它与使用过缩宫素后的胎儿因素是有区别的。在文献中从未提及过这一点。

所有其他在产程中进行的剖宫产均被归为难产。难产没有正式的定义，因为每个接生机构都会有一套自己的定义和处置方式，但这不会影响他们使用这种方式去分类剖宫产的指征。相反，结果中使用缩宫素的分布反映了各个机构如何诊断难产以及如何在产程中使用缩宫素。详见表 24.3 中都柏林妇产科医院年度临床报告[17]的第 1 组。这样，缩宫素的使用率、使用时间、剂量、疗程可以被更合理地分析。将此分类应用于不同的群体，得出不同的结论，这些结论可用于更合理地分析剖宫产率及其影响。

表 24.3　十分类法组 1（初产妇，单胎头位，≥37 周，自然临产）（都柏林妇产科医院，2017）

剖宫产指征	数量（155/1 716）	百分比（9.0%）
1. 胎儿因素（未用缩宫素）	31/1 716	1.8%
2. Dyst/IUA/ITT/FI	53/1 716	3.1%
3. Dyst/IUA/ITT/OC	20/1 716	1.2%
4. Dyst/IUA/PR	30/1 716	1.7%
5. Dyst（无缩宫素）	3/1 716	0.2%
6. Dyst/EUA/CPD/POP	18/1 716	1.0%

CPD，头盆不称；Dyst，难产；EUA，有效子宫收缩；FI，胎儿窘迫；ITT，无法处置；IUA，无效子宫收缩；OC，宫缩过频；POP，持续性枕后位；PR，反应不良。

剖宫产指征的分析与解释

应在 TGCS 的每个组或亚组中分析剖宫产指征[18]，因为每组的定义、比例和处置方式以及剖宫产的风险效益比都会有所不同。TGCS 不仅可用于单纯地评估剖宫产率，还可以评价同一机构往年剖宫产率的高低，以及不同机构剖宫产率的高低。它可以算出各组大小的变化，以及哪组孕妇的剖宫产率存在差异。TGCS 不能立即解释差异的原因，需要进一步继续分析，但它对之后的研究会是一个很有用概述，是一种新的思维方式[19]。

由此可以确定不同的孕妇群体，并根据现有证据改变处置方式[12]。通常，TGCS 的第 1 组、第 2 组和第 5 组贡献了总剖宫产率的 2/3，第 5 组贡献最大。第 5 组孕妇至少有一次剖宫产史、足月单胎、头位、亚组可分为临产前剖宫产，产程中剖宫产和引产后剖宫产。

引产及其对剖宫产率的贡献仍然是一个有争议的问题。TGCS 可以对该贡献进行单独的分析。在引产研究中相关的两组孕妇是单胎、头位、初产妇（组

2a）和单胎、头位、经产妇（无剖宫产史）（组 4a）。用于研究引产率和引产指征的分母分别是第 1 组和第 2 组，第 3 组和第 4 组。表 24.4 显示了单胎、头位、初产妇、≥37 周引产率的分析方法。

表 24.4　单胎、头位、初产妇、≥37 周（十分类法组 1 和组 2：n = 3 195）（都柏林妇产科医院，2017）

产程中剖宫产	引产后剖宫产	临产前剖宫产
53.7%（1 716/3 195）	41.8%（1 337/3 195）	4.4%（142/3 195）

现在已有文献证实了 TGCS 在确定剖宫产率的指征[20]，以及将其用于降低剖宫产的质控中的作用[21,22]。目前，剖宫产率的上升已引起全球关注，但必须始终谨记，剖宫产率只是评估临床安全性和质量的一个方面。

结论

总体而言，剖宫产率无论高还是低意义不大，并不是优质临床医疗的标志。

使用 TGCS 分析的剖宫产率及其指征，可提供更多的信息，并为母婴保健机构给出一个理想的医疗理念及诊治方式。

非常需要一个国际认可的分类对剖宫产率上升的影响进行科学研究。

目前，应根据可用的、已经验证的信息，来衡量助产机构的安全性和医疗质量。

（宋蒙九 译　　李棨 李婷 校）

参考文献

1. Cyr RM. Myth of the ideal cesarean section rate: commentary and historic perspective. *Am J Obstet Gynecol*. 2006;194:932–936.
2. Lawrence HC, Copel JA, O'Keeffe DF, et al. Quality patient care in labor and delivery: a call to action. *Am J Obstet Gynecol*. 2012;207:147–148.
3. National Institute for Health and Care Excellence. *National Institute for Health and Care Excellence 2011. Clinical Guideline 132: Caesarean Section*. London: NICE; 2011.
4. American College of Obstetricians and Gynecologists. Committee opinion No. 559: Cesarean delivery on maternal request. *Obstet Gynecol*. 2013;121:904–907.
5. Royal Australian and New Zealand College of Obstetricians and Gynaecologists. RANZCOG statement C-Obs 39: caesarean delivery on maternal request (CDMR). Available at: http://www.ranzcog.edu.au/documents/doc_view/972-c-obs-39 caesarean-delivery-on-maternal-request-cdmr.html. Accessed on 16 July 2013.
6. Torloni MR, Betrán AP, Souza JP, et al. Classifications for cesarean section: a systematic review. *PLOS One*. 2011;6:e14566.
7. Robson M. Classification of caesarean sections. *Fetal Matern Med Rev*. 2001;12:23–39.
8. World Health Organization. *Robson Classification: Implementation Manual*. Geneva: WHO; 2017.
9. Betran AP, Vindevoghel N, Souza JP, Gülmezoglu AM, Torloni MR. A systematic review of the Robson classification for caesarean

section: what works, doesn't work and how to improve it. *PLOS One*. 2014;9(6):e97769.

10. Robson M. The Ten Group Classification System (TGCS) – a common starting point for more detailed analysis. *BJOG*. 2015;122(5):701.

11. Robson M, Murphy M, Byrne F. Quality assurance: the 10-Group Classification System (Robson classification), induction of labor, and cesarean delivery. *Int J Gynecol Obstet*. 2015;131:S23–S27.

12. Robson M, Hartigan L, Murphy M. Methods of achieving and maintaining an appropriate caesarean section rate. *Best Pract Res Clin Obstet Gynaecol*. 2013;27(2):297–308.

13. Betran AP, Torlini MR, Zhang JJ. Gulmezoglu AM for the working group on caesarean section. Who statement on caesarean section rates. *BJOG*. 2016;123:667–670.

14. FIGO Working Group On Challenges In Care Of Mothers And Infants During Labour And Delivery. Best practice advice on the 10-Group Classification System for cesarean deliveries. *Int J Gynecol Obstet*. 2016;135:232–233.

15. European Board and College of Obstetrics and Gynaecology. EBCOG position statement on caesarean section in europe. *Eur J Obstet Gynecol Reprod Biol*. 2017;219:129.

16. Campbell S, Murphy M, Keane DP, Robson M. Classification of intrapartum cesarean delivery: a starting point for more detailed analysis. *AJOG*. 2017;216(1):S245–S246.

17. National maternity hospital, Dublin, Ireland. *Annual Clinical Report*. 2017.

18. Robson MS. Use of indications to identify appropriate caesarean section rates. *Lancet Global Health*. 2018;6(8):e820–e821.

19. Robson MS. The 10-group classification system: a new way of thinking. *Am J Obstet Gynecol*. 2018;219:1–4.

20. Bunch KJ, Allin B, Jolly M, Hardie T, Knight M. Developing a set of consensus indicators to support maternity service quality improvement: using core outcome Set methodology including a Delphi process. *BJOG*. 2018;125(12):1612–1618. https://doi.org/10.1111/1471-0528.15282.

21. Boatin AA, Cullinane F, Torloni MR, Betran AP. Audit and feedback using the Robson classification to reduce caesarean section rates: a systematic review. *BJOG*. 2018;25(1):36–42.

22. Kaserauskiene J, Bartuseviciene E, Railaite DR, et al. Implementation of the Robson classification in clinical practice: Lithuania's experience. *BMC Pregnancy Childbirth*. 2017;17(1):432.

第25章

剖宫产：手术步骤

T. Bergholt

剖宫产是产科领域最重要的手术干预措施。它的发明和应用拯救了不计其数的母儿生命。然而，滥用剖宫产可造成直接且可避免的孕产妇的患病和死亡。基于此，剖宫产可能是现代产科辩论和争议的最大来源。剖宫产率持续上升，在一些医院和区域超过 30%。无医学指征应孕妇要求的剖宫产是颇具争议的手术指征之一。值得反思的是，仅在 150 年间，剖宫产已然从可能导致产妇死亡的最后手术手段发展为孕妇选择的分娩方式[1]。

历史背景

剖宫产术是最古老的外科手术之一，其起源消失于古代的神话传说之中。数千年来，剖宫产被实施于创伤或死亡的孕妇中。据古代神话记载，医神 Aesculapius 和酒神 Bacchus 都是通过剖宫产分娩的[2]。由此而知，至少从神话记载来看，能够通过剖宫产分娩的人都有一定的地位。

剖宫产英文为 caesarean section，其中关于"caesarean"一词的起源并不清楚。据不大盛行的传说记载，恺撒大帝（Julius Caesar）是通过剖宫产分娩的，而实际上她的母亲在产后存活了好多年，与实际情况并不相符。这个词汇更可能源于罗马帝国早期的一位君主 Numa Pompilius 于公元前 715 年立法制定的一部皇家法令[3]，规定怀孕的妇女在去世后必须将腹中胎儿取出方可入葬。这个法令延续至恺撒大帝统治时期，当时称之为恺撒法令。

创伤性剖宫产术可能贯穿于战争、暴力和意外之中。其中记载比较翔实的是一例孕妇的腹部和子宫被牛角划裂的事件[4]。非常知名的一桩事于 1647 年发生在荷兰 Zaandam，一头公牛攻击一位农民和他的妻子，用牛角撕开了她的腹部和子宫[3]。农民和妻子都身亡了但腹中的孩子活了下来。传言几个世纪以来，为了缓解产程停滞后无休止的疼痛，独自又绝望中，一些孕妇给自己实施剖宫产。真实的病例报道源自 18 世纪[2]。由非专业人士实施剖宫产的情况也历来已久。最早报道见于 1500 年一个名叫 Jacob Nufer 的阉猪匠，在他的妻子试产了几天都没成功后，帮助其分娩。尽管对于这是一个腹腔妊娠还是剖宫产手术存在疑问，但好在母儿都平安存活下来[5]。1738 年，在北爱尔兰，一个没受过教育但非常有经验的助产士 Mary Donnaly 实施了不列颠岛上第一例剖宫产，并且保住了产妇的性命[6]。

第一例被见证且有记载的剖宫产手术是 1610 年德国医师 Jeremias Trautmann 在威滕伯格开展的[2]。然而，在 16—17 世纪的产科教科书上就记载了罕见情况下因骨盆狭窄而行的剖宫产。在麻醉前时代，剖宫产孕妇死亡率居高不下的原因在于剖宫产往往对过长时间的产程下出现脱水、体力耗竭和感染的产妇施行。加上胎儿娩出后，并不缝合子宫，出血加重了死亡风险。整个 19 世纪，产科医师改良技术、尝试降低败血症风险和保留子宫，这些技术包括 1821 年来自德国吉森的 Ferdinand Ritgen（1787—1867）发明的侧人式腹膜外剖宫产术[7]。Fritz Frank（1856—1923）改良了经腹膜手术，将切开的子宫下段脏层腹膜缝合至腹壁切口边缘以利于引流，控制败血症[7]。

来自海德堡的 Ferdinand Kehrer（1837—1914）是现代剖宫产手术发展进程中被低估的贡献者之一[3,7]。1881 年，他开展了子宫下段横切口剖宫产[8]，强调必须严密缝合子宫肌层，分开缝合覆盖子宫下段的腹膜，后者是熟知的 Doppelnaht 或双层缝合技巧。约一年后，在莱比锡工作的 Max Sänger（1853—1903）再次强调严密缝合子宫肌层的重要性，他还开展了子宫直切口剖宫产，并称之为古典式剖宫产[9,10]。Sänger 的古典式剖宫产渐渐变成了主流，Kehrer 的子宫下段横切口剖宫产术便逐渐被遗忘。产科医师 Munro Kerr 最大的贡献是将古典式剖宫产改回子宫下段横切口剖宫产。当年 Kehrer 实施子宫下段横切口是为了降低和控制败血症，而 Kerr 的主要观点认为横切口愈合更好，再次妊娠时较不易破裂。

1911 年，Munro Kerr 开展了他的第一例子宫下段横切口剖宫产术，并在 20 世纪 20 年代和 20 世纪 30 年代报道了他的结果[11]。他将子宫下段横切口和 Pfannenstiel 皮肤切口一并引入英国。该切口呈横行浅弧形，位于耻骨联合正上方（图 25.1）。然而，被认可的过程是漫长的，多年来他是子宫下段横切口式的唯一倡导者。之后子宫下段横切口被逐渐接受，在广泛普及后，很长一段时间内在欧洲子宫下段横切口都被看作"Kerr 术式"。在他退休数年后，1948 年伦敦举办的第 12 届英国妇产科会议上，终于等来了对 Kerr 子宫下段横切口术式贡献的全面认可。他应邀登上演讲台，他的成就展示在众人面前，他振臂高呼："哈利路亚，斗争结束了，战争胜利了"[10]。

历史背景(续)

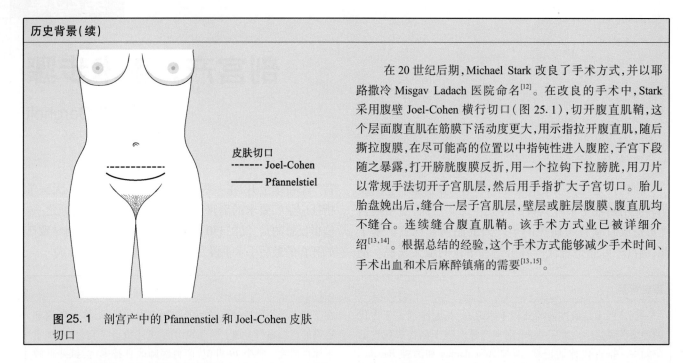

皮肤切口
------ Joel-Cohen
—— Pfannelstiel

在 20 世纪后期,Michael Stark 改良了手术方式,并以耶路撒冷 Misgav Ladach 医院命名[12]。在改良的手术中,Stark 采用腹壁 Joel-Cohen 横行切口(图 25.1),切开腹直肌鞘,这个层面腹直肌在筋膜下活动度更大,用示指拉开腹直肌,随后撕拉腹膜,在尽可能高的位置以中指钝性进入腹腔,子宫下段随之暴露,打开膀胱腹膜反折,用一个拉钩下拉膀胱,用刀片以常规手法切开子宫肌层,然后用手指扩大子宫切口。胎儿胎盘娩出后,缝合一层子宫肌层,壁层或脏层腹膜、腹直肌均不缝合。连续缝合腹直肌鞘。该手术方式业已被详细介绍[13,14]。根据总结的经验,这个手术方式能够减少手术时间、手术出血和术后麻醉镇痛的需要[13,15]。

图 25.1 剖宫产中的 Pfannenstiel 和 Joel-Cohen 皮肤切口

一个多世纪以来,剖宫产术由一种罕见和恶劣情形下绝望的操作,转变成司空见惯的产科常见手术。从惊人的手术风险,渺茫的孕产妇生存希望,到现如今罕见的孕产妇死亡。1975—2010 年,全球范围内剖宫产率上升[16,17]。在全世界都展现出对该手术的滥用[18]。

多方面的原因提升了剖宫产的安全性,并促进了手术指征的增加:

- 一个半世纪前将麻醉技术引入产科,缓解分娩疼痛,协助产科手术。麻醉技术的持续改进连同产科麻醉专业人士的出现,提升了剖宫产分娩的效率和安全性。
- 剖宫产手术技巧的改进,不仅降低了围手术期的即刻风险,同时降低了再次妊娠的风险。
- 孕产妇高龄、体重指数增加和辅助生殖技术的应用导致了孕期和分娩期更多的并发症。
- 输血技术、抗生素和血栓预防的改进增加了围手术期的安全。
- 更小孕周新生儿护理和预后的改善,使胎儿情况作为指征变得合适。
- 对于完美围产儿结局的期望所产生的医疗纠纷,无疑影响着产科实践。
- 社会对妇女自行选择分娩方式和以专业人士看来微不足道的临床或社会因素而进行选择性剖宫产的认同,这些因素可能包括害怕阴道分娩,认为有益于降低或消除产程中罕见的胎儿风险和盆底损伤的长期并发症。

鉴于妇女的总体风险日渐式微,也能解释因临床和社会因素而行的手术数量上升。越来越多的妇女二胎或再次妊娠时存在瘢痕子宫,故而更重要的是强调预见剖宫产术后长期潜在严重并发症,而非目光短浅地只关注即刻分娩方式的选择。

关于剖宫产术的指征在第 24 章阐述。

急诊剖宫产的分级

近年来,一些国家团体和机构尝试建立指南,为不同临床指征的剖宫产设定实施时限[19]。英国皇家妇产科学会和皇家麻醉学会基于临床合理性和实用性制定了指南[20,21]。

指南将干预紧急程度分为四级,取代急症和择期手术。

- 一级手术。即刻危及母儿生命,包括重度长时间胎儿心动过缓、胎儿头皮血 pH<7.2,脐带脱垂,胎盘早剥和子宫破裂。这些剖宫产务必尽快实施,确保在 30 分钟内开始。
- 二级手术。母儿虽受累但不会即刻有生命危险。包括以下情形,如产前出血和产程无进展累及母儿但还未达到一级程度。这些情况应尽可能在 30 分钟内分娩,但还需考虑到在时限内手术的潜在风险。例如,与稍费时的蛛网膜下腔麻醉相比,全身麻醉增加孕妇的风险。
- 三级手术。母儿不受累,但需要及早分娩。包括产程无进展但母儿不受累,择期手术的孕妇出现胎膜早破或临产早期，推荐这些孕妇在 75 分钟内分娩。另有一些逐渐恶化的情况，如有终止妊娠指征的子痫前期和胎儿宫内生长受限，若为早产且引产失败，都有必要及早剖宫产。

- 四级手术。选择性计划内剖宫产，据孕妇和工作人员选取适当时间。除非存在紧急的母体或胎儿原因，选择性剖宫产应计划在孕 39 周后，降低新生儿呼吸系统发病率。

术前准备

- 知情同意——不得不承认剖宫产的知情同意可长可短，短至在急性胎儿窘迫时非常简要地告知，长至孕妇因个人因素要求选择性剖宫产时详尽地告知。应告知手术步骤及其并发症，并给出其他选择方案，包括等待自然临产、引产、继续试产或阴道手术助产。同时，在相关案例中应告知剖宫产对再次妊娠的影响。
- 进行全面的病史询问和体格检查，并记录在案。
- 术前应筛查血型、HIV、乙型肝炎和丙型肝炎抗体，对存在术中失血高风险的孕妇进行交叉配血。
- 使用聚维酮碘进行阴道准备能够降低术后感染，尤其对产程中或破膜的孕妇。
- 预防性应用组胺 H_2 受体拮抗剂抑酸。
- 孕妇应左侧卧位 15° 增加下肢静脉血回流、改善母体-胎盘循环。
- 术前无需在手术切开部位备皮。如果预计的手术切口处阴毛浓密，可以进行修剪而不需剃净。
- 区域麻醉后应留置导尿管。

麻醉

应尽量选择硬膜外或蛛网膜下腔麻醉，因为这些麻醉对母儿风险最低。如果区域麻醉失败或严重出血后孕产妇低血容量，或因为急性胎儿窘迫需要极快手术，或孕妇要求，可以实施全身麻醉。具体内容将在第 32 章阐述。

手术技巧

在绝大多数剖宫产术中，采用皮肤 Joel-Cohen 切口或 Pfannenstiel 切口（图 25.1）。Joel-Cohen 切口为髂前上棘连线下 3cm 皮肤横切口，Pfannenstiel 切口为耻骨联合上 2cm 呈浅弧形。Joel-Cohen 切口被证实优于 Pfannenstiel 切口，在于胎儿娩出时间、疼痛缓解的需求、产褥病率和住院时间等方面[22]。腹中线皮肤切口被用于剖宫产以外需要实施额外手术者，或前次正中切口手术者。先锐性切开少许皮下组织和腹直肌鞘，辅以钝性分离。产程中，膀胱变成腹腔内脏器，所以进入腹腔时应选取尽可能高的位置，小心向下延伸。在确定子宫切口前检查一下子宫旋转方向，否则可能造成切口偏离中线，误伤及子宫血管。

子宫切口

子宫切口通常有三种类型（图 25.2）。最好在进入腹腔和看清子宫下段后再选择子宫切口类型。

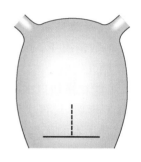

(a)子宫下段横切口伴延伸的倒T形切口

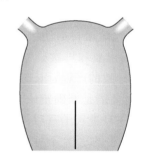

(b)子宫下段直切口

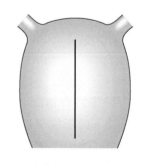

(c)子宫古典式切口

图 25.2 三种不同类型的子宫切口

子宫下段横切口

绝大多数情况下采用子宫下段横切口。选取子宫下段切口可以减少手术出血。此处为子宫的相对非收缩区，在产褥期愈合更好。此外，与其他子宫切口类型相比，再次妊娠子宫破裂的风险更低。

子宫切口的选择是手术的关键。选择理想子宫切口的重要标记是子宫膀胱皱褶，由疏松的腹膜形成，是连接子宫体和宫颈的子宫峡部的标记。应在子宫膀胱皱褶中线处锐性打开 2~3cm，暴露子宫下段。用示指轻柔下推膀胱腹膜反折 1cm，用一个拉钩向下推移膀胱，使其远离子宫切口。辨清中线位置，用手指轻柔地触摸拟选定的子宫切口位置。在子宫膀胱皱褶下 2~3cm 用刀片轻轻地横行切开浅表肌层 2cm，用另一只手的示指拂试切口辨清层次。当部分肌层被切开，用一个钝头器械进入宫腔。在切开子宫时应时刻警惕勿伤及胎儿先露部组织。在产程阻滞时进行的剖宫产，子宫下段很薄且紧贴着胎头和胎儿面部，最容易损伤。大多数情况下，子宫下段横切口能够提供足够的空间供胎儿娩出。

子宫横切口后，可能在横切口中线位置增加一道竖切口，形成一个倒 T 形切口，再次妊娠时处理应等同于古典式切口。这样手术的优势在于，绝大部分情况下子宫下段横切口足以娩出胎儿，而如果需要做倒 T 形切口，与古典式切口相比，不会增加母儿的发病率[23]。如果子宫切口取得过低则可能牵连到阴道，增加手术出血的风险和输尿管损伤风险。如果切口取得过高，则增加手术出血和再次妊娠子宫破裂风险。头盆不称或枕后位导致的产程延长时，子宫下段被过度拉长，此时尤为重要的是准确辨认子宫膀胱皱褶和子宫下段的上界。一旦进入子宫后，用示指置于胎儿和宫壁之间，用两只手的示指分别勾住切口上下缘，向头尾侧牵拉钝性扩大子宫切口[24]。当孕周较小时，子宫下段形成欠佳，子宫切口的方向应向上成角，形成一个扩大的"天窗"效应。图 25.3 示意剖宫产术中各组织、肌肉和筋膜的层次。

子宫下段直切口

几乎很少用到子宫下段直切口。当孕周较小，且在产程中的手术，尽管下段形成尚可，但下段宽度不够时可能需要采用下段直切口。在这种情况下，做下段横切口可能向两侧延伸损伤子宫血管，仍无法提供足够空间安全娩出胎儿。而下段空间不够娩出胎儿时，行子宫下段竖切口可直接向上延伸。

子宫古典式切口

子宫古典式切口被用于以下情况，例如重度粘连

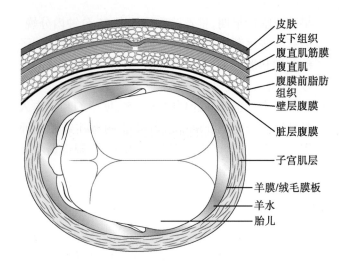

皮肤
皮下组织
腹直肌筋膜
腹直肌
腹膜前脂肪组织
壁层腹膜
脏层腹膜
子宫肌层
羊膜/绒毛膜板
羊水
胎儿

图 25.3　剖宫产术中不同组织、肌肉和筋膜层次示意图

或子宫肌瘤无法暴露下段，胎盘前置伴或不伴植入时下段血管极其丰富。在罕见的情况下，需要以极快的速度娩出胎儿，更倾向于以子宫古典式切口取代下段横切口。然而对经验丰富的术者而言，通过古典式切口并不比下段横切口节省很多时间，所以这个指征极少使用。

娩出胎儿

如果先露部是头位或臀位，术者用手掌向下插入先露部和子宫下段之间，手指适度弯曲上撬先露部至子宫切口处。如果是头位，助手在宫底部对胎儿臀部加压协助娩出胎头。用手托胎头的时候应确定胎头枕部的位置，使胎头俯屈，让胎头以最小的径线通过子宫切口（图 25.4）。如果用手托胎头困难，可以使用 Simpson 产钳或类似的产钳或胎吸牵引胎头娩出子宫切口。放置或牵拉产钳或胎吸前务必确认胎方位。胎头娩出后，轻轻地向下牵拉胎头，娩出前肩，同法向上牵拉胎头娩出后肩，随后娩出胎体。值得注意的是，娩胎肩的时候避免过度牵拉损伤胎儿臂丛神经。娩出胎儿后，迅速擦干并保暖。建议对于活力好的健康足月新生儿延迟断脐 30~45 秒以增加其血红蛋白水平[25,26]。双重钳夹脐带，并测定脐动脉血和脐静脉血 pH 和碱剩余值。胎盘有剥离征象时，控制性牵拉脐带娩出胎盘。不建议人工剥离胎盘，会增加手术出血和术后败血症的风险[27]，甚至个别情况下导致急性子宫内翻[28]。胎儿和胎盘娩出后，静脉缓慢注射 5U 缩宫素，并维持静脉应用缩宫素加强宫缩减少出血。一旦胎盘娩出后，应检查宫腔确保没有胎盘或胎膜残留。推荐使用抗生素降低产妇术后感染，可考虑使用

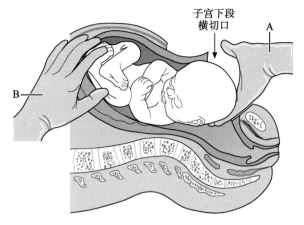

图 25.4 手法娩出胎头。辨清胎头枕部俯屈胎头(A)同时助手宫底部加压,协助胎头娩出至子宫切口处(B)

单剂氨苄西林或第一代头孢菌素[29]。目前,已有针对预防性抗生素在断脐前或断脐后给药的评估研究[30],但在对新生儿近期或远期不良反应的有效证据出现前,推荐在断脐后静脉给药。

关闭切口

很多术者认为没有必要将子宫托出腹腔,因为区域麻醉下,这种操作可能造成一些孕妇恶心、呕吐和疼痛[31]。大部分情况下,可以在腹腔内关闭子宫切口。另一方面,如果存在子宫切口延裂或出血严重、限制手术视野暴露时,术者应毫不迟疑地将子宫托出腹腔外,方便直视和手术修复,确保止血彻底。如果子宫切口切缘出血可以钳夹止血。即使无需钳夹止血,钳夹也有助于辨清子宫切口。子宫切口下缘往往回缩,且由于积血可能使下段暴露不清。需要特别注意的是,子宫下段后壁可能向前突出,误将其认为切口下缘。

开始关闭宫腔时,重要的是减少来自外侧螺旋动脉进入子宫切口带来的术中出血。推荐第一步单独缝合子宫切口两侧顶端,包括子宫肌层和两侧血管。切口顶端止血后再缝合子宫切口。缝合切口顶端是手术关键的一步,务必看清顶端后再缝合。传统的做法是子宫切口缝合两层,但近二十年来越来越多的产科医师倾向于单层缝合子宫切口。单层子宫切口缝合通常使用 0 号或 1 号可吸收线连续缝合,与双侧缝合相比,单层缝合节省了 7 分钟手术时间,出血量也较少[32]。但目前的证据显示,单层和双层缝合对再次分娩时子宫瘢痕的完整性存有争议且数据尚不充分[33,34]。一项 Cochrane 系统回顾总结道,直至有长期的健康结局出现,术者应继续使用他们熟悉的手术方式[32]。

似乎没有必要缝合子宫下段的脏层腹膜和壁层腹膜,且跳过这一步骤被证实可以略微缩短手术时间和减轻术后疼痛[35]。0 号可吸收线连续缝合关闭腹直肌鞘。如果皮下组织厚度大于 2cm,应缝合 Scarpa 筋膜降低切口裂开的风险,否则无需缝合皮下组织,也无需常规留置皮下引流。皮肤可采用皮钉或可吸收线连续皮内缝合。近来的证据显示,皮内缝合能够降低感染的风险[36],对于两种不同的皮肤缝合方式,产妇似乎更倾向于皮钉缝合[37]。

剖宫产术中胎儿损伤发生率为 1.1%[38],肠道裂伤率为 0.1%[39],泌尿系损伤率为 0.03%[40]。这些并发症与前次手术、手术紧急程度和术前进入产程高度相关。一项丹麦的注册研究发现,一次或多次剖宫产术后 10 年切口疝修复风险约为 0.2%[41]。

文书记录和患者信息

每次剖宫产术后,应在病史中完成详细的手术记录,内容应包括手术指征和手术紧急程度。若在产程中手术,应简要描述产时的重要事件,手术细节和产后处理。有必要让产后病房负责照护产妇的工作人员,以及再次妊娠时负责产检的同事获取到这些信息,同样出于评审和医疗诉讼的目的,这些信息也应被获取。

术后护理

术后产妇应在产后病房观察,注意产妇的意识、循环、呼吸、疼痛和阴道出血的情况。在术后 3~6 小时内应严密监测并记录产妇心率、血压、呼吸频率、氧饱和度、尿量、宫缩和疼痛情况。为达到术后最佳镇痛效果,可以通过口服或经直肠给药的非甾体抗炎药和对乙酰基酚氨联合口服或皮下注射二乙酰吗啡或吗啡。所有术后的产妇应确保足够的水分和早期活动,预防血栓形成。剖宫产术后妇女静脉血栓形成风险增加[42],除非有用药禁忌,应预防性给予皮下注射低分子量肝素[19],可在与麻醉师商讨后用药,通常在拔除硬膜外麻醉置管后和蛛网膜下腔麻醉结束后。如疑诊绒毛膜羊膜炎,应对胎盘和羊水采样进行细菌培养,考虑继续使用抗生素治疗。如果产妇感到口渴或饥饿时,应给予饮水和饮食。鼓励尽早下床活动。一旦区域麻醉药效过后和产妇能够活动后,可以拔除导尿管。

术后并发症

剖宫产术后患者存在皮肤切口、盆腔和泌尿系感染风险，同时在术后阶段有腹腔内和阴道出血风险。此外，腹部手术后会出现肠麻痹，有效的术后镇痛联合进食水和活动能够缩短肠麻痹时间。另外，应注意排尿情况，剖宫产术后尿潴留风险增加[43]。

从产后病房出院前，应和产妇及家属说明手术情况，并对再次妊娠时分娩方式给出建议。

（王伟琳　**译**　　李楝　魏玉梅　**校**）

参考文献

1. Baskett T. *A History of Caesarean Birth. From Maternal Death to Maternal Choice*. London: Blackwells; 2017.
2. Young JH. *Caesarean Section. The History and Development of the Operation from Earliest Times*. London: HK Lewis; 1944.
3. Trolle D. *The History of Caesarean Section*. Copenhagen: C A Rietzel; 1982.
4. Harris R. Cattle-horn lacerations of the abdomen and uterus in pregnant women. *Am J Obstet Dis Women Child*. 1887;20:673–685.
5. Pickrell K. An inquiry into the history of cesarean section. *Bull Soc Med Hist Chicago*. 1935;4:414–453.
6. Stewart D. The caesarean operation done with success by a midwife. *Edin Med Essays Observ*. 1771;5:37.
7. Marshall C. *Caesarean Section Lower Segment Operation*. Bristol: John Wright; 1939.
8. Kehrer F. Ueber ein modificintes verfahren biem kaiserschnitte. *Arch Gynakol*. 1882;19:177–209.
9. Sänger M. Zur rehabilitirung des classischen kaiserschnitte. *Arch Gynakol*. 1882;19:370–399.
10. Baskett T. *On the Shoulders of Giants: Eponyms and Names in Obstetrics and Gynaecology*. 2nd ed. London: RCOG; 2008.
11. Kerr J. The lower uterine segment incision in conservative caesarean section. *J Obstet Gynaecol Br Emp*. 1932;28:475–487.
12. Stark M, Finkel AR. Comparison between the Joel-Cohen and Pfannenstiel incisions in cesarean section. *Eur J Obstet Gynecol Reprod Biol*. 1994;53(2):121–122.
13. Darj E, Nordstrom ML. The Misgav Ladach method for cesarean section compared to the Pfannenstiel method. *Acta ObstetGynecol Scand*. 1999;78(1):37–41.
14. Holmgren G, Sjoholm L, Stark M. The Misgav Ladach method for cesarean section: method description. *Acta Obstet Gynecol Scand*. 1999;78(7):615–621.
15. Hofmeyr JG, Novikova N, Mathai M, Shah A. Techniques for cesarean section. *Am J Obstet Gynecol*. 2009;201(5):431–444.
16. Betran AP, Ye J, Moller AB, Zhang J, Gulmezoglu AM, Torloni MR. The increasing trend in caesarean section rates: global, regional and national estimates: 1990–2014. *PLOS One*. 2016;11(2):e0148343. https://doi.org/10.1371/journal.pone.0148343.
17. Pyykonen A, Gissler M, Lokkegaard E, et al. Cesarean section trends in the Nordic Countries – a comparative analysis with the Robson classification. *Acta Obstet Gynecol Scand*. 2017;96(5):607–616. https://doi.org/10.1111/aogs.13108.
18. Gibbons L, Belizan JM, Lauer JA, Betran AP, Merialdi M, Althabe F. Inequities in the use of cesarean section deliveries in the world. *Am J Obstet Gynecol*. 2012;206(4):331.e1–e19.
19. National Institute for Health and Clinical Excellence (NICE). *Cesarean Section*. London: RCOG; 2011.
20. Royal College of Obstetricians and Gynaecologists. *Classification of Urgency of Caesarean Section – A Continuum of Risk. Good Practice Guidance No. 11*. London: RCOG Press; 2010.
21. Lucas DN, Yentis SM, Kinsella SM, et al. Urgency of caesarean section: a new classification. *J R Soc Med*. 2000;93(7):346–350.
22. Hofmeyr GJ, Mathai M, Shah A, Novikova N. Techniques for caesarean section. *Cochrane Database Syst Rev*. 2008;(1):CD004662. https://doi.org/10.1002/14651858.CD004662.pub2.
23. Patterson LS, O'Connell CM, Baskett TF. Maternal and perinatal morbidity associated with classic and inverted T cesarean incisions. *Obstet Gynecol*. 2002;100(4):633–637.
24. Xu LL, Chau AM, Zuschmann A. Blunt vs. sharp uterine expansion at lower segment cesarean section delivery: a systematic review with metaanalysis. *Am J Obstet Gynecol*. 2013;208(1):62.e1–e8.
25. McDonald SJ, Middleton P, Dowswell T, Morris PS. Effect of timing of umbilical cord clamping of term infants on maternal and neonatal outcomes. *Cochrane Database Syst Rev*. 2013;7:CD004074.
26. Fogarty M, Osborn DA, Askie L, et al. Delayed vs early umbilical cord clamping for preterm infants: a systematic review and meta-analysis. *Am J Obstet Gynecol*. 2018;218(1):1–18. https://doi.org/10.1016/j.ajog.2017.10.231. Epub Oct 30.
27. Baksu A, Kalan A, Ozkan A, Baksu B, Tekelioglu M, Goker N. The effect of placental removal method and site of uterine repair on postcesarean endometritis and operative blood loss. *Acta Obstet Gynecol Scand*. 2005;84(3):266–269. https://doi.org/10.1111/j.0001-6349.2005.00729.x.
28. Baskett TF. Acute uterine inversion: a review of 40 cases. *J Obstet Gynaecol Can*. 2002;24(12):953–956.
29. Smaill FM, Grivell RM. Antibiotic prophylaxis versus no prophylaxis for preventing infection after cesarean section. *Cochrane Database Syst Rev*. 2014;10:CD007482.
30. Mackeen AD, Packard RE, Ota E, Berghella V, Baxter JK. Timing of intravenous prophylactic antibiotics for preventing postpartum infectious morbidity in women undergoing cesarean delivery. *Cochrane Database Syst Rev*. 2014;12:CD009516. https://doi.org/10.1002/14651858.CD009516.pub2.
31. Edi-Osagie EC, Hopkins RE, Ogbo V, et al. Uterine exteriorisation at caesarean section: influence on maternal morbidity. *Br J Obstet Gynaecol*. 1998;105(10):1070–1078.
32. Dodd JM, Anderson ER, Gates S, Grivell RM. Surgical techniques for uterine incision and uterine closure at the time of caesarean section. *Cochrane Database Syst Rev*. 2014;7:CD004732.
33. Roberge S, Demers S, Berghella V, Chaillet N, Moore L, Bujold E. Impact of single- vs double-layer closure on adverse outcomes and uterine scar defect: a systematic review and metaanalysis. *Am J Obstet Gynecol*. 2014;211(5):453–460.
34. Thisted DLA, Mortensen LH, Hvidman L, Krebs L. Operative technique at caesarean delivery and risk of complete uterine rupture in a subsequent trial of labour at term. A registry case-control study. *PLOS One*. 2017;12(11):e0187850. https://doi.org/10.1371/journal.pone. eCollection 2017.
35. Bamigboye AA, Hofmeyr GJ. Closure versus non-closure of the peritoneum at caesarean section: short- and long-term outcomes. *Cochrane Database Syst Rev*. 2014;8:CD000163.
36. Clay FS, Walsh CA, Walsh SR. Staples vs subcuticular sutures for skin closure at cesarean delivery: a metaanalysis of randomized controlled trials. *Am J Obstet Gynecol*. 2011;204(5):378–383.
37. Aabakke AJ, Krebs L, Pipper CB, Secher NJ. Subcuticular suture compared with staples for skin closure after cesarean delivery: a randomized controlled trial. *Obstet Gynecol*. 2013;122(4):878–884.
38. Alexander JM, Leveno KJ, Hauth J, et al. Fetal injury associated with cesarean delivery. *Obstet Gynecol*. 2006;108(4):885–890. https://doi.org/10.1097/01.AOG.0000237116.72011.f3.
39. Silver RM, Landon MB, Rouse DJ, et al. Maternal morbidity associated with multiple repeat cesarean deliveries. *Obstet Gynecol*. 2006;107(6):1226–1232.
40. Gungorduk K, Asicioglu O, Celikkol O, Sudolmus S, Ark C. Iatrogenic bladder injuries during caesarean delivery: a case control study. *J Obstet Gynaecol*. 2010;30(7):667–670.
41. Aabakke AJ, Krebs L, Ladelund S, Secher NJ. Incidence of incisional hernia after cesarean delivery: a register-based cohort study. *PLOS One*. 2014;9(9):e108829.
42. Virkus RA, Lokkegaard E, Lidegaard O, et al. Risk factors for venous thromboembolism in 1.3 million pregnancies: a nationwide prospective cohort. *PLOS One*. 2014;9(5):e96495.
43. Tiberon A, Carbonnel M, Vidart A, Ben Halima M, Deffieux X, Ayoubi JM. Risk factors and management of persistent postpartum urinary retention. *J Gynecol Obstet Hum Reprod*. 2018;47(9):437–441.

https://doi.org/10.1177/014107680009300703.

第26章

剖宫产术中的临床挑战：子宫旋转、横位和宫口开全时的剖宫产

S. Paterson-Brown

引言

　　剖宫产术临床常见，绝大多数手术简单，这就造成对手术态度的宽松，对一部分复杂的手术掉以轻心。本章节着重于阐述剖宫产相关的重要解剖和手术要点，并重点关注三个独具挑战的临床情形：严重或异常旋转的子宫，胎儿横位和第二产程中剖宫产。许多手术难点在深思熟虑下可以被避免，即使无法避免，术者可以在脑中预演遇到问题时的应对策略和技巧，同时可以早期发现问题。

剖宫产时子宫解剖的关键点

子宫下段的形成

　　非孕期子宫由子宫体部、峡部和宫颈组成。宫体的浆膜层与肌层无法分出层次，然而下方的子宫峡部由疏松的腹膜覆盖（子宫膀胱皱褶），子宫颈位于膀胱正后方（图26.1）。自孕中期后子宫峡部逐渐伸展拉长变成子宫下段，随着孕周的增加，宫颈上段也变成下段的一部分。正常情况下，完全形成的子宫下段由70%峡部和30%宫颈部组成，所以子宫浆膜面游离腹膜附着处标记着子宫下段上界（图26.1）。

　　因此，极早产时子宫下段形成差，前置胎盘和峡部肌瘤伴胎儿横位时子宫下段也会形成不佳。

子宫旋转

　　孕期扩张的乙状结肠（被孕激素松弛平滑肌作用加重）会加重子宫右旋。图26.2展示了一例子宫旋转180°的病例。在这个极端的病例中不存在子宫下

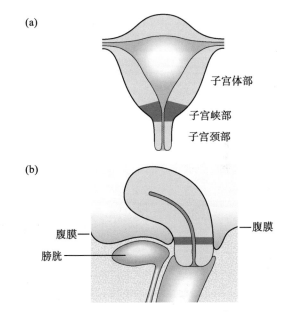

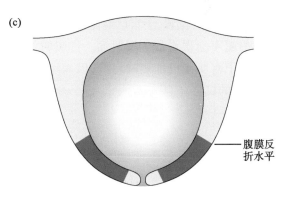

图26.1　子宫的组成部分（a），与腹膜反折的关系（b），以及它们在孕期的变化（c）。注意子宫下段的上界是通过与子宫肌层相连的疏松子宫膀胱腹膜皱褶辨别。在这一水平之上的浆膜与子宫肌层不可分离

段，因为子宫旋转轴保留了狭窄的峡部且宫颈根部限制了正常子宫下段的形成。

　　子宫肌瘤随着其增长同样对子宫位置的变化有着很大的影响。有必要在孕早期，在由于孕周（和子宫肌瘤）增大导致子宫进行性旋转之前，进行超声检

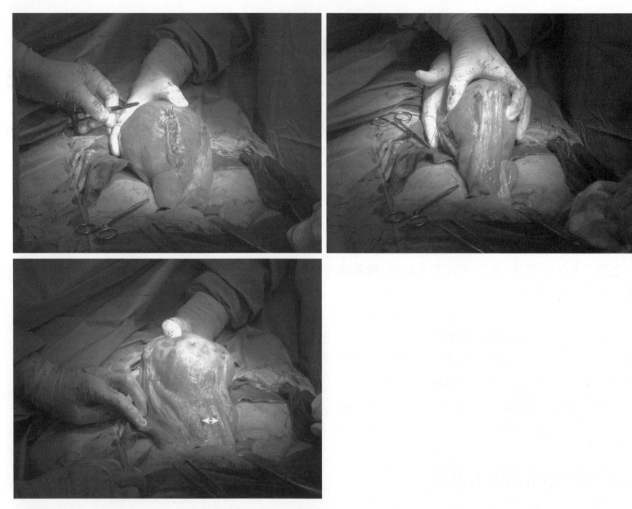

图 26.2   子宫旋转 180°。在这个病例中,娩出胎儿前无法纠正子宫旋转,不存在子宫下段,所以取子宫上段后壁直切口

查确定子宫肌瘤的位置,子宫肌瘤随前壁峡部位置上升,后期的超声会误看成侧壁肌瘤。进腹时,纠正子宫旋转后,子宫肌瘤可能影响切口,因而可能错失选择合适切口的机会。

产程中变化

子宫上段肌纤维收缩变短下推胎儿的同时拉伸子宫下段。随着时间进展,缩复作用使上段肌壁越来越短、越来越厚,下段肌壁被动牵拉越来越薄而膨隆。正常情况下,子宫的变化伴随着胎儿的下降和娩出,但在产程后期尤其是宫口开全时进行剖宫产,子宫下段过度膨隆,向上拉伸可达脐部水平(图 26.3)。在梗阻性难产中尤为显著,形成病理性缩复环(图 26.3 和图 26.4)。

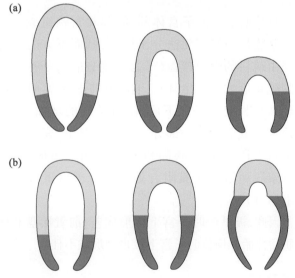

图 26.3   (a)正常产程中,子宫上段收缩,子宫下段在下降的胎儿的先露部旁被拉伸,使宫口开大和胎儿娩出;(b)梗阻性难产中,胎儿先露部不下降,子宫下段在上段收缩拉伸下变得越来越长和膨隆

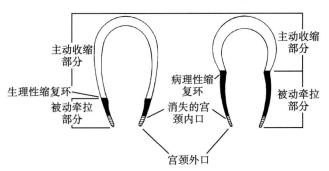

图 26.4　病理性缩复环。缩窄的病理性缩复环位于子宫上段和下段的交界处

剖宫产术中精准操作

确定和纠正子宫旋转

应将剖宫产术中安全精准操作变成常规：在切开子宫前，确定阔韧带/圆韧带对称性以纠正子宫旋转。没有做到这步将导致切口不对称的风险，增加麻烦的切口延裂风险。

辨清子宫上段和下段交界处

意识到疏松的腹膜在子宫下段上缘与子宫紧密融合：

- 有助于在孕周很小或胎儿横位的时候，充分评估有无合适的子宫下段用于子宫切口切开和娩出胎儿。
- 有助于选择相对高的子宫下段切口，从而避免产程后期或梗阻性难产造成下段膨隆时切口取得太低。

娩出胎头

通过俯屈和旋转胎头以枕横位将胎头娩出子宫切口后，进一步在侧面屈曲至皮肤切口。知道胎背的位置有助于找到转胎头时的正确方向，在第二产程剖宫产术中尤其重要。

子宫旋转

一旦看清子宫旋转的方向，通常助手施加外力后就可以容易地纠正子宫方向。子宫过度旋转时，术者用手伸入腹腔，绕过子宫轻轻转正它的方向，助手在外扶住子宫将其固定。在极少见的情况下，如图 26.2 所示，子宫旋转 180°无法纠正。胎儿横位和扭转的子宫限制了子宫下段的形成，所以选择子宫后壁做一个正中直切口，顺利娩出胎儿。缝合子宫切口的方式同古典式切口，随后恢复子宫方向前排除其他病理异常

和损伤，这两者可能分别是造成或导致子宫极度旋转的原因。

横位剖宫产

在实施横位剖宫产之前，首要需要提出的问题是：

- 造成横位的可能原因是什么？（极早期早产，胎盘前置，盆腔肿块，胎儿畸形或子宫畸形——对于初产妇尤其需考虑。）
- 是否可能有子宫下段？
- 胎膜是否完整？

已形成子宫下段的横位剖宫产

包括腹壁松弛的经产妇，羊水过多或双胎妊娠，都有可能在横位胎儿的情况下，仍有下段形成。小心进入子宫横切口，保持胎膜完整有助于胎头外倒转或牵足内倒转等操作。当实施牵足内倒转时（类似于双胎阴道分娩第二个胎儿），目的是向下牵拉胎足（通过足跟区别）至皮肤切口，同时使胎背朝上。胎背朝下时最好牵拉胎儿后足（胎背朝上时最好牵拉胎儿前足），但并不总是知道牵的是哪只脚，所以牵拉的同时将胎背旋转朝上后再娩出胎儿。在此过程中胎膜可能会破裂（但应尽可能地保证胎膜完整），助手轻柔地加压宫底可加快分娩。

复杂的横位剖宫产：子宫下段形成差或胎膜已破

打开膀胱子宫皱褶处腹膜后，暴露下方，选择子宫正中直切口可以提供良好的空间娩出横位胎儿。如同进行任何一个剖宫产，务必知晓胎盘的位置，术前床旁超声可以帮助明确。直切口进入时不免碰到前壁胎盘，但重要的是知道脐带插入点并避免将其损伤。分娩过程中破坏胎盘者，应即刻断脐而非延迟断脐。

宫口开全时的剖宫产

从定义来看是指产程晚期进行的剖宫产，通常是阴道试产失败后。

由于一些综合因素[1]，这一手术发生率近年来上升，这些因素包括：

- 培训时间和连贯性的减少导致临床经验的缺乏[参照欧洲工作时间指标（European Working Time Directive）外科专业取得顾问医师职位所需临床经验

时间仅为旧式培训模式的 30%][2]。

- 偏好胎吸助产,导致:
  - 转位产钳使用率下降,手术技能流失。
  - 阴道试产失败率更高。
- 胎吸助产失败率的增加,使得更多的妇女被转运至手术室进行"试验性"助产,更深的麻醉限制了屏气用力,更增加了失败的概率。
- 由于担心法律诉讼而不愿实施转位产钳。

　　确定宫口开全时的剖宫产率变得困难。许多单位无法知晓他们的手术率、计算率时使用多样化的分母指标,例如器械助产失败率,忽略了那些在宫口开全时没有经过阴道试产就进行剖宫产的妇女。正如 Louden 等在分析中所展示的[1],最能区分产科医师的技能、经验、判断和决策的最有意义的分母是,所有宫口开全但没有自然分娩的妇女(如:以任何形式手术助产)。鉴于这些决策可能受孕产次或前次剖宫产的影响,可以通过 Robson 剖宫产十分类法(Robson Ten Group Classification System)进一步分析。

病理生理

　　当器械助产不安全或已失败时,需在宫口开全时行剖宫产。临床判断和技巧非常依赖临床经验[3],然而,现在的趋势是经验不足的医师更倾向于经腹分娩,这相当不合适。当宫口开全、胎头很低,能够安全阴道分娩时,这时的剖宫产将非常困难。相反,器械助产失败和助产牵引将进一步产生复杂影响时,剖宫产将是最后的手段。在这些情形下,胎头往往合并异常胎位和/或俯屈不良,进一步增加分娩难度。

临床病史

　　自然分娩失败后临床评估应包括病史回顾、产程类型、产程图进展,胎儿生长和母儿状况。

临床检查

　　腹部触诊评估宫缩,注意是否提示有梗阻性难产(子宫下段膨隆),胎头在腹部可触及的比例,胎背位于母体的哪侧。

　　盆腔检查应该包括胎先露、胎方位、胎姿势、胎头重塑和先露位置,以及骨盆评估,着重关注骨盆出口平面(耻骨弓坐骨棘和尾骨)。在出口平面产程梗阻自然分娩失败时,胎头将深嵌于骨盆。

决定放弃阴道分娩且宫缩停止时,胎头能够很轻地被撬动,俯屈和转位至枕横位,从而自腹部娩出。同时,通知麻醉医师准备好可能需要用到的宫缩抑制剂(见后文)。现在有一款"胎儿枕(fetal pillow)"可以在宫口开全剖宫术前置入协助胎头娩出,但作者没有使用经验,也需有力的证据支持其有效性。

进行剖宫产

　　一旦进入腹腔后,即可见子宫,切开子宫下段前(大多数下段形成良好,有水肿和拉伸),应当注意辨清和纠正子宫旋转。腹膜反折消失的位置标记着子宫下段的上界,子宫切口应选择在其下方两横指,避免切开(无意间切开阴道[4])或延伸至阴道的风险[5]。

　　进入宫腔时应格外小心避免胎儿损伤(很大程度因为下段很薄,羊水稀少),用手轻柔地伸入盆腔,此时可能会引起宫缩,勿因挤压感而惊慌,反之术者应该保持镇定,停止手上的所有操作等待(记住不用着急——此时胎儿灌注和氧合良好)。待子宫松弛后(当操作停止后会松弛的),手进一步轻柔地深入盆腔到达胎头下方,宫缩可能再次出现。同样,术者应停止操作,等待宫缩结束,随后试着矫正胎方位和胎姿势,使胎头俯屈以枕横位上撬,侧屈胎头并娩出。在所有情况下,务必避免在宫缩期间加压胎头,因为不仅效果不明显,且更易造成损伤。

娩出胎头困难

　　撬起枕横位深入骨盆胎头造成的损伤通常并不会像撬起枕后位深入骨盆胎头那样引起损伤,因为前者娩出前仅需俯屈胎头,而后者既要俯屈又要旋转方能娩出胎头(俯屈但不旋转难以成功,而不俯屈又无法旋转)。确定胎背的方向,相应地俯屈和旋转,也就是说胎儿枕部应与胎儿脊柱方向一致,这听上去显而易见,左枕后位胎儿的胎背位于母体脊柱右侧需要转位至右枕横位。有很多关于手法转位的诀窍,一些医师喜欢左/右或优势手/非优势手,窍门就在于知道胎头最终需要转到的方位。作者个人倾向于所有手法都使用右手,但尝试之前会花点时间和精力确定转位的方向。

困难/特殊情形

胎头无法撬起

　　这里的关键是确定是否与宫缩相关(停止操作,

等子宫松弛后有助于判断）。如果需要进一步抑制宫缩，请麻醉医师（理想的是在术前提醒）松弛子宫[特布他林 250μg 静脉注射或硝酸甘油（GTN）250μg 效果好]。子宫松弛需要 1 分钟以上，期间避免任何操作（记住胎儿仍有氧合，不必惊慌）。似乎有一个比较普遍的理念认为，让人从阴道内上推胎头是有效的，但这不符合逻辑，且存在潜在危害——抵抗宫缩上推深嵌骨盆的胎头可能会伤到胎儿。更好的是尝试从子宫内上推胎肩，但仅在子宫松弛时（否则不会成功）。

胎头仍无法撬起

如果上述方法失败，那么可选择向上延长切口获得更多的空间，和/或以臀位娩出：有两种臀位分娩的技巧，包括 Patwardan 手法和反向臀位牵引（reverse breech extraction）。Patwardan 手法被用于胎背朝上（枕前位），胎肩先于胎臀娩出；逆向臀位牵引被用于胎背朝下（枕后位）或横位，先抓住胎足。

多项报道支持这些技巧，但最新的 Cochrane 综述比较上推和牵拉技巧后，结论为目前的随机试验中缺乏有效的证据推荐一种技巧优于另一种，需要进一步开展随机对照试验[6]。

并发症

与第一产程剖宫产相比，第二产程剖宫产母儿并发症增加，包括入住 ICU 率增加，发病率和死亡率增加[7]。

宫口开全时剖宫产的主要母体并发症包括损伤和出血。子宫切口更容易延裂，因为产程后期子宫下段因水肿而拉长，更容易撕裂（尤其是娩出胎头困难或子宫旋转没有纠正时）。这将造成产后出血，产程梗阻继发的宫缩乏力又常常加重出血。其他母体并发症包括生殖道损伤，或由于操作直接导致，或在手术修复时发生，特别当阴道或阔韧带被无意间打开时。

宫口开全时剖宫产的主要新生儿并发症是困难分娩相关的损伤，但很多胎儿在剖宫产之前已遭受了失败的器械助产[8]。最好基于临床表现进行个案分析

保障经阴道或经腹安全分娩，而不是认为宫口开全时剖宫产是一个简单的操作，比器械助产更安全，因为有时后者是更合适的分娩方式。

总结

任何复杂情形下进行的剖宫产必须由经验丰富的术者完成，他能够预估潜在问题，并仔细关注细节。牢记解剖基础和生理原理对于杜绝后患、精准技术、轻柔操作大有裨益，建立良好的团队沟通有助于保持镇定、审慎和专业。

稽查

- 宫口开全时剖宫产占所有宫口开全时需要手术助产的比例。
- 在手术室进行阴道助产和宫口开全时剖宫产的术者能级。
- 宫口开全时剖宫产术中发生切口延裂和严重产后出血的病例数。

（王伟琳　译　　李棪　李婷　校）

参考文献

1. Loudon JAZ, Groom KM, Hinkson L, et al. Changing trends in operative delivery performed at full dilatation over a 10 years period. *J Obstet Gynaecol*. 2010;30(4):370–375.
2. Barber P. The colleges, Calman, and the new deal. *Lancet*. 1997;350:974.
3. Oláh KS. Reversal of the decision for caesarean section in the second stage of labour on the basis of consultant vaginal assessment. *J Obstet Gynaecol*. 2009;25(2):115–116. https://doi.org/10.1080/01443610500040547.
4. Peleg D, Perlitz Y, Pansky S, et al. Accidental delivery through a vaginal incision (laparoelytrotomy) during caesarean second in the second stage of labour. *Br J Obstet Gynaecol*. 2001;108(6):659–660.
5. Porter S, Paterson-Brown S. Avoiding inadvertent laparoelytrotomy. *Br J Obstet Gynaecol*. 2003;110:91–92.
6. Waterfall H, Grivell RM, Dodd JM. Techniques for assisting difficult caesarean section. *Cochrane Database Syst Rev*. 2016;31(1):CD004944. Available at: www.cochrane.org/CD004944/PREG_techniques-assisting-difficult-caesarean-section.
7. Pergialiotis V, Dimitrios G, Vlachos, et al. First versus second stage C/S maternal and neonatal morbidity: a systematic review and meta-analysis. 175:15–24.
8. Vousden N, Cargill Z, Briley A, et al. Caesarean section at full dilatation: incidence, impact and current management. *Obstet Gynaecol*. 2014;16:199–205. https://doi.org/10.1111/tog.12112.

第27章

剖宫产术时另外的手术：输卵管切除术、子宫肌瘤剥除术、卵巢手术和子宫切除术

D.J. Brennan · J.M. Palacios Jaraqemada

输卵管切除术

绝育手术是在剖宫产时进行的常见手术。随着对浆液性癌输卵管起源学说认识的提高，人们越来越重视机会性的输卵管切除，将其作为降低卵巢癌风险的一项措施[1]。在过去的 10 年中，剖宫产术中行输卵

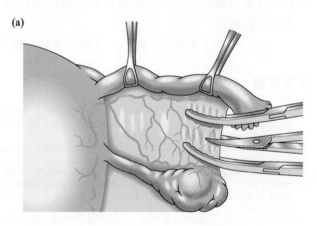

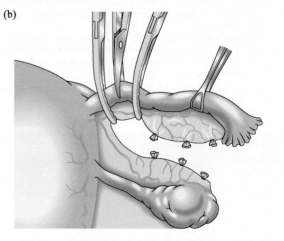

图 27.1 全输卵管切除术：小血管钳钳夹输卵管系膜，用 2-0 Vicryl 线结扎（a），于近宫角 1~2cm 处切除输卵管，以减少出血（b）

管切除术的比率增加[2]。大量研究表明输卵管切除术是安全的，不会损害卵巢功能，在常规剖宫产手术中切除输卵管大约需要增加 10 分钟时间[3,4]。

手术过程

通常，在剖宫产术中关闭子宫后，将子宫托出。提起输卵管识别系膜中的无血管区，用剪刀或单极将其开窗（图 27.1）。用小血管钳靠近输卵管钳夹系膜血管，小心地完整切除输卵管，避免损伤两侧子宫静脉。2-0 Vicryl 线在蒂部结扎，于近宫角 1~2cm 处切除输卵管，以减少出血风险。

子宫肌瘤剥除术

传统观念认为在剖宫产时应避免子宫肌瘤剥除，但最近的一项荟萃分析显示，围产期子宫肌瘤剥除是安全的[5]。作者偏好避免在剖宫产术中进行子宫肌瘤剥除术，因为大多数肌瘤会在产后减小。术中可以切除带蒂的肌瘤，但应注意止血充分，最好用子宫切除钳结扎蒂部，然后用 1-0 Vicryl 线缝扎两道。在剖宫产时最好避免剥除黏膜下、肌壁间或浆膜下肌瘤。

卵巢手术

剖宫产时很少进行卵巢手术，但有时术中剥除卵巢囊肿被认为是必要的，特别是当合并畸胎瘤或大的卵巢囊肿时。在罕见的情况下，如果发现明显的卵巢恶性肿瘤，应行活检以明确诊断。如果发生破裂并伴有出血，可能需要切除卵巢。

手术步骤

卵巢囊肿剥除术

小心地将囊肿通过腹部切口取出。电刀切开卵

巢包膜,用剪刀锐性分离正常卵巢皮质及囊肿,电刀可能产生热损伤影响日后的生育,应避免使用。应尽量避免弄破囊肿。剥除囊肿后,可以使用 3-0 Monocryl 线重塑卵巢。彻底止血后,小心地将卵巢放回腹腔。

卵巢切除术

打开侧腹膜,暴露骨盆漏斗韧带,用 Babcock 钳固定。辨清下方的输尿管走形后,在骨盆漏斗韧带下的腹膜开窗,血管钳钳夹,1-0 Vicryl 线结扎卵巢血管。然后,靠近卵巢分离阔韧带后叶,避免损伤输尿管并游离子宫卵巢韧带(图 27.2)。在圆韧带(应被完整保留)和输卵管(通常和卵巢一起被切除)之间钳夹输卵管系膜。通过钳夹、切断结扎输卵管和子宫卵巢韧带,完成附件切除术。应在距子宫 1~2cm 处钳夹,避免不必要的出血。

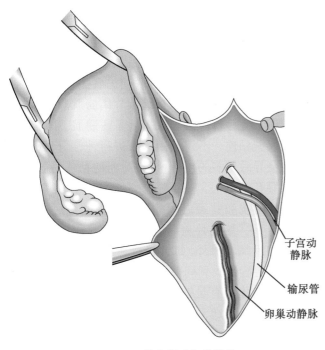

子宫动静脉

输尿管

卵巢动静脉

图 27.2　骨盆漏斗韧带结扎

子宫切除术

急诊产科子宫切除术的发生率正在上升,这不足为奇,因为产后出血仍然是全世界孕产妇死亡的主要原因,占所有孕产妇死亡的 27%[6]。围产期子宫切除术的发生率也在上升,这与剖宫产率的上升直接相关[7]。胎盘植入和宫缩乏力是两个最常见的指征[8],这两种情况的发生率都在增加。而因为其他指征,如子宫破裂、菌血症、慢性子宫外翻或异位妊娠(宫角和宫颈妊娠)的围产期子宫切除比率正在下降。

围产期子宫切除术并发的孕产妇死亡率从发达地区的 2.5% 到不发达地区的 12% 不等[9]。平均失血量通常超过 3L,90% 的患者需要输血[10]。其他严重的孕产妇并发症包括进入 ICU 病房、再次开腹手术、膀胱或输尿管损伤,盆腔积液以及静脉血栓栓塞风险增加。

尽管本书其他章节介绍了许多其他治疗产后出血的技术和方法,但产后出血仍然是产科子宫切除的主要原因。这些止血措施包括加强宫缩药物、子宫填塞、子宫压迫缝合以及动脉结扎和栓塞。产科医师应熟悉这些措施,用这些措施来拯救生命、保留子宫。如果可能,应在子宫切除前,对孕产妇进行足够的复苏,并纠正凝血功能障碍。

围产期子宫切除通常被认为是不得已而为之,只有在治疗产后出血的其他保守措施失败后才予进行。但基于孕妇的年龄、产次以及生育需求,在特定临床条件下尽早切除子宫可以挽救生命。在过早的子宫切除和因重复无效的保守措施过度拖延以致不可逆的弥散性血管内凝血之间存在好的平衡。

手术相关思考

准备

产科子宫切除手术的风险很高,应将患者置于平卧截石位,固定 Lloyd-Davies 脚架,穿预防血栓栓塞袜,若有条件,给予序贯加压装置预防血栓。若患者原为仰卧位,应考虑调整大腿位置,将其摆为"蛙腿"状,以便阴道检查。切开皮肤前应预防性使用抗生素,如大量产后出血或手术时间过长(>4 小时),则应重新给药。应使用氯己定-乙醇溶液消毒皮肤[11],如有可能,使用非酒精性的碘溶液消毒阴道,虽然在实际工作中,这一点不总是可行的。

切口

腹部切口的选择取决于具体情况。如果在剖宫产术中切除子宫,则很可能是一个 Pfannenstiel 切口。使用单极电凝切开腹直肌,可以将 Pfannenstiel 切口延伸成 Maylard 切口。该切口易于探查盆腔侧壁;但操作者应注意不要损伤腹壁下动脉,此血管位于双侧腹直肌外侧边缘下方。腹部正中直切口或横切口向上延伸的 T 形切口都可用于子宫切除。如果开腹手术在阴道分娩后进行,或预计手术较困难,可取下腹正中直切口,此切口可迅速进腹,便于探查盆腔,并可向上延伸。

探查与暴露

进腹后,应插入自动拉钩(如可重复使用的 Book-walter 或 Balfour-Doyen 自动拉钩,或一次性自动拉钩,如 Alexis 拉钩)。患者头略低位,用湿纱布包裹并上推肠管。可能需要分解先天性的粘连带,将左侧盆腔中的乙状结肠游离上推,此粘连带通常是腹白线 Toldt 筋膜的延续,还需分解其他的医源性粘连,以便暴露盆腔。

在严重出血的情况下,子宫切除术前应先止住或减少出血,以帮助暴露视野。如果可能,用可吸收线缝合子宫切口或创面;如果无法做到这一点,可用 Green-armytage 钳或卵圆钳钳夹出血边缘的子宫肌层。在靠近子宫的两侧,使用子宫切除术专用长直钳钳夹圆韧带、子宫卵巢韧带和输卵管的根部。这将控制来自卵巢血管的侧支血流。在剖宫产切口水平下方的子宫下段,可以打开阔韧带无血管区放置止血带。可用 Foley 导尿管、Penrose 引流管或静脉输液管绕过子宫下段,在宫颈上方紧扎止血,并用直钳夹住固定,以阻断子宫动脉血流。用这些措施阻断出血后,便可以按步骤进行子宫切除术了。

手术技巧

产科子宫切除术中主要的血管蒂部通常增厚且水肿。因此,术中应操作轻柔,并减少不必要的操作步骤,尽可能地使血管蒂部骨骼化。如果可能,应使用 Zeppelin 子宫切除钳,因其能无创钳夹并罕有滑脱,这样就减少了组织损伤。也可以使用高级的血管闭合器[12],但应注意,闭合血管的最大直径不超过 7mm。传统教学中要对血管残端进行双道钳夹,但现在认为并不必要,这还可能会增加无意间损伤侧支静脉或输尿管等局部结构的风险。在钳夹和结扎血管残端时,应使其保持在其原来的解剖学位置上。残端松解回缩(尤其当组织过多时)是造成缝线滑脱出血的原因。

围产期子宫切除术的手术步骤与妇科子宫切除术的步骤相同,包括:

- 断离圆韧带,打开后腹膜
- 辨清输尿管走行
- 断离子宫卵巢韧带
- 下推膀胱
- 结扎子宫动脉
- 断离宫骶韧带/主韧带
- 穹隆处钳加切断并关闭阴道残端

助手协助从切口将子宫和附件结构托出并保持张力。靠近子宫两侧,分别用长直钳钳夹两侧圆韧带、子宫卵巢韧带以及输卵管。离子宫 3cm 处短直钳抓起圆韧带,贴着钳子切开圆韧带,暴露阔韧带前后两叶腹膜。结扎圆韧带时,要确定包括走行于其下方的小动脉(Sampson 动脉)。超声刀或剪刀轻柔分离阔韧带间隙。平行骨盆漏斗韧带打开侧腹膜,在髂总动脉分叉处暴露输尿管。要注意相比右侧输尿管跨过右髂总动脉分叉的位置,左侧输尿管跨过左侧总动脉分叉的位置更靠内侧。向前内侧打开阔韧带的前叶。如果进行过子宫下段剖宫产,前叶腹膜会与两侧膀胱腹膜反折相连。

用手指或剪刀在阔韧带的后叶透明区打洞,形成一个包含着子宫卵巢韧带和输卵管的蒂状组织,靠卵巢内侧,弯钳钳夹卵巢子宫动脉和输卵管。可在手术最后切除输卵管。再将子宫朝向患者对侧肩部的方向牵拉,予阔韧带的后叶以张力,分离后叶至宫骶韧带水平,使输尿管从两侧游走。锐性分离阔韧带基底部间隙组织,暴露子宫血管。以上操作左右两侧相同。

之后助手搬正子宫,将宫底朝患者头侧牵拉。在先前打开的阔韧带前叶水平继续分离膀胱腹膜反折,分离膀胱。充分打开腹膜反折后暴露膀胱,小心地锐性分离膀胱粘连。不建议用纱布进行钝性分离,因为这可能会导致更多的出血,导致脆弱的粘连膀胱后壁撕裂或穿孔。

确定膀胱和宫颈之间的正确手术间隙可能会很难,有个口诀"脂肪伴着膀胱走"可能有用,膀胱周围常有脂肪组织。另外,如果膀胱在中间极度粘连,可能从侧面更容易找到间隙;但要注意避免损伤膀胱血管。分离膀胱至有足够的空间安全地放置弯钳钳夹子宫血管即可。通常,在宫颈与峡部交界处,切断子宫血管,以 1-0 Vicryl 线结扎。在宫颈完全扩张时这步可能很难或不可能做到。接着,所有的钳夹应靠近子宫钳,以避免输尿管损伤。

这时,在下段与宫颈交界处双侧横夹长弯钳后切除宫体,就完成了次全子宫切除。然而,此术式后因再次出血而再次进腹手术率高,通常只在宫体部收缩乏力或创伤时才使用。大多情况下建议全子宫切除,用直的子宫切除钳靠子宫内侧钳夹子宫根部,分离主韧带。全子宫切除时要进一步分离膀胱。可在阴道前穹隆插入窄的 Deever 拉钩来明确宫颈位置,充分分离膀胱后,在此处以单极电刀打开阴道穹隆(图 27.3)。用此法时膀胱可以分离得少一点,在宫口开大时也非常有用。然后,用小 Woods 钳或 Styles 钳钳

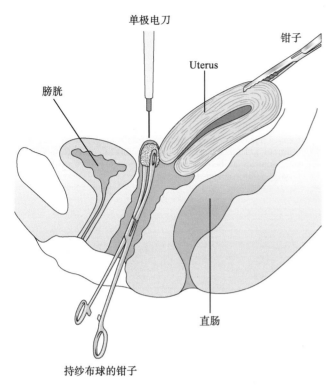

图 27.3　辨识前穹隆，完成子宫切除术

夹宫颈前唇，经阴道两侧角由内向外钳夹结扎包括阴道侧壁的大血管，完成逆行子宫切除。阴道两侧角与主韧带缝合连接，阴道残端可连续扣锁缝合或间隔八字缝合关闭。如需引流，可开放阴道顶端，连续扣锁缝合阴道前后壁边缘。子宫切除、止血完成后，无菌温水冲洗腹腔以发现小的出血点（此时出血在水中呈现出"小蛇"样的表现）。不应使用盐水冲洗，因为它会导致红细胞溶解，使术者无法发现额外的出血点。持续大出血可能需要结扎盆腔大血管（见第 38 章）。

持续渗出可能与 DIC 有关。用大的温热纱布在盆腔加压 5 分钟往往有效，同时也给麻醉医师纠正凝血异常的机会。如有必要，还可以使用诸如 Surgicel（Ethicon）或 Flowseal（Baxter）等止血材料。可放置 Robinson 引流管。然而，几乎没有证据支持常规引流可以预防盆腔血肿和脓肿形成。

术中并发症的处理

即使手术技术精湛，膀胱损伤在产后子宫切除中也很常见。早期识别，立即修复，可降低膀胱阴道瘘的发生风险。一旦行子宫切除术后，所有的病例均应评估膀胱的完整性。操作可以是简单地视诊，或隔着膀胱壁去触摸 Foley 导尿管的球囊，术中若见到球囊，则可明确膀胱破裂。或者，可以注射标志物，如亚甲蓝。如膀胱撕裂，用 3-0 Vicryl 线连续双层缝合关闭破

口。缝合时要确保输尿管口未被缝入，尤其是当裂伤位于膀胱后壁，与前次剖宫产瘢痕粘连时更要小心。如果输尿管入口接近膀胱破口，可将双 J 管或婴儿喂养管置于输尿管入口，在修补时作为保护。术后 48 小时取出。膀胱破裂的产妇应该留置导尿 10~14 天，如果有条件，拔管前行膀胱造影确认膀胱完整性。

建议辨清输尿管，因它可以在盆腔的不同部位损伤。卵巢切除术时在侧盆壁，在子宫动脉结扎时或在膀胱入口处。在侧盆壁阔韧带内侧辨清输尿管，钳夹时向内靠近子宫血管，充分分离宫颈前的膀胱，都可避免损伤输尿管。另一个较易辨别输尿管的位置是它跨过髂血管时。在这个水平上，输尿管在骨盆漏斗韧带内侧 2cm 处。如对输尿管的完整性有疑问，术后可行膀胱镜检查，通过静脉注射造影剂，10~15 分钟后可明确显影尿液由输尿管何处漏。如果没有膀胱镜可用，可以使用诊断性腹腔镜或宫腔镜。如果患者的情况允许，设施齐备，最好在最初手术时识别和治疗输尿管的阻塞或损伤。这既降低了术后发病率，也能减少诉讼[13]。

术后注意事项

围手术期予抗生素预防感染，若产程时间长或有潜在的绒毛膜羊膜炎可以继续使用 24~48 小时。根据当地的常规，排除出血倾向后予抗凝治疗。术后第一天开始清淡饮食。具体的围手术期注意点应被记录，与相关人员交班。

在术后产妇的情况平稳后，整个事件的经过应该由一位经验丰富的产科医师向其告知并讨论。这一系列事件可能会对妇女造成心理创伤，预期中的正常产程和分娩突然失控，变成输血、全身麻醉、重症监护以及切除子宫和丧失生育能力。温柔地解释，倾听她和她的伴侣的意见，同情她的遭遇，以及之后适当地随访是必要的。

（宋蒙九　译　　李楝　李婷　校）

参考文献

1. Falconer H, Yin L, Gronberg H, Altman D. Ovarian cancer risk after salpingectomy: a nationwide population-based study. *J Natl Cancer Inst*. 2015;107.
2. Powell CB, Alabaster A, Simmons S, et al. Salpingectomy for sterilization: change in practice in a large integrated health care system, 2011–2016. *Obstet Gynecol*. 2017;130:961–967.
3. Ganer Herman H, Gluck O, Keidar R, et al. Ovarian reserve following cesarean section with salpingectomy vs tubal ligation: a randomized trial. *Am J Obstet Gynecol*. 2017;217:472e1–472e6.
4. Shinar S, Blecher Y, Alpern S, et al. Total bilateral salpingectomy versus partial bilateral salpingectomy for permanent sterilization

during cesarean delivery. *Arch Gynecol Obstet*. 2017;295:1185–1189.

5. Pergialiotis V, Sinanidis I, Louloudis IE, Vichos T, Perrea DN, Doumouchtsis SK. Perioperative complications of cesarean delivery myomectomy: a meta-analysis. *Obstet Gynecol*. 2017;130: 1295–1303.

6. Say L, Chou D, Gemmill A, et al. Global causes of maternal death: a WHO systematic analysis. *Lancet Glob Health*. 2014;2:e323–e333.

7. Govindappagari S, Wright JD, Ananth CV, Huang Y, D'Alton ME, Friedman AM. Risk of peripartum hysterectomy and center hysterectomy and delivery volume. *Obstet Gynecol*. 2016;128:1215–1224.

8. Bateman BT, Mhyre JM, Callaghan WM, Kuklina EV. Peripartum hysterectomy in the United States: nationwide 14 year experience. *Am J Obstet Gynecol*. 2012;206:63e1–63e88.

9. van den Akker T, Brobbel C, Dekkers OM, Bloemenkamp KW. Prevalence, indications, risk indicators, and outcomes of emergency peripartum hysterectomy worldwide: a systematic review and meta-analysis. *Obstet Gynecol*. 2016;128:1281–1294.

10. Henrich W, Surbek D, Kainer F, et al. Diagnosis and treatment of peripartum bleeding. *J Perinat Med*. 2008;36:467–478.

11. Tuuli MG, Liu J, Stout MJ, et al. A randomized trial comparing skin antiseptic agents at cesarean delivery. *N Engl J Med*. 2016;374:647655.

12. Rossetti D, Vitale SG, Bogani G, Rapisarda AM, Gulino FA, Frigerio L. Usefulness of vessel-sealing devices for peripartum hysterectomy: a retrospective cohort study. *Updates Surg*. 2015;67:301–304.

13. Gilmour DT, Baskett TF. Disability and litigation from urinary tract injuries at benign gynecologic surgery in Canada. *Obstet Gynecol*. 2005;105:109–114.

第28章

前置胎盘与胎盘植入谱系疾病

D. J. Brennan · J.M. Palacios Jaraqemada

胎盘前置

前置胎盘定义为胎盘位于子宫下段,盖过或者紧邻宫颈内口(图 28.1)。前置胎盘的发生率为 4/1 000 例分娩,但在全球存在地理性的差异[1]。引起前置胎盘的原因目前尚不明确,风险因素包括高龄、吸烟、多胎妊娠、人工辅助生殖技术[2]以及任何形式的子宫创伤史如剖宫产史,宫腔感染,流产或刮宫手术(表 28.1)。

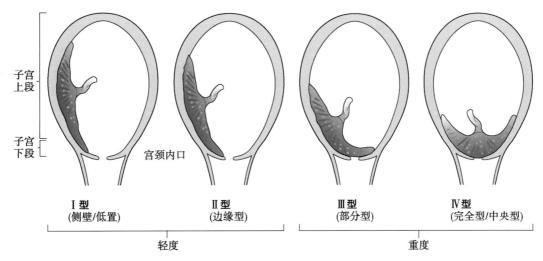

图 28.1　前置胎盘分型。Ⅰ型:低置胎盘,胎盘下缘位于子宫下段,但未达到宫颈内口。Ⅱ型(边缘型):胎盘下缘达到但未盖过宫颈内口。Ⅲ型(部分型):胎盘下缘非对称性地盖过宫颈内口。Ⅳ型(完全型或中央型)胎盘几乎从正中央完全盖过宫颈内口

表 28.1　前置胎盘的风险因素

分类	风险因素
母体	吸烟
	高龄
产科病史	多产,双胎
	辅助生殖技术
	前次前置胎盘
子宫	子宫手术
	剖宫产史
	子宫肌瘤切除术
	宫腔镜手术
	纵隔
	粘连
胎盘	多胎妊娠
	胎盘巨大
	高海拔地区
	慢性胎儿贫血
	异常胎盘
	副胎盘(前置血管)
	双叶胎盘
	膜状胎盘

孕晚期,子宫下段逐渐拉长形成时,会发生无痛性的产前出血,主要是由于子宫胎盘小静脉在胎盘附着面被向上拉伸时破裂所致。反复出血会形成血栓致使血液渗透到子宫肌层里,从而使得子宫易感性升高,诱发宫缩,少数情况下甚至导致胎盘早剥。现在已经不推荐在有活动性产前出血的情况下使用宫缩抑制剂。多项研究都未发现在这种情况下使用宫缩抑制剂的意义,一项最近的对照试验还证实,尤其是对于胎盘距宫颈内口小于 2cm 的孕妇,在持续使用硝苯地平(心痛定)的情况下,会增加急诊剖宫产的风险[3]。

诊断

前置胎盘常见的临床症状为孕晚期无痛性的、自限性的产前出血,一般不会出现胎儿窘迫的情况。因

此,在进行阴道检查前要先确定胎盘的位置。然而,有将近 20% 的前置胎盘不会出血,经产妇在孕 34 周后胎先露异常或横位时,应高度怀疑是否存在前置胎盘的可能性。阴道超声是诊断前置胎盘最精确的手段,但并不推荐常规测量宫颈长度以判断分娩时机[4]。

产前处理

无症状的前置胎盘

很多前置胎盘的孕妇直到入院行计划性剖宫产之前都是无症状的。观察性研究发现,此类孕妇可以在门诊定期随访,但需要对这些孕妇宣教禁止深部性交和太用力的活动。建议孕晚期不要工作。

产前保健,尤其是以下几点非常重要:

- 注意是否存在贫血并保持血红蛋白在 110g/L 以上;治疗铁缺乏——如有必要行静脉铁剂输注。
- 获得患者紧急输血知情同意,对"耶和华见证人"(拒绝输血)信仰的患者行特殊的护理计划。
- 有前置胎盘史和子宫手术史的孕妇,要充分评估胎盘植入谱系疾病的问题(见本文后面描述)。
- 麻醉科咨询。
- 这些孕妇需要提前被充分告知需要手术以及手术的风险,以防紧急剖宫产。告知内容要包括紧急情况下需要做纵切口以及古典式剖宫产手术的可能性,尤其是在持续性横位,存在大肌瘤,前次开腹手术及病理性肥胖者。讨论并记录是否需要做输卵管结扎手术。
- 在没有其他情况下,对于胎儿的生长监测按照常规进行。
- 分娩时机在 36~37^{+6} 周,如果之前没有使用过类固醇皮质激素,可以考虑分娩前使用。

有症状的前置胎盘

大多数前置胎盘的产前出血具有自限性,入院时就已缓解。这些患者需要入院加强监护。根据不同的孕周处理如下:

- >36 周,考虑 24~48 小时内做选择性剖宫产终止妊娠。
- <36 周,保守治疗,包括以下几点:
  - 根据当地常规给予皮质类固醇及硫酸镁。
  - 保持静脉通路的开放,并备有 2U 相应血型的血可随时取用。
  - 麻醉评估。

- 评估静脉血栓栓塞预防,至少包括使用弹力袜预防血栓。根据特定的方案,由顾问医师层面来评估和决定是否需用低分子量肝素。
- 提高血红蛋白的水平。
- 有指征时注射抗 D 免疫球蛋白。
- 新生儿科的评估。
- 在多学科会诊讨论后确定选择性剖宫产的时间。反复产前出血或有胎儿窘迫的证据或胎盘早剥的情况,则紧急剖宫产。

非复杂性的前置胎盘的剖宫产手术

可采用椎管内麻醉下,腹部皮肤横切口下实施。关键在于术前准备,约 22% 的患者会发生产后出血[5]。开放足够的血管通路很重要。手术操作要点在于娩出胎儿前充分分离膀胱以暴露整个子宫下段,有利于进行下文所述的止血性的手术操作。下推膀胱也有助于发现异常的血管,便于止血结扎,活用双极能量器械如 Ligasure 进行电凝。一般来说,单极电凝对那些粗大的血管止血是不够的。

尽管大多数产科医师可以快速切开子宫,穿过胎盘,但使用改良式的子宫切开术(Ward 手术)可以减少通过胎盘造成的失血[6]。切开子宫肌层至胎盘下方,手术者将手插入子宫肌层和胎盘之间,破膜后,通过子宫切口娩出胎儿。分娩后,可能大部分胎盘仍附着在子宫下段,最好等待胎盘自然剥离。如果怀疑存在胎盘植入综合征,不要尝试去人工剥离胎盘,否则会造成灾难性的出血。而选择性分娩发生产后出血最常见的原因是子宫下段收缩乏力。要考虑以下重要的因素:

- 快速关闭子宫切口有助于子宫收缩——确认子宫切口两侧角缝合牢固。
- 托出子宫双手加压止血。
- 可以积极使用宫缩剂包括麦角新碱(排除禁忌证),缩宫素,米索前列醇和 $PGF_{2\alpha}$。
- 使用氨甲环酸[7]。

当有可能出现严重出血时,有必要根据技术和设备采取其他的止血措施。

简单又经济的止血操作包括子宫下段处双手加压止血,及在下段扎止血带,但在扎止血带操作前,确保膀胱已被下推。在生命体征不稳定的患者,紧急情况下,于骶岬水平处主动脉加压可以紧急止血。使用 Eschmarch 加压绷带对子宫施压,对于那些由于失血造成的凝血功能障碍可以起到止血的作用,也可以帮助子宫内积聚的血液(宫内湖)回流。用两道有弹性的绷带自宫底部至宫颈进行子宫加压可以纵向减少50%的子宫容量[8]。在血流动力学和血流动力学参数稳定的情况下,移除子宫加压绷带,然后放置 Bakri 球囊和 B-lynch 缝合术(三明治技术)可以起到压迫下段的作用从而达到止血的效果[9]。

必要时,需行围产期全子宫切除,详见第 27 章。关于纠正低血容量及凝血功能障碍的相关问题详见第 29 章。在考虑全子宫切除之前,要用一定的时间让这些纠正低血容量及凝血功能障碍的措施充分起效。必要时可以通过紧急压迫主动脉达到暂时的止血效果,为进行液体复苏,输入血制品及凝血因子和应用促进宫缩药物提供时间,必要时也为等待进一步的外科救援赶到提供时间。

前置胎盘阴道分娩

尽管普遍认为前置胎盘优先的分娩方式是剖宫产,但在临床案例中偶尔也有阴道分娩的情况,尤其是孕 24 周后怀疑胎儿有畸形或胎死宫内。出现这种情况,子宫动脉栓塞是一种安全有效的止血方式,具体描述见第 38 章。行髂内动脉分支血管内止血是一种可以降低母体大量出血风险的安全的方案。

如果胎盘边缘距内口≥2cm,可以尝试阴道分娩,出血的风险是可控的。如果胎盘边缘距内口<1cm,出血的风险大大地升高,这时候选择性剖宫产才是最安全的选择[10]。胎盘边缘距内口位置在 1~2cm,哪种分娩方式是更好的选择尚不明确。少量研究显示,在这种情况下,阴道分娩的成功率为 76%~93%[10-12]。而这些患者产后出血的概率是增加的,因此需要有专业人员参与,足够的血制品以及在拥有处理急诊剖宫产的能力的单位进行。要积极处理第三产程,预防性用药详见第 34 章。

对于这些患者,需要采取个体化的医学处理。是否对这些人群进行引产目前还没有相关研究。尽量等待自然分娩发动可能是最安全的方法,因为子宫下段在孕晚期继续成熟,可以使胎盘被动地进一步向上延伸。单胎头位需要引产的患者,在实施人工破膜术之前,一定要确保静脉通路的开放,血制品可以快速获得,母儿监护措施到位。

戴好无菌手套,在做阴道检查时触诊穹隆,看看在子宫下段与胎头之间有无厚的胎盘组织。如果仅间隔着较薄的子宫下段,胎头可以被很容易触及,则可以放心地进一步检查。用一个或两个手指探入宫颈处,感受有无胎盘组织。血块和胎盘组织很难鉴别,不过胎盘的触感是硬的,有一种砂粒感。如果未发现有胎盘组织,则使用人工破膜并使用缩宫素很安全。

胎盘植入性疾病

1937 年,Irving 等首次发现在胎儿分娩后,胎盘无法自子宫壁上剥离[13],从而有了胎盘植入这一定义,用于描述足月胎盘病理性粘连[1]。其特点是胎盘的侵入性种植,导致灾难性的出血。有很多的名词用来描述这种情况:胎盘粘连,胎盘植入,穿透性胎盘,病理性粘连性胎盘。近几年的指南统一定义为:胎盘植入性疾病(placenta accrete spectrum, PAS),包括粘连型胎盘植入,植入型胎盘植入以及穿透型胎盘植入[14]。这一系列疾病是人类所特有的病种,文献中从未报道动物存在此类疾病[15]。

流行病学

PAS 的发病率从 20 世纪 80 年代的每千例分娩中0.8 例上升至现在的每千例分娩中有 3 例,原因在于不断上升的全球剖宫产率[16]。PAS 与母体病率,特别是严重的产科出血和围产期的子宫切除术相关,曾有报道死亡率高达 7%[17]。除了既往有前置胎盘的剖宫产史与 PAS 相关,表 28.2 列出了 PAS 其他的风险因素。很多是与子宫内膜受损有关。然而,初产妇和仅有过一次剖宫产史的病例,PAS 的发病率也在升高,应重点关注既往有过人工剥离胎盘史或刮宫史者,因为这种情况下,胎盘向侧壁粘连(将在下文讨论)的发生率更高,而此类粘连造成 PAS 的后果更严重。

表 28.2　与胎盘植入性疾病相关的病理学

分类	子宫病理变化
手术创伤性瘢痕	剖宫产
	手术助产终止妊娠
	宫颈扩张及刮宫术
	子宫肌瘤剥除术
	子宫内膜切除术
	Asherman 综合征
非手术创伤性瘢痕	辅助生殖技术
	子宫动脉栓塞
	化疗和放疗

续表

分类	子宫病理变化
子宫畸形	子宫内膜炎
	宫内放置节育环
	人工剥离胎盘
	胎盘粘连史
	双角子宫
	子宫内膜异位症
	黏膜下肌瘤
	强直性肌营养不良症

　　PAS 的发生、发展是一个复杂而多因素的过程。由于生长进程的短暂和局促空间所限,正常的胎盘生长不会超越子宫内膜的基底层,而异常的胎盘种植就如同恶性肿瘤般增生,甚至侵袭附近的组织[18]。其潜在的分子生物学机制不得而知。目前,有假说认为其发生是由于底蜕膜或基板缺陷、母体血管重铸失败和滋养细胞的过度侵袭共同导致的[19]。

诊断

　　在产前诊断并进行计划性选择性分娩可以降低母体病率。然而,即使在设备很完善的机构,仍有 50% 的病例不能在产前被准确地诊断[20]。彩色多普勒超声是目前诊断 PAS 最准确、敏感、经济实惠的手段。当然这个取决于不同超声技师的水准。请对 PAS 有丰富的超声经验的专家再次确认,通常对提高 PAS 的诊断会起到更大的作用。

　　PAS 的超声影像特征为子宫胎盘界限缺失(透明层),基底子宫肌层变薄,胎盘内血管变异(腔隙血流),胎盘床(过度血管化)[19]。整个孕期连续的超声检测可以有助于判断 PAS 疾病的严重程度。胎盘磁共振成像(MRI)对于该疾病的作用尚不明确,而且很多研究也不能证实其优于由经验丰富的技师进行的超声诊断。

　　近 80% 的 PAS 胎盘位于膀胱的上后方,只有 20% 的病例会从 MRI 中获益,可以帮助提前发现潜在的致命性的胎盘植入问题,如种植于膀胱较低部位,穿透子宫肌层或子宫后壁的低位植入。在过去的数十年间,胎盘 MRI 被用于勘测和描记胎盘的侵袭路径[21],有助于临床医师进行手术的规划。

　　胎盘 MRI 需要专业的影像学技术。首先,MRI 的增强线圈要根据胎盘位置放置,比如母体脐部是定位子宫的,耻骨联合上区域为前置的胎盘[21]。其次,膀胱要处于半充盈状态,太过充盈或者排空的膀胱会使子宫膀胱交界处的新生血管位置倾斜。最后,定位胎盘是否穿透肌层的最佳方法是使用 T_2 增强信号模式,垂直于膀胱后壁的路径取切面[21]。

剖宫产瘢痕妊娠的处理

　　严重的 PAS 被认为起源于剖宫产瘢痕妊娠(caesarean scar ectopic pregnancies,CSP)。最近,一篇系统综述和荟萃分析指出,诊断 CSP 时是否出现胎心是预后的关键预测因素。对于大多数未见胎心的病例,严密观察下期待治疗可能是合适的。70% 的此类孕妇会顺利地自然流产,30% 的病例需要药物或手术干预。这些病例的最主要问题是会发生早孕期子宫破裂,其发生率为 13%[22]。有胎心搏动的 CSP 病例到后期就会发展成为侵袭性的 PAS,多数会种植在膀胱上(下文讨论)。这些病例发生早孕期子宫破裂的风险并不增加。

　　对于有胎心搏动的 CSP 病例进行外科处理是非常具有挑战性的。笔者建议可以采用 Pfannenstiel 切口进腹,仔细分离膀胱与 CSP。一旦推开膀胱,从阴道进入吸头,在直视下吸走妊娠组织,修补子宫切口处的缺损,双层缝合子宫切口。

PAS 病例的处理

多学科合作和集中式管理

　　考虑到 PAS 高发的母体病率及相关手术的复杂性,建议最好在专业的、规模大且有多学科抢救团队的中心进行 PAS 病例处理。一项荟萃分析证实多学科团队的介入,可以明显降低 PAS 的出血,减少输血及围手术期的并发症[23]。每个医学中心的多学科团队的组成各不相同,但一般来说,需要一位母胎医学专家,一名产科麻醉医师,一名妇科肿瘤专家,介入医师、泌尿科专家和输血科专家。多学科团队需要覆盖 PAS 的各方面所需,包括产前诊断、分娩计划和时机、外科处理、围手术期及术后并发症的处理。多学科团队使标准化的外科手术步骤成为可能,也能降低母体病率[24]。多学科团队的介入也能降低 PAS 的急诊分娩率,而急诊分娩率与母体病率显著相关。如果产前检查提示为 PAS，目前建议在 34～36 周分娩。

全子宫切除术

全子宫切除术虽然是前壁 PAS 标准的治疗手段，但是保守性的手术方式越来越受到欢迎。对于罕见的后壁或侧壁穿透性胎盘植入病例要特别重视。

我们的经验是采取膀胱截石位，取腹壁正中切口，仔细探查盆腹腔以评估疾病的严重程度，尤其是注意子宫下段的血管，膀胱顶部以及两侧盆壁。如果有提示宫旁侵袭，则在娩出胎儿前，结扎双侧圆韧带，暴露盆壁；如果有见到新生血管自髂内动脉的输尿管分支或盆腔分支发出，则可证实有宫旁组织侵袭。在

这种情况下，如果近端高位的血管控制（腹主动脉发出的两支髂总动脉）不可行，那就停止操作，选择宫底部切口娩出胎儿，而不要触碰胎盘（下文讨论）。

一旦排除宫旁组织被侵袭，最关键的步骤是要分离膀胱。切开膀胱腹膜反折，可以更好地结扎由于 PAS 而形成的新生血管。（图 28.2）。有时候由于子宫肌瘤，可能难以暴露，可以用一只手指插入膀胱宫颈间隙（Pelosi 手法[25]）并抬起以方便分离。如果分离时见到新生血管直接侵袭入膀胱，则做一个膀胱切开术；找到两侧输尿管开口并插入输尿管导管。在膀胱顶部被侵袭时，采用此种手术是比较安全的。但比较罕见的病例是胎盘自 CSP 处穿透，并侵袭膀胱三角，则需要更特别的方法（下文讨论）。

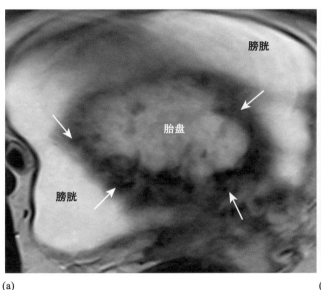
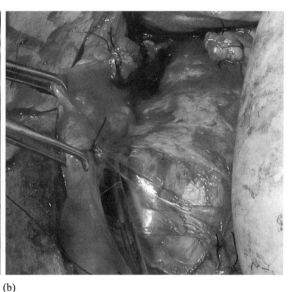

(a) (b)

图 28.2　（a）T₂ 加权 MRI 显示异常的膀胱子宫交界，呈大片黑色区域；（b）术中所见：黑色区域为胎盘周围新生血管形成，小心结扎这些血管后，分离膀胱后壁，在子宫和膀胱之间形成解剖间隙

避开胎盘娩出胎儿。如有条件，使用线性缝合器打开子宫可以减少失血。宫底部放置两条缝合线，电刀切开子宫肌层直至到达羊膜，用手指将羊膜从蜕膜上分离后，自上而下置入线性缝合器（4.8mm）。刺破羊膜娩出胎儿[26]。断脐后，在靠近胎盘插入点处切断脐带。如果胎盘不能自然剥离，不要尝试人工剥离[20]，而是关闭子宫切口。结扎卵巢韧带和子宫动脉，切除双侧输卵管和全子宫。结扎子宫动脉后离断子宫主韧带，阴道内置入窄的 Deever 牵引器或带海绵的牵引棒以识别阴道前穹隆的位置。打开阴道前壁，逆向切除子宫，全程钳夹阴道创口以减少来自阴道动脉的出血。使用 Vicryl 0 号缝线缝合阴道穹隆。

侵袭分布图——识别疑难病例

需要用客观元素对 PAS 进行术前外科评估，以识别疑难病例，制订处理计划。因为它们常侵犯特定的血管丛，必须强制进行 MRI 或术中探查评估器官边缘的被侵犯程度（侵袭分布图），以预防并发症的发生（表 28.3）。近 80% 的 PAS 侵袭膀胱顶部（图 28.2），而这块区域比较好处理，血供来源于子宫和膀胱上动脉，相对来说，止血比较容易。

更低位置的侵袭就更复杂，大部分是 CSP 的后遗症。在这个区域去结扎血管以控制出血比较困难，血管众多且来源多样，包括膀胱下血管，宫颈和阴道血管丛（图 28.3）。这些血管丛起源于阴部内动脉，位于

表 28.3　胎盘侵袭不同部位的特征表现(侵袭分布图)

	前壁宫体上段	后壁宫体下段	膀胱上方后壁	膀胱下方后壁	上方宫旁组织	下方宫旁组织
受累血管	子宫和卵巢动脉	子宫动脉和宫旁分支	子宫动脉—膀胱上动脉	膀胱下动脉—阴道支—宫颈动脉	子宫动脉	子宫动脉——从输尿管和盆腔血管形成的新生血管
血管控制	子宫动脉或髂内动脉	子宫动脉和后壁吻合支	子宫动脉或髂内动脉	肾下主动脉双侧髂总动脉	子宫动脉	肾下主动脉双侧髂总动脉
可能累及的器官	膀胱	输尿管	膀胱直肠	膀胱—三角区—宫颈	小肠或结肠	输尿管
技术难度	中等	中到高	中等	高	中	高
出血可能性	+	++++	+++	++++++	++	+++++++

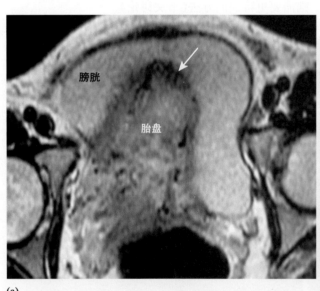
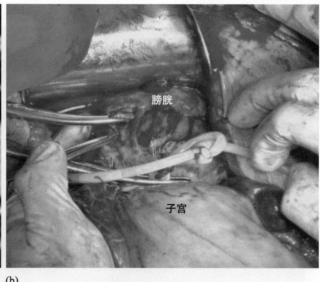

图 28.3　(a)侵犯膀胱后壁的 MRI 图像(白色箭头);(b)手术中的图像,侵犯组织紧密地粘连于膀胱三角和宫颈前唇

靠近三角区内一块非常狭窄的区域,而且被宫体前方的纤维组织包绕。一旦出血极其危险且手术操作极其困难。膀胱低位置的侵袭发生并发症风险和母体死亡的风险都大大地增加。

这种情况下,一般会选择把残留的胎盘留下。必要时行逆行或次全子宫切除术。使用棉棒或窄型 De-ever 牵引器标记阴道后穹隆处,逆向切除全子宫。在这种情况下,笔者经常在操作开始前,插入输尿管导管或支架,因为在分离子宫前方输尿管隧道时会大量出血。使用输尿管支架可以清晰简单地辨认输尿管,抬高轻推子宫和输尿管至一侧,安全地结扎离断宫骶韧带。阴道后穹隆打开后,可以用大组织钳夹住侧壁的阴道血管及阴道壁,通常可以辨认膀胱前方的阴道前壁。在处理膀胱柱时,要特别小心,避免损伤输尿管,膀胱基底部的出血相对而言比较轻微,有可控性。

用 1-0 Vicryl 缝合线间断缝合阴道残端。膀胱基底部出血可以用 2-0 缝线 8 字缝合。如果需要进行膀胱修补,下文会描述。这些病例会有较高的风险在术后出现阴道膀胱瘘,笔者会在膀胱上放置网膜瓣,导尿管可放置 10 天,并在取出前做一个膀胱造影。

第三侵袭分布区域是宫旁。虽然比较少见,宫旁侵袭主要原因是非法流产,人工剥离胎盘和多次清宫。有两种类型的宫旁侵袭,一种是胎盘从侧壁缺损处突出,类似于疝;另一种是在胚胎种植部位所致,导致广泛的新生血管形成(图 28.4)。这种部位往往非常凶险,因为靠近输尿管和盆腔大血管,而且新生血管往往是从输尿管血管和髂内动脉发出。在剥离低处侵袭性胎盘的过程中造成损伤,尤其是在髂内静脉处,极有可能会造成致死性的出血。广泛的宫旁侵袭意味着应尽早分娩或者保留胎盘。

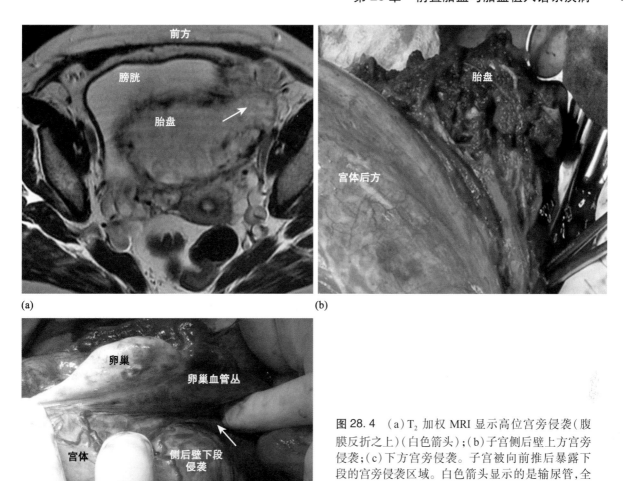

图 28.4　(a)T$_2$ 加权 MRI 显示高位宫旁侵袭(腹膜反折之上)(白色箭头);(b)子宫侧后壁上方宫旁侵袭;(c)下方宫旁侵袭。子宫被向前推后暴露下段的宫旁侵袭区域。白色箭头显示的是输尿管,全子宫切除术前需要将其游离出来

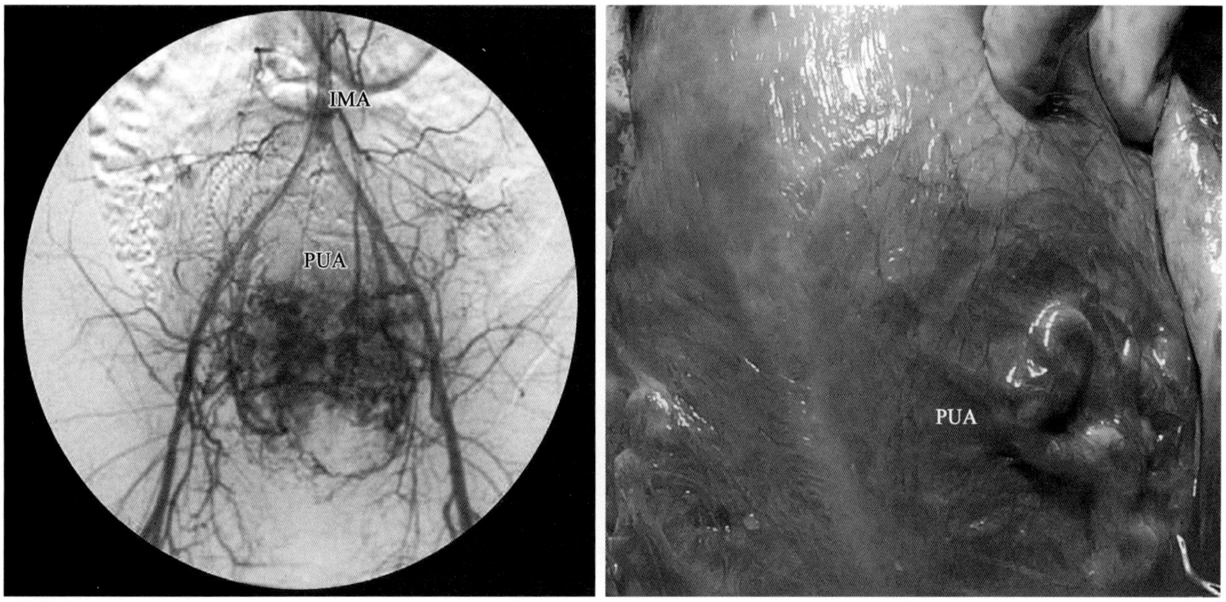

图 28.5　(a)盆腔血管造影证实起源于肠系膜下动脉(IMA)的子宫后壁动脉吻合形成(PUA);(b)术中视野见子宫后壁动脉吻合,未发现有静脉

最后是第四片侵袭区域,宫体下段后方,在产前很难发现,即使是控制了近端大血管也会造成大量出血。在位于宫体下段的胎盘侵袭处,自直肠上动脉发出的粗大血管丛以难以描述的状态分布在子宫上。这支动脉由肠系膜下动脉发出,即使是进行主动脉栓塞,也会造成较多的出血。一旦正确找到并暴露这个吻合血管,可8字缝合止血(图28.5)。子宫被搬出切口可以很容易地看到这些血管丛。

只有区别这些特征,才能为不同PAS的病例选择不同的方式切除全子宫。通过术前影像学的描绘,及术中精确地区分十分重要,可以让术者准确地判断适合的手术方式或者非手术方式。

保守性处理

原位保留胎盘

保守处理是避开胎盘,切开子宫,娩出胎儿,切口通常选择宫底部。关闭子宫切口,胎盘留在原位,等待自然吸收[27]。这样做最大的优点是减少出血,避免医源性损伤邻近器官。执行这种手术的指征是因胎儿因素不可以延迟手术,术中意外发现PAS,或者医疗资源缺乏比如缺乏训练有素的外科医师,没有血库或ICU时,尤其适合采用此操作。

分娩后,使用抗生素(阿莫西林和克拉维酸,或青霉素过敏时使用克林霉素)并且严密监测。如表28.4所示,这种操作所致的感染发生率并非不显著,并且至少有10%的概率仍会做一个延迟的全子宫切除术,那将可能是一个非常困难的手术[27]。目前,发现用甲氨蝶呤或子宫动脉栓塞术是不能促进胎盘的吸收或帮助分娩的。因为很多患者会去另外的医院处理晚期发生的并发症,因此保守治疗所致的并发症可能被低估了。

一步到位的保守性手术

这种手术操作是一次手术解决PAS的所有问题[28]。采用改良的Pfannenstiel切口,分离腹直肌前筋膜至脐部形成皮瓣,然后从中间切开腹直肌鞘,上达脐部,下至耻骨联合。推开膀胱,暴露膀胱和胎盘之间的新生血管,逐步结扎分解至阴道上方或宫颈水平。用如前描述的Ward技术在子宫上段横行切开子宫。胎儿娩出后,不要动胎盘,将子宫搬出切口外,如果需要进行膀胱分离,前方侵袭血管被充分结扎。用手术刀完整切除胎盘及侵袭处的子宫肌层。清理宫腔,双层缝合剩余的正常组织,关闭子宫。此操作不需要结扎或栓塞子宫动脉。至今,已报道了200例在术后再次妊娠的病例,并且没有复发、发生前置胎盘或产后出血。有2例双胎病例发生不完全子宫破裂。

表28.4   胎盘植入性疾病——处理方式的选择

	类型	难度	再次妊娠	复发的可能性	设备要求	止血方式
全子宫切除术	切除手术	高	丧失生育功能	无	中到高	常规止血性手术;栓塞;动脉球囊
胎盘原位保留	保守性手术	低	可能	中到高	低	栓塞
三P手术	保守性手术切除部分侵袭病灶	中	不推荐	无数据	高	髂内动脉栓塞
一步保守性手术	保守性手术完全切除侵袭病灶	中到高	可能。185例成功病例	非常低	低	常规止血性手术

三P手术

该手术由英国人报道,主要用于降低PAS中的子宫切除风险[29]。主要操作步骤包括:①围术期通过胎盘B超确定胎盘上缘的位置;②术前放置动脉球囊导管阻断盆腔血管(髂内动脉分支前方);③不去用大面积肌层切除和修补子宫的方法完整剥离胎盘。如果膀胱后壁被侵袭,将组织原位保留,避免膀胱切开。笔者不推荐再次妊娠。仍需进一步设计关于该技术的大型研究。

并发症

PAS最常见的术中并发症是出血和膀胱损伤。术中发生意外的严重出血时应压迫主动脉和出血点。第38章将讨论盆腔血管的结扎。如果发生血管损伤,用4-0的Prolene缝合线缝合,静脉损伤会更难缝合。大的静脉损伤更要小心,用顶端带小海绵的探针控制静脉损伤的近端和远端,4-0 或 5-0 的 Prolene 缝合线关闭缺口。如果血管近、远端的断端可以被很好地控制,有条件的话,可以等待血管外科医师缝合。

PAS 的手术中,分离膀胱虽然会占用较多的手术时间,但可以降低泌尿系统的并发症。主刀 PAS 的产科医师必须具备膀胱修补手术技能。简单地说,就是将膀胱破裂口边缘修剪新鲜,再用可吸收线双层缝合破口处。如果裂口靠近输尿管开口处,可以插入婴儿鼻饲管或双 J 支架以防止在修补膀胱时误扎输尿管。通过注入亚甲蓝或无菌牛乳以检查膀胱是否完整缝合。导尿管留置 7 ~ 10 天,移除导尿管前先做膀胱造影检查。

术后并发症包括感染,尤其是盆腔积液,可以在超声引导下行抽吸术和使用抗生素进行治疗。所有的 PAS 病例需要仔细评估静脉血栓风险,在血流动力学稳定、没有活动性出血的情况下,通常在术后 12 小时开始注射低分子量肝素。

预防的可能性

形成 PAS 的根本原因未知,与之相关性最大的还是前次剖宫产形成较大的缺损。切口憩室不能解释所有的 PAS 病例,而且也不是存在大缺损的人都会发展为 PAS。然而,越来越多的理论认为,大的缺损是重要的风险因素,所以修补大的缺损可能会降低发生 PAS 的风险。是否要对这样的缺损进行筛查,目前还没有共识,而且也很少有人去咨询有关选择性修补的问题。目前,我们对这些理念的了解有限,是否需要在再次妊娠之前去恢复正常的子宫解剖结构仍有争议。

这是一个有争议的话题,因为子宫缺损确实很常见,为了预防 PAS 的发生需要治疗的病例数将是庞大的。因此,只有那些大的或完全性的缺损可能才需要修补。可以在剖宫产时修补或再次妊娠前修补。子宫肌层的修补有时候会牵涉到大片的膀胱后区域切除,手术并不总是能成功。作者的个人经验是,当缺损距宫颈内口 4cm 以内,会有开裂的可能性,术前 MRI 可帮助有计划地安排手术。总而言之,子宫下段的愈合过程比我们想象中的复杂许多。我们需要多中心的研究来解决这个问题。

将来的发展

在 Munro Kerr 1926 年的原著中提到,在妊娠子宫

中胶原成分增加对下次妊娠将会造成问题,因为它使得这种瘢痕没有延展性。子宫瘢痕是造成母体病率的主要原因,也许将来的研究重心应放在组织再生方式的项目上,以减少 PAS 的发生。

(郁君　译　　李棪　李婷　校)

参考文献

1. Cresswell JA, Ronsmans C, Calvert C, Filippi V. Prevalence of placenta praevia by world region: a systematic review and meta-analysis. *Trop Med Int Health*. 2013;18:712–724.
2. Vermey BG, Buchanan A, Chambers GM, et al. Are singleton pregnancies after assisted reproduction technology (ART) associated with a higher risk of placental anomalies compared with non-ART singleton pregnancies? A systematic review and meta-analysis. *BJOG*. 2019;(2):209–218.
3. Verspyck E, de Vienne C, Muszynski C, et al. Maintenance nifedipine therapy for preterm symptomatic placenta previa: a randomized, multicenter, double-blind, placebo-controlled trial. *PLOS One*. 2017;12:e0173717.
4. Society for Maternal-Fetal Medicine, Gyamfi-Bannerman C. Society for Maternal-Fetal Medicine (SMFM) Consult Series #44: management of bleeding in the late preterm period. *Am J Obstet Gynecol*. 2018;218:B2–B8.
5. Fan D, Xia Q, Liu L, et al. The incidence of postpartum hemorrhage in pregnant women with placenta previa: a systematic review and meta-analysis. *PLOS One*. 2017;12:e0170194.
6. Ward CR. Avoiding an incision through the anterior previa at cesarean delivery. *Obstet Gynecol*. 2003;102:552–554.
7. Collaborators WT. Effect of early tranexamic acid administration on mortality, hysterectomy, and other morbidities in women with post-partum haemorrhage (WOMAN): an international, randomised, double-blind, placebo-controlled trial. *Lancet*. 2017;389:2105–2116.
8. Palacios-Jaraquemada J, Fiorillo A. Conservative approach in heavy postpartum hemorrhage associated with coagulopathy. *Acta Obstet Gynecol Scand*. 2010;89:1222–1225.
9. Yoong W, Ridout A, Memtsa M, et al. Application of uterine compression suture in association with intrauterine balloon tamponade ('uterine sandwich') for postpartum hemorrhage. *Acta Obstet Gynecol Scand*. 2012;91:147–151.
10. Bronsteen R, Valice R, Lee W, Blackwell S, Balasubramaniam M, Comstock C. Effect of a low-lying placenta on delivery outcome. *Ultrasound Obstet Gynecol*. 2009;33:204–208.
11. Al Wadi K, Schneider C, Burym C, Reid G, Hunt J, Menticoglou S. Evaluating the safety of labour in women with a placental edge 11 to 20 mm from the internal cervical os. *J Obstet Gynaecol Can*. 2014;36:674–677.
12. Nakamura M, Hasegawa J, Matsuaka R, et al. Amount of hemorrhage during vaginal delivery correlates with length from placental edge to external os in cases with low-lying placenta whose length between placental edge and internal os was 1-2 cm. *J Obstet Gynecol Res*. 2012;38:1041–1045.
13. Irving C, Hertig A. A study of placenta accreta. *Surg Gynecol Obstet*. 1937;64:178–200.
14. Jauniaux E, Chantraine F, Silver RM, Langhoff-Roos J. Diagnosis FPA, Management Expert Consensus P. FIGO consensus guidelines on placenta accreta spectrum disorders: epidemiology. *Int J Gynaecol Obstet*. 2018;140:265–273.
15. Chuong EB, Hannibal RL, Green SL, Baker JC. Evolutionary perspectives into placental biology and disease. *Appl Transl Genom*. 2013;2:64–69.
16. Higgins MF, Monteith C, Foley M, O'Herlihy C. Real increasing incidence of hysterectomy for placenta accreta following previous caesarean section. *Eur J Obstet Gynecol Reprod Biol*. 2013;171:54–56.
17. O'Brien JM, Barton JR, Donaldson ES. The management of placenta percreta: conservative and operative strategies. *Am J Obstet Gynecol*. 1996;175:1632–1638.
18. Bartels HC, Postle JD, Downey P, Brennan DJ. Placenta accreta spectrum: a review of pathology, molecular biology, and biomarkers. *Disease Markers*. 2018;2018:11.

19. Jauniaux E, Collins S, Burton GJ. Placenta accreta spectrum: pathophysiology and evidence-based anatomy for prenatal ultrasound imaging. *Am J Obstet Gynecol*. 2018;218:75–87.

20. Fitzpatrick KE, Sellers S, Spark P, Kurinczuk JJ, Brocklehurst P, Knight M. The management and outcomes of placenta accreta, increta, and percreta in the UK: a population-based descriptive study. *BJOG*. 2014;121:62–70; discussion 70–71.

21. Palacios-Jaraquemada JM, Bruno CH, Martin E. MRI in the diagnosis and surgical management of abnormal placentation. *Acta Obstet Gynecol Scand*. 2013;92:392–397.

22. Cali G, Timor-Tritsch IE, Palacios-Jaraquemada J, et al. Outcome of Cesarean scar pregnancy managed expectantly: systematic review and meta-analysis. *Ultrasound Obstet Gynecol*. 2018;51:169–175.

23. Bartels HC, Rogers AC, O'Brien D, McVey R, Walsh J, Brennan DJ. Association of Implementing a multidisciplinary team approach in the management of morbidly adherent placenta with maternal morbidity and mortality. *Obstet Gynecol*. 2018;132(5):1167–1176.

24. Brennan DJ, Schulze B, Chetty N, et al. Surgical management of abnormally invasive placenta: a retrospective cohort study demonstrating the benefits of a standardized operative approach. *Acta Obstet Gynecol Scand*. 2015;94:1380–1386.

25. Pelosi 3rd MA, Pelosi MA. Modified cesarean hysterectomy for placenta previa percreta with bladder invasion: retrovesical lower uterine segment bypass. *Obstet Gynecol*. 1999;93:830–833.

26. Belfort MA, Shamshiraz AA, Fox K. Minimizing blood loss at cesarean-hysterectomy for placenta previa percreta. *Am J Obstet Gynecol*. 2017;216:78e1–78e2.

27. Sentilhes L, Ambroselli C, Kayem G, et al. Maternal outcome after conservative treatment of placenta accreta. *Obstet Gynecol*. 2010;115:526–534.

28. Palacios-Jaraquemada J. One-step reconstructive surgery for placenta accreta-percreta. In: Arulkumaran PS, ed. *A Textbook of Postpartum Hemorrhage*. Duncow: Sapiens Publishing; 2012.

29. Chandraharan E, Rao S, Belli AM, Arulkumaran S. The Triple-P procedure as a conservative surgical alternative to peripartum hysterectomy for placenta percreta. *Int J Gynaecol Obstet*. 2012;117:191–194.

第29章

失血性休克、弥散性血管内凝血和产科复苏

N. E. Hayes · J. M. Walsh

"在如洪水般的出血后,女人可能在瞬间死亡,但更多的是循序渐进地发生;对于受害者,死亡选择了她;对于你,在她向你伸出求助之手,而你却不能给予任何帮助,除了输血。我曾经见到过一个女人在 2~3 小时内死亡,而我的脑海里一片空白,根本不知道如何救她:这例我亲眼见到的病例触动了我,让我第一次意识到了输血。"

JAMES BLUNDELL

The PRINCIPLES AND PRACTICE OF OBSTETRICY.

LONDON:E,COX;1834:337

出血是全球引起孕产妇死亡的重要原因,每 10 分钟,在世界的某个角落,都会有一位妇女死于产科出血。在发达国家,孕产妇的出血率看上去呈上升趋势。而令人惋惜的是,无论在资源丰富或贫乏的地方,产科出血引起的疾病和死亡都是可以预防的。诊断和处理的延迟增加了严重的产后出血和休克的发生,增加了侵入性手术操作、输血和后遗症发生的风险,比如终末器官功能障碍,即使是患者生存下来也需要生命支持。对产科出血患者有效的临床处理和良好的结局的关键就是时间,最好的结局需要训练有素、相互合作的多学科团队即时反应。训练有素的团队、综合性的处理方案已经被证明能降低出血的严重程度及血制品或血液替代品的使用,降低死亡的风险。长久以来关于这点已经达成共识。

积极预防产前高危因素(如缺铁性贫血,对胎盘位置异常的孕妇制订选择性分娩计划),以及积极处理第三产程都可以有效地减少产科出血。失血性休克和一系列产科并发症都会导致继发的、危及生命的弥散性血管内凝血(intravascular coagulation, DIC)。液体复苏和纠正凝血有时候会遇到瓶颈——休克的进程和凝血之间的关系复杂而微妙,在进行复苏的过程中有时会形成互相依赖的恶性反馈循环。实际的处理会在下文讨论。

失血性休克

定义

休克最简单的定义是没有足够的氧提供给细胞。

问题或是由于供氧或是由于需氧造成的。妊娠对机体提出更高的代谢要求以满足胎儿胎盘单位的需求和母体的变化。心血管系统做出适应性的变化,增加心输出量和红细胞数量以增加供氧能力,满足这种需求。复杂性妊娠(如多胎、严重的合并症或败血症)对氧气有更高的需求,那么这种平衡就变得更加脆弱。

发生率

失血性休克的发生率很难定义。多数定义以低血压来作为标准,但在妊娠妇女中,血压下降已经是失血性休克的晚期症状了。在发达国家,普遍认为危及生命的围产期出血发生率为每 1 000 例孕产妇中有 1 例。

病理生理机制

失血的根本问题是有效循环血容量的供应失败,血液中的氧气不足。从细胞层面来讲,是一个正常的有氧代谢转变为无氧代谢的过程。无氧代谢的产物堆积(如乳酸),加剧了缺氧导致氧负债,最终导致细胞死亡。

组织层面来说,失血严重会导致心搏骤停。对于大脑和心脏,完全性灌注缺失在几分钟内就会发生不可逆的致命性的损伤。低血压导致循环容量的减少和血管收缩(企图维持血压稳定和优先供给重要器官),进而造成进行性的终末器官损伤,这些与失血性休克的程度和持续时间相关。终末器官的损伤又将这个供需的不平衡放大了数倍,主要表现为:

- 急性肺损伤损害肺泡表面的氧气交换,导致下游缺氧

- 急性肾损伤导致全身酸中毒,并使凝血功能恶化,增加出血量
- 肝脏灌注不足,导致内源性凝血因子合成障碍,影响凝血功能
- 低血压和贫血引起心肌缺血(还有麦角新碱治疗宫缩乏力)减少心输出量和全身灌注

急性出血会导致血管内皮的适应不良,导致血管渗透性增加,引起血管内液体渗透到血管外间隙。进一步减少有效循环血量,加重组织缺氧。内皮细胞失调导致系统性的凝血功能异常,在休克中,会加重严重病率和死亡的发生[1]。

临床发现

急性失血反应激活一系列的应激反应(儿茶酚胺,内源性皮质类固醇和肾素系统),以适应急性失血的生理变化。美国外科创伤学会对失血性休克进行了分类(表 29.1),很好地诠释了失血性休克的典型临床反应。

表 29.1　根据临床体征和症状对失血性休克的分类

休克分类	失血量(估计)	心率	血压	呼吸频率	尿量	Glasgow 昏迷量表
I	<15%	⇔	⇔	⇔	⇔	⇔
II	15%~30%	⇔/↑	⇔	⇔	⇔	⇔
III	31%~40%	↑	⇔/↓	⇔/↑	↓	↓
IV	>40%	↑/↑↑	↓	↑	↓↓	↓

注意:失血量大于 30%需要输血。

这是一个很有用的指南,但考虑孕产妇对血容量损失百分比的临床反应时,还要考虑到妊娠期血容量的增加(相较于非妊娠状态的 70mL/kg,妊娠时最高达 100mL/kg——在考虑失血量时,在不同绝对体重的情况下,占总血容量的百分比差异非常大)和正常的妊娠生理变化(会与病理状态重叠,尤其是孕妇心率)。而在产科患者中,低血压意味着休克已经到了一个较晚的阶段。一篇系统综述评价了失血量和临床体征之间的关系,显示传统的床旁生命指征,如心率和收缩压,都存在着很大的变异[2]。而临床指标的衍生指标,尤其是休克指数(shock index,SI)看上去似乎对出血严重程度的判断很有用。SI 的计算公式是心率除以收缩压,数值高于 0.9(也就是心率高于收缩压)是低血容量的早期指征,应马上开始治疗。

诊断

早期识别急性失血的生理适应性变化(表 29.1)是关键,可以使用预警评分("跟踪和触发")系统,揭示异常生命体征的恶化趋势。及早发现出血原因,针对原因直接治疗"关闭水龙头",控制低血容量、低灌注、氧不足和总得病率。显性的产科出血可通过称重法判断出血量,尽早对出血的严重程度进行分类,并预测干预的有效性和预后。隐性的产科出血要靠临床表现去辨别。床旁经腹部或经阴道超声可以快速评估隐匿性出血的可能部位,经胸超声心动图可以在几分钟内检查心脏的充盈情况和心功能。必要时需要全身 CT 或 MRI 评估(但不能耽误复苏抢救时间)。还有其他放射学检查,如血管造影评估既能诊断又能治疗,特定病例需剖腹探查手术以明确诊断。

实验室检查用于评估低灌注和缺氧程度(pH,碱剩余,乳酸/乳酸水平),血液的携氧能力(PO₂ 和 Hb);凝血功能以评估"止血能力",预测出血的进展和输血的需求[活化凝血酶时间(activated partial thromboplastin time, APTT),凝血酶原时间(prothrombin time, PT),血小板和 Clauss 纤维蛋白原];电解质水平维持心脏内环境稳定(钾、钙)和凝血功能(钙);以及肾脏和肝脏指标来确定休克状态导致的终末器官功能障碍。在有条件的单位可以用全血黏度实验(血栓弹力测定/血栓弹力图)评估凝血。这些是床旁设备,可以快速评估止血状态的信息,并且可以同时评估血凝块的形成和溶解。

无论使用哪种诊断方式,都应该按照出血与休克的严重程度间隔一定时间重复地进行评估,这对评估患者对初始治疗和正在进行的治疗的反应是非常重要的。治疗失血性休克的管理和 DIC 患者的凝血障碍是相辅相成的,因此下文将一并讨论。

弥散性血管内凝血

定义

弥散性血管内凝血(DIC)描述了与该疾病相关的

原发性的血液问题——全身的微血管和大血管树发生广泛的凝血功能失调。广泛的凝血功能异常最终临床结局表现为多器官功能障碍，继发于血管闭塞性血栓导致缺氧和低灌注。DIC 有时候也称为"消耗性凝血病和去纤维蛋白综合征"。这个名称准确地描述了继发性，但也是潜在的致命的问题，即当凝血因子耗竭，水平低于止血能力需要的水平会出现大量失控的出血，以及过度活跃的纤溶，也会破坏已形成的血块的稳定性。

简而言之，它是一种血栓性出血性疾病，其特征是全身性凝血酶（代表凝血）和纤溶酶（代表纤溶）水平升高。纤维蛋白溶解的最终产物，例如纤维蛋白（原）降解产物 [fibrin（ogen）degradation products，FDP] 和 D-二聚体也出现在循环中。DIC 一般不会以原发状态出现，都是继发于其他原因，是一种获得性的疾病。

发生率

妊娠期 DIC 的发生率为 0.03% ~ 0.35%[3,4]。特别是，它与多种产科疾病相关（不同人群的发病率各不相同）：

- 急性、严重的围产期出血
- 胎盘早剥
- 羊水栓塞
- 子痫前期/子痫/溶血，转氨酶升高和血小板减少（HELLP 综合征）
- 妊娠期急性脂肪肝
- 死胎未分娩
- 宫内感染/母体败血症

病理生理学

在组织损伤后，正常血栓形成的调节是很复杂的。通过血小板黏附和聚集的相互作用过程来在受损处形成初级血小板栓。凝血级联反应的激活包括一系列酶促步骤生成凝血酶。凝血酶将可溶性纤维蛋白原（最丰富的凝血因子）转化为纤维蛋白，通常会聚合成稳定的血凝块。同时激活抗凝系统，通过抗凝血酶Ⅲ，蛋白 C 和组织因子途径抑制剂防止凝血酶在整个血管树中传播。纤溶酶激活介导纤溶以恢复凝血块集结的血管中的血流。可以在其他书籍中查阅关于此过程的描述[5]。

DIC 的一个关键介质是一种跨膜糖蛋白，称为组织因子。尽管组织因子是强力的促凝剂，但在正常运转的稳定状态下，凝血级联反应不会全身性启动，而

且凝血酶-纤维蛋白-纤溶酶之间存在相互关联。

正常妊娠发育过程中，合体滋养细胞层会形成内皮样特性以应对以下竞争性的问题，形成竞争性保护。①母胎界面出血的问题，否则会对母体和发育中的胎儿带来严重的出血问题。②偶尔的血栓形成则可能会损害通过间隙的缓慢层流而影响胎儿代谢。滋养细胞组织中组织因子的强烈表达反映了全身性的血栓形成倾向。滋养细胞完整性的破坏会导致组织因子大量释放到母体循环中。全面刺激促凝血酶原途径的启动，会引起包括 DIC 在内的严重的全身性反应。胎盘早剥或羊水栓塞是 DIC 的促发因素，也可能是机制[7]。

凝血、补体和炎性因子之间存在着"互相串扰"，一旦一个系统被激活，这三者之间的联系变得更加牢固，导致失调持续加重[6]。在炎性环境中，血管内皮、血小板和白细胞过度活化，直接促进凝血，或者通过诱导驱动 DIC 的组织因子在胎膜过度表达而促进凝血。急性严重的围产期出血或者严重的母体败血症时都会发生内皮功能系统性失调。

DIC 是妊娠期急性脂肪肝最突出的特点，在既往发表的案例中有 80% 的病例会表现出 DIC。这种情况下容易发生 DIC 与肝脏合成功能受损有关，肝脏不能上调纤维蛋白原和其他凝血蛋白来应对出血性消耗。相比之下，在 HELLP 综合征中不太可能会发生 DIC，在严重的病例中 DIC 的出现往往是与微血管性溶血性贫血或胎盘早剥相关（见上文）。

临床发现

显性出血是 DIC 最初的表现，无论是内脏出血，还是黏膜表面或皮肤出血。如上所诉，围产期大出血会导致失血性休克。在这种情况下要意识到可能与之相关的产科并发症（胎盘早剥，妊娠期急性脂肪肝等）。然而，有些时候临床表现会更隐匿，表现为全身不适和/或精神改变（提示微血管闭塞性血栓）或皮疹/紫癜性皮疹，需要高度怀疑。

诊断

早期精准地诊断 DIC 很重要，但也很困难。这些患者往往发生了危及生命的并发症（胎盘早剥，妊娠期急性脂肪肝等），或者由于严重的出血并发症继发DIC。由于该疾病特有的恶性循环，疾病可能会以惊人的速度恶化发展，需要频繁地重复评估。没有针对 DIC 的单一的临床或实验室诊断，一旦怀疑，建议血液科专家能快速介入。

基于普遍在用的凝血实验结果,设计了应用系统评分的诊断步骤。在这个评分系统中,将其最重要的因素与产科问题结合考虑很重要。血小板减少是最常见的实验室表现,但显然会与妊娠相关或子痫前期相关的血小板减少有重叠,从而影响该指标的实用性。APTT/PT延长可能是DIC的晚期特征。在所有的病例中,由于妊娠期的高凝状态,会使在足月时APTT/PT的水平位于正常范围的低端,因此即使是这个指标仅处于正常水平的高值,也可能已经发生了出血导致的改变。低纤维蛋白原血症是评分系统的关键因素,但妊娠期间纤维蛋白原不太可能会低。而围产期凝血功能受损并进展发展成严重出血的病例,其纤维蛋白原水平按非孕标准仍有可能是正常的。有人提议对妊娠期使用一个改良的评分系统。已经设计出的改良版,与传统算法相比,具有良好的诊断敏感性和特异性[3]。全血黏度弹力测定有助于快速评估止血效果,并方便定期重复测定。不能因为等待实验室结果而延缓复苏或输血,这才是当务之急的事情。

产科复苏:动员、行动和思考

失血性休克和DIC的管理

"很明显,当患者处于这种状态时,正在毁灭的边缘,这让你几乎没有时间去思考应该怎么做。在这些时刻,你的责任不是反思,而是行动。现在就应该开始思考,在困难来临之前。时刻记住抢救危急重症的原则。"

JAMES BLUNDELL
THE PRINCIPLES AND PRACTICE OF
OBSTETRICY. LONDON
E. COX;1834:336

从上文对失血性休克和DIC的病理生理学描述中,很明显会发现它们有着相互依赖的病理学机制,所以需要同时进行管理。病理过程会有自我延续和放大的过程,所以在处理的时候时间是关键。有效的临床护理和高质量的患者结局需要大量的资源——人力、实验室和血库资源。建议基本的或扩展的多学科团队从一开始就参加进来,包括高年资产科医师,助产士和麻醉人员(在复杂的情况下,应得到重症监护、实验室、血液科、放射科、专科手术等的进一步支持)。国家专业机构强制性对所有参与孕产妇保健的员工进行多学科护理方案的演练培训,因为事实证明,在产科急症中,这些培训在技术和非技术上都起到重要的作用[8]。

复苏和输血支持本身几乎永远无法治愈疾病。病因治疗才是首要目标:在出血/失血性休克中,你必须"关闭水龙头"。最终止血的时间越长,病率和死亡率就越高。DIC同样是一个重要原因,也应在支持治疗过程中加以重视。

特定原因引起的产科出血和外科治疗在本书其他章节讨论,以下不做介绍。这里提出了一个实用的、全局的即刻复苏和输血管理方法,适用于大量出血/失血性休克和凝血功能障碍的处理。特别要注意在恶性血液循环的复苏过程中避免医源性伤害。这种恶性循环是指过度使用静脉液体导致凝血因子被稀释,以及低体温和酸中毒影响凝血级联反应,导致凝血功能异常。

医源性伤害和恶性循环

静脉晶体复苏会导致凝血因子被稀释。大量的液体注入,凝血块形成过程中所需的凝血因子和血小板以及稳定血凝块所需的纤维蛋白原都被稀释了[9]。因此,虽然等渗晶体在休克时可以短时间内补充有效血容量,但过度注入会导致凝血功能受损和肺水肿。在复苏早期,补液量控制在最大量为3 000mL是"损伤—控制复苏"的关键原则。胶体溶液含有渗透活性颗粒,可以更好地将液体保留在血管内,但当大量使用时,也会导致稀释性凝血异常。葡聚糖胶体具有抗血小板和抗血栓形成的作用,不应使用。没有证据支持在产科出血复苏时使用胶体优于使用晶体。

低体温和酸中毒都会损害参与凝血级联反应的酶的功能。低体温还会减少凝血因子的合成并促进纤维蛋白溶解。快速输注未加热的液体会迅速降低核心体温。全身性的低灌注(未经治疗的低血容量和低血压)和/或肾功能损伤导致的酸中毒会加重低体温引起的不良反应。直到恢复有效的循环血量、血压和组织灌注,纠正氧不足后,酶动力学才能恢复。因此,在复苏过程中应采取一切措施避免或纠正低体温(使用液体和全身加热器)。减少低灌注损伤的程度和持续时间可防止酸中毒和医源性凝血功能恶化。

极端情况下的复苏,濒死期

在国家级的报告中可以很清楚地看到,在关于妊娠期和产褥期心搏骤停中,大量出血是最主要的病因[10]。在对于心搏骤停,无脉搏的患者需要进行正规的心肺复苏[11]。医护人员应了解对孕妇和非妊娠期患者进行基本和高级生命支持的关键区别在于:对产前的患者进行胸外按压时应保持子宫左倾位置,应在心搏骤停 5 分钟内完成濒死期剖宫产(被称为"复苏性剖宫产"),以帮助恢复自主循环。

议:产后出血小于 1 000mL 为轻度,超过 1 000mL 的出血或有休克迹象时需要提供更广泛的支持。建议多学科的高级人员在现场参与大于 1 000mL 的产后出血的处理[8]。

正常情况下的复苏:动员

首先,动员与失血程度成正比的资源。指南建

正常情况下的复苏:行动

复苏的启动过程如下(表 29.2)。

表 29.2　产科复苏步骤

记住:关闭水龙头/同时纠正病因		
行动	基本原理	目标
开始 ABC	确定是否基础/高级的生命支持	如果需要,启动 BLS/ACLS
高流量给氧	大多数情况下,改善组织的氧气	SpO_2>92%
产前患者予左侧位/子宫左倾位	降低因主动脉受压导致低血压加重休克的可能性	避免诱发低血压
开放 2 路大静脉(膈肌以上)	以输注温的晶体液来恢复容量	减少乳酸形成/酸中毒;稳定血压,体温
取血: • 血液交叉配型 • FBC • 凝血实验筛查(包括纤维蛋白原) • pH/碱过量/乳酸 • 肾脏/肝脏和电解质 • 考虑进行血黏弹性测试(如果有条件)	优先事项: • 评估是否有低灌注/酸中毒以及严重程度 • 评估血液的携氧能力以及是否输注红细胞 • 评估凝血状况和是否需要输注血制品 • 评估是否存在休克导致的终末器官功能障碍	减少乳酸/酸中毒;稳定血压,体温 HB>70~80g/L 以保障氧气输送和止血 纤维蛋白原>2g/L 血小板>75×10^9/L APTT/PT/电解质接近正常值
如果继续出血,失血量>1 000mL,给予静脉氨甲环酸 1g,以及:		
通过加温仪输血	在危急的临床情况下输注 O 型 Rh 阴性血	
反复进行临床和实验室重新评估(使用在文中提及的复苏目标)		

ABC,呼吸气道循环;ACLS,高级生命支持;APTT,活化凝血酶时间;BLS,基础生命支持;FBC,全血细胞计数;PT,凝血酶原时间。

首先,休克的患者有时候开放静脉很困难,可以选择骨内输液途径(最适合产科出血的骨内输液途径是肱骨头)。关注患者对输注温热晶体(以及更强的治疗手段)的临床和实验室反应。解决休克的临床症状,使乳酸达到正常,可以作为一个有用的目标。平均血压维持在 65mmHg 确保终末器官的灌注。侵入性的监测(中心静脉压)和输注升压药是非常重要的干预措施,却在产科出血中很少被用于液体复苏、控制休克和纠正凝血。动脉内血压监测提供准确监测,也能应对频繁的采血,尤其是用于氧合和组织灌注的标志物(PO_2、乳酸和 pH)的监测。决定输血前,早期晶体液应限制在 3 000mL 以内。

出血超过血容量的 30% 需要输注红细胞悬液(表29.1),开始输血时要注意做临床和血液学评估。在紧急情况下,可以输注 O 型 Rh 阴性血,建议所有的分

娩机构始终对这种血液有所储备。如果时间允许,要进行交叉配血试验。如果有条件,可以采用自体血回输。收集、洗涤、离心和过滤患者"丢失"的红细胞,然后回输至静脉。曾有人担心这种操作会产生医源性的羊水栓塞,但在实际中从未发现过。在这种情况下,这是一种安全、有效的技术[12]。血红蛋白(Hb)的目标值应高于单纯考虑携氧能力所需要的量。红细胞通过环加氧酶和血栓烷调节血小板来参与凝血级联反应,促进凝血。在严重贫血中,血管纵向血流减少,血小板的"近壁"浓度降低,降低了血小板参与凝血块形成的可能性。因此,血红蛋白对氧气输送和正常止血两方面都很重要。

在出血、失血性休克和 DIC 过程中会有电解质紊乱。为储存捐赠者的血液和血制品,会在里面加入柠檬酸盐作为抗凝剂来保护。一旦进入循环,柠檬酸盐

会消耗钙。钙在参与凝血级联反应中(以及对肌肉,如心肌)是必不可少的离子。要适当地补充钙离子,使目标钙离子浓度大于 1mmol/L。低灌注引起细胞死亡产生钾,并会因肾脏受损而造成积聚。高钾会造成致命性的心律不齐,应予以监测和治疗。

　　严重出血的凝血管理,尤其是 DIC 的管理很复杂,需要进一步思考。

正常情况下的复苏:思考

　　多数临床医生会意识到在围产期出血与 DIC 之间存在一个凝血异常的变化谱。一端是复苏初期(可逆阶段),由于短暂的血液稀释,低体温和酸中毒造成的轻微的凝血功能异常。除了需要扭转这种恶性循环,其他不需要做什么。而另一端尽管采取了营救措施,但仍止血失败,DIC 暴发导致迅速失血——致命的出血。

　　多项重要的研究表明,纤维蛋白原是产科凝血的关键因子。在产科研究中,纤维蛋白原水平与产后出血的严重程度相关,是判断凝血状况进展的最有用指标,所以一定要纠正纤维蛋白原水平[13]。纤维蛋白原水平低于 2g/L 时,对出血的阳性预测值为 100%[14]。宫缩乏力、手术或生殖道创伤很少会引起明显的凝血功能障碍(除非大量的出血导致恶性血液循环)。通常与 DIC 相关的病因如胎盘早剥和羊水栓塞,都是具有侵袭性消耗性的凝血病,需要大量的输血和血制品以应对病理生理的变化。思考特定的病因并考虑可能出现的继发性凝血功能损伤,有助于有计划地集结资源和血制品替代品(表 29.3)。

表 29.3　凝血机制取决于产科出血的病因。迟发性凝血功能异常通常发生在失血 2 000mL 之后

出血的病因	凝血病的可能性(输注 FFP 的百分比)	凝血病的发病时间	凝血病的机制		
			消耗性		弥散性血管内凝血
			稀释	子宫和胎盘局部	
宫缩乏力	14%	晚	严重的病例	严重的病例	很罕见
生殖道或外科创伤	4%	晚	严重的病例	严重的病例	很罕见
胎盘早剥	42%	早(经常在观察到出血之前)	严重的病例	是轻至重度病例的主要原因	严重病例
残留和粘连的胎盘	8%	早或晚	大多数的病例	一些病例	只与其中的感染病例相关
子宫破裂	66%	早	主要原因,因为大量出血很常见	一些病例	—
羊水栓塞	100%	早	大量出血	—	主要原因
子痫前期/HELLP	无数据	早(经常在分娩前)	大量出血	一些病例	一些病例

FFP,新鲜冰冻血浆;HELLP,溶血、转氨酶异常和血小板降低。

　　根据已发表的证据,对非妊娠期人群在纤维蛋白原达 1g/L 时启动补充纤维蛋白原,总的来说是不够的。以 2g/L 作为触发条件应是合理的,但目前最佳的替代品尚不明确。新鲜冰冻血浆(FFP)含有大部分凝血因子,作为标准推荐。冷沉淀所含的纤维蛋白原比例高于新鲜冰冻血浆,在严重低纤维蛋白原血症时更实用。冷冻干燥的纤维蛋白原浓缩物可提供小容量高浓度(但这是说明书外的使用)的选项。刚才已经描述了各选项的相对优点和治疗策略(军事式救援包或有针对性、有计划的输血支持)[15]。纤维蛋白原是产科出血的关键指标,早期诊断低纤维蛋白原血症是降低损害的关键因素。基于纤维蛋白的血栓弹力测定(fibrin-based thromboelastometry, FIBTEM)A5 评估会有帮助:如果这个值是正常的,就是产科原因的出血,那就集中精力纠因治疗。它还能快速有效地监测治疗的效果。

　　在产科出血的初期,血小板不太可能会降低。在这种情况下,血小板减少通常是消耗性的(如 DIC)或其他原因引起的初始水平较低造成[9]。现在输注血小板指征比以前要严格。严重的 APTT/PT 异常需要听取血液专家的建议进行纠正。

　　在名为"WOMEN"的试验中,抗纤溶药物氨甲环

酸的使用减少了因产后出血引起的死亡[16]。阴道分娩和剖宫产产后出血的出血量分别达 500mL 和 1 000mL 时,应该静脉注射 1g 氨甲环酸。抗纤溶作用可以稳定已形成的血凝块(该药物本身不会引起血栓形成)。其他药物如重组激活因子 7(rFⅦa)具有直接的血栓形成作用,但是对其功效(尤其是在纤维蛋白原、凝血因子和血小板等支持凝血块形成的底物不足的情况下,以及因低温和酸中毒阻止用药后凝血级联反应形成)和安全(已报道在治疗中出现动脉和静脉血栓事件)存在担忧。因此大多数指南中不推荐在产科出血或凝血病管理中使用 rFⅦa,除非是用于临床研究实验。

拒绝接受输血/血制品或患有先天性凝血病的妇女管理超出本文的范围,这些患者需要在产期进行多学科的讨论并制订计划,在出血情况下需要高级的血液科专家到场。

审查与风险管理

重要的是,重大产科出血后发生静脉血栓栓塞事件的风险较高,一旦急性事件得到控制,应考虑进行血栓预防(见第 30 章)。孕产妇死亡率的国家审计一直在辨别那些死于出血的孕产妇技术上和非技术的失败原因:也就是说,保持高度警惕(临床上意识到恶化往往已经会晚了);通过有效的沟通和团队合作,对情况的严重程度有危机意识;以及复苏时卓越的技术,在"关闭水龙头"的同时不会造成医源性的损害。针对过程和结局制定审计标准,包括适用的指南,多学科团队的技能培训,患者的风险分层及出血的管理文件编制[8]。

(郁君　译　　李棪　李婷　校)

参考文献

1. Cannon JW. Hemorrhagic shock. *N Engl J Med*. 2018;378(19): 1852–1853.
2. Pacagnella RC, Souza JP, Durocher J, et al. A systematic review of the relationship between blood loss and clinical signs. *PLOS One*. 2013;8(3):e57594.
3. Erez O, Novack L, Beer-Weisel R, et al. DIC score in pregnant women – a population based modification of the international society on thrombosis and hemostasis score. *PLOS One*. 2014;9(4):e93240.
4. Rattray DD, O'Connell CM, Baskett TF. Acute disseminated intravascular coagulation in obstetrics: a tertiary centre population review (1980 to 2009). *J Obstet Gynaecol Can*. 2012;34(4):341–347.
5. Tanaka KA, Key NS, Levy JH. Blood coagulation: hemostasis and thrombin regulation. *Anesth Analg*. 2009;108(5):1433–1446.
6. Boral BM, Williams DJ, Boral LI. Disseminated intravascular coagulation. *Am J Clin Pathol*. 2016;146(6):670–680.
7. Erez O, Mastrolia SA, Thachil J. Disseminated intravascular coagulation in pregnancy: insights in pathophysiology, diagnosis and management. *Am J Obstet Gynecol*. 2015;213(4):452–463.
8. Mavrides E, Allard S, Chandraharan E, et al., on behalf of the Royal College of Obstetricians and Gynaecologists. Prevention and management of postpartum haemorrhage. *BJOG*. 2016;124:e106–e149.
9. Hiippala ST, Myllylä GJ, Vahtera EM. Hemostatic factors and replacement of major blood loss with plasma-poor red cell concentrates. *Anesth Analg*. 1995;81(2):360–365.
10. Mhyre JM, Tsen LC, Einav S, Kuklina EV, Leffert LR, Bateman BT. Cardiac arrest during hospitalization for delivery in the United States, 1998–2011. *Anesthesiology*. 2014;120(4):810–818.
11. Lavonas EJ, Drennan IR, Gabrielli A, et al. Part 10: Special circumstances of resuscitation: 2015 American Heart Association Guidelines update for cardiopulmonary resuscitation and emergency cardiovascular care. 132:S501–S518.
12. Klein AA, Bailey CR, Charlton AJ, et al. Association of Anaesthetists guidelines: cell salvage for peri-operative blood conservation 2018. *Anaesthesia*. 2018;73(9):1141–1150.
13. de Lloyd L, Bovington R, Kaye A, et al. Standard haemostatic tests following major obstetric haemorrhage. *Int J Obstet Anesth*. 2011;20(2):135–141.
14. Charbit B, Mandelbrot L, Samain E, et al. The decrease of fibrinogen is an early predictor of the severity of postpartum hemorrhage. *J Thromb Haemost*. 2007;5(2):266–273.
15. Collis RE, Collins PW. Haemostatic management of obstetric haemorrhage. *Anaesthesia*. 2015;70(suppl 1):78–86:e27–e28.
16. WOMAN Trial Collaborators. Effect of early tranexamic acid administration on mortality, hysterectomy, and other morbidities in women with post-partum haemorrhage (WOMAN): an international, randomised, double-blind, placebo-controlled trial. *Lancet*. 2017;389(10084):2105–2116.

第30章

分娩期间血栓预防

J.M. Walsh · N.E. Hayes

引言

妊娠是引起静脉血栓栓塞(venous thromboembolism,VTE)的一个重要的高危因素,仍是发达国家直接导致孕产妇死亡的首要原因。现有的良好证据显示,血栓预防能够降低高危人群 VTE 的发生率。由嗜酸性粒细胞和肥大细胞分泌的天然抗凝物质——肝素,以及其低分子量衍生物是最常使用的抗凝药,能有效地预防高危人群深静脉血栓和肺栓塞。1916 年,当时还是医学生的 McLean 意外地发现了肝素(第一次世界大战期间科学群体更注重于研发促凝血而非抗凝物质),直至 1933 年 Charles 和 Scott 合成了适用于人类的纯晶体肝素。事实上,首次有记载的肝素使用适应证是被用于手术患者的血栓预防[1]。

产科使用肝素开始于 20 世纪 50 年代初期,近 20 年来肝素不仅越来越受重视地被用于 VTE 预防,且被用于预防产科严重并发症,如子痫前期、胎儿生长受限和胎死宫内,虽然在后者中的应用具有争议[2]。

发病率

妊娠或产后妇女较同年龄匹配的非孕妇女 VTE 风险增加 4~5 倍[3,4]。在分娩后 3 周内这一风险最高,并持续至产后 12 周。普通肝素(unfractionated heparin,UFH)和低分子量肝素(low molecular weight heparins,LMWH)在高危人群中都能降低 VTE 的风险。参照个体化的风险评估和地方/国家指南来决定治疗剂量、时机和时长。对被归类为"高危"孕产妇而需要产前和/或产后血栓预防的人数,各国间存在明显差异[5,6]。尽管在孕产妇发病数据上惊人,但产科 VTE 研究还是存在挑战,原因在于相对低的发病率。总体而言,根据不同的研究人群,表现为肺栓塞(pulmonary embolism,PE)或深静脉血栓(deep vein thrombosis,DVT)的 VTE 在每 1 000 例分娩中发生 0.5~2.2 例。来自机密调查(Confidential Enquiries)的系列研究证据发现,更警惕的高危因素识别和更多的血栓预防应用能够有效地降低 VTE 造成的孕产妇死亡,肺栓塞孕产妇死亡率从 2003—2005 年每 10 万例发生 1.56 例降至 2006—2008 年每 10 万例发生 0.70 例[7,8]。

孕期抗凝药物

抗凝预防药物首选 LMWH。与 UFH 用于孕期预防 VTE 相比,LMWH 疗效相当且更安全[3,9,10]。用药方式为皮下注射,用药量则根据孕产妇体重。通常来讲,根据临床需要分为两种剂量,一种是"预防"低剂量,另一种是"治疗"高剂量。多数妇女在产前和/或产后需要接受依照体重调整的预防量 LMWH,少数妇女(如抗凝血酶缺乏、抗磷脂抗体综合征或 VTE 复发者)可能需要更高的治疗剂量 LMWH。预防剂量应用 LMWH 时无需监测抗 Xa 水平[3],事实上,目前缺乏足够的证据推荐即使在使用更高治疗剂量时,通过常规监测抗 Xa 水平来指导用药量。

然而,一些临床病例中更倾向于使用 UFH。例如,足月后发现 VTE 或产程及分娩时孕妇血栓形成风险极高但出血风险也高的情况。UFH 的半衰期短于 LMWH,且可以用硫酸鱼精蛋白拮抗其抗凝作用。LMWH 主要通过肾脏代谢,故而在严重肾功能损害的患者中可能造成蓄积。因此,在肾小球滤过率小于 30mL/min 的患者,应当使用 UFH 替代 LMWH[11]。当优先选用 UFH 时,采用每 12 小时一次皮下注射或静脉注射的给药方式,并通过每 6 小时监测部分凝血酶原时间(activated partial thromboplastin time,aPTT)调整至治疗剂量,尽管孕期监测 aPTT 并不可靠[11]。

当孕妇无法耐受肝素(通常为血小板减少或皮肤过敏反应等并发症)仍需预防抗凝的特殊情况下,必须选用替代治疗。达那肝素是一种类肝素药,多用于患者无法耐受肝素时。磺达肝癸钠是一种合成的戊多糖,通过抗凝血酶抑制 Xa 因子。尽管并未发现这两种药对胎儿的不良反应,但长期的安全数据仍有限,因此这些药物仅限用于无法使用肝素的特殊情形。更重要的是,在产程和分娩期间,两种药物的半衰期均长于 LMWH 或 UFH,推荐联合血液科或专长于止血和妊娠领域的血栓专家共同指导用药[3,9]。

华法林是一种维生素 K 拮抗剂,常用于抗凝,尤其用于非孕期的长期抗凝。已经有明确的胎儿不良反应记录,特别是孕早期暴露于该药[12]。但在一些特别高危的特殊情况下仍会考虑使用华法林,比如装有心脏机械瓣的妇女中,即使已用肝素抗凝仍有血栓形成的高风险。产后和母乳喂养使用华法林是安全的,但需要监测。有报道表明,华法林与 LMWH 相比存在更高的产后出血率和会阴血肿率[3]。

产程和分娩期间进行血栓预防的风险

随着妊娠人群中肥胖、高龄、合并症越来越多见,存在 VTE 高危因素的孕产妇随之增加。需要药物预防抗凝的孕妇比例持续上升。在越来越多孕妇产程和分娩期间接受预防抗凝的同时,必须认识到其中的风险。

LWMH 或 UFH 均不通过胎盘,故被认为对胎儿是安全的。已报道的孕产妇并发症包括肝素诱导的血小板减少(heparin-induced thrombocytopenia,HIT)、肝素相关的骨质疏松和出血[13,14]。总的来说,LMWH 的安全系数要高于 UFH,孕妇使用 LMWH 时出血和其他并发症的发生率均低于 UFH[3,9]。

LMWH 单药治疗的妇女发生 HIT 的风险低于 0.1%。该风险在既往使用过 UFH 的妇女中增加。因而,多数指南建议对以前未使用过 UFH 者不必常规监测血小板计数。孕期长时间使用 UFH 可能导致骨质疏松和骨折,但这一风险在使用 LWMH 时极低,预估小于 0.05%[3]。

孕产妇出血风险与产科实践息息相关。要重点牢记的是,分娩时影响出血的最主要因素总是子宫收缩乏力、胎盘组织残留、胎盘位置异常和产道损伤。全身抗凝,尽管并非不显著,但对于整体出血风险而言影响不大。系统回顾的证据显示血栓预防的妇女严重出血的风险约 2%[10,15]。

然而,抗凝时机和用量却很大程度上影响麻醉方式的选择。硬膜外血肿或脊髓血肿的绝对风险难以明确,预估小于 1/150 000。但潜在并发症的危害巨大,包括永久性的神经损伤。因而,大部分对产程和分娩期间血栓预防时机的关注,都基于预防这一潜在危害[16]。

产程和分娩期间血栓预防的处理

分娩计划

所有接受抗凝的孕妇最好在孕晚期由多学科团队包括产科、产科麻醉和血液科专家联合制订分娩计划。分娩时机和方式由临床病例个体化决定。选择方式包括自然临产、引产和择期剖宫产。需要考量的特殊风险包括母体出血、硬膜外出血和产程与分娩中VTE,后者的风险随着 VTE 预防停药时间延长而增加,同样也会受分娩方式的影响,手术产显著增加风险,尤其是剖宫产。在特定的情况下,尤其是孕妇使用较大治疗剂量 LMWH,可以被看作一种引产指征,以利于围分娩期制订预防血栓计划。引产有助于计划分娩,因而可能避免一些不必要的抗凝副作用,特别是和神经阻滞麻醉有关时。任何与之相关的益处需要和引产所带来的产程延长和手术助产增加等潜在风险相权衡。这些风险取决于孕妇个体和特定中心的引产结局,所以推荐个体化处理。

晚孕期发生的膝部以上 DVT 或 PE 的患者需要格外考量,因为这些患者在分娩期间长时间停药增加VTE 复发风险,大部分病例中,采取计划分娩,将治疗量 LMWH 改为静脉 UFH,以便将停药时间缩至最短。计划分娩或神经阻滞麻醉前 4~6 小时停止静脉给药,并确认 aPTT 正常,可以将出血风险降至最低。对于极高危患者,例如分娩前 2 周出现 VTE,可考虑放置下腔静脉过滤器[11]。

血栓预防孕妇自然临产后的处理

建议任何使用 LMWH 预防血栓的孕妇一旦出现宫缩、胎膜自破或阴道出血时停止注射药物。最后一次用药时间被用来指导临床处理。如果距离最后一次用药时间大于等于 12 小时,根据产科指征处理产程,局部神经阻滞麻醉也是安全的。如果未达 12 小时,禁止使用局部神经阻滞麻醉,以吸入或静脉麻醉取代[3,9,10]。如果届时需要剖宫产,则应采用全身麻醉。

同样建议使用较高治疗剂量 LMWH 的患者,一旦出现产兆时停药。推荐停止治疗剂量 LMWH 24 小时后再使用神经阻滞麻醉[3,9,10]。告知孕妇发生严重出血的风险大约为 2%,往往与原发性产科因素相关。

采用治疗剂量皮下注射 UFH 的孕妇须停药不少于 12 小时后接受神经阻滞麻醉,最好是停药接近 24 小时,更重要的是实验室检查确认 aPTT 正常。指南对于采用预防剂量至每天 10 000 单位 UFH 的患者延迟接受硬膜外麻醉的要求不同,可能的情况下预防剂量 UFH 应停药 8~10 小时后再进行操作[11]。

预防剂量 LMWH 孕妇引产的处理

通常而言,采用预防剂量 LMWH 的孕妇应在引产当天停药。如前所述,距最后一次注射 LMWH 12 小时后采用局部麻醉方安全。

对于采用治疗剂量 LMWH 的孕妇可在引产前一天降低至预防剂量,在分娩当天停药。引产开始后距最后一次用药达 24 小时仍未分娩,应关注到进一步延迟使用 LMWH 带来的问题。可由多学科团队考虑制定替代方案,第一种方案为促宫颈成熟时期继续预防剂量 LMWH,人工破膜或临产后停药;第二种方案可考虑每 12 小时给予半量或预防剂量 UFH 直至产后重新开始 LMWH 用药。推荐中停用预防剂量 UFH 至局部麻醉的时间间隔要比停用治疗剂量 LMWH 短,这是考虑到椎管内血肿的风险较低[3]。这些决策应有血液科专家共同参与[11]。

血栓预防孕妇剖宫产的处理

建议采用预防剂量 LMWH 进行择期剖宫产的孕妇,在分娩前一天维持药量,手术当天早晨停药[3,9]。通常建议使用更高治疗剂量 LMWH 的孕妇在手术前一天减少药量至预防剂量,手术当天早晨停药。最好在早晨进行手术,采用局部麻醉以最大限度地减少停药时间,降低 VTE 发生风险[3]。如果因产科因素需要进行急症剖宫产,距离最后一次预防剂量 LMWH 停药间隔少于 12 小时或治疗剂量 LMWH 停药间隔少于 24 小时,应采用全身麻醉。对使用 UFH 者的建议,见前文中的讨论。

尽管总体出血风险低,切口血肿形成的风险约为 2%。可采取一些具体措施降低该风险,包括考虑使用手术引流(腹壁和/或腹直肌鞘),采用间断缝合或皮钉有助于引流那些一旦在恢复血栓预防后,形成的各类血肿[11]。

血栓预防产妇分娩后的处理

为了尽可能地降低临产和分娩期间 VTE 风险,一旦出血稳定,产后应尽可能早地开始抗凝。目标是分娩后 4~12 小时开始恢复抗凝。如果使用了局部麻醉,恢复抗凝前应观察够一定的时间。

通常而言,预防性 LMWH 不应在蛛网膜下腔麻醉或硬膜外麻醉拔管后 4 小时内使用。如果蛛网膜下腔麻醉或硬膜外麻醉有出血或造成损伤,应考虑超过 6 小时后再恢复用药。此外,在最后一次 LMWH 用药后 12 小时内不应拔除硬膜外置管[3,9]。对于恢复使用较高治疗剂量 LMWH 和拔管时间间隔共识较少。只要出血稳定,硬膜外麻醉没有出血及损伤,可取的做法是拔管后 24 小时恢复用药。推荐恢复治疗剂量

UFH 同样应推迟至同等时间。

产后出血本身是 VTE 发病的一个显著风险因素。存在出血高风险的产妇首先应采用非药物预防血栓,例如防血栓弹力袜或间隙充气加压装置。可考虑使用 UFH。如果发生出血,应停止 LMWH,但出血风险降低后即刻恢复用药[3,9]。

一部分女性(比如需要终身抗凝或晚孕期 VTE)在分娩后可选择华法林替代肝素。开始华法林的时间存有争议,最常推荐至少于产后 5 天开始用药。值得关注的是,华法林达到抗凝疗效存在滞后,务必桥接叠用 LMWH 直至国际标准化比值(international normalized ratio,INR)至少达≥2. 0 的治疗目标。

评审和风险处理

目前,缺乏针对降低产科 VTE 策略和政策的国际共识[5,6]。需要通过一系列大型、国际中心标准化评审明确最佳预防剂量。评审的标准应包括,有 VTE 风险因素的妇女占比,使用血栓预防妇女的数量,医疗机构 VTE 发生率和记录孕期抗凝药物导致的并发症。

(王伟琳 **译** 李梽 李婷 **校**)

参考文献

1. Galanaud JP, Laroche JP, Righini M. The history and historical treatments of deep vein thrombosis. *J Thromb Haemost*. 2013;11(3):402–411.
2. Rodger MA, Gris JC, de Vries JIP, et al. Low-molecular-weight heparin and recurrent placenta-mediated pregnancy complications: a meta-analysis of individual patient data from randomised controlled trials. *Lancet*. 2016;388(10060):2629–2641.
3. Royal College of Obstetricians and Gynaecologists. *Green-top Guideline No. 37a. Reducing the Risk of Thrombosis and Embolism during Pregnancy and the Puerperium*. RCOG; 2015.
4. Royal College of Obstetricians and Gynaecologists. *Green-top Guideline No. 37b. Thromboembolic Disease in Pregnancy and the Puerperium: Acute Management*. RCOG; 2015.
5. Palmerola KL, D'Alton ME, Brock CO, Friedman AM. A comparison of recommendations for pharmacologic thromboembolism prophylaxis after caesarean delivery from three major guidelines. *BJOG*. 2016;123(13):2157–2162.
6. Kotaska A. Postpartum venous thromboembolism prophylaxis may cause more harm than benefit: a critical analysis of international guidelines through an evidence-based lens. *BJOG*. 2018;125(9):1109–1116.
7. Lewis G, ed. *The Confidential Enquiry into Maternal and Child Health (CEMACH). Saving Mothers' Lives: Reviewing Maternal Deaths to Make Motherhood Safer – 2003–2005. The Seventh Report on Confidential Enquiries into Maternal Deaths in the United Kingdom*. London: CEMACH; 2007.
8. Centre for Maternal and Child Enquiries (CMACE). Saving Mothers' Lives: Reviewing maternal deaths to make motherhood safer: 2006–08. The Eighth Report of the Confidential Enquiries into Maternal Deaths in the United Kingdom. *BJOG*. 2011;118(suppl 1):1–203.
9. James A. Committee on Practice Bulletins—Obstetrics. Practice Bulletin No. 123: Thromboembolism in pregnancy. *Obstet Gynecol*. 2011;118(3):718–729.
10. Bates SM, Greer IA, Middeldorp S, Veenstra DL, Prabulos AM, Vandvik PO. VTE, thrombophilia, antithrombotic therapy, and

pregnancy: Antithrombotic Therapy and Prevention of Thrombosis, 9th ed. American College of Chest Physicians Evidence-Based Clinical Practice Guidelines. *Chest*. 2012;141(suppl 2):e691S–e736S.

11. Bates SM, Middeldorp S, Rodger M, James AH, Greer I. Guidance for the treatment and prevention of obstetric-associated venous thromboembolism. *J Thromb Thrombolysis*. 2016;41(1):92–128.

12. Hall JAG, Paul RM, Wilson KM. Maternal and fetal sequelae of anticoagulation during pregnancy. *Am J Med*. 1980;68:122–140.

13. Ginsberg JS, Hirsh J, Turner CD, et al. Risks to the fetus of anticoagulant therapy during pregnancy. *Thromb Haemos*. 1989;61:197–203.

14. Warkentin TE, Levine MN, Hirsh J, et al. Heparin induced thrombocytopenia in patients treated with low molecular weight heparin or unfractionated heparin. *N Engl J Med*. 1994;332:1330–1335.

15. Greer IA, Nelson-Piercy C. Low-molecular-weight heparins for thromboprophylaxis and treatment of venous thromboembolism in pregnancy: a systematic review of safety and efficacy. *Blood*. 2005;106(2):401–407.

16. Ruppen W, Derry S, McQuay H, Moore RA. Incidence of epidural hematoma, infection, and neurologic injury in obstetric patients with epidural analgesia/anesthesia. *Anesthesiology*. 2006;105(2):394–399.

第31章

羊水栓塞

D.J. Tuffnell

"通过8例尸检证实羊水中的颗粒物质进入母体循环导致肺栓塞,这似乎是死亡的原因……进入母体循环系统后,栓子在这种情况下首先将到达肺部,并滞留在与其大小相应的血管中。异物突然进入肺部将导致类似休克或过敏样反应的严重全身反应。"

CC STEINER AND PE LUSHBAUGH
MATERNAL PULMONARY EMBOLISM BY AMNIOTIC FLUID AS A CAUSE OF
OBSTETRIC SHOCK AND UNEXPECTED DEATH IN OBSTETRICS.
JAMA. 1941;117:1245-1254,1340-1345

羊水栓塞(amniotic fluid embolism,AFE)很少见(发病率为2/10万~3.3/10万),但却是妊娠期潜在的极其严重的并发症。尽管罕见,其致死率很高,占发达国家产妇直接死亡原因的7%~10%。不过近期的一些研究显示,由其所致的孕产妇死亡率有所下降,这是因为医疗质量的提高或非重症病例增加。孕产妇死亡率为20%~35%,围产儿死亡率为13.5%~32%[1-3]。

虽然个别病例报道羊水栓塞与干预措施有关,大规模研究显示,其发生确实存在某些危险因素。引产导致其风险增加3~4倍[1,4],多胎妊娠导致其风险增加10倍[1],高龄也导致风险增加[1]。剖宫产术羊水栓塞的风险增加了8倍,发生于胎儿娩出之后,因此剖宫产与羊水栓塞有关,而不是由于羊水栓塞导致剖宫产[1]。少数民族群体可能更容易受到伤害。许多病例在产后立即发生,极少数延迟至产后1~2小时出现临床表现。[5]

病理生理学

羊水和胎儿绒毛进入母体循环但无不良反应的情况并不少见。然而,在某些易感妇女中,似乎胎儿细胞和/或羊水的其他成分的存在可能引发复杂的病理生理学级联反应,类似于过敏反应和感染性休克[6,7]。最初的病理生理学机制是急性肺血管阻塞和高血压导致肺源性心脏病。这是非常短暂的,随后很快就会出现左心室衰竭,导致严重的低血压和休克。急性炎症反应破坏肺毛细血管内皮和肺泡,引起通气-灌注失衡,导致严重的缺氧、抽搐和昏迷[8]。如果患者存活超过1小时,除了深度休克之外,由于羊水(含有组织因子)和胎儿细胞激活凝血因子,她几乎不可避免地会发生弥散性血管内凝血(DIC)。

诊断

临床诊断基于患者在产程中或分娩后短期突然发生急性呼吸窘迫和心血管衰竭的临床表现。在某些情况下,体征和症状在胎膜早破或剖宫产术等触发事件后几分钟内出现。

在英国,当前定义羊水栓塞病例的标准是[1]:

在没有任何其他明确原因的情况下,急性孕产妇衰竭合并以下一个或多个特征。

- 急性胎儿缺氧
- 心律失常或心搏骤停
- 凝血障碍
- 惊厥
- 低血压
- 母体出血
- 先兆症状,如坐立不安、麻木、烦躁、刺激性呛咳
- 气促

排除以母体出血为首发症状,但不伴早期凝血异常或心肺损害证据的产妇。

或者

可通过尸检在肺部发现胎儿绒毛或毛发而确诊。

鉴别诊断包括其他具有相似特征的急性事件。包括心脏原因(心肌梗死、心肌病、继发于容量超负荷

的心力衰竭、瓣膜疾病），呼吸系统疾病（容量超负荷引起的继发性肺水肿、急性哮喘、肺栓塞），感染性疾病（严重败血症、胸部感染、绒毛膜羊膜炎、心内膜炎），妊娠并发症（先兆子痫和子痫、溶血、HELLP 综合征、产前和产后出血）和其他疾病（过敏反应、空气栓塞、局部麻醉毒性反应）。

临床特征和背景应该有助于鉴别这些原因，但无论如何，所有这些情况都可能需要初始管理——心肺复苏。因此，羊水栓塞的最初临床诊断实际上是上述临床特征的组合，而没有任何其他明显的临床原因。

处理

对于羊水栓塞，许多妇女在出现症状后不久就死亡。那些在最初事件中幸存下来的人预后通常较好。这意味着来自麻醉、重症监护和血液学专家的帮助通常是至关重要的。以下管理原则可以提高存活率：

- 早期建立有效心肺复苏（cardiopulmonary resuscitation，CPR）。
- 如果 CPR 在 5 分钟内无效，分娩胎儿。濒死期剖宫产通过减少氧需求、改善静脉回流和便于实施心肺复苏术的机械装置，可提高心肺复苏术的有效性。
- 支持治疗包括插管和通气，可能需用多巴胺强心以及纠正凝血功能障碍。虽然曾建议使用氢化可的松和肝素，但很少有关于它们的使用情况的报道，也没有显示出有任何益处。

- 最近，血浆置换和血液滤过已被用于个别病例的救助，有助于清除或"冲洗"循环中羊水的影响[9]。

不幸的是，最初的缺氧损伤可能是非常严重的，以至于许多幸存者遭受了永久性的神经损伤。大约 25% 的病例中，出血只能通过子宫切除术来控制[1]。同样，除非能够在 5~10 分钟内分娩，否则在诊断时未分娩的胎儿的预后也非常差。

（邹刚　**译**　　陈施　李婷　**校**）

参考文献

1. Knight M, Tuffnell D, Brocklehurst P, Spark P, Kurinczuk JJ, on behalf of the UK Obstetric Surveillance System. Incidence and risk factors for amniotic fluid embolism. *Obstet Gynecol*. 2010;115: 910–917.
2. Roberts C, Algert C, Knight M, Morris J. Amniotic fluid embolism in an Australian population-based cohort. *Br J Obstet Gynaecol*. 2010;117: 1417–1421.
3. Kramer MS, Rouleau J, Liu S Bartholomew S, Joseph KS, Maternal Health Study Group of the Canadian Perinatal Surveillance System. Amniotic-fluid embolism incidence risk factors and impact on perinatal outcome. *Br J Obstet Gynaecol*. 2012;119:874–879.
4. Kramer MS, Rouleau J, Baskett TF, Joseph KS. Amniotic-fluid embolism and medical induction of labour: a retrospective, population-based cohort study. *Lancet*. 2006;368:1444–1448.
5. Clark SL, Hankins GDV, Audley DA, Dildy GA, Porter TF. Amniotic fluid embolism: analysis of the national registry. *Am J Obstet Gynecol*. 1995;172:1158–1169.
6. Benson MD. Anaphylactoid syndrome of pregnancy. *Am J Obstet Gynecol*. 1996;175:749.
7. Benson MD, Kobayashi H, Silver RK, Oi H, Greenberger PA, Terao T. Immunologic studies in presumed amniotic fluid embolism. *Obstet Gynecol*. 2001;95:510–514.
8. Clark SL. New concepts of amniotic fluid embolism: a review. *Obstet Gynecol Surv*. 1990;45:360–368.
9. Kancko Y, Ogihara T, Tajima H, Mochimaru F. Continuous hemofiltration for disseminated intravascular coagulation and shock due to amniotic fluid embolism: report of a dramatic response. *Intern Med*. 2001;40:945–947.

第32章

分娩镇痛

S. Mac Colgáin · A. Addei · T.F. Baskett

"人类所能得到的最大恩惠莫过于暂时完全感觉不到疼痛。"

HOWARD WILCOX HAGGARD
DEVILS, DRUGS, AND DOCTORS. THE STORY OF THE SCIENCE OF
HEALING FROM MEDICINE-MAN TO DOCTOR.
LONDON: WILLIAM HEINEMANN (MEDICAL BOOKS) LTD; 1929.

引言

疼痛被定义为"一种与组织损伤或潜在组织损伤,以及与此相似的经历相关的不愉快的主观感觉和情感经历"。

对大多数女性来说,分娩是一种紧张而痛苦的经历,甚至有许多人发现比自己预期的还要糟糕。对于已经生过一个孩子的女人来说,也因为对未知的担心增加额外的恐惧和焦虑。

母亲的疼痛压力增加了母体交感神经肾上腺活动,这将导致不协调性子宫收缩、子宫胎盘灌注减少、胎儿耗氧增加等情况,并将对胎儿产生不良影响[1]。

关于女性如何应对分娩疼痛,有两种观点。第一种观点认为,在 21 世纪,没有必要在分娩过程中遭受不必要的痛苦,有效的镇痛是可行的,并且应该提供。第二种观点认为疼痛是分娩历程的一部分,并主张应该支持和鼓励妇女"与疼痛共处"。不管女性持什么观点,最基本的一点是她应得到尊重和个体化的处理。总的来说,有效镇痛者母体满意度更高,不过有效的镇痛并不一定是没有疼痛和感觉。知情选择和积极参与镇痛决策过程带来更好的分娩体验和满意度。医疗保健专业人员面临的挑战是认识并合理应对妇女在分娩过程中对待疼痛的立场的变化[2]。

分娩镇痛策略包括非药物、药物和神经轴索(硬膜外、腰-硬联合阻滞和低剂量椎管内)镇痛干预。大多数非药物镇痛方法是非侵入性的,看上去对母婴更安全;然而,由于缺乏高质量的证据,它们的疗效尚不清楚[3]。有更多的证据支持药物镇痛的效果,而神经轴索麻醉是最有效的分娩镇痛形式[4]。

在没有神经轴索麻醉的情况下,局部浸润和阻滞麻醉对产科手术具有重要的价值。

剖宫产手术需要麻醉,以神经轴索或全身麻醉(general anaesthesia, GA)的形式进行。

疼痛传递途径和分娩

在第一产程,疼痛的来源是宫颈的容受和扩张以及子宫下段的形成。这些疼痛的冲动由腹下交感神经丛发出,由 $T_{10} \sim T_{12}$ 和 L_1 后段传递至脊髓。痛觉从背角由脊髓丘脑束通过脑干和延髓传递到丘脑后核。从这里,再经神经纤维到达躯体感觉皮质,然后传递到额叶皮质。了解这些途径有助于调节对疼痛的相关反应,如焦虑、不良反应和学习行为。

在第二产程,除了子宫收缩之外,疼痛还源于盆底和会阴的牵拉。这些疼痛刺激通过 $S_2 \sim S_4$ 的感觉纤维传递至脊髓。

镇痛方法

镇痛可不同程度地缓解疼痛。对于外科手术则必须使用麻醉,它可以完全缓解疼痛。

非药理学方法

这些技术中的大多数是依靠反刺激作为成功的基础。

分娩准备

"自然分娩"运动开始于 20 世纪早期,以回应 20 世纪初滥用麻醉剂和镇静剂的"暮色睡眠"时代。分娩准备的基础是,妇女自己已经充分准备好可以控制产程中的疼痛,不用或者减少对药物止痛的需求。继英国的 Grantly Dick Reid,俄罗斯的 Velvoski,法国的 Lamaze 和 Le Boyer 之后,又出现了不少、通常由消费者主导的运动。除了这些特殊技术之外,许多地区和医院还提供产前课程,介绍各种分娩疼痛缓解方法(包括非药物的和药物的)以及婴儿护理课程,总体目标都是为了增强夫妇的信心。

自然分娩

"人们还没有普遍认识到,分娩过程中有一种'情绪分娩'与生理分娩过程一样明确而重要。所以不能把分娩仅当成是一种生理现象来进行……女人是因为难产而痛苦害怕,还是因为害怕而难产和痛苦?……疼痛是对有害刺激的精神解读,恐惧是这种解读的增强剂。每个生物学的目的都是保护性的。每个人的生理反应都是紧张。"

GRANTLY DICK READ
NATURAL CHILDBIRTH.
LONDON:HEINEMANN;1933.

持续支持

不应让进入产程的妇女独自一人。除了受过训练的护士或助产士之外,许多妇女还会以伴侣或其他家庭成员陪伴的形式获得社会支持,有些人会选择接受过专门训练的非专业人员(有时也称为导乐)。这些人员可以在产程期间提供安慰、鼓励和解释。此外,导乐还可以帮助实施反刺激技术,如触摸、按摩、改变体位、沐浴、步行、音乐等。文化因素也会对由谁或用什么技术来对孕妇进行支持起到作用。

催眠

个体对催眠的接受程度各不相同,故通常需要大量的产前培训。在某些情况下,催眠师在产程时也需要在场。如果催眠成功,效果确实令人难忘。然而,所需的时间和人员投入对于大多数妇女来说是不切实际的。

经皮神经电刺激

经皮神经电刺激(Transcutaneous Electrical Nerve Stimulation,TENS)由一个小型电池驱动的脉冲发生器和与它相连的两对电极组成,电极用胶带连于从 $T_{10} \sim L_1$ 脊柱两侧的皮肤上。激活时脉冲发生器会在电极下面的皮肤上引起刺痛感。刺激的强度可以通过控制发生器来调节。据说它对分娩早期以背痛为主要表现的疼痛最有效,并可能刺激内啡肽的释放。妇女可以保持活动,但该设备可能会干扰使用胎儿头皮电极的胎心监护。

皮内注水

使用 1mL 注射器和 25 号针头,将 $0.05 \sim 0.1mL$ 无菌水注射到皮肤的四个部位:在双侧髂后上棘上各注射一针,在这两针的下方也各注射一针。这会引起约 30 秒的强烈刺痛,并可能缓解背痛 $45 \sim 90$ 分钟。它的机制可能是通过反刺激作用,释放内啡肽,或者根据疼痛的门控理论,强烈的表面感觉刺激抑制更深、更慢的神经纤维中的疼痛信号。一般来说,这种技术可以短期缓解背痛,但对总的镇痛需求却没有什么改变。

针灸

这种方法和其相关的方法可能适用于拥有熟练掌握这种技术的从业者的社会,以及了解和接受这种方法的妇女。

药理学方法

吸入镇痛

吸入镇痛最安全、最实用的药剂是一氧化二氮。其目的是使用低于麻醉浓度的一氧化二氮,在不丧失意识和保留保护性喉反射的情况下提供镇痛作用。一氧化二氮经肺部吸收并排出体外。它能穿过胎盘,但也能被有效地清除,对新生儿无不良影响。它对子宫收缩力没有影响。其确切的作用模式尚不清楚,但它在大脑层面发挥作用,在低剂量下产生镇痛作用,在高剂量和维持量下产生麻醉作用。

一氧化二氮/氧气吸入镇痛在分娩中的首次应用

"应该指导妇女深呼吸,尽可能多地吸入气体……为了获得良好的疼痛缓解,应尽早开始第一次麻醉;延迟开始将影响吸入深度,从而使效果发挥不完全……此后,在预期的下一次收缩之前的 30 秒至 1 分钟开始吸入。经过 $2 \sim 5$ 次的吸入通常足以产生预期的效果。"

STANISLAV KLIKOVICH
ÜBER DAS STICKSTOFFOXYDUL ALS
ANAESTHETICUM BEI GEBURTEN.
ARCH GYNÄK. 1881;18:81-108.

一氧化二氮吸入镇痛的优点是廉价、安全、操作简单。在 $1/3 \sim 1/2$ 的孕妇中,它可产生尽管不完全但却有效的镇痛作用。它对于短期($1 \sim 2$ 小时)疼痛缓解最有效。因此,该方法最适用于第一产程后期的经产妇,这些产妇由于产程快,通常在产程后期如第二产程之前或第二产程内需要接受麻醉。作为局部麻醉技术的辅助手段,它也是有效的,例如与会阴和阴部阻滞麻醉联合用于阴道助产、臀位和双胎分娩,以及生殖道撕裂的缝合。

技术操作。一氧化二氮的自动装置有很多。最简单也最常用的是一个预混气瓶,由 50% 的一氧化二氮和 50% 的氧气组成。另一种是通过医院气体管道从单独的钢瓶中产生适当浓度的 50/50 混合气体装置。

呼吸装置连接到面罩或口鼻管。呼吸装置中有一个呼吸阀,只有当使用者通过强力吸入施加负压时才会打开。为了做到这一点,使用者必须有足够的意识,以保持口罩或面罩密封完好无损。如果孕妇昏昏欲睡,在保护性喉反射丧失之前较长时间,她对设备的抓握就将破坏密封性,导致无法进一步吸入气体。这种保护机制是自动装置里最重要的安全特征之一。

从孕妇开始吸入,到有足够的气体对中枢神经系统产生镇痛作用,有一个潜伏期,为 30~40 秒。在第一产程,一般在孕妇感到疼痛之前大约 20 秒就可扪及子宫收缩。因此,对于那些照顾分娩的人来说,最重要的一点是一旦触摸到子宫收缩,就让她开始吸入,以便在疼痛变得强烈之前,气体可以达到一定的有效浓度。这是一个经常被忽视的实用要点。如果宫缩有规律并可预测,另一种方法便是定时引导一氧化二氮的吸入,这样它总能在宫缩开始前 30~40 秒开始吸入。如果一氧化二氮用于有痛感的操作时,可以连续给药,直到达到满意的镇痛效果。同样,孕妇自我管理的保障措施应防止麻醉过深和保护性反射的丧失。

麻醉镇痛

在过去的一个世纪里,注射麻醉剂已经成为最常用的分娩镇痛方法之一。在过去的 50 年里,最常用的麻醉剂是哌替啶(杜冷丁)。在许多国家,助产士在产程中可以自主使用哌替啶,正是这一实践导致了哌替啶的广泛使用。不幸的是,肌内注射麻醉剂在分娩时并不能有效地缓解疼痛。哌替啶的半衰期为 2~3 小时,它可以迅速通过胎盘。在母体给药后 2~3 小时胎儿组织达到最大药物浓度,新生儿的半衰期约为 12 小时。因此,母亲使用哌替啶 2~3 小时后,新生儿呼吸受抑制的风险最大。哌替啶的活性代谢物去甲哌替啶具有惊厥特性,在患有癫痫和严重妊娠期高血压疾病的孕妇中禁用。母体副作用包括恶心、呕吐、低血压、瘙痒、呼吸抑制和镇静。所有麻醉药都可以降低胎儿心率的基线变异性。除了新生儿呼吸抑制之外,在最初的 12~24 小时内,新生儿的行为也会发生改

变,同时影响母乳喂养。

乙醚和氯仿吸入镇痛在分娩中的首次应用

"虽然这种药剂在外科实践中已被很多的医师广泛使用,但我不确定是否有人检验它在助产实践中的适用性。因此,我试图用以下几条草率而不完善的注释说明其在产科病例中的使用。"

JAMES YOUNG SIMPSON
ETHER INHALATION IN PARTURITION. EDINB MON
J MED SCI. 1847;74;639-640.

"这种新的麻醉剂是氯仿……作为一种吸入麻醉剂,我相信它具有硫酸乙醚的所有优点,而没有它的主要缺点……产生麻醉效果所需的氯仿的量比乙醚的量少得多……它的作用更迅速、更完全,而且通常也更持久……氯仿的吸入和影响……比乙醚的吸入和影响更令人愉快和满意。"

JAMES YOUNG SIMPSON
ON A NEW ANAESTHETIC AGENT,
MORE EFFICIENT THAN SULPHURIC ETHER.
LANCET. 1847;2;549-551.

在个别情况下,麻醉止痛的使用可以根据妇女的需求进行调整:

- 哌替啶可通过肌肉或皮下注射(后一种途径吸收更可靠)给药,剂量为 50~150mg,具体取决于患者的体重。这对处于临产早期的焦虑妇女是有用的。效果在 45~60 分钟达到最大,持续约 3 小时。同时,给予止吐药可以减少恶心和呕吐。在一些单位中,吗啡被用作哌替啶的替代药,因为它们具有相似的镇痛特性和副作用。然而,前者的代谢产物没有惊厥作用,但吗啡-8-葡萄糖醛酸苷是一种阿片类物质激动剂。
- 静脉注射麻醉剂可以迅速缓解那些无法控制和忍受的疼痛。
- 当患者有神经轴索麻醉禁忌时,使用瑞芬太尼自控镇痛(patient-controlled analgesia,PCA)成为一种有效的分娩镇痛形式。瑞芬太尼是一种合成的阿片类药物,对 μ-阿片受体具有直接激动作用。它可被血液和组织中的非特异性酯酶快速水解为无活性的代谢物,所以其作用持续时间非常短。瑞芬太尼的药效学特征是起效快,达到峰值的潜伏期短,为 1~2 分钟(就像一氧化二氮,协助分娩的人需要触诊子宫收缩,并指导她用药,以使最大镇痛效果与收缩峰值一致)。其环境敏感半衰期为 3~4 分钟,消除半衰期为 10~20 分钟。静脉用药后大部

分以羧酸代谢产物的形式通过尿液排出体外。瑞芬太尼的代谢与肝肾功能无关，并且重复给药也没有累积毒性。瑞芬太尼会通过胎盘，但在新生儿体内它会迅速分解、重新分布或两者兼有[5]。麻醉师通过泵将瑞芬太尼给药设置为患者自控镇痛的方式。使用瑞芬太尼自控镇痛的患者需要持续的血氧饱和度监测、一对一的助产护理和专用的自控镇痛静脉插管。需要随时备有氧气和纳洛酮以备母儿需要时使用。必须定期记录生命体征、疼痛和镇静评分。持续时间超过 20 秒的呼吸暂停应被视为紧急状况，患者应左侧卧位，并在急救小组到达前先给予 100% 氧气吸入。一些中心因为瑞芬太尼潜在的严重并发症而提倡使用芬太尼自控镇痛泵代替。

产程与分娩中的局部麻醉技术

如果还没有使用神经轴索麻醉，则局部浸润和阻滞麻醉对产科手术具有重要的意义。了解局部麻醉剂的剂量和潜在毒性是很重要的。最常用的是利多卡因，常用剂量为 3～4mg/kg 和 7～8mg/kg 联合肾上腺素。1% 利多卡因溶液即每毫升含利多卡因 10mg，因此一位体重 70kg 女性的使用剂量不应超过 250mg 或 25mL（单纯利多卡因）。

在开始操作前，应先让局部麻醉起效并得到确认。麻醉不完全时可以辅以吸入镇痛。

局部浸润

会阴的皮神经支配如图 32.1 所示。对于会阴和阴道下段撕裂，通过进针、回抽、注射药物的一系列动作来直接浸润相关区域，避免将药物注射入血管内。在实施会阴切开术之前，建议麻醉浸润切口位置、会阴联合和阴唇的邻近区域，以减少切开的疼痛和会阴扩张痛。

作为阴部阻滞的辅助手段，除了会阴切开部位采

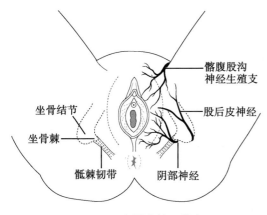

图 32.1 会阴皮神经供应

用的局部浸润，也可以在股后皮神经和髂腹股沟神经生殖支支配的阴唇区域进行局部浸润。

阴部神经阻滞

如果没有硬膜外麻醉或椎管内麻醉条件，或患者存在禁忌证，阴部神经阻滞是一种安全有效的技术，可用于低位阴道助产分娩（产钳或胎吸），以及臀位助产和双胎的第二胎分娩。阴部神经阻滞有两种方法：

- 经阴道——这是首选的方法，因为它比经会阴途径疼痛更少，也更准确。用含 1% 利多卡因的 20mL 注射器，将护针器引导至坐骨棘的内侧和正下方。用左手示指和中指向左侧引导，右手向右侧坐骨棘引导（图 32.2）。如果没有特殊的护针器，也可以将裸露的脊椎穿刺针置于两指间并引导至棘突——这需要非常小心，以避免针尖造成伤害。抽吸后，在阴部神经周围注射 5～8mL 局部麻醉药。

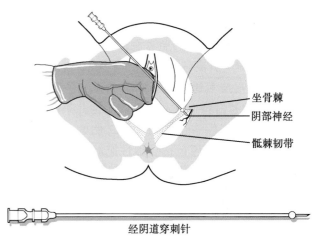

图 32.2 经阴道阴部阻滞

- 经会阴——这种方法比经阴道途径更痛苦，也更不精准，只有在先露部位太低而无法进行经阴道操作时才使用。先将肛门和坐骨结节连线中间的皮肤用局部麻醉药浸润。将示指插入阴道，触及坐骨棘，将一根 10cm 的脊椎穿刺针穿过已浸润麻醉的皮肤，引导至坐骨棘和骶棘韧带，回抽后在阴部神经周围注射。

为了补充不完全的阻滞，将剩余的局部麻醉药，从会阴联合开始，以扇形将会阴、会阴切开部位和阴唇下部进行局部浸润。

分娩时椎管内镇痛

这是最有效的镇痛形式，可以以硬膜外麻醉、腰-硬联合阻滞或蛛网膜下腔麻醉（低剂量）的形式给药。

Flowers 等在 1949 年报道了将连续腰部硬膜外麻醉用于产妇。它包括通过硬膜外针将导管放入硬膜

外腔,一旦导管就位,就将硬膜外针取出。这使得在导管保持原位时,通过输注局部麻醉和阿片类药物,在较低剂量时获得镇痛效果,在较高剂量时达到麻醉效果。当药物通过硬脑膜扩散,作用于脊神经时,镇痛便逐渐开始,这可能需要 20 分钟。腰-硬联合阻滞是先进行蛛网膜下腔麻醉,再进行硬膜外置管的方法。脊椎穿刺针穿过硬膜,从而使药物进入蛛网膜下腔。蛛网膜下腔麻醉是一种单剂量操作,一旦药物注射完成,针头就会被移除,不需要放置导管。一些单位提倡低剂量蛛网膜下腔麻醉,能提供 1~2 小时的镇痛作用,可用于产程中需要立即镇痛并即将分娩的孕妇,例如经产妇宫颈完全扩张时。

神经轴索技术是分娩镇痛最有效的形式。疼痛缓解可以使内源性儿茶酚胺水平降低。低血压继发于交感神经阻滞和主动脉及腔静脉受压(静脉回流增加的代偿机制被交感神经阻滞抵消)。因此,穿刺后需要加强胎儿监护,开放静脉通道以有效维持血压正常。只要不发生低血压,胎盘血供就可维持正常。麻醉后母体体温会升高,这会导致孕妇颤抖[3]。

神经轴索技术通常用作产程中先兆子痫患者的辅助手段,通过舒张血管和减少内源性儿茶酚胺来控制血压。双胎妊娠中也有助于第二胎的分娩。神经轴索镇痛的适应证还包括病理性肥胖患者和存在困难气道的患者。如果需要紧急剖宫产,这就可以减少她们对全身麻醉的潜在要求。

对患有严重心肺疾病的孕妇,也可以因医疗指征进行这些操作,因为它可以降低因子宫收缩而带来的血流动力学改变。患者需求是产程中神经轴索麻醉最常见的指征。

神经轴索麻醉应避免应用于低血容量、凝血功能异常、败血症或局部皮肤感染以及颅内压升高的患者。所有提供神经轴索麻醉的单位都必须有复苏设施和受过专业训练的人员来护理神经轴索麻醉之后的孕妇。

神经轴索麻醉的副作用可能与药物或操作本身有关。局部麻醉剂引起低血压,在麻醉剂量下引起运动阻滞。硬膜外导管穿刺入血管而没有被发现可导致局部麻醉毒性反应,发生抽搐和循环衰竭。如果硬膜被刺穿,硬膜外局部麻醉药量被注入蛛网膜下腔,就可能发生全脊髓麻醉。这种并发症通常表现为精细运动阻滞,随后出现低血压、呼吸困难和意识丧失。局部麻醉毒性反应和全脊椎麻醉是麻醉急诊状态,需考虑紧急分娩胎儿。服用阿片类药物后,通常会出现呼吸抑制、尿潴留和瘙痒。也会发生胃排空延迟,以

及胎儿呼吸抑制。当硬膜意外被硬膜外穿刺针刺破后,脑脊液持续外漏会引起硬膜穿刺后头痛。这种头痛是体位性的,通常发生在硬膜刺破后 48 小时内,但也可在刺破后一周内出现,并至少伴有恶心、呕吐、视听障碍等相关症状中的一种。对轻度头痛者保守治疗有效,有时也会自行好转。最明确的治疗方法是硬膜外自体血补片的方法。

硬膜外镇痛后的神经系统问题很少,英国皇家麻醉医师学会的一项国家审计项目统计的发病率为(0.2~1.2)/10 万。产后感觉和运动神经障碍的发生率约为 1%。风险因素包括初产妇、第二产程延长和/或阴道助产。感觉阻滞也可以掩盖分娩过程中神经损伤的表现。最常受损的神经是股神经和股外侧皮神经。由于髋关节屈曲时间过长,这些神经会在髂前上棘和腹股沟韧带处受到压迫,在肥胖和糖尿病患者中更常见。轻度头盆不称和产钳助产可导致腰骶干受压,从而引发足下垂、股骨和/或闭孔神经病变。在产床上不恰当地膀胱截石位会损伤腓总神经。这些麻痹通常会在 6~8 周内消失,在第二产程改变下肢的位置可以使损伤最小化。孕期背痛是常见的症状,神经轴索镇痛并不会加重这一症状[6]。分娩受神经轴索镇痛的影响;它使第二产程延长,并增加手术阴道助产的机会。然而,证据是相互矛盾的。最近文献提示使用较低浓度的局部麻醉剂大大减少了运动阻滞的时间,以及第二产程主动用力的困难度。使用神经轴索镇痛分娩的产妇中剖宫产的发生率并未增加[7]。斯洛文尼亚国家信息系统(一个国家数据库)的一项为期 8 年的、超过 20 万例的分娩分析表明,根据十分类法系统分组,硬膜外镇痛对于不同组别孕妇在剖宫产和手术阴道助产中的影响不同[8]。

剖宫产麻醉

剖宫产手术的麻醉是以神经轴索(蛛网膜下腔、硬膜外或腰-硬联合阻滞)或全身麻醉的形式提供的,这需由产科指征和母体情况决定。

神经轴索麻醉用于剖宫产

自 1928 年 George Pitkin 应用"可控脊髓麻醉"以来,神经轴索技术在产科越来越普及。神经轴索麻醉是最常见的麻醉形式,在一些中心使用率高达 97%。在过去的 30 年里,它的广泛使用减少了与麻醉相关的产妇死亡。

与全身麻醉不同,神经轴索麻醉的使用不涉及产科困难气道(因体重增加、水肿造成)以及误吸风险,因此产妇安全状况得到改善。因为麻醉剂气体可促

进子宫平滑肌松弛,因此与接受全身麻醉的患者相比,使用神经轴索麻醉产后出血较少。然而,在急性严重母体出血的情况下,由于血流动力学原因,全身麻醉通常是首选的麻醉方法。椎管内麻醉的术后恢复和镇痛要优于全身麻醉[9]。新生儿较少受到药物影响,因此较少需要干预。母乳喂养与母儿皮肤接触也可以更早开始,有效地改善母亲的体验。

剖宫产术中神经轴索技术的失败率为 1%～2%,这通常需要转换为全身麻醉或加用镇静和/或镇痛剂。它们还会导致严重的低血压,应避免下腔静脉受压、增加液体负荷以及必要时使用升压药等处理。

实现无痛手术需要双侧感觉阻滞水平都达到 T₄ 水平。保持患者和麻醉师之间以及麻醉师和产科医师之间(通常是非语言的)的沟通,以减少患者的焦虑,因为轻触感就可能被错误地认为是阻滞失败。

因为胎儿窘迫需要立即分娩是选择全身麻醉而不是神经轴索技术的主要原因。然而,对于有经验的人,椎管内麻醉也同样迅速。应首先考虑硬膜外麻醉的可能性,并可于进手术室前就开始。产科医师和麻醉师之间早期良好的沟通至关重要。这可以最大限度地减少,甚至避免全身麻醉下进行剖宫产手术的数量。

当产程中的患者被转移到手术室进行紧急剖宫产时,应考虑宫内复苏措施,如改变母体体位以减少下腔静脉压迫,增加晶体液,如果低血压,则给予升压药,并停止任何促宫缩药物。许多人可能会考虑使用宫缩抑制剂。到达手术室后,经过重新评估,胎儿情况暂时恢复将会为神经轴索阻滞留出足够的时间。

全身麻醉用于剖宫产

Mendelson 在 1946 年的开创性论文中强调了产科全身麻醉的相关风险,并提出了一些建议,其中一些仍在遵循。例如,误吸的风险管理,引入禁食概念,对操作者能力的要求,设备要求,并在可能的情况下进行局部麻醉。

全身麻醉应用于剖宫产手术是在极度紧急的情况下进行的,因为它被大多数麻醉师认为是最快速和最可靠的技术。凝血功能障碍,如血小板减少症或最近服用抗凝剂者应采用全身麻醉;严重出血,特别是出血仍在持续者,为了保持血流动力学稳定也要使用全身麻醉。在胎盘植入异常的病例的手术中,关于首选何种麻醉方法仍有争议。但是,在紧急情况下,一般更倾向于采用全身麻醉[10]。

母体适应证包括某些伴有流出道梗阻的心脏病变(中度至重度主动脉狭窄、梗阻性肥厚型心肌病)或发绀型先天性心脏病。在全身败血症或局部皮肤感染的情况下,一般也选择全身麻醉。必须对脊柱解剖异常者进行评估,以判断神经轴索麻醉是否可行。有时也会发生孕妇坚持要求全身麻醉,在这种情况下,良好的沟通是必不可少的,以减轻患者可能有的任何担忧。剖宫产手术的麻醉方式选择是由麻醉小组在产科小组的参与下,通过评估神经轴索麻醉与全身麻醉对每个患者的风险和益处来决定的。

由于产科气道梗阻的因素,即使是有经验的麻醉师,仍会面临 1/280 的全身麻醉失败率。这被归因于与妊娠期间生理变化相关的乳房增大、体重增加和喉头水肿。由于食管下段括约肌张力降低、胃排空延迟和子宫增大引起的腹内压增加,产妇在产程中发生误吸的风险更大。择期剖宫产术前 6 小时禁食固体食物,2 小时前禁食透明流质。产房中关于饮食的策略在不同单位之间差异很大,并且仍然存在争议。应寻求在长时间禁食导致酮症风险与胃容量增加导致误吸风险之间的平衡。产程中应用过阿片类药物并在 6～8 小时内进食的产妇,胃内会有大量的酸性胃内容物,如果发生误吸将会导致严重的并发症,因此在麻醉诱导前应给予抗酸剂预防。

新生儿 Apgar 评分低与吸入麻醉剂的镇静作用有关,通常发生在全身麻醉后药物通过胎盘时,这与开始麻醉诱导和胎儿分娩的间隔时间有关。

全身麻醉下剖宫产的产妇术后疼痛增加。如果没有禁忌,可以以 PCA 形式使用高剂量阿片类药物,同时服用非甾体抗炎药和对乙酰氨基酚(扑热息痛)镇痛。对于这些患者,一些中心常规进行腹横肌膜表面神经阻滞麻醉。

局部麻醉剖宫产手术

由于设备或人员限制,有时可能需要在局部麻醉下进行剖宫产。一氧化二氮吸入镇痛可用于增强局部麻醉的效果:

配制 100mL 0.5% 利多卡因,其中加入 0.5mL 1∶200 000 肾上腺素(肾上腺素)。使用 20mL 注射器,原则是"边做边打"。

- 沿着目标皮肤切口注入 15～20mL
- 腹直肌腱鞘下和邻近腹直肌下 10～15mL
- 腹膜外组织和横筋膜中 10～15mL
- 然后打开腹膜
  - 在子宫膀胱反折腹膜中注入 10mL——然后切开该皱襞并暴露子宫肌层
  - 子宫肌层对切开相对不敏感,但在切开前,可将 10～15mL 药物浸润注射肌肉
- 胎儿娩出后,应给产妇静脉注射吗啡

阴道分娩并发症的麻醉

产妇经常需被转移到手术室去进行Ⅲ度或Ⅳ度会阴撕裂的修复以及人工剥离滞留的胎盘。Ⅲ度和Ⅳ度会阴撕裂的修复应在神经轴索麻醉（通过蛛网膜下腔或硬膜外麻醉）或全身麻醉下进行。神经轴索麻醉通常是首选。

上述两种麻醉方法都可使人工剥离胎盘更容易操作。为了使麻醉平面覆盖 $T_{10} \sim S_4$，需要高剂量的麻醉剂来抑制子宫收缩同时镇痛。在血流动力学不稳定的情况下，优先采用全身麻醉。

产科患者应用全身麻醉的风险必须时刻警惕，患者进食应推迟到第三产程之后。

产后镇痛

自然分娩后的疼痛可通过定期服用对乙酰氨基酚和非甾体抗炎药（如双氯芬酸或布洛芬）来控制，但需要排除用药禁忌（如过敏性哮喘、肾衰竭、消化性溃疡等疾病等）。

经历过复杂阴道分娩（如Ⅲ度或Ⅳ度撕裂或阴道助产分娩）的产妇可能需要添加阿片类药物，例如口服羟考酮，应由资深临床医师开具处方，并应在出院前停用。一些中心的做法是，如果在手术室神经轴索麻醉下修复Ⅲ度/Ⅳ度撕裂，则预防性给予鞘内或硬膜外阿片类药剂（吗啡、海洛因），以延长术后镇痛时间。

剖宫产术后镇痛可采用多种模式，包括阿片类药物、非甾体抗炎药和对乙酰氨基酚。鞘内或硬膜外阿片类药物辅以非甾体抗炎药和对乙酰氨基酚，可延长神经轴索麻醉患者的术后镇痛时间。在没有使用鞘内阿片类药物的情况下，需要采用 PCA 或常规口服羟考酮。在全身麻醉下进行剖宫产的产妇最好使用 PCA 镇痛——对这些患者，一些中心常规采用腹横肌膜表面神经阻滞的方法。

在意外或严重疼痛的情况下，临床医师在开具任何额外镇痛处方之前应检查患者，排除并发症，如伤口感染、血肿和尿潴留等，以免掩盖潜在的病理状况。

（邹刚 译　　陈施 李婷 校）

参考文献

1. Reynolds F. Labour analgesia and the baby: good news is no news. *Int J Obstet Anesth.* 2011;20:38–50.
2. Intrapartum Care. *Care of Healthy Women and their Babies During Childbirth.* National Collaborating Centre for Women's and Children's Health. Commissioned by the National Institute for Health and Clinical Excellence. London: RCOG Press; 2007.
3. Anim-Somuah M, Smyth R, Howell C. Epidural versus non-epidural or no analgesia in labour. *Cochrane Database Syst Rev.* 2005;4:CD000331.
4. Jones L, Othman M, Dowswell T, Alfirevic Z, Gates S, Newburn M, et al. Pain management for women in labour: an overview of systematic reviews (Review). *The Cochrane Library.* 2012;(3). https://doi.org/CD009234.pub2.
5. Douma MR, Verwey RA, Kam-Endtz CE, van der Linden PD, Stienstra R. Obstetric analgesia: a comparison of patient-controlled meperidine, remifentanil, and fentanyl in labour. *Br J Anaesth.* 2010;104:209–215.
6. Boyce H, Plaat F. Post-natal neurological problems. *Continuing Education in Anaesthesia Critical Care & Pain.* 2013;13(2):63–66.
7. Cambic CR, Wong CA. Labour analgesia and obstetric outcomes. *Br J Anaesth.* 2010;105(1):50–60.
8. Lucovnik M, Blajic I, Verdenik I, Mirkovic T, Stopar Pintaric T. Impact of epidural analgesia on cesarean and operative vaginal delivery rates classified by the Ten Groups Classification System. *Int J Obstet Anesth.* 2018;34:37–41.
9. Dresner MR, Freeman JM. Anaesthesia for caesarean section. *Best Pract Res Clin Obstet Gynaecol.* 2001;15(1):127–143.
10. Van de Velde M. Anaesthesia for caesarean section. *Curr Opin Anaesthesiol.* 2001;14(3):307–310.

第33章

高体重指数的妇女分娩

S. Shinar · D. Farine · C. Maxwell

引言

肥胖已成为一种新的流行病,影响了所有人种和族群。在发达国家,其发病率持续上升,导致一些国家超重和肥胖人群的比率比正常体重指数(body mass index,BMI)的人还要高。在发展中国家,肥胖与营养不良并存。二十多年前,世界卫生组织正式宣布肥胖是一种全球流行病。尽管为解决这一公共健康问题做了越来越多的努力,但肥胖症的发生率仍在急剧上升[1]。随着育龄妇女肥胖发生率的上升,给妊娠带来一系列的并发症[2]。美国在 2014 年有 50% 的孕妇超重(BMI ≥ 25kg/m², 25.6%)或肥胖(BMI ≥ 30kg/m², 24.8%)[3]。

肥胖妇女妊娠时,产妇和新生儿不良结局的风险增加。对于胎儿和新生儿发生早产、大于胎龄儿、巨大儿、肩难产、先天性畸形、产伤、死产、脑瘫、新生儿和婴儿死亡的风险增加[4-8]。对母亲来说,发生妊娠期高血压疾病、妊娠糖尿病、引产、剖宫产、麻醉和手术并发症、子宫内膜炎、血栓栓塞性疾病和产后出血的风险增加[9-13]。

在这一章中,我们将讨论对肥胖患者产程中的管理,主要集中在肥胖人群手术和麻醉技术的特殊性上。

定义

世界卫生组织将肥胖定义为脂肪堆积过多[14]。身体脂肪的量可以通过许多不同的测量方法来评估,其中 BMI 是最常用的评估方法。BMI 的计算方法是个人的体重(kg)除以身高(m)的平方。常用的根据 BMI 判断体重定义的标准是由世界卫生组织建立的,见表 33.1。BMI 是一种简单、无创的方法,已被广泛地纳入临床实践。此外,许多研究已经表明,BMI 所定义的肥胖与死亡率之间存在关联[1]。特别是在高BMI 的个体中,它与准确测量的身体脂肪百分比相关,如用体脂密度测量出的数据[15]。然而,根据 BMI

来定义肥胖也有缺点,不能区分去脂体重指数和含脂体重指数。此外,BMI 不能提供任何关于身体脂肪分布的信息。这是非常重要的,因为腹型肥胖已经被证明增加健康风险[16],并与妊娠相关并发症有密切的关系[17,18]。

表 33.1 世界卫生组织体重指数分类

BMI/(kg/m²)	分类
<18.5	体重过轻
18.5~24.99	正常体重
25.00~29.99	超重
≥30.00	肥胖
30.00~34.99	肥胖分级 I 级
35.00~39.99	肥胖分级 II 级
≥40.0	肥胖分级 III 级

孕期行人体测量不大现实,因为测量方法依赖于不同部位的皮肤皱褶,由于妊娠期间皮肤弹力增加,而难以获得。此外,还有许多替代措施也都未在妊娠人群中得到验证[19]。

因此,尽管 BMI 有其局限性,但目前仍是评估肥胖最常使用的指标。不过应该记住,它可能会造成关于实际体脂含量的误导性信息,特别是在妊娠期间的评估。

发生率

西方国家的剖宫产率一直在持续上升,与肥胖趋势增加的趋势是一样的[20]。事实上,剖宫产率随着 BMI 的上升呈线性增长。在所有 BMI ≥ 50kg/m² 的女性中,有近 50% 的患者需要剖宫产,I 级或 II 级肥胖(BMI 30~39.9kg/m²)的女性有 1/3 需要剖宫产,III 级肥胖(BMI 40 ~ 49.9kg/m²)的女性有 43% 需要剖宫产[21]。

与 BMI 正常的女性相比,在单胎初产妇中,超重者比 BMI 正常的女性剖宫产的风险升高 1.5 倍,而

Ⅰ和Ⅱ级肥胖(BMI 在 30.0~39.9kg/m²)的风险升高 2.25 倍[22]。

这类人群的剖宫产手术具有挑战性,术前评估与计划可直接影响这些患者的术中、术后结局,可降低她们的并发症发生率。

病史和体格检查

术前评估

心血管系统评估——在极端肥胖患者中各种心血管系统疾病都更为常见。因为妊娠可使心输出量和前负荷增加,肥胖和妊娠期合并症(如高血压等)可发生心脏功能障碍。因此,如果病史和/或体检怀疑并有心血管疾病,特别是在运动后其耐受性评估结果不确定时,应该积极进行心电图和超声心动图检查,并预约正式的心脏专科咨询[23]。

呼吸系统评估——阻塞性睡眠呼吸暂停(obstructive sleep apnoea,OSA)被定义为在睡眠期间反复发作上气道塌陷,它增加了剖宫产的风险,也增加了术后并发症的风险[24]。重要的是,患有阻塞性睡眠呼吸暂停的女性在剖宫产期间高碳酸血症和低氧血症的风险增加[25]。虽然,目前没有研究表明在术前治疗阻塞性睡眠呼吸暂停综合征可以改善手术结果,考虑上述情况在肥胖患者中高发,术前筛查仍是必要的。

皮肤评估——肥胖患者皮肤黏膜擦伤引起的感染较为常见,如果需行剖宫产分娩,术前有必要对切口部位进行皮肤检查。

产科管理

术前抗生素

肥胖是手术部位感染(surgical site infections,SSI)的重要危险因素,可使术后 SSI 增加 3~5 倍。在正常体重人群中,剖宫产术后伤口并发症的发生率在 3%~17%[26,27],但在 BMI≥50kg/m² 的女性中,其发生率高达 30%[28]。因顺产失败而剖宫产分娩的肥胖女性,SSI 的发病风险更高[29]。

慢性疾病(如糖尿病、高血压和术前皮肤破损)、手术时间延长和术中失血多都是 SSI 的高危因素。肥胖患者预防剂量抗生素的组织浓度低,可进一步增加上述风险。

由于缺乏针对 BMI≥50kg/m² 的肥胖女性抗生素药代动力学的研究,对于围手术期抗生素的最佳剂量存在很大的争议。根据来自肥胖的非妊娠患者的药代动力学数据,对于 BMI≥30kg/m² 或体重超过 100kg 的女性,建议在切开皮肤前一次性使用 2g 头孢唑林[30,31]。两项随机对照试验(randomized controlled trials,RCT)中发现,无论使用 3g 或 2g 头孢唑林,在两组中的对于革兰氏阳性菌和革兰氏阴性菌的最低抑菌浓度(minimum inhibitory concentration,MIC)都没有差异。然而,在高 BMI 患者中,使用较高药物剂量的那组患者,脂肪组织中头孢唑林的血药浓度更高[32,33]。尽管有这一发现,其他研究并没有显示对肥胖妇女使用较高的药物剂量可降低 SSI 的发生率[34]。最近的一项研究表明,阿奇霉素与头孢唑林联合使用在预防剖宫产分娩后 SSI 方面有好处[35]。在进入产程后转为剖宫产分娩的肥胖患者也不例外,也使用这个方案。

体位

理论上,蛛网膜下腔麻醉会导致孕妇低血压和胎儿心动过缓。尽管如此,最近的一篇 Cochrane 综述显示,没有证据证明剖宫产时何种体位对产妇或胎儿绝对有益[36],然而,这些被纳入的 RCT 研究并没有特别关注肥胖女性,因此,在剖宫产期间仍应特别注意产妇的体位和血压下降情况。由于肥胖女性的手术时间比正常体重的女性更长,对压迫部位进行保护、防止肌肉坏死很重要。术后护理人员应增强意识,BMI≥50kg/m² 的患者的神经肌肉不适可能是横纹肌溶解的迹象,而横纹肌溶解可导致急性肾衰竭[37]。

手术视野暴露

虽然大多数 BMI≥50kg/m² 的女性在手术时都需要牵拉脂肪暴露伤口,但评价这种做法的好处和风险的文献很少。可选用手术胶带、黏性胶条、贴在产妇腹部的胶带并绑在床头向上牵拉以暴露和牵拉脂肪,或使用无菌胶布等方法[37]。

在 BMI≥50kg/m² 的患者剖宫产手术中,自体牵开器常用于扩大手术视野。在我们的实践中,我们使用弹性固定牵开器,如 Alexis O(Applied Medical,Rancho Santa Margarita,CA)或 Mobius(Cooper Surgical,Trumbull,CT)牵开器,与传统的金属牵开器相比,它们减少术后疼痛,手术时间更短[38]。

手术管理

皮肤切口

虽然正常 BMI 的女性通常采用 Pfannenstiel 切

口,但对于肥胖的女性而言,最理想的皮肤切口仍不清楚。因此,目前的做法是基于外科医师或该单位的偏好[39]。在一项针对美国产科医师的调查中,绝大多数医师对Ⅲ级肥胖的女性更喜欢采用 Pfannenstiel 切口而不是纵切口[40]。

由于缺乏 RCT 研究,临床医师必须依靠回顾性研究结果选择对新生儿安全性最高且伤口并发症发生率最低的切口。针对切口并发症问题的回顾性研究结果存在相互矛盾。尽管一些研究显示纵切口发生伤口并发症的风险增加[41,42],但其他研究显示,按切口类型分层后,并发症发生率没有差异[43,44]。在Ⅲ级肥胖的女性中,与纵切口相比,Pfannenstiel 切口与新生儿不良结局有关,包括 5 分钟 Apgar 评分<7 分、新生儿入住 ICU、颅骨骨折和长骨骨折[45]。

另一个切口的选择是经脐上的横向切口,主要用于腹壁脂肪层过厚,站立位时脐孔达到接近耻骨联合的孕妇[46](图 33.1)。超声检查脂肪厚度有助于选择切口水平。

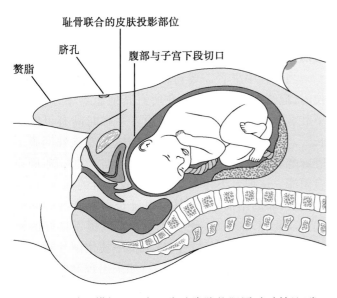

耻骨联合的皮肤投影部位

脐孔

腹部与子宫下段切口

赘脂

图 33.1 脐上横切口。由于腹壁脂肪垫肥厚,解剖标记发生了改变,子宫下段在皮肤的投影位置要高于脐孔的位置

由于没有足够的证据指导临床医师选择切口类型,因此应根据产妇脂肪的分布、进腹的容易程度、操作者的能力和产妇的偏好来决定切口类型。

子宫切口

传统的下段横向切口向侧面延长的风险增加,尤其是第二产程或巨大儿的剖宫产。对于盆腔较深脂肪垂较长的患者,对切口的修补是特别具有挑战性的。困难的修补过程会增加出血的风险,失血、输血、膀胱和肠管损伤风险,手术操作延长,从而增加麻醉的风险。为了减少切口撕裂延长的可能性,我们在子

宫膀胱腹膜反折上方做一个半月形切口。

皮下组织的缝合和皮下引流

一篇 Cochrane 荟萃分析表明,当女性皮下脂肪超过 2cm 时,缝合皮下组织会减少皮下血肿或皮下积液的发生[47]。基于这项研究,我们用可快速吸收的缝线间断缝合皮下组织。

没有证据表明皮下引流可以防止肥胖妇女的伤口并发症。最近的一项 RCT 研究未能显示对皮下组织厚度大于 4cm 的妇女予以皮下引流对降低伤口并发症的益处[48]。目前,还没有关于对 BMI≥50kg/m² 的女性的皮下引流的研究。

皮肤缝合

一项 RCT 荟萃分析比较了表皮下缝合和钉书钉缝合,尽管钉书钉缝合缩短了总手术时间,但它增加了 4 倍伤口并发症的风险,以及增加了 2 倍伤口裂开的风险[49]。最近的一项荟萃分析比较这两种方法显示出类似的结果,即使数据按照肥胖和正常 BMI 分层后结果亦然[50]。

伤口负压的管理

肥胖妇女伤口感染的风险非常高。为了提高伤口愈合,负压伤口治疗(NPWT)已经成为一种流行的技术[51-53],也包括在 Pfannenstiel 切口发生感染的高风险人群。这些装置在关闭伤口的时候置入,期望通过负压促进愈合。它增加血流量,减少水肿,促进肉芽组织形成,减少细菌繁殖并增强成纤维细胞迁移和增殖。通常,患者带着它出院回家,连续使用负压 5 天。

麻醉管理

肥胖患者无论是计划或非计划剖宫产分娩,都会增加母儿并发症的发生率。了解这一孕妇群体的生理变化和病情,对产科麻醉师降低产妇发病率和死亡率至关重要。在这里,我们将重点讨论肥胖患者在剖宫产时的麻醉问题。

术前护理

理想的情况是,麻醉团队在手术之前就已经了解患者肥胖。在初次碰面时,他们就为肥胖患者制订好麻醉计划,使剖宫产的过程与结果更加优化。即使计划阴道分娩,也需要麻醉医师能够在产前就进行一次这样的会诊,因为肥胖的妇女增加急诊剖宫产的风险[54]。在这次会诊中,应强调围手术期可能出现的问题,如触诊椎间隙、评估气道和静脉通路、血压袖带问题、是否存在阻塞性睡眠呼吸暂停和心功能不全等。尽管存在健康肥胖患者这一概念,他们的 BMI 不能真

正地反映体脂质量,但仍要记住,BMI≥40kg/m² 的患者,与 BMI 正常的患者相比,预后确实更差[55]。因此,ACOG 和 RCOG 都建议对所有 BMI≥40kg/m² 的女性提前制订麻醉计划。

体位

所有的肥胖患者都应在宽大的手术台上取向左倾斜体位,以保证子宫左旋(图 33.2)。通过商业化的特殊的 Troop 体位枕或通过垫毯子的方法来获得这个体位,也会方便喉镜的使用[56],建议牵拉腹部脂肪,以免造成血流动力学和呼吸的影响。

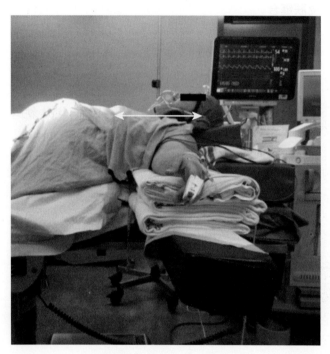

图 33.2　TROOP 体位枕

监测

剖宫产术中监测具有挑战性,需要合适尺寸的袖带进行血压测量。有合并症或产后出血的高风险人群应进行有创动脉监测。应开通至少两个大口径静脉通路。对静脉通道建立困难者,可使用超声引导。

误吸预防

肥胖会增加食管裂孔疝的风险,而妊娠会使食管下括约肌松弛,两者都会增加全身麻醉诱导时反流和胃内容物吸入的风险。要减少这些风险,应在术前使用非固体状的抗酸溶液。可以考虑使用超声来排除胃部充盈的情况,尽管目前没有证据支持这种操作。

麻醉类型

无论是否合并肥胖,中枢神经轴索阻滞麻醉是剖宫产术的首选麻醉。表 33.2 列出了对于肥胖患者采用全身麻醉和区域麻醉的选择。

表 33.2　肥胖产妇的麻醉选择

神经轴索麻醉	全身麻醉
• 提前硬膜外置管	• 考虑预防误吸的措施
• 用专门的体位固定装置保持最佳体位	• Troop 体位枕固定位置
• 在较高的腰椎间隙置管	• 插管前合适的氧流量及呼吸停止时的氧合
• 超声引导	• 做好困难气道的准备,如果预计插管困难,考虑清醒状态支气管镜插管
• 使用 Tsui 试验或局部麻醉药试验剂量来测试硬膜外置管的位置	• 考虑多种麻醉方式包括区域阻滞麻醉
• 定时评估麻醉效果,如麻醉效果不佳,需要重新置管	• 清醒时拔管,保持坐位至到达充足的潮气量
• 剖宫产时考虑腰-硬联合麻醉	• 监测术后是否发生呼吸抑制

区域阻滞

当产程中患者需要行剖宫产且硬膜外管保持在位时,应给予足量药物。在所有其他患者中,蛛网膜下腔麻醉是首选。Ⅲ级肥胖患者手术时间有可能延长[57]。虽然也可使用其他麻醉方法,如单次蛛网膜下腔麻醉和连续硬膜外麻醉,我们更倾向于使用腰-硬联合阻滞。这种方法具有蛛网膜下腔麻醉的优点,达到快速、可靠的阻滞,同时具有可延长手术麻醉时间的优势。此外,在术后,硬膜外导管可以提供良好的镇痛效果,从而降低在这些高危人群中使用阿片类药物引起呼吸并发症的风险。最后,如果出现麻醉平面过高,可以减少鞘内麻醉药物的剂量,并根据需要慢慢增加硬膜外麻醉。这是一个重要的优势,因为和正常体重患者相比,鞘内高剂量罗哌卡因被证明可增加肥胖患者低血压的发生率和严重程度[58]。然而,实施腰-硬联合阻滞并不是没有风险的。硬膜外导管并不能总是保证整个手术效果,有时蛛网膜下腔麻醉药物时效已过,而硬膜外麻醉药物不发挥效果,会导致麻醉失败,这占腰-硬联合阻滞剖宫产中的 4%[59]。

椎管内置管

坐姿是肥胖人群椎管麻醉的首选姿势,可以使用市售的特殊装置(图 33.3)。与触诊相比,使用超声定位可提高成功率[60]。选用正中的矢状面的效果要优于正中横切面。

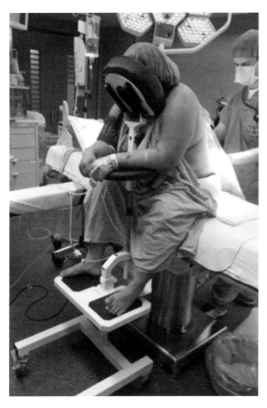

图 33.3　使用麻醉体位固定装置的患者

推入负荷量前,必须通过 Tsui 试验(硬膜外电刺激试验)[61]或局部麻醉试验剂量来确认硬膜外导管的放置位置。

双导管技术

在纵切口长度高达脐以上的情况下,术后疼痛和膈部受压抬高可能引起通气障碍。为了克服这一点,腰部腰-硬联合阻滞导管上方可以再放置一个下胸段的硬膜外导管协助术后镇痛[62]。

全身麻醉

由于会导致较高的发病率,甚至死亡率,应该尽一切可能避免肥胖产妇采用全身麻醉进行剖宫产。尽管如此,如果局部麻醉不合适,应该遵循以下原则,以最大限度地提高全身麻醉患者的安全性。

气道

插管困难或失败在妊娠患者中更为常见,剖宫产手术插管失败的总发生率为 1/300[63]。

在肥胖孕妇中,这一发生率较高,一项研究报道肥胖增加 16 倍插管失败的风险[64]。球囊面罩通气也具有挑战性,应始终备有适当大小的喉罩。

倾斜位插管更容易成功。在特殊情况下,强烈推荐纤维支气管镜下清醒气管插管(如 Mallampati 气道分期 4 级,甲颏间距短,舌大,口小等)。两名资深麻醉师应在场,并熟悉困难气道的预案[65]。

预给氧

一方面,肥胖患者气道管理困难。另一方面,这些患者的血氧饱和度会下降很快。经鼻导管高流量给氧的窒息氧合技术日益普及,对这些患者尤其有益。通过予以高流量氧气,延长安全呼吸暂停期。插管前也推荐面罩和球囊通气,以最大限度地减少血氧饱和度下降[66]。

诱导和术中通气

药物的选择和剂量应考虑到患者的血流动力学状况和去脂体重。如果没有进行纤维支气管镜下清醒气管插管,则动作应熟练、迅速。

由于胸外组织过重而造成限制性肺疾病,肥胖患者的机械通气可能较困难。为了降低通气过程中肺损伤和术后肺部并发症的发生,应在低潮气量和呼气末正压时使用肺保护性通气,并根据需要逐步调整。

拔管

充分清醒时才拔管和充分的低流量通气对于减少肥胖产妇的风险至关重要。只有当患者满足拔管的所有标准时,才应该拔管[23]。

术后镇痛

延长监测呼吸参数的时间对于降低术后风险至关重要,因为许多肥胖产妇也患有阻塞性睡眠呼吸暂停。在这些患者中,应减少全身阿片类药物的使用量并延长区域镇痛(蛛网膜下腔或硬膜外)的时间[67]。患者自控镇痛可用于全身麻醉的患者。术后患者在夜间应使用持续气道正压通气(continuous positive air-way pressure,CPAP)。充分的术后镇痛对于确保早期活动至关重要,以减少血栓栓塞和肺部并发症发生风险,这些并发症在肥胖人群中更为常见。

最后,在转到普通病房前,可能需要在麻醉复苏室长时间严密监护。对于阻塞性睡眠呼吸暂停(OSA)患者,应按照美国麻醉医师协会的标准,密切监测并予以适当的通气[68]。

血栓预防

静脉血栓栓塞(VTE)是美国孕产妇死亡的主要原因之一,占所有孕产妇死亡的 9.3%[69]。这种风险在产后 6 周内最高,与产前相比,这段时间的风险增加了 5 倍[70]。由于肥胖患者血液瘀滞,活动减少和凝血因子增加等原因,进一步增加了这种风险[71]。因此,对于肥胖的产妇应该考虑预防性使用低分子量肝素(LMWH),并通过体重调整剂量。

大多数国家的孕期肥胖指南（美国妇产科医师协会 2015 年[72]，皇家澳大利亚和新西兰妇产科医师学会 2013 年[73]，以及 2010 年加拿大妇产科学会[74]）建议基于患者个体的评估情况决定产后血栓预防方案。然而英国皇家妇产科学会 2010 年指南推荐对所有 BMI ≥30kg/m^2 且至少存在另外一个静脉血栓栓塞风险因素的妇女，在产后常规使用低分子量肝素[75]。给药时机应考虑置入和取出硬膜外导管的时间。使用预防剂量的肝素应在停药后至少 12 小时置管，而治疗剂量的肝素应至少停药 24 小时后。顺产后，低分子量肝素应在拔除导管后至少 4 小时再开始使用[76]。

总结

为了保证肥胖妊娠患者的母儿安全，有必要进行周密的多学科分娩计划。

以下几点是处理的关键：

- 为患者采取合适体位，手术和麻醉等保证充足的时间。
- 围手术期抗生素的管理。
- 应考虑腹部脂肪的分布和腹壁脂肪垫情况来选择合适的皮肤切口。
- 使用专门的器械进行切口的暴露和包扎。
- 产后予以切口足够的重视，可及早发现切口并发症。

（邹刚 **译** 陈施 李婷 **校**）

参考文献

1. Flegal KM, Kruszon-Moran D, Carroll MD, Fryar CD, Ogden CL. Trends in obesity among adults in the United States, 2005 to 2014. *JAMA*. 2016;315(21):2284–2291.
2. Yogev Y, Catalano PM. Pregnancy and obesity. *Obstet Gynecol Clin North Am*. 2009;36(2):285–300, viii.
3. Fryar CD, Carroll MD, Ogden CL. Prevalence of overweight, obesity, and extreme obesity among adults: United States, 1960–1962 through 2011–2012. *Natl Cent Heal Stat*. 2010;6:1–6.
4. Harrison MS, Thorsten VR, Dudley DJ, et al. Stillbirth, inflammatory markers, and obesity: results from the stillbirth collaborative research network. *Am J Perinatol*. 2018;35(11):1071–1078.
5. Stothard KJ, Tennant PWG, Bell R, Rankin J. Maternal overweight and obesity and the risk of congenital anomalies: a systematic review and meta-analysis. *JAMA*. 2009;301(6):636–650.
6. Rasmussen SA, Chu SY, Kim SY, Schmid CH, Lau J. Maternal obesity and risk of neural tube defects: a meta-analysis. *Am J Obstet Gynecol*. 2008;198(6):611–619.
7. Hyperglycaemia and Adverse Pregnancy Outcome (HAPO) Study: associations with maternal body mass index. *BJOG*. 2010;117(5):575–584.
8. Guelinckx I, Devlieger R, Beckers K, Vansant G. Maternal obesity: pregnancy complications, gestational weight gain and nutrition. *Obes Rev*. 2008;9(2):140–150.
9. Abdollahi M, Cushman M, Rosendaal FR. Obesity: risk of venous thrombosis and the interaction with coagulation factor levels and oral contraceptive use. *Thromb Haemost*. 2003;89(3):493–498.
10. Durst JK, Tuuli MG, Stout MJ, Macones GA, Cahill AG. Degree of obesity at delivery and risk of preeclampsia with severe features. *Am J Obstet Gynecol*. 2016;214(5).651e1–e5.
11. O'Brien TE, Ray JG, Chan W-S. Maternal body mass index and the risk of preeclampsia: a systematic overview. *Epidemiology*. 2003;14(3):368–374.
12. Scott-Pillai R, Spence D, Cardwell CR, Hunter A, Holmes VA. The impact of body mass index on maternal and neonatal outcomes: a retrospective study in a UK obstetric population, 2004–2011. *BJOG*. 2013;120(8):932–939.
13. Yogev Y, Visser GHA. Obesity, gestational diabetes and pregnancy outcome. *Semin Fetal Neonatal Med*. 2009;14(2):77–84.
14. Obesity and overweight. World Health Organization. 2018. http://www.who.int/news-room/fact-sheets/detail/obesity-and-overweight. Accessed 17 May 2019.
15. Romero-Corral A, Somers VK, Sierra-Johnson J, et al. Accuracy of body mass index in diagnosing obesity in the adult general population. *Int J Obes*. 2008;32(6):959–966.
16. Fox KAA, Despres J-P, Richard A-J, Brette S, Deanfield JE. Does abdominal obesity have a similar impact on cardiovascular disease and diabetes? A study of 91,246 ambulant patients in 27 European countries. *Eur Heart J*. 2009;30(24):3055–3063.
17. Kennedy NJ, Peek MJ, Quinton AE, et al. Maternal abdominal subcutaneous fat thickness as a predictor for adverse pregnancy outcome: a longitudinal cohort study. *BJOG*. 2016;123(2):225–232.
18. De Souza LR, Berger H, Retnakaran R, et al. First-trimester maternal abdominal adiposity predicts dysglycemia and gestational diabetes mellitus in midpregnancy. *Diabetes Care*. 2016;39(1):61–64.
19. Robic T, Benedik E, Fidler Mis N, Bratanic B, Rogelj I, Golja P. Challenges in determining body fat in pregnant women. *Ann Nutr Metab*. 2013;63(4):341–349.
20. Rhodes JC, Schoendorf KC, Parker JD. Contribution of excess weight gain during pregnancy and macrosomia to the cesarean delivery rate, 1990–2000. *Pediatrics*. 2003;111(5Pt2):1181–1185.
21. Marshall NE, Guild C, Cheng YW, Caughey AB, Halloran DR. Maternal superobesity and perinatal outcomes. *Am J Obstet Gynecol*. 2012;206(5):417e1–e6.
22. Poobalan AS, Aucott LS, Gurung T, Smith WCS, Bhattacharya S. Obesity as an independent risk factor for elective and emergency caesarean delivery in nulliparous women – systematic review and meta-analysis of cohort studies. *Obes Rev [Internet]*. 2009;10(1):28–35. wiley.com/10.1111/j.1467-789X.2008.00537.x.
23. Ring LE. The anesthetic approach to operative delivery of the extremely obese parturient. *Semin Perinatol [Internet]*.2014;38(6):341–348. https://doi.org/10.1053/j.semperi.2014.07.008.
24. Kaw R, Chung F, Pasupuleti V, Mehta J, Gay PC, Hernandez AV. Meta-analysis of the association between obstructive sleep apnoea and postoperative outcome. *Br J Anaesth*. 2012;109(6):897–906.
25. Saravanakumar K, Rao SG, Cooper GM. Obesity and obstetric anaesthesia. *Anaesthesia*. 2006;61(1):36–48.
26. Caesar study collaborative group. Caesarean section surgical techniques: a randomised factorial trial (CAESAR). *BJOG*. 2010;117(11):1366–1376.
27. Schneid-Kofman N, Sheiner E, Levy A, Holcberg G. Risk factors for wound infection following cesarean deliveries. *Int J Gynaecol Obstet*. 2005;90(1):10–15.
28. Alanis MC, Villers MS, Law TL, Steadman EM, Robinson CJ. Complications of cesarean delivery in the massively obese parturient. *Am J Obstet Gynecol*. 2010;203(3):271e1–e7.
29. Alexander JM, Leveno KJ, Rouse DJ, et al. Comparison of maternal and infant outcomes from primary cesarean delivery during the second compared with first stage of labor. *Obstet Gynecol*. 2007;109(4):917–921.
30. Pai MP, Bearden DT. Antimicrobial dosing considerations in obese adult patients. *Pharmacotherapy*. 2007;27(8):1081–1091.
31. Janson B, Thursky K. Dosing of antibiotics in obesity. *Curr Opin Infect Dis*. 2012;25(6):634–649.
32. Young OM, Shaik IH, Twedt R, et al. Pharmacokinetics of cefazolin prophylaxis in obese gravidae at time of cesarean delivery. *Am J Obstet Gynecol*. 2015;213(4):541e1–e7.
33. Swank ML, Wing DA, Nicolau DP, McNulty JA. Increased 3-gram cefazolin dosing for cesarean delivery prophylaxis in obese women. *Am J Obstet Gynecol*. 2015;213(3):415.e1–e8.
34. Ahmadzia HK, Patel EM, Joshi D, et al. Obstetric surgical site infections: 2 grams compared with 3 grams of cefazolin in morbidly obese women. *Obstet Gynecol*. 2015;126(4):708–715.
35. Tita ATN, Boggess K, Saade G. Adjunctive azithromycin prophy-

laxis for cesarean delivery. *N Engl J Med.* 2017;376:182.

36. Cluver C, Novikova N, Hofmeyr GJ, Hall DR. Maternal position during caesarean section for preventing maternal and neonatal complications. *Cochrane Database Syst Rev.* 2013;3:CD007623.

37. Smid MC, Dotters-Katz SK, Silver RM, Kuller JA. Body mass index 50 kg/m² and beyond: perioperative care of pregnant women with superobesity undergoing cesarean delivery. 72(8): 500–510.

38. Wahba KA. Efficacy and safety of the Mobius Retractor in elective Caesarean section for obese pregnant women. *Life Sci J.* 2015;12(8):111–116.

39. Marrs CC, Moussa HN, Sibai BM, Blackwell SC. The relationship between primary cesarean delivery skin incision type and wound complications in women with morbid obesity. *Am J Obstet Gynecol.* 2014;210(4):319.

40. Smid MC, Smiley SG, Schulkin J, Stamilio DM, Edwards RK, Stuebe AM. The problem of the pannus: physician preference survey and a review of the literature on cesarean skin incision in morbidly obese women. *Am J Perinatol.* 2016;33(5):463–472.

41. Thornburg LL, Linder MA, Durie DE, Walker B, Pressman EK, Glantz JC. Risk factors for wound complications in morbidly obese women undergoing primary cesarean delivery. *J Matern Fetal Neonatal Med.* 2012;25(9):1544–1548.

42. Wall PD, Deucy EE, Glantz JC, Pressman EK. Vertical skin incisions and wound complications in the obese parturient. *Obstet Gynecol.* 2003;102(5Pt1):952–956.

43. Bell J, Bell S, Vahratian A, Awonuga AO. Abdominal surgical incisions and perioperative morbidity among morbidly obese women undergoing cesarean delivery. *Eur J Obstet Gynecol Reprod Biol.* 2011;154(1):16–19.

44. McLean M, Hines R, Polinkovsky M, Stuebe A, Thorp J, Strauss R. Type of skin incision and wound complications in the obese parturient. *Am J Perinatol.* 2012;29(4):301–306.

45. Sutton AL, Sanders LB, Subramaniam A, Jauk VC, Edwards RK. Abdominal incision selection for cesarean delivery of women with class III obesity. *Am J Perinatol.* 2016;33(6):547–551.

46. Walton RB, Shnaekel KL, Ounpraseuth ST, Napolitano PG, Magann EF. High transverse skin incisions may reduce wound complications in obese women having cesarean sections: a pilot study. *J Matern Fetal Neonatal Med.* 2017;32(5):1–5.

47. Anderson ER, Gates S. Techniques and materials for closure of the abdominal wall in caesarean section. *Cochrane Database Syst Rev.* 2004;4:CD004663.

48. Ramsey PS, White AM, Guinn DA, et al. Subcutaneous tissue reapproximation, alone or in combination with drain, in obese women undergoing cesarean delivery. *Obstet Gynecol.* 2005;105(5Pt1):967–973.

49. Clay FSH, Walsh CA, Walsh SR. Staples vs subcuticular sutures for skin closure at cesarean delivery: a metaanalysis of randomized controlled trials. *Am J Obstet Gynecol.* 2011;204(5):378–383.

50. Mackeen AD, Schuster M, Berghella V. Suture versus staples for skin closure after cesarean: a metaanalysis. *Am J Obstet Gynecol.* 2015;212(5):621e1–e10.

51. Allen G. Evidence appraisal of Blackham AU, Farrah JP, McCoy TP, Schmidt BS, Shen P. Prevention of surgical site infections in high-risk patients with laparotomy incisions using negative-pressure therapy. *Am J Surg.* 2013;205(6):647–654. AORN J. 2013;98(3):320–324.

52. Stannard JP, Volgas DA, Stewart R, McGwin GJ, Alonso JE. Negative pressure wound therapy after severe open fractures: a prospective randomized study. *J Orthop Trauma.* 2009;23(8):552–557.

53. Anglim B, O'Connor H, Daly S. Prevena™, negative pressure wound therapy applied to closed Pfannenstiel incisions at time of caesarean section in patients deemed at high risk for wound infection. *J Obstet Gynaecol (Lahore).* 2015;35(3):255–258.

54. Kwon HY, Kwon J-Y, Park YW, Kim Y-H. The risk of emergency cesarean section after failure of vaginal delivery according to prepregnancy body mass index or gestational weight gain by the 2009 Institute of Medicine guidelines. *Obstet Gynecol Sci.* 2016;59(3):169–177.

55. Kramer CK, Zinman B, Retnakaran R. Are metabolically healthy overweight and obesity benign conditions?: a systematic review and meta-analysis. *Ann Intern Med.* 2013;159(11):758–769.

56. Collins JS, Lemmens HJM, Brodsky JB, Brock-Utne JG, Levitan RM. Laryngoscopy and morbid obesity: a comparison of the "sniff" and "ramped" positions. *Obes Surg.* 2004;14(9):1171–1175.

57. Perlow JH, Morgan MA. Massive maternal obesity and perioperative cesarean morbidity. *Am J Obstet Gynecol.* 1994;170(2): 560–565.

58. Wang H-Z, Chen H-W, Fan Y-T, Jing Y-L, Song X-R, She Y-J. Relationship between body mass index and spread of spinal anesthsia in pregnant women: a randomized controlled trial. *Med Sci Monit.* 2018;24:6144–6151.

59. Pan PH, Bogard TD, Owen MD. Incidence and characteristics of failures in obstetric neuraxial analgesia and anesthesia: a retrospective analysis of 19,259 deliveries. *Int J Obstet Anesth.* 2004;13(4):227–233.

60. Balki M, Lee Y, Halpern S, Carvalho JCA. Ultrasound imaging of the lumbar spine in the transverse plane: the correlation between estimated and actual depth to the epidural space in obese parturients. *Anesth Analg.* 2009;108(6):1876–1881.

61. Tsui BC, Gupta S, Finucane B. Determination of epidural catheter placement using nerve stimulation in obstetric patients. *Reg Anesth Pain Med.* 1999;24(1):17–23.

62. Polin CM, Hale B, Mauritz AA, et al. Anesthetic management of super-morbidly obese parturients for cesarean delivery with a double neuraxial catheter technique: a case series. *Int J Obstet Anesth.* 2015;24(3):276–280.

63. Lyons G. Failed intubation. Six years' experience in a teaching maternity unit. *Anaesthesia.* 1985;40(8):759–762.

64. Rocke DA, Murray WB, Rout CC, Gouws E. Relative risk analysis of factors associated with difficult intubation in obstetric anesthesia. *Anesthesiology.* 1992;77(1):67–73.

65. Vasdev GM, Harrison BA, Keegan MT, Burkle CM. Management of the difficult and failed airway in obstetric anesthesia. *J Anesth.* 2008;22(1):38–48.

66. Mushambi MC, Kinsella SM, Popat M, et al. Obstetric Anaesthetists' Association and Difficult Airway Society guidelines for the management of difficult and failed tracheal intubation in obstetrics. *Anaesthesia.* 2015;70(11):1286–1306.

67. Chin KJ, McDonnell JG, Carvalho B, Sharkey A, Pawa A, Gadsden J. Essentials of our current understanding: abdominal wall blocks. *Reg Anesth Pain Med.* 2017;42(2):133–183.

68. Bachenberg KL, Benumof JL, Diego S, et al. Practice guidelines for the perioperative management of patients with obstructive sleep apnea. *Anesthesiology.* 2006;(5):1081–1093.

69. American College of Obstetricians and Gynecologists Practice Bulletin No. 196. Thromboembolism in Pregnancy. *Obstet Gynecol.* 2018;132(1):e1–e17.

70. Lindqvist P, Dahlback B, Marsal K. Thrombotic risk during pregnancy: a population study. *Obstet Gynecol.* 1999;94(4): 595–599.

71. Stewart FM, Freeman DJ, Ramsay JE, Greer IA, Caslake M, Ferrell WR. Longitudinal assessment of maternal endothelial function and markers of inflammation and placental function throughout pregnancy in lean and obese mothers. *J Clin Endocrinol Metab.* 2007;92(3):969–975.

72. American College of Obstetricians and Gynecologists. Practice bulletin no 156: obesity in pregnancy. *Obstet Gynecol.* 2015;126(6):e112–e126.

73. Catalano PM, PM C. Management of obesity in pregnancy. *Obstet Gynecol.* 2007;109(2Pt1):419–433.

74. Davies GAL, Maxwell C, McLeod L. No. 239-Obesity in Pregnancy. *J Obstet Gynaecol Can.* Aug;40(8):e630–e639. doi: 10.1016/j.jogc.2018.05.018.PubMedPMID: 30103887.

75. Centre for Maternal and Child Enquiries/Royal College Obstetricians and Gynaecologists. *Joint Guideline Management of Women with Obesity in Pregnancy.* RCOG; 2010:10.

76. Horlocker TT, Vandermeulen E, Kopp SL, Gogarten W, Leffert LR, Benzon HT. Regional anesthesia in the patient receiving antithrombotic or thrombolytic therapy: American Society of Regional Anesthesia and Pain Medicine Evidence-Based Guidelines (4th ed). *Reg Anesth Pain Med.* 2018;43(3):263–309.

第三部分

产后

第34章

产后出血

A.D. Weeks · T.F. Baskett

引言

"引发危险的流血会发生于任何阻碍空腔子宫收缩的情况下……在这些病例中,必须使用可帮助子宫收缩的方法来防止血流快速进入宫腔和周边血管,从而达到止血的目的。"

WILLIAM SMELLIE
TREATISE ON THE THEORY AND PRACTICE
OF MIDWIFERY.
LONDON:D. WILSON;1752:402-404(图 34.1)

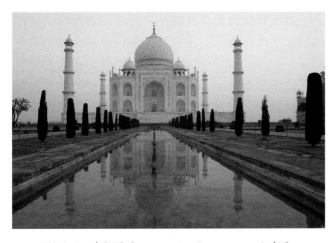

图 34.1 泰姬陵由 Shah Jahan(1592—1666)建造,用于纪念他 1631 年死于产后出血的妻子 Mumtaz Mahal。她于 37 岁时,在漫长的产程和艰难的分娩中产下了第 14 个孩子后即死去[40]。这个精美的纪念堂也同样适用于缅怀岁月长河中因产后出血而早逝的所有母亲们

尽管全球孕产妇死亡率在下降,全世界范围内每小时仍然有超过 30 例的孕产妇死亡,而其中就有 10 例与出血有关[1]。在 2015 年,全球估计有 80 000 例产后出血(postpartum haemorrhage,PPH)引起的死亡,其中只有 189 例发生在前 1/5 最富有国家中,超过 40 000 发生在 1/5 最贫穷的国家中[1]。在资源和设备丰富的国家产后出血中最常见的病因为胎盘异常(前置胎盘、胎盘植入和残留)以及手术,然而在贫穷国家中所

有的原因都可造成死亡,尤其是当女性单独分娩、贫血或存在特殊风险的基础疾病时,即使出血很少也无法处理。有一种名为"三种延误"的有效模型可用于理解引起死亡的潜在系统性原因:寻求医疗延误,医疗到达延误和接受医疗延误。尽管这些延误在发展中国家是最常见的,但在健康服务发达的国家也时有所闻。在英国孕产妇死亡机密问卷调查中持续强调:产后出血常和治疗"太少、太晚"或"重大不规范医疗"有关。提供医疗监护的重要性可通过自 1874 年起英国孕产妇死亡率的变化而显现,1874—1926 年产后出血发生率大幅降低,然而此时尚未开始应用缩宫素或输血,这只是改善公共健康和深入医疗服务所产生的效果[2]。令人担心的是,在低收入国家缓慢改善产后出血发生率的同时,一直在改善医疗干预的高收入国家的产后出血发生率却仍在缓慢上升[3,4]。

这一章节将概述产后出血的原因和医疗处理。包括手术治疗在内的其他方面,将分别在各独立章节中详述:胎盘滞留(第 35 章);急性子宫内翻(第 40 章);下生殖道损伤(第 39 章);宫腔填塞术、子宫加压缝合术、盆腔血管结扎和栓塞术、子宫切除术(第 36、第 37、第 38 和第 27 章)。

定义

原发性产后出血的传统定义为分娩后最初 24 小时内生殖道出血量超过 500mL。然而,该定义被批评为既不是合理的开始治疗的出血量,也不是会引起孕产妇患病率的标准。将 500mL 作为临床试验的结局标准,虽可较早开始各项治疗而减少轻度出血,但并不能降低孕产妇患病率和死亡率[5]。因此,提议临床医师只要觉得出血速度或者出血量令他们感到不安,就应启动目前针对产后出血的治疗方案[6,7]。然而,临床试验的主要结局指标仍应是以失血量超过 1 000mL 或孕产妇濒死发生率作为参考[7]。

估测的产时出血量与实际出入很大,医护人员倾

向于低估出血量,而患者往往将出血量高估。通过将失血和纱布称重(称重法)或在产后立即用塑料悬挂袋置于母亲臀下收集失血(容量法)可提高失血量估测的精确度。通过培训可改善临床评估水平。一个实用的计算方法是:一个成人男性手/拳头大小的容量约为350mL,而一条浸满血的腹腔纱布的血量大约也是这么多。通常女性在失血超过1 500mL时才出现低血容量的症状或体征。然而,很重要的一点是要记住失血量和体重有关,因此,矮个子、低体重尤其是贫血的女性,即使出血量不大也很难耐受(见第29章)。

继发性产后出血的定义为发生在产后24小时后到产后6周间的大量出血。

第三产程正常生理

在讨论原发性产后出血的病因和处理之前,有必要先了解一下从胎儿娩出到胎盘娩出的第三产程中发生的生理变化。尽管这是三个产程中时间最短的一个,却是母亲承受风险最大的一个阶段。

在妊娠期间,子宫肌纤维被极大地拉伸以适应增大的子宫及其内容物。当婴儿娩出后,子宫持续收缩,导致这些被拉长的纤维急剧地收缩。由于子宫平滑肌的独特性质,缩复可造成肌纤维的永久性缩短,和宫缩不同,这一过程并不需要消耗能量。

胎盘剥离是宫缩和缩复过程明显减小了胎盘种植部位面积所致。胎盘因此从子宫壁剥离:类似于贴在充盈气球表面的邮票会在气球泄气时从其表面脱落一样。当胎盘从种植部位完全分离时,宫缩会持续将它下推至子宫下段,并通过宫颈落入阴道。

胎盘剥离的临床表现

胎盘剥离的临床三联征如下:

1. 当子宫开始收缩,胎盘从宫壁分离并降落到子宫下段时,宫底由宽大扁平的盘状变成升高、狭窄的球形。除非在非常瘦的产妇中,临床医师一般很难发现这种盘状向球状的外形改变。然而,子宫会在收缩时变得很硬,在腹部隆起并可被触及。

2. 胎盘从宫壁分离时常伴随着一小股出血。这也并非可靠的征象,因为当胎盘只有部分剥离时也会有出血。即使胎盘已经从宫壁完全剥离,也可由于出血残存在胎膜间隙中而在临床上并没有明显出血表现。

3. 当胎盘已经剥离并下降到子宫下段,通过宫颈,外阴口可见脐带延长(8~15cm),这才是最可靠的征象。

胎盘部位的**止血机制**是生理学和解剖学共同作用的天然杰作之一。子宫肌纤维以纵横交错的图形排列,通过这一肌纤维的晶格构造,弓形血管穿过其中去供给胎盘床。当子宫肌纤维收缩时,其晶格结构有效地压迫了血管(图34.2)。这个肌纤维建构有时被恰当地称为是子宫"自动结扎"或"生理性缝合"。如果胎盘从尚未收缩的肌纤维表面被动分离,那么出血将持续从动脉流向宫腔。因此,要耐心等待出现胎盘分离的征象后再牵引脐带是非常重要的。

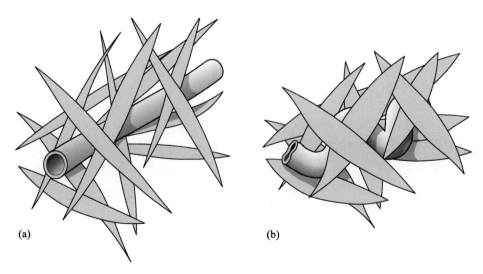

(a) (b)

图34.2 胎盘剥离后的止血机制。子宫肌层的"自动结扎"或"生理性缝合"。(a)肌层收缩前;(b)收缩后

预防产后出血的常规处理

　　婴儿娩出后,提倡延迟断脐(2 分钟后)来最大限度地给胎儿输血。然后断脐,必要时脐带血采样。在脐带上轻轻施压以确保阴道中脐带已拉直,然后在外阴水平钳夹脐带,以保证脐带的真实长度在临床上明确可见。一手托着并"保护宫底",这样可明确和胎盘剥离有关的变化,并能及时发现因宫缩乏力而增大积血的子宫。当出现胎盘剥离征象时,用控制性牵引脐带(CCT)的手法帮助娩出胎盘。位于腹部的手这时移向子宫下部耻骨联合上方的位置,轻轻地向子宫后上方施压,同时另一只手持续向下牵拉脐带。耻骨上方手将子宫推向骶岬,可防止发生子宫内翻(图 34.3)。

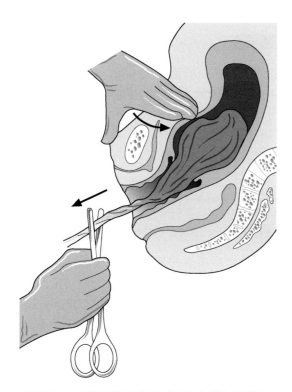

图 34.3　用控制性脐带牵引法娩出剥离的胎盘

　　有两种针对第三产程的常规处理方案:生理性处理和积极处理。

- **生理性处理**包括在等待胎盘剥离过程中观察其生理改变。这通常需要 10~20 分钟,受到倾向限制干预产程者的推崇。依据定义,95%的产妇不会发生大量失血,因此通过这一方法,可将干预措施留给更需要的人群。**二级预防**是一种期待治疗的术语,是指对于当估计出血量增多(例如 350mL 左右)时就开始治疗,而不是等出血超过 500mL 时再行治疗。

　　有些医师会在分娩后立即鼓励吸吮以刺激生理性缩宫素的释放。但是,和积极药物治疗相比较,这种促进生理反射的做法并不能有效地降低产后出血的发生[8]。

- **积极处理**是指在婴儿娩出时或娩出后即刻给予宫缩剂,用于持续维持宫缩、促进胎盘剥离及止血。一些随机对照研究显示,和期待治疗比较,积极治疗可以有效地降低出血量,还可将需追加治疗量宫缩剂的概率、产后出血的发生率和输血率降低 50%~70%[9]。积极治疗的依据和经验充分,已经成为标准的医疗原则[10]。

　　积极处理第三产程的方案应用已经有半个多世纪[11]。最初的方案包括缩宫素联合早断脐(early cord clamping,ECC)和控制性牵拉脐带。然而,经过一段时间后,人们发现早断脐对胎儿有害,而控制性牵拉脐带也并无益处。这两者都在积极治疗方案中被排除。

　　断脐的时机也是引起人们极大兴趣的主题。尽管从 1794 年起早断脐就被反复批评,它仍然成为现代助产方法的常规习俗之一。但是,当意识到新生儿有 20%~30%的血容量是在出生后最初数分钟内从胎盘输注时,学术界对该操作的意义产生了质疑。随机研究已证实早断脐对新生儿是有害的。无论在富裕还是贫穷地区,早断脐均可导致足月儿贫血和铁缺乏率升高[12,13]。铁对于神经系统的发育很重要,接受早断脐的孩子在 4 岁时表现出较差的精细动作和社会适应能力[14]。在早产儿中,早断脐的危害更清晰,接受早断脐的早产儿有更高的输血率、心血管不稳定和病死率。在早产儿中,仅需延迟断脐 1 分钟就可减少约 30%的全因死亡率[15]。

　　控制性牵拉脐带除了能略微缩短第三产程时长之外,几乎无其他任何益处[16]。

　　常规积极治疗的宫缩剂选择通常是几种更经济的注射药物,如缩宫素和麦角新碱,或使用麦角复合剂 Syntometrine(包括缩宫素 5U 和麦角新碱 500μg)。在这些药物中,缩宫素最为便宜,不良反应也最小,不会引起胎盘滞留。然而,它的作用时间较短(15~30分钟)。可在胎儿前肩娩出时或之后立即静脉或肌内注射 5~10U。静脉给药更有效,对于初产妇或引产时尤其效果佳[18]。但是给药速度需缓慢,时间超过 1~5分钟,如快速用药会引起一过性血压下降约 20mmHg[19]。麦角新碱虽然也很有效,但同时也有更多的不良反应(见后文),其作用时间更持久(60~120分钟),会略微增加胎盘滞留的风险。卡贝缩宫素是长效制剂,但随机试验结果显示它并不比缩宫素更有效[17]。米索前列醇可以口服,但作用比缩宫素略差,且有发热及战栗等并发症[39]。

因此,尽管复合麦角或静脉注射缩宫素均有潜在的不良反应风险,这两者仍被列为**高危**产妇的理想选择。肌内注射缩宫素或卡贝缩宫素作用较弱,但是不良反应也较少,所以在**低危**产妇中常规使用这两种药物可能是更佳的选择。

更多有关缩宫素的细节将在这章的附录中详述。

"常规用麦角新碱控制子宫出血……常在胎儿即将娩出时,或娩出后即刻应用。此时,在通常会立即出血的高危患者身上,总是能证实其预防出血效果显著。"

OLIVER PRESCOTT.
A DISSERTATION ON THE NATURAL
HISTORY AND MEDICAL
EFFECTS OF SECALE CORNUTUM OR ERGOT.
ANDOVER:FLAGG & GOULD;1813:14.

"对于有出血倾向的患者,在产后立即给予麦角……也可作为预防用药在产程结束前数分钟内使用。"

JOHN STEARNS.
OBSERVATIONS ON THE SECALE
CORNUTUM OR ERGOT,
WITH DIRECTIONS FOR ITS USE IN PARTURITION.
MED REC.1822;5;90.

产后出血的病理生理学

子宫收缩乏力

任何干扰子宫收缩和缩复能力的因素都可以引起宫缩乏力。这是最常见的产后出血原因(80%~85%)。虽然在低危人群中也会发生宫缩乏力,但最易发生影响子宫收缩和缩复的情况如下:

- 多产次。
- 产程延长,尤其是和绒毛膜炎有关时。疲劳及感染的子宫更容易发生宫缩乏力,对宫缩剂也可能不敏感。
- 急产。这是子宫收缩的又一个极端,快速有效的第一、第二产程之后可能随即出现宫缩乏力。
- 由多胎妊娠、巨大儿和羊水过多导致的子宫过度扩张。
- 胎盘滞留。
- 残留的血块。在胎盘娩出后,应当有力按摩宫底,如果子宫有任何松弛迹象,应维持滴注缩宫素2~3小时。如果不这样做,胎盘剥离面可能会有少量出血,导致血块存留在宫内。当血块逐渐增多时,会影响子宫收缩和缩复,进一步加重血块和血液的残留,从而形成一个恶性循环。
- 抑制子宫收缩的药物,如硝酸甘油、特布他林或全身麻醉药,特别是氢氟酸。
- 子宫结构异常,包括子宫畸形和子宫肌瘤。
- 前置胎盘。胎盘种植部位在收缩力较弱的子宫下段,所以子宫收缩力较弱。
- 第三产程处理不当:如过早按压宫底和牵拉脐带导致胎盘部分剥离,使出血增多。

生殖道损伤

这是产后出血的第二大常见原因,占除宫缩乏力外的10%~15%的产后出血病例中的大多数。在第39章中会详细说明,包括:

- 会阴、阴道和宫颈撕裂。
- 会阴侧切。
- 子宫破裂。
- 外阴阴道和阔韧带血肿。

其他原因

原发性产后出血的其他原因包括胎盘滞留(第35章)和急性子宫内翻(第40章)。凝血功能障碍很少作为产后出血的重要原因。大多数有先天性凝血功能障碍的女性并不会引起产后出血[20],因此两者间没有必然的生理关联。然而,一旦发生产后出血,先天性凝血功能障碍可使失血量增加。凝血异常也会继发于严重失血,在严重的产后出血中常常伴随发生(第29章)。

原发性产后出血的处理

原发性产后出血需要综合处理,包括评估(必要时复苏抢救)、病因诊断和治疗,每一项都需要同步进行。图34.4显示了一个典型的处理流程图。以下涵盖了产后出血的药物处理——其他处理方式会在另外的章节描述。

- 产科复苏(第29章)。
- 胎盘滞留,包括腹主动脉压迫(第35章)。

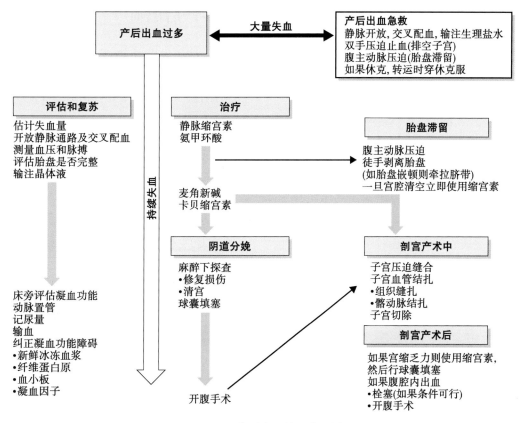

图 34.4　产后出血处理流程图

- 急性子宫内翻(第 40 章)。
- 下生殖道损伤(第 39 章)。
- 子宫加压缝合术(第 37 章)。
- 盆腔血管结扎和栓塞术(第 38 章)。
- 子宫切除术(第 27 章)。

宫缩乏力性产后出血的应急处理目的是要建立子宫止血的正常生理机制——也就是说,诱发子宫收缩和缩复。在给予适当宫缩剂的同时,应持续进行有力但温柔的宫底按摩。不论是何种原因引起的出血,都应当尽早使用氨甲环酸。

缩宫素

应当牢记使用缩宫素可降调缩宫素受体。因此,如果在第一和第二产程用缩宫素加速产程,到了第三产程子宫受体对缩宫素的反应性会降低。在正常产程中,缩宫素水平在第三产程不会改变,但是内源性前列腺素的产生会增加。子宫肌层对每一种宫缩剂有不同受体,因此如果一种药物效果不佳可立即转换成其他药物。以下是推荐的宫缩剂应用方法和顺序:

- 缩宫素 5~10U 缓慢静脉推注 1~5 分钟,然后 40U 放入 500mL 晶体中以 10U/h 的速度静脉滴注维持宫缩。

- 如果不起效,给予麦角新碱 0.2~0.5mg 缓慢静脉推注(排除禁忌证)。
- 可重复缩宫素或麦角新碱剂量,但是如果无效应立即使用前列腺素。
- 如果已经用了缩宫素,则再用米索前列醇无更多益处[21],但如果没有其他宫缩剂时也可以尝试使用。推荐的给药途径为舌下含服或口服 800μg[22]。约 50% 的妇女用药后会体温升高并颤抖 1~2 小时。这是一过性的自限反应,并不需要用抗生素[23]。
- 15-甲基前列腺素 $F_{2\alpha}$(欣母沛)0.25mg 可以肌内注射。如需要可以重复给药 4 次。也可以将 0.25mg 放入 500mL 晶体中注射。

氨甲环酸

氨甲环酸(tranexamic acid, TXA)是一种抗纤溶剂,在妇科用于月经过多的治疗。其作用为抑制纤溶酶原,因此可阻碍纤维蛋白崩解和稳定血块。最初在 20 世纪 60 年代其研发目标为治疗产后出血,而最终因为商业原因实际用于月经过多的治疗中。在 Roberts 等[24]针对产后出血的一项有 20 000 例病例的里程碑式的重要研究中发现,在那些应用 TXA 治疗的患者中需要开腹止血率明显更低,且因产后出血发生的死亡率也显著降低。使用方法为 1g 静脉给药,在出血的最初 3 小时内给药会更有效。TXA 治疗可避免 20% 因产后出血发生的死亡,因此迅速被全球的指南收录。

机械性止血急救方法

在为外科手术做准备时,可行双手子宫压迫法来阻止进一步失血。阴道内侧的一只手握成拳头抵住前穹隆,腹部一侧的手呈杯状置于宫底后方握住子宫,向阴道内拳头方向下压宫体。阴道内的手也往上顶宫体。通过这种方法,子宫血管被压迫从而减少出血(图 34.5)。该侵袭性操作方法对患者而言会产生不适感,后续可应用例如产后出血蝶形托等阴道内装置来使这个过程让患者更容易接受[25]。

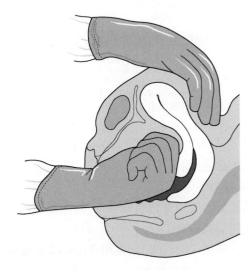

图 34.5   双手子宫按压法

如果有胎盘滞留,或者在等待手术设备时,可使用体外按压腹主动脉的方法。将拳头直接置于脐和子宫上方腹中线处,用掌根下压腹主动脉[26]。通过拉伸腹部肌肉和分离腹直肌会更方便操作。另一只手触摸股动脉搏动以确保按压力量足够阻断动脉血流。必要时可持续安全按压 1 小时。

产后出血的准备

对产房工作人员进行评估、教育和模拟培训可减少产科出血病例的抢救延误并改善结局[27-29]。对于严重产后出血的外科操作,很多必要设备可能很少会被使用并且不是随手可取。因此,每个产房都应备有一个产后出血专用包或专用盘,放置在产科手术室旁,其中应包括子宫和阴道填塞、子宫压迫缝合和血管结扎所需的物品[30]。

继发性产后出血

继发性产后出血定义为产后 24 小时至产后 6 周间的生殖道异常出血。和原发性产后出血相比,继发性产后出血少见得多,发生率约为 1%。大部分病例发生在产后 3 周内。

病理生理

- 在 1/3 的病例中有胎盘滞留。
- 组织残留常伴有宫内感染。
- 在很多病例中,无法明确有无残留或感染,但患者曾有原发性产后出血史,和/或产时手取胎盘的病史。
- 需要考虑的罕见病因有:滋养细胞疾病、慢性子宫内翻以及剖宫产瘢痕部位形成假性动脉瘤或动静脉瘘。

处理

如果出血缓慢并可控,子宫不软,收缩良好,而且没有其他败血症征象,首先应以观察为主。超声可帮助判断宫腔内情况并除外胎盘残留[31]。然而,单纯看到宫腔内有"组织物"并不是清宫的指征,因为超声下胎盘组织的超声影像和血块极为相似。

如存在大量出血、宫缩差且宫颈内口开放则提示有残留胎盘组织伴感染,这些患者需要在麻醉下行子宫探查。这些病例需要输注晶体,交叉配血,静脉给予覆盖革兰氏阳性、阴性及厌氧菌的广谱抗生素。有时也会因严重失血而需要输血治疗。

应在麻醉下仔细检查下生殖道和宫颈以发现是否存在撕裂或血肿形成。通常宫颈是开放的,能容宫腔指检,从宫壁可探及胎盘组织并可以分离,用卵圆钳钳除后予以轻柔吸刮。

取下的组织应送检组织病理以除外滋养细胞疾病。在感染病例中要留取一部分送微生物培养和药敏试验[32]。

近期分娩的产后子宫很软,容易穿孔。剖宫产术后刮宫尤其要小心,避免刮到子宫切口部分。刮宫可能会引起非常严重的出血,因为在刮除残留胎盘时,若从宫壁移除部分植入的胎盘组织,会重新开放已部分栓塞的血管。促宫缩药物对这类出血通常无效。有时,不得不考虑采取外科手术,包括子宫填塞、大血管栓塞或子宫切除术。

罕见的假性血管瘤或动静脉瘘也可发生于剖宫产术后,可通过子宫动脉造影和栓塞来诊断或治疗[33]。

附录 1　宫缩剂

历史背景

现代宫缩剂的发展一直吸引着大家的兴趣。远在 400 年前起，助产士和医师们经观察就发现麦角粉可引起强烈的宫缩。Chassar Moir 和化学研究者 Harold Dudley 因此开始探寻其中能收缩子宫的活性成分。在 3 年的研究中，Moir 测试了许多化合物对产后子宫的促宫缩效应，于 1935 年，他们分离出了麦角新碱——麦角的活性缩宫生物碱。几乎同时，位于芝加哥、巴尔的摩和瑞士的研究者也都各自发现了该物质。在伦敦，在 Henry Dale 爵士的指引下，Moir 和 Dudley 认识到这是首个发现的效果可靠的促宫缩针剂，他们随即发表了完整的配方和生产方法，使麦角新碱的生产不必受专利和所有权限制。

1952 年，纽约康奈尔大学的 Vincent DuVigneaud 鉴别并合成了提纯的缩宫素制剂。在斯德哥尔摩的 Karolinska 研究所，Sune Bergstorm 及其同事们分离出前列腺素。$PGF_{2\alpha}$ 的 15-甲基拟似物于 20 世纪 70 年代应用于产后出血的治疗。到 20 世纪 90 年代，米索前列醇被用于宫缩乏力所致产后出血的防治。2017 年，研究显示氨甲环酸能降低产后出血的死亡率。因此，宫缩剂发展的新纪元始于 1935 年麦角新碱的发现，并在近 75 年间不断向前推进，约每隔 20 年就又跨入一个新时代[34,35]。

缩宫素

缩宫素是最便宜和最安全的宫缩剂针剂（表 34.1）。它可快速引发强烈的节律宫缩并维持 15~30 分钟，其主要作用部位位于子宫上段。缩宫素也会引起血管平滑肌短暂松弛，由于总外周阻力降低，而导致一过性血压轻微下降。在静脉注射负荷剂量缩宫素后，血压大约会下降 20mmHg，并在 60 秒后回复到基线[19,36]。给药剂量为静脉内缓慢给予负荷量 5~10U，10U 肌内注射或 20U 加入 500mL 晶体补液中。缩宫素静脉负荷量推注比肌内注射要更有效[18]。

表 34.1　各类促宫缩药物的特点

药物	剂量及途径	作用时间	不良反应	禁忌证
缩宫素	5~10U 静脉注射 10U 肌内注射 20U 加入 500mL 滴注	15~30 分钟	低血压、潮热 大剂量（>200U）时造成水中毒	无
麦角新碱	0.2~0.5mg 肌内注射或静脉注射	1~2 小时	恶心、呕吐、高血压、血管痉挛	子痫前期/高血压，心血管疾病
Syntometrine（5U 缩宫素，0.5mg 麦角新碱）	1 安瓿肌内注射	1~2 小时	恶心、呕吐、高血压、血管痉挛	子痫前期/高血压，心血管疾病
Carboprost（15-甲基 $PGF_{2\alpha}$）	0.25mg 肌内注射	4~6 小时	恶心、腹泻、潮热、颤抖、血管痉挛、支气管痉挛	心血管疾病、哮喘
米索前列醇	600μg 口服或 800μg 舌下	1~2 小时	恶心、腹泻、颤抖、发热	无
卡贝缩宫素	100μg 肌内注射或静脉注射	1~2 小时	潮热、头痛、恶心、瘙痒	无

麦角新碱

麦角新碱是最早应用的宫缩剂针剂，已经有近百年的历史。它可使宫体至子宫下段持续收缩长达 60~120 分钟。麦角新碱还能引起全身平滑肌，尤其是血管丛的平滑肌收缩。通常，在正常女性中外周血管显著收缩并没有临床意义，而在高血压或子痫前期妇女中却可导致严重的血压升高，因此在这些病例中禁用麦角新碱。麦角新碱还可诱发冠状动脉痉挛，这在健康妇女中也是没有临床意义的，但在易感人群中罕见情况下可致心肌梗死。麦角新碱诱导的血管痉挛用硝酸甘油治疗有效。

因为麦角新碱的长效性，可略微增加胎盘剥离后宫内嵌顿的发生机会，尤其是在静脉注射药物后[9]。每 200 个应用麦角新碱的产妇中比使用缩宫素组多增加一人需要行人工剥离胎盘术。用药后有 20%~25%

的产妇会发生恶心、呕吐。麦角新碱的使用剂量为肌内注射 0.2~0.5mg。因为其升压效应,所以应尽量避免静脉给药,如果有指征紧急用药,应缓慢静脉注射负荷剂量 0.2mg。

"在拯救人类生命的征程中,医疗科学不断涌现的成就树立了一座座丰碑。"

CHASSAR MOIR
THE OBSTETRICIAN BIDS, AND THE UTERUS
CONTRACTS. BMJ. 1964;110;1029.

Syntometrine

Syntometrine 是 5U 缩宫素和 0.5mg 麦角新碱的混合制剂。肌内注射后缩宫素于 2~3 分钟内起效,而麦角新碱则需要 4~5 分钟起效。两种药物混合后产生综合不良反应,因此缩宫素的扩血管作用可以在一定程度上缓解麦角新碱的缩血管效应。该联合用药可同时发挥缩宫素的快速起效和麦角新碱的长效收缩效果。因此,它可以在产后最初 2 小时内提供持续的宫缩,而无需添加额外的静脉用药[37]。

15-甲基 PGF$_{2\alpha}$

15-甲基 PGF$_{2\alpha}$ 或卡前列素(欣母沛)是 PGF$_{2\alpha}$ 的 15 甲基衍生物。它是目前价格最高的促宫缩剂针剂。和 PGF$_{2\alpha}$ 相比,相似剂量的欣母沛收缩子宫更强烈,但是刺激平滑肌引起的不良反应如恶心、呕吐、腹泻、血管痉挛及支气管痉挛却较少。因此,在促进子宫收缩的应用上欣母沛取代了 PGF$_{2\alpha}$。其他的不良反应在临床上并不常见,包括颤抖、发热和潮热。它的作用持续 6 个小时,虽然根据性价比,它并不作为常规药物预防产后出血,但在需要延长宫缩效果时会非常有用。

给药剂量为肌内注射 0.25mg(或说明书以外的民间用法 0.25mg 稀释在 500mL 生理盐水中)[38]。尽管属于相对禁忌证,15-甲基 PGF$_{2\alpha}$ 仍可用于高血压和哮喘患者。如缩宫素或麦角新碱使用无效,或需要长期宫缩效应时,这将是一个非常好的二线宫缩剂。

米索前列醇

米索前列醇是前列腺素 E$_1$ 的拟似物,是价格最便宜的宫缩剂,也是唯一可通过非静脉途径使用的药物。米索前列醇在很多国家作为宫缩药物注册(尽管很多以消化道药物 Cytotec 商标超说明书使用),并被 WHO 列入预防产后出血的基本药物名册。它保质期很长,即使在很极端的温度中都很稳定。缩宫素及麦角新碱则不同,它们必须储存在低温(2~6℃)环境中,否则将失去其稳定性。米索前列醇可多种途径给药,但在产后出血中舌下给药较理想,可提供快速而持续的血清药物水平。和舌下给药相比,阴道或口腔途径药物吸收慢,直肠给药吸收慢且血清峰值低,口服给药起效快但不持久。舌下含服 800μg 米索前列醇后,有 50% 的妇女会出现颤抖和体温升高(部分超过40℃),于 1~2 小时达到峰值,然后自行缓解[23]。米索前列醇的常用剂量为口服或舌下给药 600μg,在产后出血病例中,可舌下给药 800μg[22]。米索前列醇的药效持续时间大约为 2 小时。

米索前列醇预防产后出血的作用比安慰剂有效,但和其他促宫缩针剂相比效果略差[39]。在产后出血治疗中,如果产妇已经使用了缩宫素,再用米索并不会增加缩宫效果[21]。因此,它的使用仅限于那些资源不足的地方,比如没有缩宫素、没有冷藏设备或无法提供注射的机构。

卡贝缩宫素

卡贝缩宫素是缩宫素的长效合成拟似物,其作用时间为 60~120 分钟,可单剂量肌内注射或静脉注射给药 100μg。该药物近期改良了配方,所以现在对热稳定。其不良反应和缩宫素制剂相似,主要是潮热和血压轻度上升。和原代缩宫素相比,其优势为能提供长效宫缩,所以在积极处理第三产程后无需再维持静脉滴注缩宫素 2 小时。然而,一项大型随机研究比较了热稳定版和肌内注射缩宫素 10U 后发现,两者间效果并没有差异[17]。因为室温保存稳定,所以在不能保证冷链或电力不稳定的地区,卡贝缩宫素更易成为受欢迎的药物选择。

(周健 译 陈施 李婷 校)

参考文献

1. GBD 2015 Maternal Mortality Collaborators. Global, regional, and national levels of maternal mortality, 1990–2015: a systematic analysis for the Global Burden of Disease Study 2015. *Lancet*. 2016;388(10053):1775–1812.
2. Kerr RS, Weeks AD. Lessons from 150 years of UK maternal hemorrhage deaths. *Acta Obstet Gynecol Scand*. 2015;94(6):664–668.
3. Joseph KS, Rouleau J, Kramer MS, Young DC, Liston RM, Baskett TF. Investigation of an increase in postpartum haemorrhage in Canada. *Br J Obstet Gynaecol*. 2007;114:751–759.
4. Ford JB, Roberts CL, Simpson JM, Vaughan J, Cameron CA. Increased postpartum haemorrhage rate in Australia. *Int J Gynecol Obstet*. 2007;98:237–243.
5. Weeks A, Neilson JP. Rethinking our approach to postpartum haemorrhage and uterotonics. *BMJ*. 2015;351:h3251.
6. Hancock A, Weeks AD, Lavender T. Is accurate and reliable blood loss estimation the 'crucial step' in early detection of postpartum haemorrhage? An integrative review of the literature. *BMC Preg Child*. 2015;15:230.

7. Kerr R, Weeks AD. Postpartum haemorrhage: a single definition is no longer enough. *BJOG*. 2017;124(5):723–726.

8. Bullough CHW, Msuku RS, Karonde L. Early suckling and postpartum haemorrhage: controlled trial in deliveries by traditional birth attendants. *Lancet*. 1989;2:522–525.

9. Begley CM, Gyte GM, Devane D, McGuire W, Weeks A. Active versus expectant management for women in the third stage of labour. *Cochrane Database Syst Rev*. 2015;3:CD007412.

10. World Health Organization. *Recommendations for the Prevention of Postpartum Haemorrhage*. Geneva: WHO; 2012.

11. Aflaifel N, Weeks AD. Push, pull, squeeze, clamp: 100 years of changes in the management of the third stage of labour as described by Ten Teachers. *BMJ*. 2012;345:e8270.

12. Andersson O, Hellström-Westas L, Andersson D, Domellöf M. Effect of delayed versus early umbilical cord clamping on neonatal outcomes and iron status at 4 months: a randomised controlled trial. *BMJ*. 2011;343:d7157.

13. Kc A, Rana N, Målqvist M, Jarawka Ranneberg L, Subedi K, Andersson O. Effects of delayed umbilical cord clamping vs early clamping on anemia in infants at 8 and 12 months: a randomized clinical trial. *JAMA Pediatr*. 2017;171(3):264–270.

14. Andersson O, Lindquist B, Lindgren M, Stjernqvist K, Domellöf M, Hellström-Westas L. Effect of delayed cord clamping on neurodevelopment at 4 years of age: A randomized clinical trial. *JAMA Pediatr*. 2015;169(7):631–638.

15. Tarnow-Mordi W, Morris J, Kirby A, et al. Delayed versus immediate cord clamping in preterm infants. *N Engl J Med*. 2017;377(25):2445–2455.

16. Gülmezoglu AM, Lumbiganon P, Landoulsi S, et al. Active management of the third stage of labour with and without controlled cord traction: a randomised, controlled, non-inferiority trial. *Lancet*. 2012;379(9827):1721–1727.

17. Widmer M, Piaggio G, Nguyen TMH, et al. Heat-stable carbetocin versus oxytocin to prevent hemorrhage after vaginal birth. *N Engl J Med*. 2018;379(8):743–752.

18. Adnan N, Conlan-Trant R, McCormick C, Boland F, Murphy DJ. Intramuscular versus intravenous oxytocin to prevent postpartum haemorrhage at vaginal delivery: randomised controlled trial. *BMJ*. 2018;362:k3546.

19. Weeks A. The prevention and treatment of postpartum haemorrhage: what do we know, and where do we go to next? *BJOG*. 2015;122(2):202–210.

20. Bannow BS, Konkle BA. Inherited bleeding disorders in the obstetric patient. *Transfus Med Rev*. 2018;32(4):237–243.

21. Widmer M, Blum J, Hofmeyr GJ, et al. Misoprostol as an adjunct to standard uterotonics for treatment of post-partum haemorrhage: a multicentre, double-blind randomised trial. *Lancet*. 2010;375(9728):1808–1813.

22. Starrs A, Winikoff B. Misoprostol for postpartum haemorrhage: moving from evidence to practice. *Int J Gynecol Obstet*. 2012;116:1–3.

23. Durocher J, Bynum J, León W, Barrera G, Winikoff B. High fever following postpartum administration of sublingual misoprostol. *BJOG*. 2010;117(7):845–852.

24. WOMAN Trial Collaborators. Effect of early tranexamic acid administration on mortality, hysterectomy, and other morbidities in women with post-partum haemorrhage (WOMAN): an international, randomised, double-blind, placebo-controlled trial. *Lancet*. 2017;389(10084):2105–2116.

25. Cunningham C, Watt P, Aflaifel N, et al. The PPH Butterfly: a novel device to treat postpartum haemorrhage through uterine compression. *BMJ Innovations*. 2017;3:45–54.

26. Riley DP, Burgess RW. External abdominal aortic compression: a study of a resuscitation manoeuvre for postpartum haemorrhage. *Anaesth Intens Care*. 1994;22:571–575.

27. Rizvi F, Mackey R, Barrett T, McKenna P, Geary M. Successful reduction of massive postpartum haemorrhage by use of guidelines and staff education. *Br J Obstet Gynaecol*. 2004;111:495–1047.

28. Skupski DW, Lowenwirt IP, Weinbaum FI, Brodsky D, Danek M, Eglington GS. Improving hospital systems for the care of women with major obstetric haemorrhage. *Obstet Gynecol*. 2006;107:977–983.

29. Brace V, Kernaghan D, Penney G. Learning from adverse clinical outcomes: major obstetric haemorrhage in Scotland, 2003–05. *Br J Obstet Gynaecol*. 2007;114:1388–1396.

30. Baskett TF. Surgical management of severe obstetric haemorrhage: experience with an obstetric haemorrhage equipment tray. *J Obstet Gynaecol Can*. 2004;26:805–808.

31. Skinner J, Turner MJ. Postpartum exploration of the genital tract under general anaesthesia reviewed. *J Obstet Gynaecol*. 1997; 17:273.

32. Hoveyda F, Mackenzie IZ. Secondary postpartum haemorrhage: incidence, morbidity and current management. *Br J Obstet Gynaecol*. 2001;108:927–930.

33. Lausman AY, Ellis CA, Beecroft JR, Simons M, Shapiro JL. A rare etiology of delayed postpartum haemorrhage. *J Obstet Gynaecol Can*. 2008;30:239–243.

34. Baskett TF. The development of prostaglandins. *Best Pract Res Clin Obstet Gynaecol*. 2003;17:703–706.

35. Baskett TF. The development of oxytocic drugs in the management of postpartum haemorrhage. *Ulster Med J*. 2004;73:2–6.

36. Rumboll CK, Dyer RA, Lombard CJ. The use of phenylephrine to obtund oxytocin-induced hypotension and tachycardia during caesarean section. *Int J Obstet Anesth*. 2015;24(4):297–302.

37. Choy CMY, Lau WC, Tam WH, Yuen PM. A randomised controlled trial of intramuscular Syntometrine and intravenous oxytocin in the management of the third stage of labour. *Br J Obstet Gynaecol*. 2002;109:173–177.

38. Granstrom L, Ekinan G, Ulmsten U. Intravenous infusion of 15 methyl prostaglandin F2 alpha in women with heavy postpartum haemorrhage. *Acta Obstet Gynecol Scand*. 1989;68:365–367.

39. Tunçalp Ö, Hofmeyr GJ, Gülmezoglu AM. Prostaglandins for preventing postpartum haemorrhage. *Cochrane Database Syst Rev*. 2012;8:CD000494.

40. Kumar A. Monument of love or symbol of maternal death: The story behind the Taj Mahal. *Case Rep Womens Health*. 2014;1:4–7.

第35章

胎盘滞留

A.D. Weeks · T.F. Baskett

引言

"我发现古往今来的医师对于如何分娩胎盘都有不同的观点和方法,一些人认为应该慢点来,或者等着它自然排出;其他的人则认为应该立即进入子宫探查,分离并移除胎盘……我的观点是介于两者间,除非必要否则不要动手帮忙:一方面当它能自然娩出时不要徒增操作之苦,另一方面也不要耽误太久,因为偶尔胎盘也可能会滞留于子宫数天之久。"

WILLIAM SMELLIE
TREATISE ON THE THEORY AND PRACTICE
OF MIDWIFERY.
LONDON:D WILSON;1752:239

胎盘娩出对于孕妇而言是最危险的时刻。分娩前胎盘床血流约为每分钟500mL,如果胎盘剥离后子宫不收缩,该血流将持续,只需数分钟产妇将血流耗竭。因此,必须仔细确保胎盘完全娩出,子宫随即立刻收缩。以下将简略描述常规操作以及胎盘延迟剥离时的处理。更多内容见第34章。

第三产程的常规处理

现在我们认识到只有宫缩剂能预防大量失血,而"积极管理方案"中的其他部分看起来只有极其微小的或者根本没有作用[1-4]。

宫缩剂

目前,大家接受的一线常规宫缩剂方案为娩出胎儿后立即给予缩宫素5~10U[1-3]。静脉给药比肌内注射更有效[5],但是必须至少缓慢推注1分钟以上,因为快速给药会降低血压20mmHg[6]。卡贝缩宫素和肌内注射缩宫素相比,效果相似且药物具有热稳定性,但是价格较高[7]。缩宫素/麦角新碱混合剂(Syntometrine)比单纯肌内注射缩宫素效果略佳,但是麦角新碱可引起呕吐和高血压。口服米索前列醇有颤抖和发热的不良反应,效果也略差,不过在没有缩宫素的情况下也不失为一种替代选择。

因此,高危产妇的理想选择为Syntometrine或静脉注射缩宫素,尽管这两者均有潜在严重不良反应的风险。肌内注射缩宫素或卡贝缩宫素效果相对弱,但是不良反应也相对轻微,所以可能是低危产妇中常规用药的更佳选择。

断脐

断脐的时机成为争议主题也已经有超过200年的历史。早断脐并未显示有什么实质性益处,它却阻滞了约90mL血从胎盘输向胎儿。早断脐增加早产儿的新生儿死亡率[8],同时在足月儿中增加缺铁性贫血的发生率,因此影响运动和社交功能的发育[9]。大多数作者因此建议断脐应至少在产后2~3分钟后进行[1,3]。需要立即进行新生儿照护的婴儿也可以采取在床旁进行操作(如有需要可使用一个小的复苏车),或者用"脐带喂哺"的方法,即断脐前用拇指和示指慢慢挤压脐带,并沿着脐带向胎儿方向滑动大约20cm,共2~3次。考虑到该技术可能引起胎儿心脏负荷过重,因此目前尚未被推荐。

"另一种对孩子有很大伤害的事情是过早结扎和断脐,应该不仅必须等到新生儿能建立呼吸,而且要等到脐带搏动消失为止。否则孩子会变得活力不足,一部分本应在孩子体内的血液被留在了胎盘内。"

ERASMUS DARWIN(英国医师、哲学家,
他还是查尔斯·达尔文的祖父)
ZOONOMIA;1794,PART I. LONDON:J. JOHNSON.

控制性脐带牵拉

在胎儿娩出后出现胎盘剥离征象的第一次宫缩时开始有控制地牵拉脐带。在这之前过早地牵拉脐带可增加失血并引起子宫内翻(第40章)。接生者需固定住子宫的位置,并用一只手上推子宫体,同时另一只手持续牵拉脐带娩出胎盘。WHO一项大型随机

试验显示,该操作仅有引起少量出血的风险,但可轻微缩短第三产程[4]。

按摩子宫

尽管没有证明其有益的证据,但一些专家还是建议在产后出血积极处理方案中加入子宫按摩。胎盘娩出后每 15 分钟按摩宫底以确保子宫收缩良好,而且没有血块积在宫腔。

胎盘滞留的发生率

如按传统第三产程期待处理,胎盘通常在 10~20 分钟内娩出。如积极娩出胎盘,一般会在 5~10 分钟内胎盘即娩出。总体而言,90% 的胎盘在 15 分钟内,96% 的胎盘在 30 分钟内,而 98% 的胎盘会在 60 分钟内娩出。因此,胎盘滞留的发生率随着胎儿娩出时间的延长而降低。胎盘滞留的发生率在医疗配置齐全的中心也更高,而且其发生率还在增长中[10],其原因尚不明。

如果胎盘迟迟不娩出,出血的风险将增加,而自然娩出胎盘的概率也越来越低。何时判断已达到胎盘滞留标准并采取积极步骤取出胎盘则要依据医疗机构及人员配备是否能提供安全的麻醉以及有无出血来定。这些考量在图 35.1 中会详细阐明。

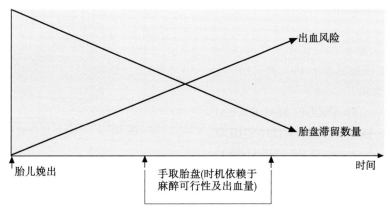

图 35.1 手取滞留胎盘的决定因素和时机

病理生理(图 35.2)

- **胎盘粘连**:"粘连"源自胎盘附着处肌层的收缩乏力。在胎盘自宫壁剥离前,不论是部分还是完全粘连,都不会发生大量出血。超声显示宫腔内的胎盘附着于一薄层未收缩的肌层上。

- **部分植入**:尽管大面积的胎盘植入多半在剖宫产时才能发现,小块的胎盘植入可在顺产后胎盘自娩困难时被发现。前置胎盘及胎盘植入的处理已在第 28 章中进行探讨。

- **胎盘嵌顿**:指胎盘已从宫壁分离但仍滞留在宫腔内。临床表现为宫体缩小、宫缩良好但宫底仍高。超声显示子宫收缩良好,胎盘位于膨大的子宫下段内。

粘连   部分植入   嵌顿

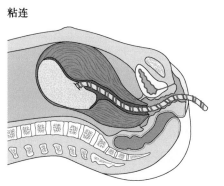 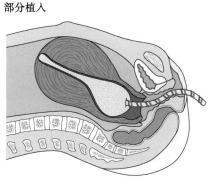 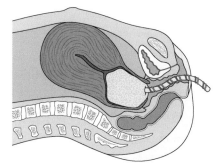

图 35.2 胎盘滞留的类型

病史

如下因素可增加胎盘滞留的风险：

- 前次妊娠胎盘滞留；再发率为 25%[11]。
- 子宫肌层收缩乏力（引起胎盘粘连）：早产（25 周分娩者中约 25% 发生胎盘滞留，而足月时仅占 3%）[12]，子宫肌瘤，需要引产或使用缩宫素增强宫缩者。子痫前期和死胎也与这种类型的胎盘粘连有关[13]。
- 子宫肌层-胎盘交界面紊乱（引起胎盘植入）：前次流产，子宫发育异常（例如：双角子宫）或子宫瘢痕（前次剖宫产、肌瘤挖除、宫腔镜手术、刮宫）。
- 子宫下段不协调收缩（引起胎盘嵌顿）：静脉使用麦角新碱预防产后出血。

"不容置疑的是，胎儿娩出后产程并未结束，胎盘成为一块无用的组织，但仍能摧毁产妇。我们必须尽可能不要遗留任何胎盘组织。"

FRANCOIS MAURICEAU
THE DISEASES OF WOMEN WITH CHILD,
AND IN CHILD-BED.
LONDON：JOHN DARBY；1683：212.

检查和诊断

通常通过临床表现来诊断胎盘滞留，主要依据胎儿娩出后胎盘未娩出的间隔时间。对于许多医师而言，唯一的问题是有无与其相关的出血或血流动力学的改变，是否需要进一步的评估。他们的争论点是手取胎盘是否为唯一有效的途径，等待多久开始操作。然而，我们可以进行更细致的分析，通过仔细的临床检查和/或超声检查来鉴别胎盘滞留的不同类型。这可帮助对胎盘部分植入的高危孕妇进行早期干预，但是对于胎盘嵌顿这种产后出血率较低的患者，则采取相对保守的处理。

胎盘嵌顿的诊断为具有胎盘剥离征象（脐带延长、一阵出血和宫底形状由盘状变成球状），但是胎盘无法自然娩出。阴道检查可经狭窄宫口触及胎盘边缘。超声下，宫腔空虚而在子宫下段可见呈束状的胎盘（图 35.3）。

而**胎盘粘连**时，没有胎盘剥离的征象，有时在柔软的宫底可触及宽大的胎盘。在超声下，除了胎盘附着的部位，子宫肌层已收缩变厚，而胎盘附着部位的肌层仍很薄，甚至看不见（图 35.3）。

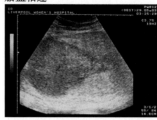
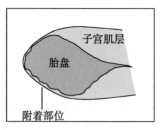
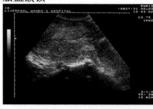
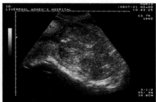
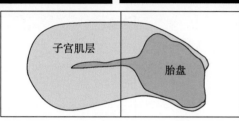

胎盘粘连

子宫肌层
胎盘
附着部位

胎盘嵌顿

子宫肌层
胎盘

图 35.3 胎盘粘连与胎盘嵌顿的超声表现

胎盘植入的情况介于上述两种之间。胎盘剥离征象常可见，宫底一般质硬。超声图像也常令人困惑——胎盘看起来像嵌顿，但是宫腔里仍可见部分胎盘。通常要在手取胎盘时才能最终确诊。如果在整个胎盘和蜕膜间界线清晰，则诊断胎盘粘连。如果部分胎盘由于侵入肌层使得界限不清，则诊断灶性胎盘植入。

处理

胎盘滞留的产妇出血风险升高，所以很重要的一点是应尽早开放静脉和交叉配血。

如果产妇开始活跃出血，应给予缩宫素或麦角新碱等促宫缩药物加强宫缩，并同时静脉注射氨甲环酸。这种情况下，双手压迫子宫并没有帮助，还可能使病情恶化，但是转运患者去手术室时压迫腹主动脉是非常有效的方法。医师可用一只手握紧拳头在脐下抵住腹壁直至扪及腹主动脉搏动，同时另一只手在腹股沟管摸到股动脉搏动。然后，持续压迫腹主动脉直至股动脉搏动消失。尽管动脉血流完全阻断后需4~6 小时后才会引起局部缺血，但最好在 30 分钟后放松对腹主动脉的压迫，评估是否已经止血，并给组织重新供氧。

如果诊断为胎盘嵌顿，则出血的风险较低，而胎盘能自行娩出的可能性较大。此时可采用控制性牵拉脐带的方法,让产妇用力及阴道检查等方法。据报道,采用母体 Valsalva 呼吸(可让产妇像吹气球一样吹一只检查手套来完成)或"风车法"(持续牵拉及在外阴部位旋转脐带)都可获得很高的成功率[14]。

如果发生胎盘植入或粘连,处理还包括手取胎盘。然而,取胎盘的时机依赖于安全身麻醉醉的条件及是否出血。如果出血量少或没有出血的情况下最长可等待 60 分钟再行人工剥离胎盘。在观察期间,可静脉输注缩宫素(40U 加入 1 000mL 补液中维持 4 小时)尝试帮助胎盘自娩并预防出血。在麻醉诱导前,应行盆腔检查,许多病例在麻醉准备过程中胎盘会自然剥离。

如果产妇已在手术室并已在麻醉下分娩,就不需要再等待,因为麻醉的风险早就已经承担了。权衡利弊的话,在没有出血时大约等待 15 分钟是合理的。

如果等待过程中任何时间发生出血,都要立即行人工剥离胎盘。

人工剥离胎盘的技术

全身麻醉的优势为快速起效并可帮助子宫松弛。然而,全身麻醉会对产妇增加更多附加的风险,所以如果没有出血最好选择蛛网膜下腔麻醉。蛛网膜下腔麻醉不产生子宫松弛效果,必要时可加用硝酸甘油。

让患者采取截石位并行无菌消毒后,一只手放置腹部稳定宫底并将子宫下推。另一只手涂润滑液后沿着脐带进入阴道穿过宫颈。子宫下段可能非常菲薄而膨胀,在其上方常为子宫上下段交界处的增厚的收缩环。操作者如大意将膨大的子宫下段误认为正常宫腔,手指可能会穿破菲薄的子宫下段。外面的手要下压宫底以免探查手指戳破子宫。内部的手指要形成一个圆锥状而慢慢地沿脐带通过收缩环。有必要采取全身麻醉或使用硝酸甘油来松弛子宫,以利于探查的手进入宫腔上段。进入宫腔的手展开,作为一个整体,沿脐带到达胎盘。通过不同的触感可以鉴别:胎膜平滑、蜕膜层如海绵般粗糙。正确鉴别层次后,将手沿胎盘和宫壁间间隙层从一侧扫向另一侧剥下胎盘。外侧手稳定宫底以利这些内部操作(图 35.4)。一旦完全剥离,即将胎盘抓住缓慢取出。再次探查宫腔确保胎盘碎片没有残留、宫壁完整。

有时会触及胎盘植入区域。小块碎片组织可用手指取出而不影响子宫收缩和缩复。碰到大片植入伴持续出血时,一些操作者会使用大的锐刮匙刮除残

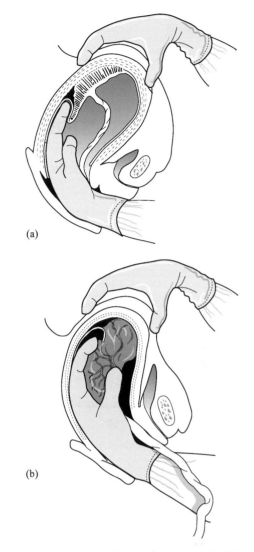

图 35.4 (a)用扫除动作剥离胎盘;(b)抓住剥离的胎盘并取出

余胎盘组织。但是,此时很容易引起子宫穿孔,或破坏蜕膜基底层引起 Asherman 综合征,所以操作需极其谨慎。因此,要使用最大尺寸的刮匙(至少茶匙大小)并且不能粗暴操作。

手取胎盘后,要检查宫颈和阴道,缝合撕裂伤口。静脉注射 5U 缩宫素,然后 500μg 麦角新碱以每小时40U 的速度滴注 4 小时维持子宫收缩。同时给予广谱抗生素预防感染。

药物处理方法娩出滞留胎盘

许多人尝试非外科手段来减少人工剥离胎盘的物理、心理影响及健康服务支出。遗憾的是,这些均未被证实有效。部分原因是不同类型或滞留胎盘的治疗目标间有矛盾:胎盘粘连需要加强子宫收缩,而胎盘嵌顿需要用宫缩抑制剂。

脐带内注射缩宫素

有人提议在脐带内注射缩宫素可帮助胎盘自娩。该理论是认为缩宫素可通过脐静脉进入胎盘绒毛的毛细血管并通过细胞滋养层和合体滋养层，以高浓度到达胎盘后方未收缩的子宫肌层。缩宫素和前列腺素均分别被尝试，但前者应用有更多的经验。通常将20~50U 缩宫素混在 30mL 生理盐水中，由脐静脉插管注入。

尽管操作很简单，也很吸引眼球，但 WHO 资助的两项大型随机研究并未能复制小型试验的结果，而 Cochrane 荟萃分析也并不支持该结论[15,16]。

宫缩抑制剂

由于子宫收缩环或宫颈过紧而致胎盘滞留的病例中，使用速效宫缩松弛剂有一定的合理性。早期随机对照研究提示舌下含服硝酸甘油片剂可能有效[17]，但是近期一项超过 1 000 例包括各类胎盘滞留的大型双盲研究发现这种方法并没有益处[18]。

（周健 译　陈施　李婷 校）

参考文献

1. National Collaborating Centre for Women's and Children's Health. *Clinical Guideline 190: Intrapartum Care. Care of Healthy Women and Their Babies During Childbirth December 2014, Updated February 2017*. London: NCCWCH; 2017.
2. Mavrides E, Allard S, Chandraharan E, Thomson AJ, on behalf of the Royal College of Obstetricians and Gynaecologists. Prevention and management of postpartum haemorrhage. *BJOG*. 2016;124:e106–e149.
3. World Health Organization. *WHO Recommendations for the Prevention and Treatment of Postpartum Haemorrhage*. Geneva: WHO; 2012.
4. Gülmezoglu AM, Lumbiganon P, Landoulsi S, et al. Active management of the third stage of labour with and without controlled cord traction: a randomised, controlled, non-inferiority trial. *Lancet*. 2012;379:1721–1727.
5. Adnan N, Conlan-Trant R, McCormick C, Boland F, Murphy DJ. Intramuscular versus intravenous oxytocin to prevent postpartum haemorrhage at vaginal delivery: randomised controlled trial. *BMJ*. 2018;362:k3546.
6. Weeks A. The prevention and treatment of postpartum haemorrhage: what do we know, and where do we go to next? *BJOG*. 2015;122(2):202–210.
7. Widmer M, Piaggio G, Nguyen TMH, et al. Heat-stable carbetocin versus oxytocin to prevent hemorrhage after vaginal birth. *N Engl J Med*. 2018;379(8):743–752.
8. Tarnow-Mordi W, Morris J, Kirby A, et al. Delayed versus immediate cord clamping in preterm infants. *N Engl J Med*. 2017;377(25):2445–2455.
9. Andersson O, Lindquist B, Lindgren M, Stjernqvist K, Domellöf M, Hellström-Westas L. Effect of delayed cord clamping on neurodevelopment at 4 years of age: a randomized clinical trial. *JAMA Pediatr*. 2015;169(7):631–638.
10. Cheung WM, Hawkes A, Ibish S, Weeks AD. The retained placenta: historical and geographical rate variations. *J Obstet Gynaecol*. 2011;31(1):37–42.
11. Nikolajsen S, Løkkegaard EC, Bergholt T. Reoccurrence of retained placenta at vaginal delivery: an observational study. *Acta Obstet Gynecol Scand*. 2013;92:421–425.
12. Dombrowski MP, Bottoms SF, Salah AAA, Hurd WW, Romero R. Third stage of labor: an analysis of duration and clinical practice. *Am J Obstet Gynecol*. 1995;172:1279–1284.
13. Endler M, Saltvedt S, Cnattingius S, et al. Retained placenta is associated with pre-eclampsia, stillbirth, giving birth to a small-for-gestational-age infant, and spontaneous preterm birth: a national register-based study. *BJOG*. 2014;121:1462.
14. Hinkson L, Suermann MA, Hinkson S, Henrich W. The windmill technique avoids manual removal of the retained placenta – a new solution for an old problem. *Eur J Obstet Gynecol Reprod Biol*. 2017;215:6–11.
15. Nardin JM, Weeks A, Carroli G. Umbilical vein injection for management of retained placenta. *Cochrane Database Syst Rev*. 2011;5:CD001337.
16. Weeks AD, Alia G, Vernon G, et al. Umbilical vein oxytocin for the treatment of retained placenta (Release Study): a double-blind, randomised controlled trial. *Lancet*. 2010;375:141–147.
17. Bullarbo M, Bokström H, Lilja H, et al. Nitroglycerin for management of retained placenta: a multicenter study. *Obstet Gynecol Int*. 2012;3:321–327.
18. Denison FC, Norrie J, Lawton J, et al. A pragmatic group sequential, placebo-controlled, randomised trial to determine the effectiveness of glyceryl trinitrate for retained placenta (GOT-IT): a study protocol. *BMJ Open*. 2017;7(9):e017134.

第36章

子宫及阴道填塞术

A. D. Weeks

当产后出血原因暂时不明确而促宫缩药物应用效果不佳时,需要进行麻醉下探查(examination under anaesthesia,EUA)。在过去,如果探查后仍有持续出血,很多医师会采取开腹手术及子宫切除[1]。而现在,宫腔填塞术同样可以诊断和治疗凝血功能障碍引起的产后出血,所以开腹手术治疗产后出血已经很少见。

宫腔填塞术

宫腔填塞术相对更具非侵袭性、操作简单,不是大手术,几分钟内可就以完成,也常能迅速减少出血或止血。尽管通常在手术室内探查产道损伤及除外胎盘残留后才进行,但也有一些人会在应用宫缩剂无效后立即在分娩室内进行操作。如果宫腔填塞后出血停止,会立即显效,可快速帮助判断是能避免还是需要马上进行外科手术治疗。因此,它能避免开腹手术及子宫切除,也能减少输血的风险。对于非创伤因素和无宫腔残留类型的产后出血,这是很理想的止血方法。在凝血功能恶化前先尝试宫腔填塞或压迫性缝合等保守性手术操作非常重要。要提高填塞效果还需同时输注宫缩剂以维持子宫张力,以及静脉注射氨甲环酸1~2mg稳定凝血块。

原理

止血的首要原则是在出血部位提供足够的压力来压迫血管。可以是末梢或侧面压迫,压力必须大于血管血流的压力。只有压迫停止了出血,才能开始形成血块并长期愈合。进入子宫的血流其平均动脉压约为90mmHg,而子宫螺旋小动脉的排列使其血流穿过子宫肌层时的动脉压降低。胎盘剥离后静脉窦和螺旋小动脉暴露,如果子宫不能有效收缩或缩复压迫这些血管,则可引起胎盘床出血。

如果合理使用宫缩剂后子宫仍不收缩,在除外明显的下生殖道损伤后可进行子宫压迫(通常为双手压迫)。如果这也不能止血,应在麻醉下探查子宫,除外宫腔残留及宫腔或子宫下段损伤。如果出血的确是由于子宫收缩乏力引起的,"填塞试验"一方面可以起治疗作用,另一方面也能决定是否需要开腹手术[2]。传统的方法是用棉纱条来填塞宫腔和阴道,现在这种方法已大多被球囊填塞所取代。

宫腔纱条填塞

过去,宫腔填塞只能用纱条进行。虽然可以挽救生命,但也能引起很多不良反应:需要全身麻醉、蛛网膜下腔麻醉或硬膜外麻醉,依靠手法盲目填塞,无法明确整个宫腔是否已紧密填塞住,而且纱条上方宫腔内还可能有积血。由于害怕穿孔,填塞可能不完全也不够有效(图36.1)。宫腔纱条填塞时需要徒手用卵圆钳将长达数米的10cm宽的大纱条紧密塞入宫腔。阴道也要牢牢填塞住,同时在膀胱放置 Foley 导尿管防止尿潴留[3]。12~24小时后取出纱条和导尿管。

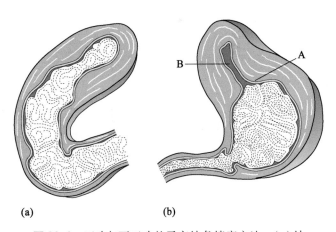

图36.1　正确与不正确的子宫纱条填塞方法。(a)纱条仔细填满宫腔;(b)仅填塞住子宫下段。A.子宫缩复环;B.子宫上段未填满

填塞是否有效,在填塞完成后的数分钟内是不能判断的,因为血会先浸满纱条,然后再自宫颈口流出。为了解决这些问题,首先要在宫腔放置一个消毒塑料袋,然后再在袋内填塞纱条。这个袋子可保证完全填塞宫腔,同时又能较容易地取出纱条。然而,这样放置和取出纱条都较难操作,耗费更多时间,也并非一直有效[4]。使用球囊填塞可克服其中的一些不足。

球囊填塞

有许多大型试验研究了单独或联合其他手术方法的水囊填塞效果。许多类型的球囊被使用,包括 Sengstaken-Blakemore 管[5],Rüsch 泌尿球囊[6],Bakri 球囊[7],以及其他装满室温或加温无菌水或生理盐水的各种球囊(图 36.2 和图 36.3)。

当宫缩剂和子宫按摩不能停止出血时,需除外局部损伤或宫内残留组织引起出血的可能性。阴道检查时可同时放置球囊,鉴别宫颈后徒手将球囊穿过宫颈管放入宫腔,并不需要复杂的麻醉。或者,也可以在窥阴器暴露下用卵圆钳将宫颈前唇暴露,另一卵圆钳夹住球囊将其放入宫腔,将加温生理盐水或无菌水 200~500mL 注入球囊。要小心勿使球囊过度充盈,否则球囊会从宫颈滑脱或排出。一旦在宫颈口可见球囊鼓起,就说明已足够充盈。经腹超声可帮助确定球囊位置是否正确(图 36.4)。

剖宫产术中宫缩乏力时也可以放置宫腔球囊。然而,剖宫产术中止血首先会关闭切口并给予缩宫素,所以子宫往往已闭合而难以放置球囊。此时,面对持续的宫缩乏力,子宫加压缝合术(第 37 章)通常优于宫腔球囊,因为不需要重新打开子宫切口。但是,对于在复苏室内子宫和腹部切口都已关闭的产妇而言,经阴道球囊填塞提供了重新开腹手术的替代方案。

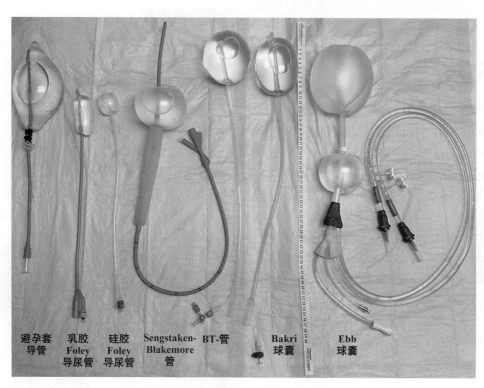

避孕套
导管　乳胶
Foley
导尿管　硅胶
Foley
导尿管　Sengstaken-
Blakemore
管　BT-管　Bakri
球囊　Ebb
球囊

图 36.2　各种类型的子宫球囊填塞导管

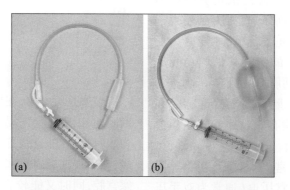

(a)　(b)

图 36.3　Bakri 球囊。(a)未注水;(b)注水后

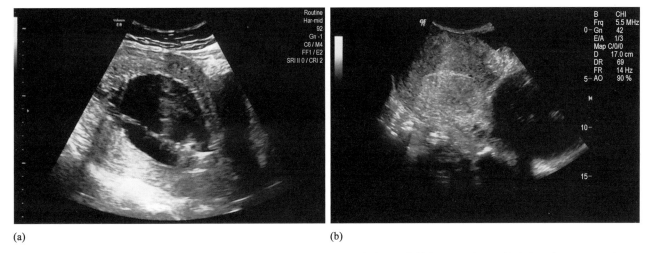

(a)　　　　　　　　　　　　　　　　　　　　(b)

图 36.4　经腹超声矢状切面图像下显示 Bakri 球囊位置。(a)球囊放置于宫体部,可见中央导管从中间穿过。显示收缩乏力的子宫肌层和放置于宫底处的球囊;(b)球囊放在子宫下段,防止前置胎盘剖宫产术后下段出血。为防止球囊滑脱需要行阴道纱条填塞。注意和图(a)相比子宫体肌层增厚、收缩,而内膜薄

球囊填塞对于前置胎盘剖宫产术后的下段止血有效。在这些病例中,出血同时来自动脉和静脉窦,很难定位出血末梢血管的位置。在宫口开大的紧急剖宫产中,侧壁的出血血管可能非常靠近输尿管,深部结扎血管很容易误扎输尿管,尤其在大量出血视野不清的情况下更易发生。球囊可以在关闭子宫切口前于直视下放入宫腔,然后缝合切口(小心操作勿缝到球囊),并在关腹前直接观察球囊充盈效果,如果止血有效再关腹。如果止血无效,可取出球囊,再尝试其他方法,如加压缝合(第 37 章)、子宫动脉结扎(第38 章)或子宫切除(第 27 章)。

如果没有商品球囊,可用如下简化版的球囊。将外科手套或避孕套翻边处用任何缝线绑到直的塑料导尿管上。为防止渗漏,可间隔 1cm 向上再结扎一道,或在扎紧前延导管将要扎的缝线先包一层("靴带法")。将手套或避孕套(已连接导管)伸入宫腔直至触及宫底,用大注射器或静脉补液袋按上述步骤通过导管注入液体[8-10]。

中孕引产后子宫出血用一或两个简单的 Foley 导尿管球囊就能提供足够宫腔填塞所需的容量。

文献病例报道中球囊注水容量由操作者自行决定(200~500mL),充盈直至宫颈口可见部分球囊。当球囊内压力超过患者动脉压时,不需再追加注液,出血也应能停止[2]。在这个阶段,如果宫颈管没有血流出、导管内引流量也没有增加,填塞试验就告成功,且不需再注液。如果出血继续就说明试验失败而需要进一步外科治疗,开腹手术前要确定出血不是来自下生殖道。

宫腔填塞的术后监护

填塞术后数分钟内就能判断操作成功与否。一旦明确成功就在腹部扪及宫底并用笔标记参考位置,这样在观察期间可判断子宫是否增大或有无宫底上升。

放置球囊后要密切观察产妇状况,要监测其脉搏、血压、宫底高度以及任何阴道出血或导管引流出血的征象。如果怀疑球囊上方有渗血,超声可帮助明确出血是否存在。每 2 小时记录体温、每 1 小时经导尿管测尿量。从放置球囊起应用广谱抗生素 3 天,低剂量缩宫素 40U 加入 1L 生理盐水中维持子宫收缩。6 小时后,如果宫底还在原位、球囊旁没有活跃出血经宫颈或球囊引流管中流出,而产妇生命体征稳定、输血足够,那么就可以安全移除导管。

以前,会先放掉球囊内的液体,但是将球囊留置在宫腔内 30 分钟。如果没有出血再输注缩宫素 30 分钟,如果仍然没有出血就可以移除导管了。这些谨慎的操作流程的目的,是在放空球囊或停止缩宫素后,如产妇重新开始出血可再次将球囊充盈。然而,经过一段时间的观察,这一延迟取出步骤已被证实并没有必要,现在商业球囊的操作指南已建议放空球囊后直接取出。通常 6 小时已足够胎盘床血块形成并止血。

宫腔球囊填塞及相关的"填塞试验"可用于原发性和继发性产后出血,以及中孕流产或引产后出血病例[11]。在没有明确出血点或有胎盘残留的剖宫产后出血时均可考虑使用纱条填塞和球囊填塞。例如,在前置胎盘子宫下段收缩差的情况下使用填塞术[12,13]。

宫腔球囊填塞的临床有效性

无对照的宫腔球囊填塞试验报道的成功率高达80%~95%[9,10]。临床医师也发现该方法非常有效,因此虽然缺乏随机试验的证据,球囊填塞术还是被积极采纳并在目前仍被广泛应用。

资源缺乏的医疗机构可能因此收益最多,建立流程并推广和教授避孕套导管的应用也看似成功[9]。然而,两项对照避孕套导管和常规监护的高质量随机试验并没有显示出前者有任何益处,实际上,填塞组的产后出血看起来还加重了[14]。这可能和避孕套的弹性不足有关,说明球囊在从宫颈滑脱前对宫壁不能达到足够的压力[15]。

阴道填塞

某些情况下有必要进行阴道填塞,例如尽管已缝合但仍然有阴道撕裂处的持续渗血,或没有明确出血点可缝合的阴道旁血肿。这些选择有:

- 阴道纱条填塞。可在塑料袋内填塞(方便放置和取出)或将填塞纱布预先润滑。阴道刚刚容纳了一个足月大小婴儿通过,所以可能非常宽阔而需要大量纱条。
- 可用 Bakri 或相似的球囊[16]。
- 对于非常宽的阴道,也可以将一个血压计袖套外套外科手套或无菌塑料袋后放置入阴道并充气[17,18]。

（周健 **译**　陈施 李婷 **校**）

参考文献

1. Mousa HA, Alfirevic Z. Major postpartum haemorrhage: survey of maternity units in the United Kingdom. *Acta Obstet Gynecol Scand.* 2002;81:727–730.
2. Condous GS, Arulkumaran S, Symonds I, Chapman R, Sinha A, Razvi K. The 'Tamponade Test' in the management of massive postpartum hemorrhage. *Obstet Gynecol.* 2003;101:767–772.
3. Maier RC. Control of postpartum hemorrhage with uterine packing. *Am J Obstet Gynecol.* 1993;169:17–23.
4. Drucker M, Wallach RC. Uterine packing: a re-appraisal. *Mt Sinai J Med.* 1979;46:191–194.
5. Katesmark M, Brown R, Raju KS. Successful use of a Sengstaken–Blakemore tube to control massive postpartum hemorrhage. *Br J Obstet Gynaecol.* 1994;101:259–260.
6. Johanson R, Kumar M, Obhrai M, Young P. Management of massive postpartum haemorrhage: use of a hydrostatic balloon catheter to avoid laparotomy. *Br J Obstet Gynaecol.* 2001;108:420–422.
7. Bakri YN, Amri A, Abdul Jabbar F. Tamponade-balloon for obstetrical bleeding. *Int J Gynecol Obstet.* 2001;74:139–142.
8. Akhter S, Begum MR, Kabir Z, Rashid M, Laila TR, Zabeau F. Use of a condom to control massive postpartum haemorrhage. *Med Gen Med.* 2003;5:38.
9. Burke TF, Ahn R, Nelson BD, et al. A postpartum haemorrhage package with condom uterine balloon tamponade: a prospective multi-centre case series in Kenya, Sierra Leone, Senegal, and Nepal. *BJOG.* 2016;123(9):1532–1540.
10. Tindell K, Garfinkel R, Abu-Haydar E, Ahn R, Burke TF, Conn K. Uterine balloon tamponade for the treatment of postpartum haemorrhage in resource-poor settings: a systematic review. *Br J Obstet Gynaecol.* 2012;120:5–14.
11. Kerns J, Steinauer J. Management of postabortion haemorrhage. *Contraception.* 2013;87(3):331–342.
12. Vrachnis N, Iavazzo C, Salakos N, Papamargaritis E, Boutas I, Creatsas G. Uterine tamponade balloon for the management of massive haemorrhage during caesarean section due to placenta previa/increta. *Clin Exp Obstet Gynecol.* 2012;39:255–257.
13. Ge J, Liao H, Duan L, Wei Q, Zeng W. Uterine packing during caesarean section in the management of intractable haemorrhage in central placenta previa. *Arch Gynecol Obstet.* 2012;285:285–289.
14. Dumont A, Bodin C, Hounkpatin B, et al. Uterine balloon tamponade as an adjunct to misoprostol for the treatment of uncontrolled postpartum haemorrhage: a randomised controlled trial in Benin and Mali. *BMJ Open.* 2017;7(9):e016590.
15. Antony KM, Racusin DA, Belfort MA, Dildy 3rd GA. Under pressure: intraluminal filling pressures of postpartum hemorrhage tamponade balloons. *AJP Rep.* 2017;7(2):e86–e92.
16. Tattersall M, Braithwaite W. Balloon tamponade for vaginal lacerations causing severe postpartum haemorrhage. *Br J Obstet Gynaecol.* 1994;101:259–260.
17. Pinborg A, Bodker B, Hogdall C. Postpartum hematoma and vaginal packing with a blood pressure cuff. *Acta Obstet Gynecol Scand.* 2000;79:887–889.
18. Cameron A, Menticoglou S. Blood pressure cuff tamponade of vaginal lacerations causing significant postpartum haemorrhage. *J Obstet Gynacol Can.* 2011;33:1207.

第37章

子宫加压缝合术

A.D. Weeks

子宫加压缝合术已经应用了数十年,例如,在前置胎盘患者的子宫下段采用8字缝合。近年来,发展出了更多子宫加压缝合的特殊技术。

在大多数情况下,止血缝合是用于剖宫产术中的,偶尔也用于阴道分娩后其余的方法止血都失败时,为了最终确切止血而行经腹子宫切除术(见第34章,图34.4)。在这种情况下,大血管结扎和/或子宫加压缝合术可能是在实施子宫切除术前进行止血最后的尝试。每个分娩机构最好备有实施子宫填塞、大血管结扎以及其他少用的操作法的设备和仪器,并置于容易识别的包装内,以便在有需要时可以快速准备好使用[1,2]。产科各种加压缝合技术的图片可以放进产科止血包或者贴在手术室墙上[2]。

加压缝合术需要使用结实的可吸收线,例如1号聚乳酸910(Vicryl),聚乙醇酸(Dexon)或聚卡普隆(Monocryl)。也可以使用2号铬制肠线。推荐使用可吸收线,这样一旦子宫收缩后腹腔内不会残留缝线形成的线圈,从而导致肠梗阻。对于大多数加压缝合术,还需要一个至少70~80mm的弯针,有时候需要更大的弯针。如果没有弯针,可以使用长8~10cm的直针。进行B-Lynch缝合时,理想的缝线应有90cm长,如果没有这样的长度,那么应将两根缝线系在一起得到合适的长度。在许多标准的缝线包中,针的长度往

往不够。因此,需在止血器材包中放置合适的缝线材料或标注后放在手术室中。

对于所有用于子宫加压缝合的技术,评估其有效性很重要。此时,患者将采取Lloyd-Davies位(青蛙腿)姿势,以便助手可以清除阴道内的积血块。术者双手压迫子宫并观察这样是否可以止血。如果可以止血,那么就采用子宫加压缝合,并在缝合后仔细评估并确认出血是否已控制,即"压塞试验"[3]。

B-LYNCH 缝合

Christopher B-Lynch在1997年描述并命名了第一个标准化的子宫加压缝合技术[4]。这种类型的缝合是在子宫下段横切口剖宫产术后进行的,通常用于术后子宫收缩乏力且对宫缩剂反应欠佳。缝线应足够长(90cm)且可吸收,最好连接大号(>70mm)钝圆针。将子宫自腹壁切口提出,第一针从子宫下段横切口外侧缘下方大约3cm处进入宫腔,穿过宫腔在剖宫产切口上方大约3cm处出针。然后,缝线环绕宫底部,向下达子宫后壁正对剖宫产切口处。之后,缝线穿过子宫后壁的肌层进入宫腔,并在剖宫产切口侧缘大致相对的另一侧后壁穿出。然后,将缝线环绕过子宫后壁并向下至前壁,在另一侧子宫切口外侧边缘上方3cm处进针,并从切口下方3cm处出针(图37.1a)。每针

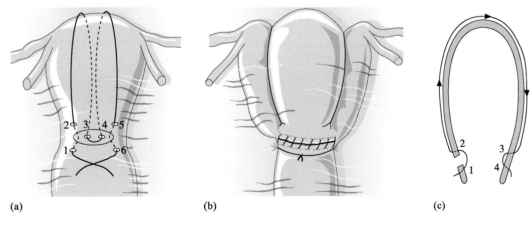

图37.1 B-Lynch加压缝合术。(c)左侧观

(a)   (b)   (c)

缝线的进针点都位于距子宫侧缘大约 4cm 处。然后，助手双手对子宫前后壁持续施加压力的同时，逐渐收紧缝线的两端。环绕子宫底部的缝线距离其同侧子宫侧缘大约也是 4cm。逐渐加压并收紧缝线是非常重要的，可能需要 1~2 分钟才能有效地完成此过程。完成后，将缝线两端在子宫下段横切口下方中线处打结（图 37.1b）。此时，助手应仔细检查阴道出血的情况，确保缝合已止住出血。如已止血，以常规方法缝合关闭子宫下段的横切口，然后关腹。图 37.1c 进一步说明了缝线的位置。

改良 B-LYNCH 缝合

Bhal 等提出了一种更为简单的 B-Lynch 缝合方法[5]。该方法保留了相同的缝合原则，但使用两根缝线（每侧一根），也是从前后方向加压子宫下段。图 37.2a 显示了两根缝线进针和出针的点。同 B-Lynch 缝合法一样，逐渐加压并收紧缝线是非常重要的。如

图 37.2b 所示，每根缝线的两端在子宫前方中线处打结。这种缝合方法的优点是比较容易记忆，且每侧用一根缝线，标准长度的聚乳酸 910 缝线（70cm）对每侧就足够使用。而使用 B-Lynch 缝合时，可能需要将两根缝线系在一起以完成整个缝合。

垂直子宫缝合

这是由 Haymann 等提出的更为简单的改良缝合方法[6]。在明确膀胱的前提下，使用直针在剖宫产横切口下方大约 3cm 处从子宫前壁穿至后壁垂直缝合（如果子宫没有被打开，就在拟定要做剖宫产时采取的切口下方缝合）。还是要用双手进行加压，并在宫底部打结（图 37.3）。根据子宫的宽度，可以缝合 2~5 针，缝线之间彼此平行。该技术的优点是简便易行，有无剖宫产切口时都可以实施，并可以根据宫底的宽度缝合不同的针数。

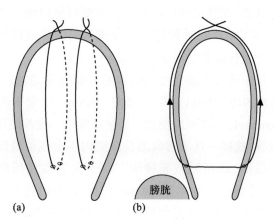

图 37.3 垂直加压缝合术。（a）前面观；（b）左侧观

正方形加压缝合

在这种技术中，将子宫的前后壁用缝线加压缝合在一起。用直针从前向后穿过整个宫壁，然后侧移 3cm 再从后向前穿过宫壁，在出针点下方 3cm 再次从前向后穿过宫壁，最后侧移 3cm 从后向前返回完成整个正方形的缝合（图 37.4）。这样子宫前后壁加压缝合在一起，并打结固定缝线[7]。可以在多个部位重复这种缝合方法，如果有必要，可以覆盖整个宫腔。

在前置胎盘子宫下段出血的情况下，不论是否合并部分胎盘植入，如果子宫体收缩好，这种缝合方法

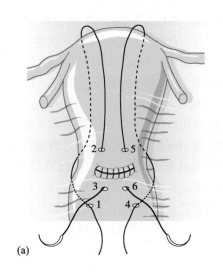

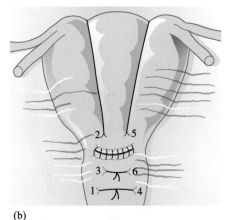

图 37.2 改良 B-Lynch 加压缝合术（Bhal 等[5]）

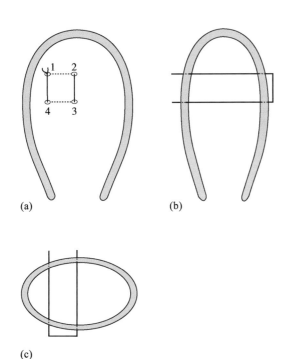

图 37.4　正方形加压缝合术。（a）前面观；（b）右侧观；（c）宫底观

可单独使用于子宫下段止血。注意要留有"引流通道"，以免造成医源性血肿。

还有许多不同技术变化的加压缝合术，其潜在的数量可能仅限于缝线针法的种类[8-11]。在许多情况下，单独使用一种加压缝合技术已经足够。而在其他情况下，可能需要不止一种的缝合类型。比如，B-Lynch缝合后可能会留下非常宽的没有被加压到的宫底"肩部"。此时，附加的正方形加压缝合会很有用。还有人发现联合宫腔内球囊填塞和加压缝合法非常有效；即所谓的"子宫三明治"[12,13]。

并发症和结局

在所有技术中，确保子宫下段没有完全闭塞，有血液和恶露流出的通道是很重要的。特别是用正方形加压缝合术缝合前置胎盘的子宫下段时。

加压缝合术的并发症相对较少，但长期随访的数据是有限的。所有的缝合方法都确保下推膀胱，以避免误缝是很重要的。理论上，由于子宫的复旧，长时间存在的缝线材料所形成的环可能会引起肠管缠绕并梗阻。因此，至少在理论上应避免使用不可吸收缝线，如 PDS（Polydioxanone-S）。曾有个案报道了宫腔积脓和子宫肌层坏死[14,15]。

关于术后长期月经恢复和生育能力的报道非常有限，但有报道宫腔粘连[16]。在对文献的系统回顾中

发现，91% 的妇女在产后 6 个月内恢复了规律的月经，计划再次妊娠的女性中有 78% 成功妊娠[17]。但有报道术后发生子宫壁明显缺血性坏死，以及在随后的妊娠中发生子宫破裂[18,19]。

在衡量子宫加压缝合的并发症时，需要想到的是这往往是实施子宫切除术前最后的止血手段。作为英国产科监督系统（UK Obstetric Surveillance System，UKOSS）的一部分，系统收集了所有实施子宫加压缝合的病例，包括 2 年的时间中共收集的 211 例病例[20]。在此系统中，子宫加压缝合能在 75% 的患者中成功止血，从出血开始 1 小时内即接受子宫加压缝合术治疗的患者成功率更高。

（张凌　译　　史阳阳　李婷　校）

参考文献

1. Anderson ER, Black R, Brocklehurst P. Acute obstetric emergency drill in England and Wales: a survey of practice. *Br J Obstet Gynaecol*. 2005;112:372–375.
2. Baskett TF. Surgical management of severe obstetric haemorrhage: experience with an obstetric equipment tray. *J Obstet Gynecol Can*. 2004;26:805–808.
3. Condous GS, Arulkumaran S, Symonds I, et al. The 'tamponade test' in the management of massive postpartum hemorrhage. *Obstet Gynecol*. 2003;101:767–772.
4. B-Lynch C, Cocker A, Lowell AH, Abu J, Cowan MJ. The B-Lynch surgical technique for control of massive postpartum haemorrhage: an alternative to hysterectomy? Five cases reported. *Br J Obstet Gynaecol*. 1997;104:372–375.
5. Bhal K, Bhal N, Mullik V, Shankar L. The uterine compression suture – a valuable approach to control major haemorrhage with lower segment caesarean section. *J Obstet Gynaecol*. 2005;25:10–14.
6. Hayman RC, Arulkumaran S, Steer PJ. Uterine compression sutures: surgical management of postpartum hemorrhage. *Obstet Gynecol*. 2002;99:502–506.
7. Cho JH, Jun SH, Lee CN. Hemostatic suturing technique for uterine bleeding during cesarean delivery. *Obstet Gynecol*. 2000;96:129–131.
8. Hackethal A, Brueggmann D, Oehmke F, et al. Uterine compression U-sutures in primary postpartum haemorrhage after caesarean section: fertility preservation with a simple and effective technique. *Hum Reprod*. 2008;23:74–78.
9. Stanojevic D, Stanojevic M, Zamurovic M. Uterine compression suture technique in the management of severe postpartum haemorrhage as an alternative to hysterectomy. *Serb Arch Med*. 2009;137:638–640.
10. Mostfa AA, Zaitoun MM. Safety pin suture for management of atonic postpartum haemorrhage. *ISRN Obstet Gynecol*. 2012;2012:405795. https://doi.org/10.5402/2012/405795.
11. Shazly SA, Badee YA, Ali MK. The use of multiple 8 compression suturing as a novel procedure to preserve fertility in patients with placenta accreta: case series. *Aust NZ J Obstet Gynaecol*. 2012;52:395–399.
12. Danso D, Reginald P. Combined B-Lynch suture with intrauterine balloon catheter triumphs over massive postpartum haemorrhage. *Br J Obstet Gynaecol*. 2002;109:963.
13. Yoong W, Ridout A, Memtsa M, Stavroulis A, Adib MA, Marcelle ZR. Application of uterine compression suture in association with intrauterine balloon tamponade ('uterine sandwich') for postpartum haemorrhage. *Acta Obstet Gynecol Scand*. 2011;91:147–151.
14. Ochoa M, Allaire AD, Stitely ML. Pyometria after hemostatic square suture technique. *Obstet Gynecol*. 2002;99:506–509.

15. Treloar EJ, Anderson RS, Andrews HS, Bailey JI. Uterine necrosis following B-Lynch suture for primary postpartum haemorrhage. *Br J Obstet Gynaecol*. 2006;113:486–488.

16. Rathat G, Trinh PD, Mercier G, et al. Synechia after uterine compression sutures. *Fertil Steril*. 2011;95:405–409.

17. Doumouchtsis SK, Nikolopoulos K, Talaulikar V, Krishna A, Arulkumaran S. Menstrual and fertility outcomes following the surgical management of postpartum haemorrhage: a systematic review. *BJOG*. 2014;121(4):382–388.

18. Joshi VM, Shrivastava M. Partial ischemic necrosis of the uterus following a uterine brace compression suture. *Br J Obstet Gynaecol*. 2004;111:279–280.

19. Higgins L, Chan KL, Tower C. Uterine rupture following previous uterine compression suture. *J Obstet Gynaecol*. 2011;31(6):544.

20. Kayem G, Kuinczuk J, Alfirevic Z, et al. Uterine compression sutures for the management of severe postpartum haemorrhage. *Obstet Gynecol*. 2011;117:14–20.

第38章

盆腔血管结扎和栓塞术：
产科和放射科的角度

D. J. Brennan · D. P. Brophy · J. M. Palacios Jaraqemada

先前已经概述了应对威胁生命的产科出血的措施,包括使用宫缩剂、子宫填塞术、子宫加压缝合术以及子宫切除术。本章的目的是阐述在其他控制出血的方法均无效时,盆腔血管结扎和栓塞术的作用。

盆腔血管结扎或栓塞术的主要指征是子宫来源的出血且需要保留子宫,以及阴道和阴道旁损伤而局部止血无效时。这些指征包括但并不局限于以下原因引起的出血,如前置胎盘、胎盘植入、胎盘早剥,子宫收缩乏力且对宫缩剂无反应,子宫下段切口延伸至阔韧带或阴道,子宫破裂,阴道旁血肿,以及广泛的宫颈和/或阴道撕裂伤等。盆腔血管结扎术对于控制剖宫产子宫切除术后的大出血也很重要。

剖宫产术中或子宫破裂行开腹手术时发生的出血可能需要手术结扎。对于阴道分娩后的难治性产后出血,如果对上述干预措施无效,现在通常可以通过介入放射学满意地处理,行盆腔血管栓塞术通常可以避免开腹手术。

历史回顾

在 19 世纪末,Howard Kelly 医师描述了对一位罹患局部晚期宫颈癌的妇女[1],行髂内动脉结扎术作为一种控制其盆腔出血的方法。尽管 Kelly 博士被认为是最初描述盆腔血管结扎术者,乌拉圭的 Venacio Tajes 医师在几年之前就曾将血管结扎手术作为臀动脉瘤的一种治疗方法进行描述。髂内动脉结扎最早在 1950 年用于产科。在 1968 年,Burchell 医师描述了由髂内动脉结扎术引起的血流动力学改变,显示由于广泛的盆腔侧支吻合,单独使用时它并不能特别有效地实现盆腔止血。

解剖和血流动力学

盆腔血管解剖

主动脉在 L_4 水平处分叉,右侧髂总动脉从右髂总静脉前跨越,髂总动脉在腰骶结合水平的骶髂关节前分叉。两侧输尿管分别跨过右髂总动脉的分叉、左侧髂总动脉进入盆腔。髂外动脉在外上方,髂内动脉向内下行进入盆腔与输尿管伴行。髂内静脉在髂内动脉的后方,二者距离非常近,结扎髂内动脉时极易损伤髂内静脉。控制髂内动脉的出血可能非常困难,当髂内动脉出血时,最好采用压迫的方法近端止血,对髂总静脉施加压力来控制远端止血。如果可以找到血管外科医师帮助,应及时呼叫。

髂内动脉有数个分支,终止于前腹壁上已经闭锁的脐动脉。髂内动脉通常下行 3 ~ 4cm 后分成前干和后干。后干分成 3 个分支:髂腰动脉,骶外侧动脉和臀上动脉——臀上动脉自坐骨大孔穿出离开盆腔,供应臀肌的血液。前干通常有 8 个分支:膀胱上、下动脉,闭孔动脉,直肠中动脉,子宫动脉,阴道动脉和终末的阴部内动脉以及臀下动脉。但这些血管的变异程度较大,阴部内动脉和闭孔动脉可来自后干(图 38.1)。

清晰地理解盆腔主要的侧支循环是实现盆腔止血的关键组成部分。许多盆腔的侧支循环涉及髂内动脉的后干分支,这也解释了为什么结扎或者栓塞前干不一定能成功止血。骨盆上部主要的 3 个侧支循环如下:

- 起源于主动脉的腰动脉和起源于髂内动脉后干的髂腰动脉吻合。
- 起源于主动脉的骶正中动脉和起源于髂内动脉的骶外侧动脉吻合。
- 起源于主动脉的肠系膜下动脉的终末分支直肠上动脉和起源于髂内动脉的直肠中动脉吻合(图 38.2)。

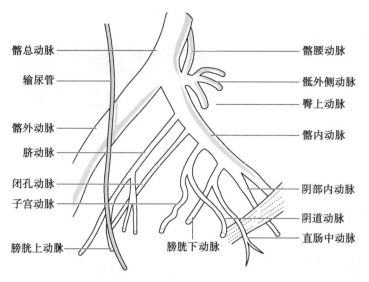

图 38.1　髂内动脉分支

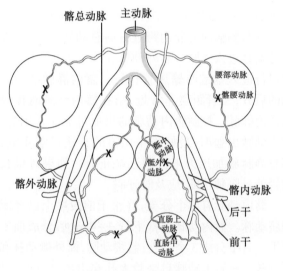

图 38.2　骨盆上部的侧支吻合

其他连接主动脉和髂内动脉分支的侧支循环包括:卵巢动脉和子宫动脉的吻合;股动脉和阴部内动脉通过股深动脉和旋股动脉形成的吻合;起源于髂外动脉的旋髂动脉和起源于髂内动脉的臀上动脉间的吻合。最终,闭孔动脉也可以通过阴部内动脉和臀下动脉(坐骨动脉)和旋髂动脉交通。

子宫的血供

关于子宫血供经典的描述集中在子宫和卵巢动脉。文献中已经仔细描述了宫底和宫体的血供来自子宫和卵巢动脉(第 1 部分)。然而,子宫下段、宫颈和阴道上段由阴部内动脉(第 2 部分)供血则描述较少。第 1 部分的血供依靠髂内动脉前干的分支,第 2 部分的血供来自髂内动脉前干或后干的分支,且更倾向于由来自主动脉、髂外动脉和股动脉的吻合侧支供血。因此,第 1 部分的出血通常可以通过子宫动脉结扎或栓塞(90% 的血流)来得到控制。而第 2 部分的出血,通常是严重的胎盘植入综合征的出血部位,或在困难的器械助产术后,可能需要通过双侧髂总动脉或肾下主动脉球囊闭塞、钳夹或压迫等方式行选择性的血管阻断来实现(图 38.3)。

子宫动脉结扎术

子宫动脉结扎术是最简单的大血管结扎术,可以在不损害未来生育功能的情况下,有效地缓解子宫出血。既往报道表明,在剖宫产时对宫缩剂无反应的产后出血,子宫动脉结扎术的成功率为 80% ~ 95%[2-4]。它通常与同样简单的卵巢动脉结扎术同时进行,并且由于该技术仅涉及子宫动脉上行支的结扎,因此只对第 1 部分的出血有效。

自腹部切口提出子宫,下推膀胱以使输尿管侧移。将子宫拉向结扎的对侧肩部方向,用带有 0 号或者 1 号可吸收线的大圆针,在距子宫横切口下 2~3cm 且距子宫侧缘 2cm 处进针,从前向后穿过子宫肌层(图 38.4)。然后,从阔韧带的无血管区返回并打结。子宫肌层有很好的"缓冲"作用,使结扎包括了所有子宫动脉的分支并有助于稳定结扎。在对侧重复上述步骤。

卵巢动脉结扎

由于卵巢动脉与子宫动脉的上行支吻合,因此,实施子宫动脉结扎术时通常应同时行卵巢动脉结扎术。卵巢动脉结扎的技术同子宫动脉结扎术,除了结扎部位在卵巢固有韧带下方。于此处结扎不会影响

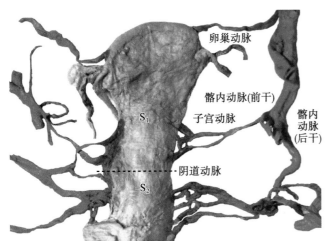

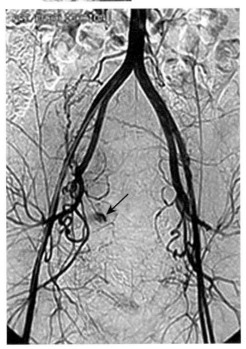

图 38.3　子宫血供，以及产钳分娩后产后出血病例盆腔血管造影显示阴部内动脉外渗。用凝胶海绵栓塞后，血流动力学参数即刻恢复

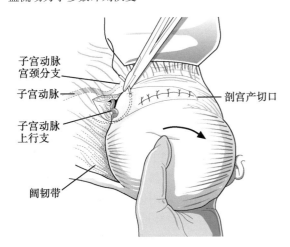

图 38.4　子宫动脉结扎：将子宫底倾斜至对侧，缝线自剖宫产切口下 2~3cm 处穿过，结扎的组织中包括子宫外侧缘 2~3cm 的肌层

卵巢或输卵管的血供。

髂内动脉结扎

　　髂内动脉结扎对控制盆腔出血的作用仍是一个有争议的话题。据报道成功率在 40% ~ 90%[5-10]。只有当消耗性凝血障碍得到逆转时，髂内动脉结扎术才能产生作用。Burchell 证实，单侧髂内动脉结扎可将同侧脉压减少 75%，而结扎双侧髂内动脉，脉压减少 85%。这会使平均动脉压减少 25%，血流减少 50%[11]。因此，双侧髂内动脉结扎并不能完全使血流停止，但可以将髂内动脉的脉压降低至静脉系统水平，从而使血液凝固。

　　实施髂内动脉结扎术可能是非常艰巨而令人生畏的过程，尤其是子宫还在原位时，需要对盆腔侧壁的解剖结构有一个非常清晰的了解[12]。髂内动脉结扎术的步骤包括：

1. 切断子宫圆韧带，打开后腹膜。
2. 辨认输尿管、髂外动脉和髂内动脉。
3. 打开直肠旁间隙。
4. 将直角钳从外侧向中间方向置于髂内动脉下方。
5. 用 1 号可吸收线结扎血管。

　　如果子宫已切除，则在髂总动脉的分叉处将腹膜打开，暴露腹膜后组织。如果子宫存在，自腹部切口提出子宫，助手使子宫附件保持张力。距子宫端 3cm 处用短直钳钳夹圆韧带，之后在钳子的内侧切开圆韧带，从而可以在前后两叶腹膜之间进入阔韧带。在结扎圆韧带时，确保固定行走在圆韧带下方的一条小动脉（Sampson 动脉）包括其中非常重要。用电刀或剪刀轻轻地分开阔韧带内的疏松组织。平行于骨盆漏斗韧带切开腹膜，暴露在髂总动脉分叉上方的输尿管。值得注意的是，右侧输尿管跨越髂总动脉的分叉，但左侧输尿管则于更靠近骨盆中线的方向跨过左侧髂总动脉。向内下方打开阔韧带前叶，以提供足够的空间进入后腹膜。

　　使用柔软的吸管或湿的"花生"海绵钝性分离打开后腹膜的无血管区，确认髂外动脉、髂总动脉的分叉（可以通过触诊定位）和输尿管的位置。将输尿管和与其相连的腹膜拉向中间，以打开直肠侧间隙，即髂内动脉和输尿管之间的无血管区，并使用柔软的吸管充分分离扩大这一间隙。分离髂内动脉周围的疏松结缔组织以游离动脉，理论上结扎髂内动脉前干，保留髂内动脉后干的终末支臀上动脉，具有减少发生跛行风险的优点。尽管非常少见，但如果保留了后干，可以避免随后发生的缺血性臀部疼痛的风险。因此,最好距髂总动脉分叉 3cm 处结扎髂内动脉,这样可以避免阻断后干血运,后干通常很难识别(图 38.5)。

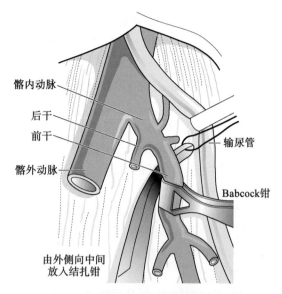

髂内动脉
后干
前干
髂外动脉
输尿管
Babcock钳
由外侧向中间放入结扎钳

图 38.5　髂内动脉结扎

另一主要的风险是损伤邻近的髂外静脉,或位于髂内动脉下方的髂内静脉。髂内静脉损伤可导致快速而危及生命的出血[13,14]。用 Babcock 钳轻轻地抬高髂内动脉,仔细分离动脉的外膜,在髂内动脉和静脉之间形成一个空间,然后用直角钳从动脉下方穿过双股 1 号可吸收缝线。钳子应从外侧向中间移动,以减少损伤邻近髂内静脉的风险。动脉被双重结扎但不离断。

放射学观点

自从 20 世纪 70 年代早期首次被描述以来,栓塞术已经发展到一定程度,现在栓塞术已经在治疗创伤相关出血、胃肠道出血、术后出血和内脏肿瘤相关出血方面发挥了公认的作用,从而避免因这些原因进行任何的或进一步的手术。

现在经验丰富的操作员可以通过由不同的现代成像设备、现代导管、微导管和栓塞剂所组成的栓塞技术,实施不同程度的血管闭塞、组织灌注,甚至组织坏死操作,如对肿瘤组织进行栓塞。

血管内止血药剂/装置的类型

栓塞治疗中使用三种形式的装置/药剂,它们可以使组织血流进行性减少,发生缺血和坏死:

- 机械阻塞装置(线圈、球囊和塞子),旨在以与结扎相同的方式阻塞血管。
- 颗粒状微栓塞剂[凝胶泡沫(可生物降解),聚乙烯醇,微球]是流动导向的,会停留在内径接近其大小的血管中。
- 硬化剂(胶、乙醇、十四烃基硫酸钠、乙醇胺)具有内皮剥脱特性,通常仅用于血管畸形、静脉曲张和肿瘤的治疗。

原发性和继发性产后出血保守治疗无效是栓塞术公认的指征,最常用的是凝胶泡沫和线圈[15-17]。除栓塞外,目前胎盘植入性疾病术中,球囊阻塞技术被用作限制血流的一种方法。

血管栓塞术

毫无疑问,血管栓塞术在产科出血的处理中,结合充分的复苏和凝血功能异常的纠正有一定的作用[18]。当在诊断性动脉造影上清楚地识别动脉出血时,出血点的栓塞通常可以使患者病情迅速稳定。如果没有发现像子宫收缩乏力那样的广泛离散性的渗血,则通过双侧子宫动脉进行明胶海绵栓塞术。血管栓塞术的预期成功率为 80%,并发症发生率低,无需手术,且可以保留子宫和未来的生育力[19-23]。如果发生并发症,通常较轻微,且与动脉通路有关,例如血肿和假性动脉瘤。严重的并发症通常和非目标栓塞有关[24]。

血管栓塞术对阴道分娩后由子宫收缩乏力,宫颈和阴道裂伤所致的产后出血特别有价值。对于剖宫产术后严重出血的产妇,除了无法去除残余的妊娠组织和实施子宫切除术,血管栓塞术可以达到与血管结扎术相同的效果。事实上,在栓塞之后,如果仍持续严重出血,外科结扎可能会很困难,或者根本无法进行。但在实施结扎术之后,如果仍有出血,在考虑进行子宫切除之前,只要条件允许,依然有望通过栓塞治疗成功止血[25]。多达 1/3 的产后出血患者需要栓塞子宫动脉以外的血管,如卵巢动脉、阴道动脉、圆韧带动脉、腹壁下动脉、宫颈动脉、阴部内动脉、膀胱动脉和直肠动脉[26]。在许多这样的病例中,有时由于正常解剖结构的变异,髂内动脉结扎和/或子宫和卵巢动脉结扎对持续性出血无效[27,28]。

与手术干预相比,血管造影的一个被低估的优势是其能够准确地定位出血的部位。计算机断层血管造影也可以作为一种有用的非侵入性技术来检测和定位盆腔出血[29]。当动脉造影发现动脉出血时,就可进行选择性和必要时超选择性导管插入术(通常需要使用微导管)。首选明胶海绵栓塞术,将其放置在出血部位附近通常会使临床症状快速改善。对于动脉的出血,尤其是终末支动脉出血被截断时,最好放置更易控制的线圈。

栓塞技术的产科适应证不断发展和扩大,栓塞技术用于治疗子宫动静脉畸形[30],子宫动脉假性动脉瘤,滋养细胞疾病[31],并有助于在完全性前置胎盘或凶险性前置胎盘的病例实施手术[32]。

由于持续出血,预计在 24 小时内进行再次栓塞治疗的可能性为 5% ~ 20%,再次栓塞后成功率超过 95%[33]。

栓塞失败可能与操作人员的经验,设备的局限性,或患者的局部或全身性因素有关。稳定的血流动力学和止血状态是栓塞成功的良好预测因素。低血压会导致周围血管收缩[34],从而阻碍血液进入出血源。在子宫破裂或者阴道裂伤的情况下,如果存在大的静脉损伤,栓塞可能无效。

与栓塞相关的并发症很少见,最常见的是腹股沟血肿。栓塞后综合征极为罕见,因为产后出血所采用的栓塞技术对组织局部缺血的严重程度要低于纤维瘤栓塞。栓塞术对未来生育造成的风险极低[19,23],随着现代技术的发展,严重的子宫、膀胱、肠道、臀部或皮肤缺血将罕见[35]。

球囊阻断术

为控制胎盘植入病例分娩时和分娩后的出血,可以单独或联合栓塞术使用暂时性球囊阻塞血管。在这些球囊充气的过程中,通常在一级、二级或三级动脉中,通过暂时性闭塞血管以降低远端动脉压和血流来限制失血。肾下主动脉球囊阻断术较髂总动脉和髂内动脉阻断术对于减少失血更为有效[36]。关于持续时间以及开放和阻断间歇的细节还有待优化。球囊阻断术可造成严重的下肢缺血性并发症。

展望

该技术的有效性表明,血管栓塞术应该是在外科结扎术、缝合或填塞技术之前用于产科出血的首选治疗方法。在治疗产后出血的早期运用栓塞术失败在逻辑上可能与介入设备和介入放射科医师有关。采用临时的措施诸如阴道和宫腔填塞技术可以帮助在合适的情况下转移至有栓塞条件的单位。血管栓塞术是控制产科出血的一种简单、有效的方法,应经常使用,但需要及时和良好组织的多学科团队。

（张凌 **译**　史阳阳 李婷 **校**）

参考文献

1. Kelly HA. Ligation of both internal iliac arteries for hæmorrhage in hysterectomy for carcinoma uteri. *Ann Surg.* 1894;20:248.
2. O'Leary JL, O'Leary JA. Uterine artery ligation for control of post-cesarean section hemorrhage. *Obstet Gynecol.* 1974;43(6):849–853.
3. Fahmy K. Uterine artery ligation to control postpartum hemorrhage. *Int J Gynaecol Obstet.* 1987;25(5):363–367.
4. O'Leary JA. Uterine artery ligation in the control of postcesarean hemorrhage. *J Reprod Med.* 1995;40(3):189–193.
5. Clark SL, Phelan JP, Yeh SY, Bruce SR, Paul RH. Hypogastric artery ligation for obstetric hemorrhage. *Obstet Gynecol.* 1985;66(3):353–356.
6. Evans S, McShane P. The efficacy of internal iliac artery ligation in obstetric hemorrhage. *Surg Gynecol Obstet.* 1985;160(3):250–253.
7. Chattopadhyay SK, Deb Roy B, Edrees YB. Surgical control of obstetric hemorrhage: hypogastric artery ligation or hysterectomy? *Int J Gynaecol Obstet.* 1990;32(4):345–351.
8. Thavarasah AS, Sivalingam N, Almohdzar SA. Internal iliac and ovarian artery ligation in the control of pelvic haemorrhage. *Aust N Z J Obstet Gynaecol.* 1989;29(1):22–25.
9. Joshi VM, Otiv SR, Majumder R, Nikam YA, Shrivastava M. Internal iliac artery ligation for arresting postpartum haemorrhage. *BJOG.* 2007;114(3):356–361.
10. Morel O, Malartic C, Muhlstein J, et al. Pelvic arterial ligations for severe post-partum hemorrhage. Indications and techniques. *J Visc Surg.* 2011;148(2):e95–e102.
11. Burchell RC. Physiology of internal iliac artery ligation. *J Obstet Gynaecol Br Commonw.* 1968;75(6):642–651.
12. Palacios-Jaraquemada JM. *Anatomy Study of Arterial Circulation of the Pelvis.* Surgical considerations. Dissertation. School of Medicine, University of Buenos Aires, Argentina; 1997.
13. Rao MS, Rao KM, Vaidyanathan S, et al. Massive venous hemorrhage after bilateral internal iliac artery ligation following retropubic prostatectomy. *Eur Urol.* 1978;4(6):465–467.
14. Korusić A, Milavec DI, Merc V. [A patient with 16 liter blood loss during radical prostatectomy]. *Acta Med Croatica.* 2009;63(2):179–182.
15. Pelage J-P, Soyer P, Repiquet D, et al. Secondary postpartum hemorrhage: treatment with selective arterial embolization. *Radiology.* 1999;212(2):385–389.
16. Pelage J-P, Le Dref O, Mateo J, et al. Life-threatening primary postpartum hemorrhage: treatment with emergency selective arterial embolization. *Radiology.* 1998;208(2):359–362.
17. Lee HY, Shin JH, Kim J, et al. Primary postpartum hemorrhage: outcome of pelvic arterial embolization in 251 patients at a single institution. *Radiology.* 2012;264(3):903–909.
18. Soyer P, Dohan A, Dautry R, et al. Transcatheter arterial embolization for postpartum hemorrhage: indications, technique, results, and complications. *Cardiovasc Intervent Radiol.* 2015;38(5):1068–1081.
19. Chauleur C, Fanget C, Tourne G, et al. Serious primary post-partum hemorrhage, arterial embolization and future fertility: a retrospective study of 46 cases. *Human Reproduction.* 2008;23(7):1553–1559.
20. Mohr-Sasson A, Spira M, Rahav R, et al. Ovarian reserve after uterine artery embolization in women with morbidly adherent placenta: a cohort study. *PLoS One.* 2018;13(11):e0208139. https://doi: 10.1371/journal.pone.0208139. eCollection 2018.
21. Descargues G, Mauger Tinlot F, Douvrin F, et al. Menses, fertility and pregnancy after arterial embolization for the control of postpartum haemorrhage. *Human Reproduction.* 2004;19(2):339–343.
22. Salomon LJ, deTayrac R, Castaigne-Meary V, et al. Fertility and pregnancy outcome following pelvic arterial embolization for severe post-partum haemorrhage. A cohort study. *Human Reproduction.* 2003;18(4):849–852.
23. Fiori O, Deux J-F, Kambale J-C, et al. Impact of pelvic arterial embolization for intractable postpartum hemorrhage on fertility. *Am J Obstet Gynecol.* 2009;200(4). 384e1–e4.
24. Soro M-AP, Denys A, Rham M, Baud D. Short & long term adverse outcomes after arterial embolisation for the treatment of postpartum haemorrhage: a systematic review. *Eur Radiol.* 2016:1–14.
25. Fargeaudou Y, Morel O, Soyer P, et al. Persistent postpartum

haemorrhage after failed arterial ligation: value of pelvic embolisation. *Eur Radiol*. 2010;20(7):1777–1785.

26. Kim J-E, So YH, Kim BJ, et al. Postpartum hemorrhage from non-uterine arteries: clinical importance of their detection and the results of selective embolization. *Acta Radiol*. 2018;59(8): 932–938.

27. Gomez-Jorge J, Keyoung A, Levy EB, Spies JB. Uterine artery anatomy relevant to uterine leiomyomata embolization. *Cardiovasc Intervent Radiol*. 2003;26(6):1–6.

28. Pelage J-P, Le Dref O, Soyer P, et al. Arterial anatomy of the female genital tract: variations and relevance to transcatheter embolization of the uterus. *AJR Am J Roentgenol*. 1999;172(4): 989–994.

29. Pinto A, Niola R, Tortora G, et al. Role of multidetector-row CT in assessing the source of arterial haemorrhage in patients with pelvic vascular trauma. Comparison with angiography. *Radiol Med*. 2010;115(4):648–667.

30. Wang Z, Chen J, Shi H, et al. Efficacy and safety of embolization in iatrogenic traumatic uterine vascular malformations. *Clin Radiol*. 2012;67(6):541–545.

31. Wang Z, Li X, Pan J, et al. Bleeding from gestational trophoblastic neoplasia: embolotherapy efficacy and tumour response to chemotherapy. *Clin Radiol*. 2017;72(11): 992e7–e11.

32. Pei R. Efficacy and safety of prophylactic uterine artery embolization in pregnancy termination with placenta previa. *Cardiovasc Intervent Radiol*. 2016;40(3):375–380.

33. Kirby JM, Kachura JR, Rajan DK, et al. Arterial embolization for primary postpartum hemorrhage. *J Vasc Interv Radiol*. 2009;20(8):1036–1045.

34. Wang L, Horiuchi I, Mikami Y, et al. Use of intra-arterial nitroglycerin during uterine artery embolization for severe postpartum hemorrhage with uterine artery vasospasm. *Taiwan J Obstet Gynecol*. 2015;54(2):187–190.

35. Palacios-Jaraquemada JM. Surgical hemostasis. In: *Abnormal Invasive Placenta*. 1st ed. Berlin; DeGruyter; 2012:161.

36. Shahin Y, Pang CL. Endovascular interventional modalities for haemorrhage control in abnormal placental implantation deliveries: a systematic review and meta-analysis. *Eur Radiol*. 2018;28(7):2713–2726.

第39章

下生殖道损伤

A.H. Sultan · R. Thakar

分娩后的会阴创伤影响着全世界数百万的妇女。大约 85% 的产妇在阴道分娩后会遭受某种形式的会阴创伤[1]。与会阴修复相关的近期和远期发病率会导致严重的生理、心理和社会问题,从而影响女性照顾新生儿和其他家庭成员的能力。会阴创伤可在阴道分娩的过程中自然发生,或者发生在为了扩大阴道出口直径而有意实施手术切开(会阴侧切术)时。减少造成下生殖道创伤的措施,了解盆底和会阴解剖学的知识,以及提高修复创伤的技术是产科护理中不可或缺的组成部分。

在英国,产科肛门括约肌损伤(obstetric anal sphincter injuries,OASIS)的总发生率为 2.9%(范围 0~8%),初产妇的发生率为 6.1%,而经产妇的发生率为 1.7%[2,3]。然而,33% 的初产妇阴道分娩后,发生了"隐匿性"OASIS(即通过直肠指检发现肛门括约肌缺损)[4]。以前隐匿性 OASIS 最合理的解释是损伤没有被发现,发现了损伤但是没有报告,或者把损伤错

误地归类为Ⅱ度撕裂伤[5]。随着意识的提高和集中培训,临床上发现 OASIS 的数目也增加了。在实施会阴侧切的中心,OASIS 的发生率为 1.7%(初产妇为 2.9%),而在实施会阴正中切开的中心,OASIS 的发生率为 24%(初产妇 19%)[6]。

解剖学

会阴部对应骨盆的出口,有点呈菱形。在前面,它的边界是耻骨弓,在后面边界是尾骨,侧面的边界是耻骨降支,坐骨结节以及骶结节韧带。通过坐骨结节之间横向画一条线,可以将会阴分为两个三角部分。前面的三角,包含外部的泌尿生殖器官被称为泌尿生殖三角,后面的三角,包含肛管末端被称为肛门三角。盆底和会阴部的肌肉如图 39.1 所示。会阴体由致密的结缔组织组成,前面与球海绵体肌相邻,侧面与会阴浅横肌相邻,后方与肛门括约肌复合体相

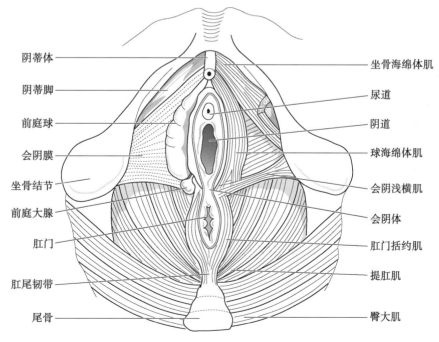

阴蒂体	坐骨海绵体肌
阴蒂脚	尿道
前庭球	阴道
会阴膜	球海绵体肌
坐骨结节	会阴浅横肌
前庭大腺	会阴体
肛门	肛门括约肌
肛尾韧带	提肛肌
尾骨	臀大肌

图 39.1 会阴和盆底的肌肉

邻。直肠阴道隔和筋膜也附着在会阴体上。肛门括约肌复合体由肛门外括约肌（external anal sphincter，EAS）和肛门内括约肌（internal anal sphincter，IAS）组成，内外括约肌由联合纵肌包膜分开（图39.2）。IAS是肠道环形平滑肌的增厚延续[7]。

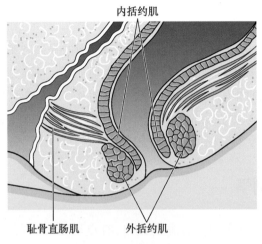

内括约肌

耻骨直肠肌　　　外括约肌

图39.2　肛门括约肌复合体

会阴损伤

为了标准化会阴撕裂伤的定义，国际上使用Sultan分类[3,8,9]：

- Ⅰ度　仅为会阴皮肤损伤。
- Ⅱ度　损伤涉及会阴周围肌肉但不包括肛门括约肌。
- Ⅲ度　累及肛门括约肌复合体的损伤。
  - ◆ 3a：肛门外括约肌撕裂的厚度小于50%
  - ◆ 3b：肛门外括约肌撕裂的厚度大于50%
  - ◆ 3c：肛门外括约肌和肛门内括约肌均撕裂
- Ⅳ度　会阴的损伤累及肛门括约肌复合体（肛门外括约肌和肛门内括约肌）以及直肠上皮。

如果撕裂仅涉及肛门直肠上皮，而肛门括约肌复合体是完整的，这种情况应单独记录为直肠纽扣孔撕裂，而非Ⅳ度撕裂[3,8]。如果对分级应该是3a还是3b存在疑问，应该将其分类为3b，以免低估损伤。

会阴切开术

传统教学中认为，会阴切开术可以预防更严重的会阴撕裂伤，但这种观点并没有得到证实。因此，不再建议使用"预防性"会阴切开术[10]。但是，仍有充分的理由去行进会阴切开术：

- 在会阴部厚或者僵硬时，可减少发生多处撕裂。
- 胎儿宫内窘迫时以及延长"用力"可能会对母体造成伤害（例如严重的高血压或者心脏疾病）时，缩短第二产程。
- 使用产钳阴道助产时，或少数情况下，行胎头吸引助产分娩时。尽管越来越多的观察性研究证据表明，在器械助产分娩的过程中常规行会阴侧切可以降低Ⅲ度和Ⅳ度撕裂的风险，但尚无随机对照试验证实[11]。
- 为了获得更多的产科操作空间，例如肩难产、臀位助产，以及双胎第二胎娩出时。

对会阴切开术的初次描述

"有时候……胎头……由于阴道外口过度收缩而无法向前娩出……因此，如果可能，必须用手指将其扩张……如果这样做也不行，则需要用弯头的剪刀向肛门方向切开，将剪刀的一叶置于胎头和阴道之间，切开长度以达到娩出胎头为目的，并且一次剪开全层，胎儿可以从切口轻松娩出。"

FIELDING OULD

A TREATISE OF MIDWIFERY IN THREE PARTS.
DUBLIN：NELSON AND CONNOR；1742：145

两种主要的会阴切开术：

- **会阴正中切开术**。将两只手指伸入阴道内置于胎头和会阴体之间，用直剪从阴唇系带剪开会阴体直到肛门外括约肌，但不剪开肛门外括约肌。会阴正中切开的优点是并不切断肌腹，切口两侧解剖学上对称使手术修补更为容易，出血量比会阴侧切术更少。主要的缺点是切口延伸经过肛门外括约肌进入直肠的可能。基于这个原因，很多操作者会避免使用会阴正中切开术，在英国不推荐使用会阴正中切开术[3,12]。
- **会阴侧切术**。切口从阴唇系带后缘正中向坐骨结节方向，以避开肛门括约肌。切口长度通常为4cm。除了皮肤和皮下组织外，球海绵体肌以及会阴浅横肌也被切开。切口向右或者向左则由操作者的偏好决定。

会阴损伤的修复

"但是有时候会发生不幸和令人遗憾的意外，会阴撕裂，私处和肛门一团血肉……根据裂伤的长度，用三针或四针或更多针,将其牢固地缝合在一起,并且使每一针都很好地缝住肉,以免使其破裂……"

FRANCOIS MAURICEAU
THE DISEASES OF WOMEN WITH CHILDBED
AND IN CHILDBED. TRANSLATED BY HUGH
CHAMBERLEN. LONDON:JOHN DARBY;1683:316

会阴切开术和Ⅱ度撕裂

会阴切开术和Ⅱ度撕裂伤的修复原则是相似的。首先,有必要通过阴道和直肠检查对创伤做全面的评估。除非进行仔细地评估,否则甚至完全的肛门括约肌撕裂都会有可能被漏诊。尽管这些撕裂以前是采用间断缝合技术来修复的,现已证实采用连续缝合技术缝合会阴皮肤可减少近期的疼痛。此外,如果全层均采用连续缝合技术(阴道、会阴肌肉以及皮肤),则减轻疼痛的效果更明显[13]。会阴肌肉应该使用可吸收聚乳酸缝线修复,该材料有标准吸收和快速可吸收两种类型。最近的一项 Cochrane 综述提示标准和快速可吸收合成缝线在伤口短期和长期的疼痛方面几乎没有差别,但是使用标准缝线者中,更多的人需要去除缝线[14]。

缝合技术

- 用 2-0 可吸收线-聚乳酸 910(薇乔),第一针在阴道伤口顶端上方,以确保缝合可能看不到的出血点。阴道内的伤口采用宽松、连续、非锁边缝合技术,确保每一针的宽度不能太宽,否则阴道有可能会变窄。连续向下缝合至阴道处女膜缘处,并将针头在阴唇系带处的皮肤穿出,在会阴伤口的中央出针(图 39.3a)。

- 在评估创伤的深度之后,缝合肌层,用连续非锁边法缝合会阴肌肉(深部和浅部)。如果伤口很深,可以用连续缝合法将会阴肌肉缝合两层(图 39.3b)。

- 为了缝合会阴皮肤,针从伤口下端开始缝合,就在皮肤表面下方。皮肤的缝合是在皮肤表面下的皮下组织内进行,从而避开丰富的神经末梢。伤口两侧组织被缝起,直到处女膜缘。在处女膜缘的后方打一个圈或者阿伯丁结(图 39.3c)。

- 行阴道检查以确保没有阴道狭窄,做直肠指检以确保缝线没有穿过肛管[15]。

会阴切开术伤口裂开的修复

会阴切开缝合术伤口裂开主要是由于缝合技术不佳和/或感染。小范围的裂口,引流良好的话,可以用抗生素治疗。这些小裂口将在随后的几天和几周内逐渐愈合良好[16]。

会阴切开缝合术后更严重的裂开可以首先使用抗生素和坐浴治疗,当活动性感染症状消退后,可行二次修补[16]。比较即刻缝合和期待治疗的研究表明,重新缝合的伤口愈合更快,在 3 个月时,患者对结局的满意率更高[17]。实施再次缝合需要局部麻醉和仔细的外科伤口清创术。修复的原则包括使用最少的针数和打结数。皮肤应间断缝合。

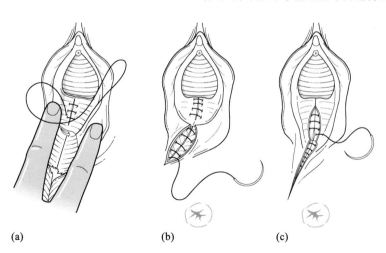

图 39.3　会阴损伤的修复。(a)宽松、连续、非锁边缝合阴道壁;(b)宽松、连续、非锁边缝合会阴肌肉;(c)宽松的皮内缝合关闭皮肤层

产科肛门括约肌损伤（Ⅲ度和Ⅳ度撕裂）

缝合技术

- 理想情况下，修补手术应该在具有合适的助手、照明、设备和定位的手术室内进行[3,8]。
- 最好采用局部麻醉，无论是蛛网膜下腔麻醉或硬膜外麻醉，这可使肛门括约肌放松，更好地确认和对合肌肉残端。
- 撕裂的直肠黏膜上皮可用 3-0 的薇乔缝线连续缝合。
- 肛门括约肌在断裂后回缩，可以在撕裂的肛门上皮两侧寻找此结构。使用 3-0 聚二氧杂环酮线（PDS）或现代编织线如（2-0 薇乔线）行褥式缝合。
- 用 Allis 钳夹住断裂的肛门外括约肌撕裂的断端。括约肌从侧面撕裂比正中撕裂更常见。因此，括约肌的断端可能已经回缩到一侧的凹陷内。用 Allis 钳夹住撕裂肌肉两边的末端，固定住肌肉。
- 当肛门外括约肌只有部分撕裂（3a 或者部分 3b），那么应施行端-端缝合，使用 2 针或 3 针褥式缝合，而不是止血时的"8"字缝合（图 39.4a）。如果是全层厚度的肛门外括约肌撕裂（部分 3b,3c 或者Ⅳ度撕裂），可以使用重叠缝合或者端-端缝合，二者效果相同（图 39.4b）。从 Cochrane 综述中获取的有关该主题的数据显示，在产后 1 年，产科肛门括约肌损伤的患者，接受重叠缝合修补者似乎较接受端-端缝合修补者相比，发生便急、大便失禁症状以及失禁恶化的风险较低，尽管在产后 36 个月时，两种缝合技术在胃肠气体和大便失禁方面没有区别[18]。然而，在综述的三项研究中只有一项强调了外科医师的经验，因此据此推荐一种修补的技术胜过另一种是不合理的[18]。无论采用哪种方法修补肛门外括约肌后，剩下的撕裂伤口应采用在会阴切开缝合术中概述的相同的原则和缝合材料来关闭。
- 术中（静脉）应用广谱抗生素，之后连续口服 3 天。
- 产后 10~14 天内应每天使用乳果糖 10~20mL 软化大便。
- 所有产科肛门括约肌修复的女性应在产后 6~12 周接受产科和妇科顾问医师的检查。如果妇女在随访中存在失禁或者疼痛，应考虑转诊至妇科专科医师或者结直肠外科医师处行超声内镜检查（图 39.5a，图 39.5b），并考虑进行肛门直肠测压[2]。

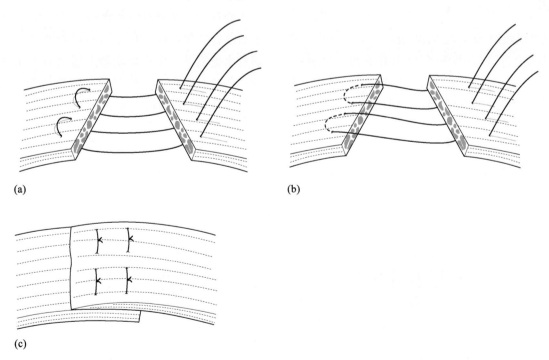

(a)

(b)

(c)

图 39.4　修补Ⅲ度/Ⅳ度撕裂伤。（a）肛门外括约肌端-端修补技术；（b）肛门外括约肌重叠缝合技术；（c）显示重叠缝合中进行了两套缝合

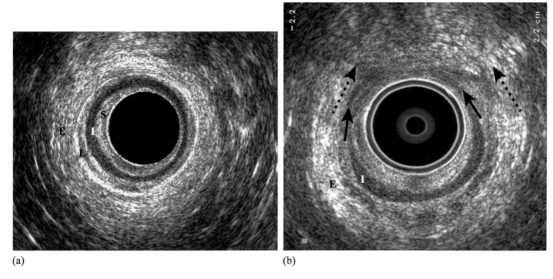

(a) (b)

图 39.5 超声内镜提示产后肛门外括约肌和内括约肌的断裂。(a)正常情况下,轴向内镜下肛管的正常四层结构,分别是上皮层(S),肛门内括约肌(I),联合纵肌(L),以及肛门外括约肌(E);(b)超声内镜提示产后肛门外括约肌(虚线黑色箭头)和内括约肌(黑色箭头)的断裂

撕裂伤

除了会阴撕裂伤,外阴和阴道的撕裂伤也很常见。

尿道周围和阴蒂周围裂伤

尿道周围和阴蒂周围小的裂伤很常见,特别是没有行会阴切开术的初产妇,完整的会阴后部将来自胎头的压力传导至会阴前部。但是,这种裂伤通常很小,并且当产妇结束分娩后双腿置于正常位置时,伤口的边缘可以对合。如果出血比较少,通常用纱布按压1~2分钟即可止血。如果出血很多,应采用连续缝合修补裂伤。有必要插导尿管以指导缝线的位置。

阴道裂伤

阴道裂伤很常见,通常累及阴道后外侧沟的下2/3,也可能发生在会阴切开术切口的延伸。发生在阴道前沟的裂伤更为少见,但是可能和耻骨弓狭窄以及在胎头枕骨还未完全下降到耻骨联合下方前就上抬了产钳有关。阴道上1/3的裂伤很罕见,且通常和转位产钳助产有关,可造成阴道穹隆的新月形裂伤,暴露非常困难。

修补阴道裂伤主要的问题是暴露和触及。可能需要局部或者全身麻醉。还必须有助手,拉钩以及良好的照明。应确定撕裂伤顶端的位置,在顶端上方缝合一针(图 39.6a)。如果你仍然看不清裂伤的顶端,那么尽可能高地缝合一针,用缝线作为牵引使裂伤的

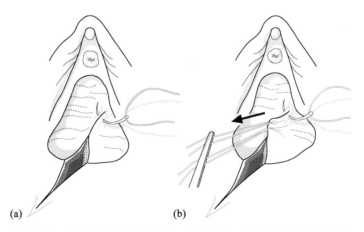

(a) (b)

图 39.6 (a)缝线应在顶端上方;(b)用第一针作为牵引来暴露阴道裂伤的顶端

顶端进入视野(图 39.6b)。连续缝合,如果血管十分丰富则采用连续锁边缝合。对于广泛且位置高的阴道裂伤,有必要在缝合后用纱布行阴道紧密填塞来止血和避免血肿的形成。留置 Foley 导尿管,阴道纱布和导尿管在 12~24 小时后移除。这种情况下应使用广谱抗生素。

宫颈裂伤

宫颈裂伤相对比较少见,在大多数情况下不出血也不需要处理。常使用卵圆钳(海绵钳)钳夹宫颈前后唇来检查宫颈。如果不能触及宫颈后唇,用一把卵圆钳钳夹宫颈前唇,第二把钳夹侧方 2 点钟的位置。松开前唇的卵圆钳,然后"跨越"过另一把卵圆钳到 4 点钟的位置。通过这种方法,可以仔细检查整个宫颈。裂伤通常在侧面,如果裂伤小于 2cm 且没有出血,则不需要缝合。如果裂伤在出血或较大时,用卵圆钳钳夹在裂口两边,行连续锁边缝合(图 39.7)。宫颈血管十分丰富,即使连续锁边缝合后可能还有渗血,而进一步缝合只会增加出血点。在这种情况下,用卵圆钳钳夹渗血的区域,4 小时后取出。出乎意料的是,这样做对产后早期的产妇干扰最小。

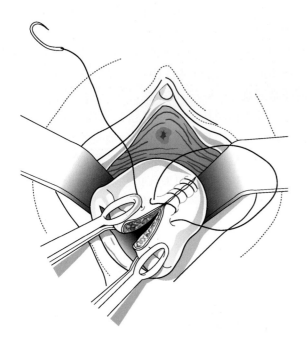

图 39.7　宫颈裂伤的修补

宫颈环状脱离

宫颈环状脱离罕见,与宫颈质地硬或瘢痕引起宫颈难产有关,导致宫颈下部整体环状脱离,炸面包圈样的宫颈在胎头前方分离。在本书的早期版本中,

Chassar Mior 生动地描述了这样的病例:

"我记得家庭医师走到前门迎接产科医师。他伸出的手握住了一个分离的宫颈,用一种害怕的声音解释道:'就在我刚想上产钳时,这个东西掉在了我的手上'。有趣的是,这位患者再次分娩时由我诊治,她的宫颈经仔细检查后并无明显的异常。"

在现代产科中实际上从未见过宫颈环状分离,但是在第一和第二产程延长时可能发生小的"桶柄"样撕裂,或宫颈前唇小范围的分离。除非有出血,否则不需要治疗,就像 Chassar Mior 上面描述的病例,产后宫颈看起来是正常的。

血肿

产后外阴阴道血肿可分为外阴血肿、阴道旁血肿、阔韧带血肿和腹膜后血肿。诱发因素包括第二产程延长,器械分娩,阴部神经阻滞和外阴静脉曲张。血肿可能和阴道裂伤或会阴切开术缝合充分有关。在许多病例中,没有明显的创伤,自然分娩且受损血管上方的阴道上皮是完整的。

临床表现

- **外阴血肿**具有明显的临床表现,表现为大阴唇区域有剧烈的疼痛,触痛,紫色肿胀。这些表现可延伸至阴道下段和坐骨直肠窝。
- **阴道旁血肿**在外部不可见,但同时伴有以下部分或全部表现:疼痛,坐立不安,无法排便和里急后重。用一个手指轻柔地阴道检查可触及向阴道膨出的触痛肿块。
- **阔韧带和腹膜后血肿**发生于肛提肌以上的血管断裂时。出血可延伸至阴道上间隙的阔韧带前后叶之间,到达腹膜后间隙,甚至达肾脏水平。这种类型的血肿可能和宫颈重度撕裂延伸至子宫下段或子宫下段侧壁的隐形破裂有关。巨大的阔韧带血肿可通过双合诊触及,并将子宫推向一侧。广泛的阔韧带血肿和腹膜后血肿可以导致严重的低血容量性休克,并可能破裂进入腹腔。可能的情况下,行超声或者 MRI 检查有助于诊断。

处理

小的外阴血肿(≤5cm)可通过镇痛、观察和冰敷等保守治疗。然而,如果疼痛不能得到充分的控制,并且血肿体积扩大,则需要切开血肿清空积血。阴道旁血肿如果存在疼痛加剧,血肿体积增大和/或患者血流动力学不稳定时也需要切开和清空血肿。这需要局部或全身麻醉。在血肿张力最大的地方切开并清空积血块。虽然经常找不到出血点,仍应仔细寻找并结扎。渗血的部位可采用"8"字充分缝合。用纱布压迫 2~3 分钟有助于确定需要缝合的出血点或持续渗血的区域。然后,用蘸有润滑凝胶或杀菌剂的纱布紧密填塞阴道。膀胱内留置 Foley 导尿管,12~24 小时后取出纱布和导尿管。

阔韧带和腹膜后血肿可能是自限性的,并将在未来几周内吸收。如果患者病情稳定,可以先通过静脉输注晶体补液,交叉配血,镇痛和观察来保守治疗。如果有可能,明智的方法是准备好行髂内动脉分支栓塞的人员和设备[19,20]。如果出现进行性出血的迹象,就可快速采用此方法,通常非常有效。如果无法使用血管造影栓塞设备,则需要行剖腹手术,清除血肿并接扎出血点。应仔细检查以确认或排除子宫破裂是血肿的来源。这种情况下需要修补破裂的子宫,甚至行子宫切除术。

（张凌 **译**　　陈施 李婷 **校**）

参考文献

1. McCandlish R, Bowler U, van Asten H, et al. A randomised controlled trial of care of the perineum during second stage of normal labour. *BJOG*. 1998;105:1262–1272.
2. Thiagamoorthy G, Johnson A, Thakar R, Sultan AH. National survey of perineal trauma and its subsequent management in the United Kingdom. *Int Urogynecol J*. 2014;25(12):1621–1627.
3. Royal College of Obstetricians and Gynaecologists. In: Management of third and fourth degree perineal tears following vaginal delivery. Guideline No. 29. London: RCOG Press; 2015.
4. Sultan AH, Kamm MA, Hudson CN, Thomas JM, Bartram CI. Anal sphincter disruption during vaginal delivery. *N Engl J Med*. 1993;329:1905–1911.
5. Andrews V, Thakar R, Sultan AH. Occult anal sphincter injuries:

6. Coats PM, Chan KK, Wilkins M, Beard RJ. A comparison between midline and mediolateral episiotomy. *BJOG*. 1980;87:408–412.
7. Thakar R, Fenner DE. Anatomy of the perineum and the anal sphincter. In: Sultan AH, Thakar R, Fenner D, eds. *Perineal and Anal Sphincter Trauma*. London: Springer-Verlag; 2007:1–12.
8. Sultan AH, Thakar R. Third and fourth degree tears. In: Sultan AH, Thakar R, Fenner D, eds. *Perineal and Anal Sphincter Trauma*. London: Springer-Verlag; 2007:33–51.
9. Sultan AH. Editorial: Obstetric perineal injury and anal incontinence. *Clin Risk*. 1999;5(5):193–196.
10. Jiang H, Qian X, Carroli G, Garner P. Selective versus routine use of episiotomy for vaginal birth. *Cochrane Database System Rev*. 2017;2:CD000081. https://doi.org/10.1002/14651858.CD000081.pub3.
11. Gurol-Urganci I, Cromwell DA, Edozien LC, et al. Third- and fourth-degree perineal tears among primiparous women in England between 2000 and 2012: time trends and risk factors. *BJOG*. 2013;120(12):1516–1525.
12. National Institute for Health and Care Excellence. Intrapartum Care. NICE Clinical Guideline No. 55. NICE; 2007. Available at http://www.nice.org.uk/CG055.
13. Kettle C, Dowswell T, Ismail KMK. Continuous and interrupted suturing techniques for repair of episiotomy or second-degree tears. *Cochrane Database System Rev*. 2012;11:CD000947. https://doi.org/10.1002/14651858.CD000947.pub3.
14. Kettle C, Dowswell T, Ismail KMK. Absorbable suture materials for primary repair of episiotomy and second degree tears. *Cochrane Database System Rev*. 2010;6:CD000006. https://doi.org/10.1002/14651858.CD000006.pub2.
15. Kettle C, Fenner D. Repair of episiotomy, first and second degree tears. In: Sultan AH, Thakar R, Fenner D, eds. *Perineal and Anal Sphincter Trauma*. London: Springer; 2007:20–32.
16. Ramin SM, Ramus RM, Little BB, Gilstrap LC. Early repair of episiotomy dehiscence associated with infection. *Am J Obstet Gynecol*. 1992;167:1104–1107.
17. Dudley L, Kettle C, Thomas PW, Ismail KM. Perineal resuturing versus expectant management following vaginal delivery complicated by a dehisced wound (Preview): a pilot and feasibility randomised controlled trial. *BMJ Open*. 2017;7(2):e012766.
18. Fernando RJ, Sultan AH, Kettle C, Thakar R. Methods of repair for obstetric anal sphincter injury. *Cochrane Database System Rev*. 2013;12:CD002866.14. https://doi.org/10.1002/14651858.CD002866.pub3.
19. Chiu HG, Scott DR, Resnik R. Angiographic embolization of intractable puerperal hematomas. *Am J Obstet Gynecol*. 1989;160:434–438.
20. Fargeaudou Y, Soyer P, Morel O, et al. Severe primary postpartum hemorrhage due to genital tract laceration after operative vaginal delivery: successful treatment with transcatheter arterial embolization. *Eur Radiol*. 2009;19:197–203.

myth or reality. *BJOG*. 2006;113:195–200.

第40章

急性子宫内翻

T. F. Baskett

"在我到达前一个小时,孩子已经出生,助产士在试图取出胎盘时,子宫随之发生内翻。经过检查,我发现了胎盘附着在子宫底部,和整个子宫一起脱出于阴唇外,血流得很多,在我到达之前,孕妇已经因为大出血而死亡……这个病例告诫我们在移除胎盘时,切忌过于粗暴地牵拉,以防子宫翻出,而导致产妇死于接生者的无知和鲁莽。"

WILLIAM GIFFARD

CASES IN MIDWIFERY. LONDON:MOTTE;1734:421-422.

急性子宫内翻是一种发生在第三产程中,罕见但危及生命的并发症。发生率为 1/50 000~1/2 000,发病率有如此大的不同取决于第三产程的处理标准不同。发生于分娩后 24 小时内称为急性子宫内翻;发生于产后 24 小时至 4 周内称为亚急性子宫内翻;而发生在产后 4 周以后或在非妊娠状态则称为慢性子宫内翻。亚急性和慢性子宫内翻大多需要手术治疗。这一章讨论急性子宫内翻。

分类

* **不完全性子宫内翻**:子宫底部向内翻到宫腔内,形状如同袜子的指尖。但是内翻的宫底未降至宫颈口。

* **完全性子宫内翻**:内翻的宫底部超出宫颈,位于阴道中,甚至翻出到阴道口外。

有时将子宫内翻分为三度:
* 1 度=不完全性内翻。
* 2 度=完全性内翻,宫底位于阴道内。
* 3 度=完全性内翻,宫底翻出到阴道口外(图 40.1)。

"收缩的子宫犹如坚硬的靴子,是不会发生内翻的,只有当子宫软而松弛时才有可能发生。"

WILLIAM HUNTER

IN:ANDREWS H R. WILLIAM HUNTER

AND HIS WORK IN MIDWIFERY. BMJ.

1915;1:277-282.

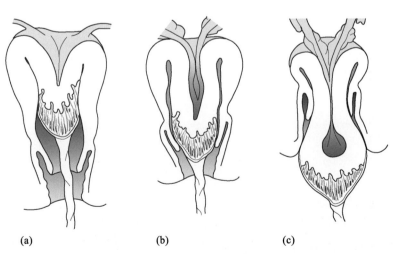

图 40.1 子宫内翻分类。(a)不完全性子宫内翻(1 度);(b)完全性子宫内翻(2 度);(c)完全性子宫内翻(3 度)

病因

急性子宫内翻发生时子宫一定是松弛的,多数合并胎盘附着于宫底。此外,参与发病的因素还有[1]:

- 第三产程处理不当。具体包括在胎盘未剥离且子宫仍处于松弛状态时,用力给予宫底加压或牵拉脐带,导致子宫内翻。尽管助产士们表示很震惊,但临床中大多数为此种情况。Munro Kerr(1908)在回顾了一系列急性子宫内翻的病例后,做出了以下总结:

"在研究了大量病例后,很清楚地显示急性子宫内翻大多出现于从上面加压或下面牵拉的病例……通过以上回顾,我一点也不惊讶地发现,多数子宫内翻是由于牵拉脐带造成的。"

- 脐带过短,或因脐带缠绕胎儿导致的功能性过短。理论上,可在胎儿分娩时,导致宫底受脐带牵拉而使子宫发生内翻。这种情况很罕见,但曾有相关的病例报道。
- 由于产妇咳嗽或呕吐导致腹腔内压力骤增。当子宫松弛且胎盘附着于宫底的时候,骤升的腹腔内压力突然压迫宫底致使子宫发生内翻。
- 胎盘病理性植入宫底部。
- 人工剥离胎盘。当分离滞留的胎盘时,部分胎盘可能仍黏附在子宫壁上,此时强行剥离胎盘可导致子宫内翻。这种情况可发生于剖宫产,在子宫尚未收缩时就常规行人工剥离胎盘的时候。
- 相关结缔组织病。例如马方综合征,也是子宫内翻的好发因素[2]。

临床表现

如果于阴道口外发现巨大块状物,伴或不伴有胎盘黏附其上,可以明确诊断子宫内翻。虽然这是急性子宫内翻最典型的表现,不过这种情况很少见。其他症状和体征如下[3,4]:

- 第三产程中出现严重的持续性下腹痛。
- 即刻出现的与显性出血不符的休克。这是由于骨盆漏斗韧带、圆韧带、卵巢及相关神经被前拉到子宫内翻而形成的凹陷中,从而引起强烈的血管迷走神经兴奋。孕妇表现为苍白、大汗、心动过缓、深度低血压,甚至在罕见情况下出现心搏骤停。在大部分病例中,很快会出现产后大出血以及由此导致的低血容量性休克。
- 完全性子宫内翻时,通常经腹部摸不到子宫,可在阴道口看见内翻的子宫宫底,或经阴道检查时可触及宫底。而不完全性子宫内翻时,在腹部可正常触及宫底,仅在比较瘦的产妇腹部,可触及因子宫部分内翻所形成的小凹陷。

"能否成功很大程度上取决于反应是否迅速:应快速将子宫复位;但如果被延迟,或试图暴力操作,子宫复位将会难以完成。"

EDWARD W. MURPHY
LONDON MEDICAL GAZETTE,1849;8:751

处理

当发生急性子宫内翻时,子宫及宫颈一定是处于松弛状态的。如果此时能及时诊断,松弛的子宫可允许立刻采取手法复位。因此,一旦发生内翻,马上就应手法复位。然而,一旦内翻的子宫嵌顿在宫颈或子宫下段 1~2 分钟以上,可因充血、水肿以及子宫收缩,而导致在无麻醉的情况下进行手法复位变得很困难,很痛苦,并且很难成功。如即刻手法复位失败,应进行以下措施:

- 召集相关人员(麻醉医师、护士、产科医师)。
- 尽管最初发生的休克通常是神经性休克,但是,随后在大多数病例中很可能会出现失血,甚至低血容量性休克,应为此做好相应准备。因此,应建立两条静脉通道,迅速输入 1~2L 的晶体液,交叉配血 4U,并留置 Foley 导尿管。
- 如果患者有明显的疼痛症状,静脉给予小剂量的吗啡。
- 由麻醉医师评估麻醉的可行性及实施方法。如果产妇已有硬膜外麻醉,可追加剂量充分麻醉。在一些罕见病例,患者的病情稳定,无出血,生命体征平稳,一些麻醉医师可能也会采用蛛网膜下腔麻醉。大多数情况下,患者循环不稳定,甚至发生休克,不宜给予区域麻醉,此时应该采用氟烷类药物给予全身麻醉(七氟烷或异氟烷),并可帮助子宫松弛。过去也使用氟烷,可以有效地帮助手法复位操作,但由于有病例报道其可导致心肌易激惹,心律失常以及肝毒性,现在已被取代。
- 如果全身麻醉仍无法使子宫完全松弛,或者使用的是区域麻醉,此时可联合使用宫缩抑制剂[5,6]。具体药物选择和使用方法详见第 11 章。
- 应用麻醉及宫缩抑制剂后应立即行子宫手法复位。如果胎盘仍粘连于宫底部,不要剥离胎盘,因为这会增加出血,而如果胎盘只是部分黏附,可先分离下来。

　　手法复位时,无论胎盘是否粘连于宫底,均用手掌托住宫底部,手指和拇指都伸到宫体宫颈连接处(图 40.2)。将整个子宫托至脐上,通过宫颈用指尖施加压力,协调连续地前推并挤压子宫壁,使其还纳。需持续施压 3~5 分钟,使子宫完全复位。子宫复位后,手继续留在宫腔内,并同时快速滴注缩宫素诱发宫缩,当感到宫缩后,将手缓慢退出宫腔。

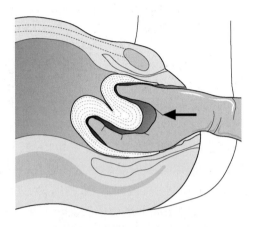

图 40.2　子宫内翻的手法复位

　　越早实施手法复位,子宫复原成功率就越高,也相对简单。在合适的麻醉和宫缩抑制剂作用下,在诊断后 2 小时内复位通常可以获得成功。

● 如果错过了以上时机和/或手法复位失败,可尝试 O'Sullivan 水压复位法[7]。在使用该方法前,必须确认子宫、阴道没有裂伤,如发现,需要立即缝合。其主要原理为:向阴道上段注入大量液体(3~5L),使穹隆部扩张,从而扩大宫颈环,使子宫和宫底能够通过环口而复位。需用加压输液器和 1L 装的温盐水。在托着内翻宫底的手的引导下,将静脉导管置于后穹隆,另一只手在这只手的手腕附近将阴道口盖住,防止水溢出(图 40.3)。也可以应用连接有硅胶真空罩的导管,将罩放于阴道口内来防止水流出[8]。当手法复位失败时,O'Sullivan 复位法能收到满意的效果[9]。

● 在罕见的延迟病例中,当手法复位和/或 O'Sullivan 复位法失败时,需要进行手术复位。具体方法为开腹行 Huntington 手术,手术需要用 Allis 钳或者类似的手术钳夹住内翻的子宫凹陷部的肌层[10]。在使用 Allis 钳之前,先用手指或者大手术钳张开钳叶扩大宫颈内环(图 40.4)。持续、协调地用双侧的钳子将内翻的子宫拉出凹陷,直至完全复位(图 40.5)。另一种方法是用软的硅胶真空抽吸罩代替

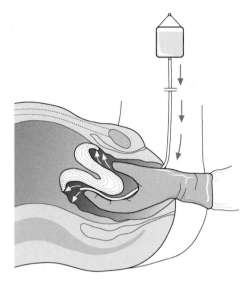

图 40.3　子宫内翻的水压复位法

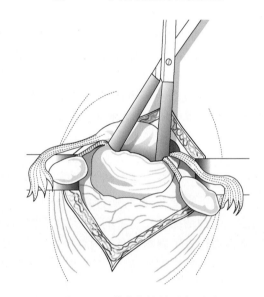

图 40.4　扩大收缩的子宫颈环

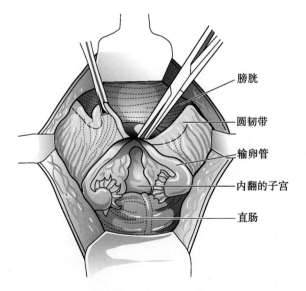

膀胱
圆韧带
输卵管
内翻的子宫
直肠

图 40.5　Huntington 手术

Allis 钳以减少损伤,罩子置于内翻的子宫宫底的凹陷处,抽真空,通过牵拉真空罩杯使子宫复位[11]。

当子宫环太紧,强行使用 Huntington 手术方式会使手术失败,使子宫肌层发生撕裂。此时,应使用 Haultain 手术[12]。手术步骤是将子宫颈环后壁切开,像在 Huntington 手术中描述的那样,用 Allis 钳夹宫底进行复位。当宫底复位后,缝合切口(图 40.6)。

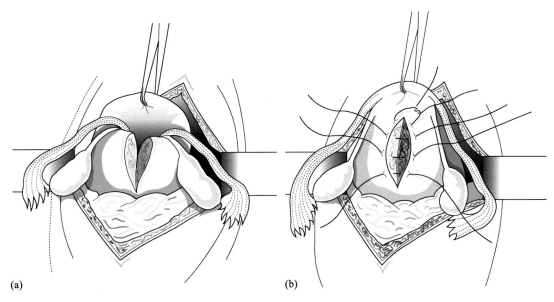

图 40.6 Haultain 手术。(a)切开收缩环后壁;(b)复位后缝合子宫切口

复发性子宫内翻

罕见情况下,尽管内翻子宫被成功复位并应用了宫缩剂,急性子宫内翻仍会复发。针对这一问题,提出了两种最新的解决方法[13,14]。一种方法是再次采取手法复位并在宫腔内填塞球囊(见第 36 章)以保持宫底的位置[13]。另一种方法是在开腹行 Huntington 手术时通过加压缝合来保持宫底的位置[14]。

- 无论应用哪种方法进行子宫复位,之后都应持续使用缩宫素 8~12 小时,以保证子宫收缩良好。在静脉应用缩宫素后,多数主张应用长效的前列腺素,例如 15-甲基前列腺素或者米索前列醇继续保持宫缩。

- 由于操作本身以及子宫表面大量损伤和暴露于有菌的阴道环境中,术后应给予 24~48 小时的广谱抗生素。

急性子宫内翻的处理流程,见图 40.7。

在没有麻醉设施的情况下发生急性子宫内翻,可在静脉镇痛、吸入性麻醉联合阴部或宫颈旁局部阻滞麻醉下,行手法复位。如手法复位失败,则应行 O'Sullivan 水压复位法。

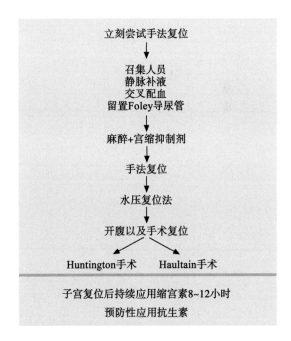

图 40.7 急性子宫内翻处理流程

急性子宫内翻是孕产妇死亡的一个重要的危险因素,尤其是在麻醉设备缺乏且没有替代手段时。如果小心谨慎并合理地处理第三产程,则子宫内翻几乎是完全可以避免的。

(周文婷 **译** 史阳阳 魏玉梅 **校**)

参考文献

1. Baskett TF. Acute uterine inversion. A review of 40 cases. *J Obstet Gynaecol Can.* 2002;24:953–956.

2. Quinn RJ, Mukerjee B. Spontaneous uterine inversion in association with Marfan's syndrome. *Aust NZ J Obstet Gynaecol.* 1982;22:163–164.

3. Wendell PJ, Cox SM. Emergent obstetric management of uterine inversion. *Obstet Gynecol Clin North Am.* 1995;22:261–274.

4. Achama S, Mohamed Z, Krishnan M. Puerperal uterine inversion: a report of four cases. *J Obstet Gynaecol Res.* 2006;32:341–355.

5. Brar HS, Greenspoon JS, Platt LD, Paul RH. Acute puerperal uterine inversion: new approaches to management. *J Reprod Med.* 1989;1(34):173–177.

6. Dommisse B. Uterine inversion revisited. *S Afr Med J.* 1998;88:849–853.

7. O'Sullivan JV. Acute inversion of the uterus. *BMJ.* 1945;2:282–284.

8. Ogueh O, Ayida G. Acute uterine inversion: a new technique of hydrostatic replacement. *Br J Obstet Gynaecol.* 1997;104:951–952.

9. Mamani AW, Hassan A. Treatment of puerperal uterine inversion by the hydrostatic method. Report of five cases. *Eur J Gynecol Reprod Biol.* 1989;32:281–285.

10. Huntington JL. Acute inversion of the uterus. *Boston Med J.* 1921;184:376–380.

11. Antonelli E, Irion O, Tolck P, Morales M. Subacute uterine inversion: description of a novel replacement technique using the obstetric ventouse. *Br J Obstet Gynaecol.* 2006;113:846–847.

12. Haultain FWN. Treatment of chronic uterine inversion by abdominal hysterotomy, with a successful case. *BMJ.* 1901;2:74–76.

13. Majd HS, Pilsniak A, Reginald PW. Recurrent uterine inversion: a novel treatment approach using SOS Bakri balloon. *Br J Obstet Gynaecol.* 2009;116:999–1001.

14. Matsubara S, Yano H, Taneichi A, Suzuki M. Uterine compression suture against impending recurrence of uterine inversion immediately after laparotomy repositioning. *J Obstet Gynaecol Res.* 2009;35:819–823.

第41章

耻骨联合切开术

P. Soma-Pillay · R. C. Pattinson

"我相信此术极具实用价值,我想这也是许多人的看法。如果每个人都尽量避免给予此术过度宽泛和极端的评价,将更加准确地定义这一术式。"

MUNRO KERR,1908

耻骨联合切开术经历了曲折的发展历程。这项术式最早出现于 1665 年,最初是在死者身上进行的,作为产妇死后剖宫产的替代术式。Jean Rene Sigault 于 1777 年将其用于活体,产妇是一名患有佝偻病的侏儒,其产科结合径仅为 6.5cm,之前有过 4 次死产史。Sigault 为其实施了耻骨联合切开术,使其分娩了一个活婴。此后,耻骨联合切开术曾一度盛行于欧洲,但由于术后泌尿系统和骨科系统的并发症发生率较高,仅仅维持了很短暂的时间。19 世纪末 20 世纪初,此术在欧洲大陆、爱尔兰和南美洲再度复兴。

在现代产科中,尽管发达国家的指南确实推荐在臀位分娩的梗阻性后出头困难时使用耻骨联合切开术,但是这项术式几乎仅应用于发展中国家[1,2]。

耻骨联合切开术作为一项紧急手术,是指对纤维软骨性的耻骨联合进行手术分离。这项术式不应该应用于预期可能发生难产的病例中。分离耻骨联合 2~3cm 将增大骨盆入口面积 15%~20%,并使盆腔所有的横径增加 1cm。这种增长是永久性的,并延续至以后的妊娠。约 85% 存在头盆不称的孕妇经耻骨联合切开术治疗后,在随后的妊娠中可经阴道分娩[3]。

尽管全球剖宫产率大幅上升,但在某些地区,例如撒哈拉以南非洲地区的剖宫产率仍比较低,从 1990 年至 2014 年几乎没有变化[4],这主要是由于卫生系统的缺陷和资源的匮乏[4]。因此,世界卫生组织推荐在剖宫产不可行或者不能立即采取剖宫产的地区可采用耻骨联合切开术[5]。

适应证

头盆不称

对于发生梗阻性难产和轻中度头盆不称的产妇可以采用耻骨联合切开术,但该术式禁用于处理重度头盆不称。因此,使用耻骨联合切开术者,在母体盆腔边缘以上应仅能触及不超过 2/5 的胎头部分,且胎头重塑不能表现为不可复原的颅骨重叠[6]。

臀先露

臀位经阴道分娩的一个罕见而可怕的并发症是由于头盆不称而引起的后出头困难。这在正确处理的臀位阴道分娩中很少见。一系列病例报道显示,耻骨联合切开术能挽救 80% 的此类婴儿[7,8]。对臀先露孕妇常规备耻骨联合切开术可能影响产科的抉择[9]。在一些病例中,如果可以通过耻骨联合切开术解决臀位经阴道分娩的后出头困难问题,那么常规剖宫产是可以避免的。

肩难产

用常规手法不能解决的严重的肩难产可以采用耻骨联合切开术。尽管建议行此术,但相关的病例报道甚少,且其中大多数的母儿结局均差[10,11]。

母体抉择/母体健康

某些国家由于文化信仰对剖宫产持反对态度,因此,耻骨联合切开术在这些国家对于处理轻中度头盆不称非常重要。在一些非洲国家,剖宫产甚至被认为是产妇的"失败"。对于那些身体太弱或不适合剖宫产的女性来说,这个手术可能会挽救她们的生命[12,13]。

优点/缺点

与剖宫产相比的优点
- 操作迅速而简便。
- 只需要局部麻醉,不需要手术室、麻醉医师或者精密设备[9]。

- 可以由没有正式接受过开腹手术技能培训的卫生工作者操作。
- 减少与多次重复剖宫产相关的风险。
- 可以挽救臀位分娩后出头困难的胎儿的生命。
- 可使骨盆永久性地增大[14]。

与剖宫产相比的缺点

- 禁用于严重头盆不称的病例。
- 可能与盆腔疼痛和骨盆不稳定的发生有关。
- 可能的并发症包括：阴道撕裂、血尿、伤口感染、尿失禁和膀胱阴道瘘。

方法

　　耻骨联合切开术的主要优点为可由受过该术式训练的医师或护士在局部麻醉下进行，而不要求他们接受过剖宫产的技术培训，也不需要剖宫产的相应设备。在某些情况下，该术式可能比剖宫产更快实施，

因此可以挽救生命。在手术开始前，确保宫颈完全扩张，且胎头超出骨盆边缘的部分不超过 2/5。应向产妇解释手术的过程并获得知情同意。耻骨联合切开术的手术原则如下[6,15-18]：

- 术者应熟悉耻骨联合的解剖（图 41.1）。
- 两名助手分别抬起产妇的双腿，呈膀胱截石位，两腿间的角度不应超过 80°（图 41.2）。这种对双腿外展程度的限制是必要的，以避免过度分离耻骨联合导致损伤下方的尿道和膀胱颈，还可以避免过度牵拉骶髂关节。
- 用 1% 的利多卡因局部浸润麻醉耻骨联合处的皮肤、皮下组织以及关节间隙。局部麻醉针头有助于辨别关节间隙，并可保留在适当的位置作为切开部位的指示。此外，拟行会阴切开术的部位也应行局部浸润麻醉。

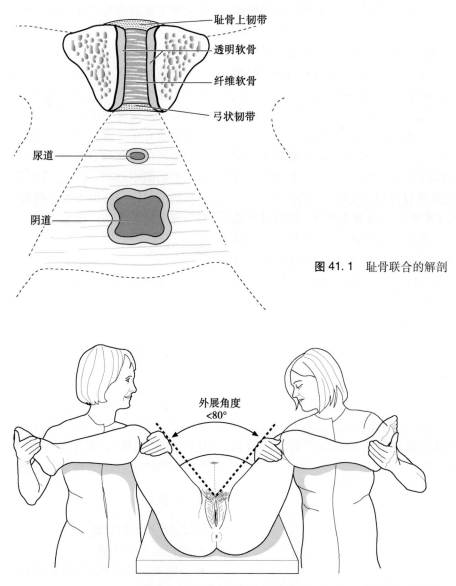

图 41.1　耻骨联合的解剖

图 41.2　助手抬起产妇的双腿

- 将 14 号 Foley 导尿管插入膀胱,并以 5mL 生理盐水或无菌注射用水充盈球囊。如胎头已紧密地嵌入盆腔,可能需用更为坚韧的硅胶导尿管。确保膀胱完全排空非常重要。左手的示指和中指插入阴道,置于尿道内的导尿管下方,之后用手指将导尿管和尿道推向一侧,使中指位于耻骨联合关节间隙的下方。使用质地较硬的导尿管有利于将尿道侧移(图 41.3)。

- 如果有条件,最好用安装上刀柄的手术刀切开耻骨联合。于耻骨联合上方表皮处做一小切口,刚好能够容纳手术刀进入深部组织即可。于中线位置耻骨联合中上 1/3 交界处开始切开耻骨联合关节,用左手的中指做指引使刀刃向下穿过关节直到触及刀尖,通过杠杆作用切开耻骨联合的下 2/3。然后,

从关节内取出手术刀,旋转 180°,再次插入关节并切开耻骨联合的上 1/3(图 41.4)。在此过程中,应通过阴道内的手指始终保持警惕,以免刀刃插入耻骨联合下的组织。左手拇指放于耻骨联合前方检测耻骨联合的分离,分离程度不应超过拇指的宽度,即大约 2.5cm(图 41.4)。

- 耻骨联合切开后,阴道前壁及下方的尿道和膀胱颈便失去保护而变得脆弱,因而助手应继续抬高产妇的双腿并使其角度不超过 80°。

- 分娩时,往往需要行会阴侧切术以减轻阴道前壁的张力和压力。胎头往往自然娩出,如果需要助产,使用胎头吸引术较产钳为佳。为进一步减少耻骨联合下方组织的损伤,助手需在胎头娩出时使产妇大腿内收。

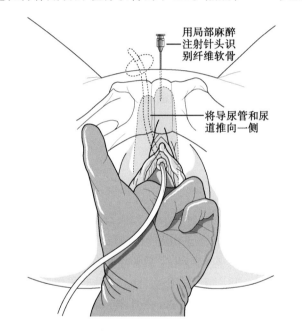

图 41.3　术者用示指和中指将导尿管和尿道推向一侧

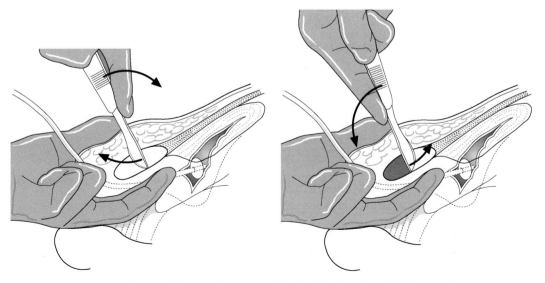

图 41.4　在下方中指的指引下,通过手术刀的杠杆作用分两步分离耻骨联合

- 胎儿和胎盘娩出后,将耻骨联合及其下方的软组织通过腹壁上的拇指与阴道内的中指和示指压迫 3～5 分钟。这样可以减少血管丰富的膀胱下静脉丛的出血,此静脉丛包绕上尿道和膀胱颈。会阴切开处、阴道裂伤及耻骨联合上方的穿刺点均需缝合。

产后护理

- 保留导尿管 4～7 天。如果出现血尿,应保留导尿管至尿液转为清亮至少 3 天。
- 应用广谱抗生素 1 周以减少尿道和耻骨联合组织的感染。
- 应对血栓风险进行个体化风险评估。
- 患者绝大多数时候应侧卧,并将其双膝松松地绑在一起以防止不经意和过度的外展。在术后的前 3 天,患者都应采用这种姿势休息。此后,应鼓励其下床活动,必要时可借助于助行器。
- 一旦患者能自由行走即可出院。但 3 个月内,由于耻骨联合纤维尚未愈合,应嘱其避免过度运动。尽管耻骨联合切开术可以惠及产妇的下次妊娠,并往往能顺利经阴道分娩,但其再次分娩时仍应住院。

近期并发症

出血

　　耻骨联合处可能发生活跃性出血,但通常是静脉出血,且如前所述,在术者拇指和阴道内手指的相互压迫下即可止血。如果切口偏离中线或者过深都将使出血增多,通过局部麻醉针头及下方手指的引导仔细辨别耻骨联合的中点可降低此风险。有时术后可能形成耻骨联合后血肿,但往往是自限性的。此外,产后出血的风险明显增加,产科医师还需注意并做好准备。

泌尿系统并发症

　　尿路感染较常见,预防性使用抗生素可降低发生率。术时可能误伤膀胱,如果术中发现且伤口小,术后留置尿管,持续引流膀胱 10～14 天可使其愈合;如果怀疑发生了膀胱阴道瘘,应立刻行输尿管膀胱镜检查以明确诊断,通常经过持续 6 周的膀胱引流可使其愈合而无需手术治疗。张力性尿失禁的发生率可能增加,但目前尚无可靠的研究结果证实或否认这一观点。

骨科并发症

　　可能发生耻骨炎,但据报道,其发生率小于 1%。骶髂关节和耻骨联合的不稳定可能导致行走困难,但发生率也仅为 1%～2%。总的说来,由经过训练的专业人员所实施的耻骨联合切开术,严重的长期骨科和泌尿科并发症的发病率仅为 2% 左右[7]。

耻骨联合切开术对比剖宫产

　　七项研究的荟萃分析涉及 1 266 名来自中低收入国家的妇女,比较了耻骨联合切开术和剖宫产[19]。结果显示,产妇[风险比(RR)0.48;95% 置信区间(CI)0.13～1.76;P=0.27]和围产儿(RR 1.12;95% CI 0.64～1.96;P=0.69)的死亡率均没有显著差异。耻骨联合切开术的感染率较低(RR 0.30;95% CI 0.14～0.62),但膀胱阴道瘘发生率较高(RR 4.19;95% CI 1.07～16.39),压力性尿失禁的发生率也较高(RR 10.04;95% CI 3.23～31.21)。

　　同一份研究中报告了 270 名女性的长期随访结果。在跳舞、跳跃、行走或搬运物品时的疼痛情况没有显著差异。

结论

　　在产科服务以医院为基础的发达国家,极少采用耻骨联合切开术。但该手术在某些情况下确实起到了挽救母儿生命的重要作用,如在医疗服务欠发达地区,耻骨联合切开术可用于臀位阴道分娩后出头受阻或在梗阻性分娩时作为第二产程剖宫产的替代。

　　然而,关于耻骨联合切开术的争议仍持续存在,有人认为它不仅过时而且不能为患者所接受,但有些人却认为它是在某些情况下挽救母儿生命的重要措施[6,7]。因此,还需要进行随机对照试验,通过病例的证据指导临床实践,从而给耻骨联合切开术一个正确恰当的定位。

（周文婷　译　　史阳阳　李婷　校）

参考文献

1. Wykes CB, Johnston TA, Paterson-Brown S, Johansen RB. Symphysiotomy: a lifesaving procedure. *Br J Obstet Gynaecol*. 2003;110:219–221.
2. Kotaska R, Menticoglou S, Gagnon R, et al. Vaginal delivery of breech presentation. *J Obstet Gyneacol Canada*. 2009;31(6): 557–578.
3. VanRoosmalen J. Safe motherhood: cesarean section or symphysiotomy? *Am J Obstet Gynecol*. 1990;163:1–4.
4. Betran AP, Ye J, Moller AB, Zhang J, Gulmezoglu AM, Torloni MR. The increasing trend in caesarean section rates: global, regional and

national estimates: 1990–2014. *PLoS One*. 2016;11(2):e0148343. https://doi.org/10.1371/journal.pone.0148343.

5. World Health Organization. *Managing Complications in Pregnancy and Childbirth. A Guide for Midwives and Doctors*. Geneva: WHO; 2003.

6. Bjorklund K. Minimally invasive surgery for obstructed labour: a review of symphysiotomy during the twentieth century (including 5000 cases). *Br J Obstet Gynaecol*. 2002;109:236–238.

7. Spencer JA. Symphysiotomy for vaginal breech delivery: two case reports. *Br J Obstet Gynaecol*. 1987;94:16–18.

8. Menticoglu SM. Symphysiotomy for the trapped aftercoming parts of the breech: a review of the literature and a plea for its use. *Aust NZ J Obstet Gynaecol*. 1990;30:1–9.

9. Hofmeyr GJ, Shweni PM. Symphysiotomy for feto-pelvic disproportion. *Cochrane Database System Rev*. 2012;10:CD005299.

10. Goodwin TM, Banks E, Millar L, Phelan J. Catastrophic shoulder dystocia and emergency symphysiotomy. *Am J Obstet Gynecol*. 1997;177:463–464.

11. Hofmyer GJ. Obstructed labor: using better technologies to reduce mortality. *Int J Gynecol Obstet*. 2004;85(supp1):S62–S72.

12. Maharaj D, Moodley J. Symphysiotomy and fetal destructive operations. Best practice and research. *Clin Obstet Gynaecol*. 2002;16:117–131.

13. Verkuyl DA, Ersdal HL, Raassen TJ. Absence of proper training in symphysiotomies resulted in this operation being underused, performed when contraindicated and possibly in a specific kind of urinary fistula. *Acta Obstet Gynecol Scand*. 2008;87(12): 1380–1383.

14. Ersdal HL, Verkuyl DA, Bjorklund K, Bergstrom S. Symphysiotomy in Zimbabwe; postoperative outcome, width of the symphysis joint, and knowledge, attitudes and practice among doctors and midwives. *PLoS One*. 2008;3(10):e3317.

15. Hartfield VJ. Subcutaneous symphysiotomy: time for a reappraisal? *Aust NZ J Obstet Gynaecol*. 1973;13:147–152.

16. Seedat EK, Crichton D. Symphysiotomy: technique, indications and limitations. *Lancet*. 1962;1:154–158.

17. Crichton D, Seedat EK. The technique of symphysiotomy. *South Afr Med J*. 1963;37:227–231.

18. Gebbie D. Symphysiotomy. *Clin Obstet Gynaecol*. 1982;9: 663–683.

19. Wilson A, Truchanowicz EG, Elmoghazy D, MacArthur D, Coomarasamy A. Symphysiotomy for obstructed labour: a systematic review and meta-analysis. *BJOG*. 2016;123:1453–1461.

第42章

毁胎术

P. Soma-Pillay · R. C. Pattinson

这是一组旨在减少死亡胎儿或者有致死性畸形的胎儿头部、肩部或躯干部体积的手术，以便使其分娩时顺利通过产道。在医疗条件发达的国家，此术式除用于引流胎儿脑积水的病例之外，在现代产科中几乎已不被采用。然而，由于临床条件有限或当地风俗的缘故，或在某些医疗欠发达的地区，有些情况下必须实施毁胎术以挽救母亲生命。

目前，即使在发展中国家，毁胎术的使用率也正在下降，通常不超过 1%[1,2]。然而，一些学者仍然建议，当医院的条件有限时，或对于梗阻性分娩使用剖宫产较毁胎术更具风险，母体的死亡率更高的时候，在一些国家还是应继续保留使用毁胎术[1,3]。此外，此类剖宫产术往往需采用古典式切口，在日后妊娠时易发生子宫破裂。

毁胎术的应用价值取决于临床情况和产科服务水平，尤其是能否安全地实施剖宫产术。若为轻中度头盆不称引起的梗阻性难产且胎儿存活，可选择耻骨联合切开术；若为重度头盆不称且胎儿存活，则应行剖宫产术。同样，如果是横产式、肩先露或复合先露引起的梗阻性难产且胎儿存活，剖宫产术较内倒转胎位术和臀牵引术对母儿的危险更小。如果胎儿已经死亡，且缺乏或不具备安全实施剖宫产的条件，若为头盆不称需实施穿颅术，而横产式可实施断头术[4]。此外，产妇还可能由于受当地的社会及风俗习惯影响，在任何情况下均拒绝行剖宫产手术。

一般原则

绝大多数发生梗阻性难产的妇女都经历了一个漫长而痛苦的过程，她很可能精疲力竭、意志消沉，处于脱水状态，疼痛难忍且存在感染征象。

- 初步的处理包括静脉补充晶体液以实施复苏，留置 Foley 导尿管，监测并指导液体管理。
- 如有条件应抽血行全血细胞计数、交叉配血试验和凝血功能筛查，因长时间难产易导致产后子宫收缩乏力性出血。此外，实施毁胎术的过程中可能对生殖道造成创伤，也会增加失血的风险。
- 应静脉给予广谱抗生素降低感染风险。
- 在实施了初步的复苏后，应同产妇及其丈夫，必要时可包括一位年长的亲属讨论分娩的计划。这包括胎儿状况的信息。此种情况下，获得产妇及其家属完全的知情同意较为困难，但应尽最大努力取得患者及其家属的理解。
- 麻醉方式的选择取决于现场的条件和患者的情况。全身麻醉对患者和术者都有一定的好处，但是硬膜外麻醉联合使用镇静剂却更为安全。如果不具备实施上述麻醉的条件，可采用局部麻醉加阴部阻滞、宫颈旁阻滞和静脉麻醉。静脉注射 100mg 哌替啶和 10mg 地西泮可提供充分的镇痛和松弛效果[5]。
- 在实施毁胎术前应考虑子宫破裂的可能性。
- 尽管有经验的术者可在宫颈扩张 7cm 或以上时就实施毁胎术，但施术时最好宫口已开全，且骨盆的真结合径至少应为 8cm。

手术方法

穿颅术

这是最常用的毁胎术，用于忽略性梗阻性难产，胎儿为头先露并已死亡。手术实施的难易程度与安全性取决于盆腔狭窄的程度，胎头的大小及术者的经验。总的说来，如果骨盆边缘的上方可触及大于 3/5 的胎头或扪及胎头于骨盆边缘活动，则实施手术较困难。在这种情况下，即使胎儿已死，剖宫产术对母体是更安全的选择。

除了充分麻醉之外，确认导尿管正确插入膀胱且已排空膀胱很重要。理想的穿颅工具是 Simpson 穿颅器。两个切割叶的深度由其下方的钳肩部控制。工具两侧的手柄由交叉的绞杆连接，当两切割叶并列靠拢时分开最大，握住两侧手柄使其靠近将使切割叶张开。手术时，助手于耻骨联合上加压固定胎头。术者一只手保护母体组织并引导穿颅器尖端至胎头的前囟或后囟（选择较易接近者），使穿颅器与胎儿颅骨垂直并插入胎头，直至到达切割叶的肩部。然后，张开切割叶至最大程度，纵行切开头皮及下方的颅骨，通常沿着颅缝的方向切开。之后，合上切割叶，将穿颅器旋转 90°后重复上述步骤，在颅骨上形成"十"字形切口（图 42.1）。

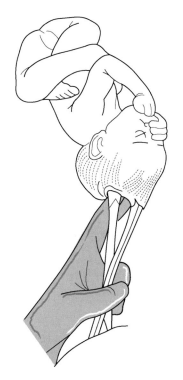

图 42.1　刺穿颅骨。将穿颅器自最佳穿刺部位——胎头前囟周围插入颅骨，紧握双侧手柄使穿颅器前方的切割叶张开，从而扩大颅骨的开口

穿颅器在颅骨内一张一合，沿多个方向划破脑组织。术者应保持穿颅器插入颅内的深度不超过切割叶的钳肩部，并用另一只手的手指协助控制，以避免损伤母体软组织。在另一只手的保护下取出穿颅器，胎儿脑组织通常会沿切口流出，术者可用手指协助其排出。

如果没有 Simpson 穿颅器，可以用 Mayo 尖剪刀或类似的剪刀在最易触及的囟门或颅缝插入颅内，然后在胎儿颅骨做"十"字形切口。剪刀留在颅内并沿各个方向反复开闭以促使胎儿脑组织排空[6]。

一旦胎头体积缩小，即可用 Kocher 钳或双爪钳牵拉胎儿颅骨边缘助产。如果宫颈尚未充分扩张，可于钳子手柄处系一绷带，并在绷带末端施加重量以协助扩张宫颈并在宫缩时娩出胎头。若为轻度头盆不称且减压后的胎头在盆腔内的位置较低，可用常规产钳，如 Simpson 或 Neville-Barnes 产钳帮助胎头娩出。

对于面先露的病例，最方便穿刺的部位是上腭。目前，碎颅钳一类的器械已经不再使用[7]。

后出头的穿颅术

此术可用于发生后出头梗阻的臀位阴道分娩死胎。一旦胎儿的双臂娩出，助手便使胎背向前，并朝能方便术者触及胎儿枕部的方向牵拉胎儿双腿。术者一只手的手指保护母体组织，并将 Simpson 穿颅器从胎儿后囟的侧方穿入颅内（图 42.2）。在某些骨盆狭窄的病例中，此方法较难实施，可从枕骨的中部穿入，扩大切口及排空脑组织的方法与先出头相同。一旦胎头体积缩小，可通过 Mauriceau-Smellie-Veit 手法或使用产钳协助胎头娩出。

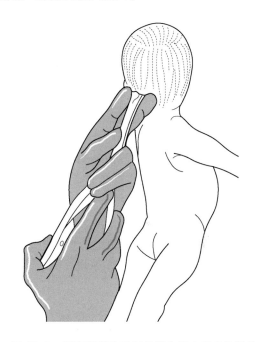

图 42.2　用穿颅器从后囟的侧方穿入后出的胎头

颅骨穿刺术

这个手术方式为引流多余的脑脊液。如果胎儿仅有轻度脑积水，有相当机会存活并将具有较好的生活质量，可经剖宫产分娩。我们这里所讨论的颅骨穿刺术仅适用于重度脑积水，胎儿已经死亡，或者经评估出生后存活概率极低。重度脑积水的胎儿几乎均为头位或臀位，横产式或肩先露极为少见。

若胎儿为头先露，可用脊髓穿刺针经腹壁引流脑脊液，此过程最好在超声引导下完成。随着产程的进展，可能需要经阴道引流更多的液体。宫颈一旦扩张，可用脊髓穿刺针或阴部阻滞针经阴道引流脑脊液，后者的优点在于可引导从阴道和宫颈至胎头的路径。若胎儿已死亡或存在严重的畸形,可用 Drew-Smythe 导管、Simpson 穿颅器或一把尖剪刀经阴道引流脑脊液,这些较为复杂的引流方法更易导致胎儿死产。

若胎儿为臀先露,产程可进展至胎体娩出。有时胎儿存在脊柱裂,可将导管从此开口处向上插至颅内,可有效地引流脑脊液。如果胎儿不存在脊柱裂,可横断胸椎(脊椎切开术),并由此处经椎管向上插入导管至颅内引流脑脊液。或者,可于颅骨基底部插入 Simpson 穿颅器,如后出头的穿颅术所述。通过这些引流脑脊液的方法,胎头往往可以自然娩出或很容易助产娩出。

断头术

在本章所叙述的所有方法中,断头术是最令人悲伤的。它主要用于忽略性横位的死胎分娩,胎儿为横产式且一只手脱出或为肩先露。在此种情况下,行内倒转胎位术或臀牵引术发生子宫破裂的危险性极高,为禁忌证。而最简单安全的方法即使用 Blond-Hiedler 锯(图 42.3)。术者将穿线环套于一只手的拇指并将钢丝系于穿线环的槽内。如果胎儿有一前臂脱出,应牵拉此前臂以接近胎儿颈部。拇指携带穿线环经过胎儿颈部的前方及后方的手指,用中指感觉自穿线环突出的金属环,使其固定后将穿环器连同所系的金属丝从拇指上取下并环绕胎儿的颈部(图 42.4)。

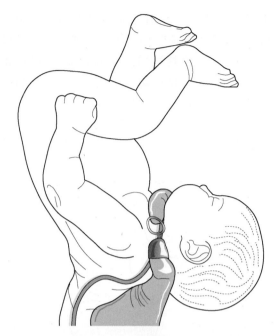

图 42.4 用 Blond-Heidler 穿线环使断头金属丝环绕胎儿颈部的方法

金属丝的尾端现已套于图 42.4 所示的手柄内,通过往复运动离断胎儿颈部。此方法较之前使用的断头钩更为简便、安全,且对母体组织的损伤小。胎头完全离断后,牵拉其手臂娩出身躯(图 42.5)。于耻骨上方施加压力可以固定胎头,通常可用手指牵拉胎儿嘴部娩出胎头,或使用产钳、双爪钳及其他带齿的钳子牵拉胎儿头皮娩出胎头。分娩胎头的过程中需注意避免颈椎尖锐的骨性突起损伤母体组织。

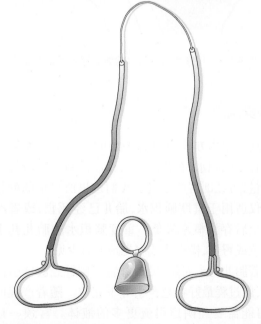

图 42.3 Blond-Heidler 锯和穿线环断头金属丝。用橡皮管保护金属丝的两端(锯),牵拉的手柄是可拆卸的

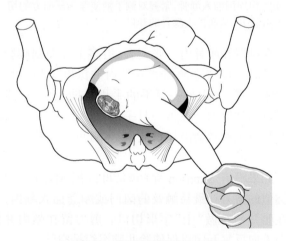

图 42.5 牵拉胎儿前臂娩出躯干

除脏术

除脏术包括移除胎儿腹部和/或胸部的内容物,目的是使胎儿体积缩小,从而可以经阴道取出。此术式仅用于死胎,有时也需用于腹部或胸部由于积液或肿

瘤而膨大的胎儿。用穿孔器或碎胎剪打开可触及的胎儿的胸部或腹部，徒手或使用海绵钳移除内部器官。通过膈肌可以从胸腔进入腹腔，反之亦然。

穿刺抽液术

若胎儿水肿严重导致分娩受阻，且胎儿已死亡或为无生机儿，可用脊髓穿刺针经母体腹壁至胎儿腹腔穿刺引流。如胎儿为臀先露，胎臀和腿已经娩出，而膨大的腹部引起梗阻，可用脊髓穿刺针或阴部阻滞针经阴道穿刺引流。必要时可使用剪刀、穿孔器或Drew-Smythe 导管进入腹腔引流积液。

锁骨切断术

此术式用于胎头已娩出而胎肩过宽引起分娩梗阻的死胎。若通过平时处理肩难产的方法不能娩出胎肩，需行锁骨切断术，即切断一侧或双侧的锁骨，使胎肩距缩小。术者一只手沿胎儿的腹侧置于阴道内，在此保护下，用直大的碎胎剪切断锁骨。最好先切开锁骨表面的皮肤，再将剪刀环绕骨质，通常需用相当大的力量作用于锁骨中部剪断锁骨。

产后护理

产后并发症很常见，最易发生的包括产后出血、产褥感染和泌尿系感染[8]。
- 积极处理第三产程，并持续输注缩宫素 6~8 小时，以减少发生宫缩乏力性产后出血的风险。
- 仔细检查生殖道有无损伤，探查子宫有无破裂。应仔细修补宫颈和阴道裂伤。取出胎儿骨骼时要尽可能地避免造成母体损伤。
- 如果膀胱肿胀较长时间，需留置导尿 5~7 天，使膀胱恢复张力。
- 应使用广谱抗生素数天。
- 应采用预防血栓治疗。
- 应缝合胎儿，尽量使其恢复解剖结构的完整性。用毯子小心遮盖可以减少父母看到死婴时的伤痛。
- 应注意产妇与其丈夫/伴侣，以及其他关系较近的家庭成员的心理健康。资深的高级产科医师应和产妇一起回顾所有的事件及意义，并为其再次妊娠做出合理的规划。

在资源不足时对比毁胎术与剖宫产

对于所有考虑实施毁胎术的病例，即使胎儿已死亡，术者仍需考虑实施剖宫产的可能性。最终的决定取决于安全实施剖宫产手术的可能性，术者施行毁胎术的经验，以及其他一些临床、社会因素和风俗习惯，其中可能包括产妇抵触实施剖宫产以及剖宫产瘢痕对今后妊娠的影响等。Gupta 和 Chitra 比较了 1985—1991 年，发生长时间梗阻性难产及死胎的病例，其中 56 例施行毁胎术，27 例施行剖宫产术[9]。在施行毁胎术组，没有发生产妇死亡，并发症发生率低并且住院时间短；在施行剖宫产手术组，有一例产妇死亡，该组女性平均住院时间更长，有更高的输血率以及并发症发生率。Sikka 等回顾分析了在印度一家三级医疗中心 25 年时间里进行的 230 例毁胎术[1]。其中 1 例发生子宫破裂，2 例产妇在施行穿颅术后死亡。作者报告显示这两名产妇的死亡原因均为长时间难产引起的产后出血，而不是毁胎术本身。

结论

在发达国家，忽略性梗阻性难产几乎绝迹，因此毁胎术通常很少施行。不幸的是，在一些发展中国家梗阻性难产仍然是一个现实问题。在这些情况下，医疗人员必须对每一例产妇采取个体化治疗方案，医务人员应了解所有可能的选择，并为母亲提供最安全的分娩方式。

（周文婷 译　史阳阳 李婷 校）

参考文献

1. Sikka P, Chopra S, Kalpdev A, Jain V, Dhaliwal I. Destructive operations – a vanishing art in modern obstetrics: 25 year experience at a tertiary center in India. *Arch Gynecol Obstet.* 2011;283:929–933.
2. Biswas A, Chakraborty PS, Das HS, Bose A, Kalsar PK. Role of destructive operations in modern day obstetrics. *J Indian Med Assoc.* 2001;99(248):250–251.
3. Babatola B, Badejoko OO, Olumide A, Akinyemi A. Decompressive craniotomy in the management of entrapment of after-coming head of breech with intrapartum fetal death in a rural centre: a case report. *Trop J Obstet Gynaecol.* 2014;31(1):114–117.
4. Lawson J. Delivery of the dead or malformed fetus. *Clin Obstet Gynaecol.* 1982;9:745–755.
5. Giwa-Osagie OF, Azzan BB. Destructive operations. *Prog Obstet Gynaecol.* 1987;6:211–221.
6. George J St. A simple and safe method of vaginal delivery of cases of prolonged obstructed labour with head presentation. *West Afr Med J.* 1975;23:34–40.
7. Philpott RH. Obstructed labour. *Clin Obstet Gynaecol.* 1980;7:601–619.
8. Singhai SR, Chaudhry P, Sangwan K, Shighai SK. Destructive operations in modern obstetrics. *Arch Gynecol Obstet.* 2005;273:107–109.
9. Gupta D, Chitra S. Destructive operations still have a place in developing countries. *Int J Gynaecol Obstet.* 1994;44:15–19.

第四部分

组织管理

产程与分娩的围产审计

M. S. Robson

"你所能知的只是你可测量的事物,想知道那些不可测量的则必须把它们变得可测量。"

GALILEO

引言

从现有文献可知,产时保健多种多样,结局也各不相同,其中的原因有很多。本章节并不是推荐某种保健方式,而是希望通过对已有方式的综述让专家们意识到应该对考核保健质量的方法形成一定的标准,并在不同的方法间取长补短,收获进步。最终可以想见,不同的保健方式将逐渐融合为一。我们鼓励助产士和产科医师多关注本科室产程、分娩事件与结局。连续、即时的临床信息有助于产生合理化决策。为此,我们给产程与分娩引进一个概念:多学科质量保证计划(multidisciplinary quality assurance programe, MDQAP)[1]。

多学科质量保障计划

图 43.1 在产程与分娩背景下描述了该概念。类似概念曾出现于他处[2]。应从整体上贯彻"质量保障"。"审计""信息分类""评估管理"和"改善管理"的观念应尽可能地应用于各自的流程本身。虽然所有这些部分都是保障质量的关键,最重要的还是采集准确、完整的信息。如今,健康机构会根据多种标准、标杆管理式干预和结局来评估护理质量。良好的信息采集本身就是质量标准所要考核的首要因素。必须能够便捷地获取信息,质量可控并验证其真实有效。针对医疗质量的第二位考核因素涉及结果阐释的能力,把结果与其他分娩机构做比较从而提高护理质量。

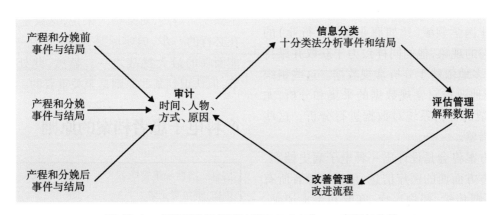

图 43.1 多学科质量保证计划(MDQAP)——产程与分娩

审计

审计是指正式地检查并记录结果,可分为三个部分:结构(表示数据来源)、流程(表示来源数据是如何被采用的)和结局(表示干预后的结果)。最近,审计的流程越来越受到重视,以随机对照试验(randomized controlled trials, RCT)而不是连续审计来测试不同的审计流程。但孕妇及其家人最关心的还是结局。质量因为与结局相关从而能够指导流程,于是,更实用

的审计定义则变为持续不断地在常规基础上以最高水准来标准化地看待结局,形成一份正式的书面年度临床报告(clinical report),对医疗质量做出定性和定量记录[3]。

撰写临床报告的目的是促使各分娩部门改善医疗质量,并能通过运用有助于阐释结局的分类系统关注结局。为避免错误解读,分层并选取恰当的分母值至关重要。报告频率取决于产科的分娩数量。许多产科病房出于同样的目的使用产科报表(maternity dashboard)[4]，但这类报表只是一种总览，缺失很多具体信息。临床报告和产科报表都应涵盖组织性话题，如活动、人力和可调用的物资。

循证医学的其他形式，尤其是随机对照试验，作为支持和发展临床实践的向导而受到重视；与之相反，对分娩事件进行高质量的审计的意义则长期受到低估。其主要原因在于审计需要时间、资源、纪律和领导。实践中的挑战在于如何边做常规记录边对记录进行审计以及如何在教研活动中使用它们并避免重复。采集的信息应该是相关的、描述细致的、准确采集的、即时并可获取的，信息采集需要有足够的物资支持和细心的组织机构。

围产审计还没有被认为是一个独立的实体或专业领域，甚至被认为根本不实用（不能和随机对照试验相提并论）。能否采集到有质量的常规数据取决于资源水平以及整个部门能否齐心协力地投入。目前，围产审计还没有形成公认的术语、分类、核心事件与结局的定义、原则以及培训项目。

产程与分娩是一个非常复杂的过程。目前存在两种互相竞争但终极来说又是互补的循证医学学说——随机对照试验和围产审计。毫无疑问，随机对照试验被认为是而且也确实经常是循证的最高证据。但是，面对产程分娩这样的复杂情况，经适当培训后作出有组织有结构的围产审计可能会更有用。

观察一些非医学领域（比如商业或体育行业）的组织是一种有趣的现象，他们同样致力于获取并维持质量水准，但更多地依赖于分析常规数据。这些组织发展迅速，不断地改进对常规数据的采集和分析，尤其重视运用复杂的分析系统对数据进行分析。这些努力无疑值得借鉴。

最终解决方案将会是设计出一种电子病史档案，用来整合患者方方面面的医疗信息，包括该患者所有的临床档案、医嘱传输、药物治疗、麻醉和手术记录，通过精心设计，旨在用图表和提高易懂性来优化沟通，使患者看病过程更便捷、更安全。这种电子档案还能更好地采集来自临床以及来自组织本身的常规数据，因而有能力给出一种最优的成本-效益模型，建立起值得称道的流行病学数据库。

收集信息

如果没有某种值得信赖的信息收集体系，人们就无法对管理下判断、做评估，也无法确切地知道一个产科部门正在发生什么。

信息收集系统绝不能依赖于个人，必须成为平时产房整体有组织的工作的一部分。应有资深的助产士和产科医师负责组织信息收集工作并对所收集信息进行分析。

收集信息时必须谨慎规划，不能忘记某些准则。为保障信息质量，需要持续复审所搜集的信息，使信息条目不超过采集所需。应该由理解信息相关性和重要性的专家来领导信息采集、分析工作。此外，团队协作也很重要，有必要在与孕妇医疗活动有关的所有人员中强调这一点。

产科诸多部门在采集信息时仍然依赖手写文书，因此产程图得以普遍采用。产程图可以复制，一份留在产科病房用作观察，另一份则收录为医疗报告。信息采集通常是即时更新的，但只有在产后信息才被输入电子档案，绝大多数由助产士而不是医师来完成。如果没有电子档案，所能记录的具体信息就会变得很有限，信息记录行为也将消耗更多人力资源。这些问题在检索信息时特别凸显，但通过良好的组织与决心，许多有用信息还是能够被采集到，比如关注剖宫产手术的"十分类法"（Ten Group Classification）的结论。

在那些拥有丰富经验与资源的国家中，许多分娩部门的信息采集活动因为建立了患者电子档案而发生骤变。当然，对某些人来说，这只是简单、明了和势在必行的一步，但实际是，这将成为一个产科部门所能面临的最大挑战之一。显然，此处不可能穷尽细节，但认识到某些原则是至关重要的。

产科电子患者档案的原则

> 信息一次性采集完毕。
> 谁做，谁负责记录。
> 信息可以被记录为自由文本（用于描绘临床叙事），也可以以客观的数据条目记录（以便分析产科事件与结局）。
> 电子患者档案作为信息通路旨在记录临床实践而不是决定临床实践。
> 精确记录结构化的电子临床信息将相应地为循证护理提供信息，保障护理安全与护理质量。
> 电脑软件公司应参与提供旨在促进护理安全与护理质量的解决方案。

电脑软件程序与电子患者档案应被设计为可实时采集更新信息，这就使医疗从业者在信息收集、医疗检查与处方时越来越多地进行电子化模式，从而引起大多数医疗组织的巨变。这种变革极大地脱离了以往的临床实践,需要被细致地管控。信息被仔细记录的情况下,那些比之前更电子化的信息也因此能够被更详尽地分析。设计软件时仍需满足按照之前描述的信息收集的若干原则,否则是无效的。

恰当地同时利用产程图及胎儿和母体监控并记录所有的产科事件与结局,其优越性不言而喻。但是,有必要形成一种标准的记录、检索和分析方式,以便快速、方便地回顾大量病例。软件程序应被设计得足够"吸引用户",确保用户乐于接受。此外,还需要设计一些简单的方式用来检查所收集信息的完整与准确性,采用已知有效和公认的分类系统来分析信息有助于达到此目的。

最后,除了记录母亲和婴儿的客观结局,还需要找到某种方式把母亲对护理的满意度整合进软件程序中。

分娩事件与结局

产程与分娩中应采集两种类型的信息,表 43.1 总结了所需收集的一些有用的基础信息:首先,流行病学数据,如年龄、身高、体重指数、病史、种族及其他病例组合变量;其次,通常所说的"干预",是指由参与产妇医疗的专业人员所采取的处理措施(或结局)。虽然原本用意是经专业人员之手提高医疗质量,许多人把它理解为介入正常的生理过程,于是有了"干预"这样的说法。理解"干预"这样的通用术语的困难之处在于无法区分母亲、助产士或者医师分别是如何看待某个产科事件或结局。更令人感到混乱的是,针对某位产妇的干预可能对另一位产妇则未必是期望发生的事件或结局。为了澄清事实,应避免使用"干预"这个术语,取而代之的是,所有发生的事件都被记录在案,无论它们是因专业人员参与而引发,还是作为所接受护理的后果。当母亲、助产士或者产科医师认为某一事件影响了母亲或婴儿的健康或满意度,它也可以作为分娩结局。所有的事件和结局都应该以一种标准化的方式被定义[5]。

例如,剖宫产手术就是一个例子。分娩过程中可能需要实施剖宫产,其结局可能是正面的,也可能是负面的或二者都不是。取决于分娩当时的具体情况。其他,如引产、人工破膜、使用缩宫素和产程长短,它们可能本身即为结局或影响其他结局的发生率。

表 43.1　母亲和胎儿信息

母亲	胎儿
孕妇年龄	出生体重
种族	孕周
建册时的体重与身高(体重指数)	Apgar 新生儿评分(5 分钟小于 7 分)
孕妇总数(以便建立十分类法)	脐血 pH(pH<7.0)
自然临产	Erb 麻痹
	脑病
引产(胎儿因素,孕妇因素,非医疗因素)	入住 ICU
临产前剖宫产指征(胎儿因素,孕妇因素,非医疗因素)	入住 ICU 大于 24 小时
剖宫产数量(分析剖宫产分布)	新生儿住院天数
第一产程剖宫产数量(胎儿因素,难产)	死胎(<37 周和≥37 周)
第二产程剖宫产数量(胎儿因素,难产)	死产
人工破膜	新生儿死亡(≤7 天和≤28 天)
缩宫素(第一产程)	脑瘫(远期结局)
缩宫素(第二产程)	
硬膜外麻醉	
阴道助产(胎吸或产钳)	
产程长度	
会阴切开术	
Ⅲ度或Ⅳ度会阴裂伤	
产后出血	
输血	
围产期感染性疾病	
围产期子宫切除	
产妇住院天数	
孕产妇死亡数	
胎位异常(枕后位或枕横位)	

事件与结局的指征

除了诸多产科事件与结局,还需要注意与这些事件和结局相关的指征,也就是促成它们的原因。对产科事件与结局的数据类记录应该做到直截了当,但想要记录为何采取某些步骤似乎要困难一些。如果我们想要提高医疗质量,就必须清晰地记录。分娩领域最富争议而又普遍重要的例子是引产术和剖宫产术,很难统一地定义其指征。第 24 章详细讨论了剖宫产的手术指征。

记录指征最大的困难在于如何对一些定义达成共识。另一个问题是指征(或任何围产期信息)记录得越详细,就越难以高水平地总结为何以及对哪些孕妇所进行的操作是成功的。因此,要理解分类过的信息不同于细节化的信息,这也是改善及进行围产审计的重要原则。

为了获取有效信息,有必要从信息层次结构上升到共识层次。例如,可能不是所有人都同意因胎儿宫内生长受限而实施引产术的标准,但所有人都会赞同这种引产是出于胎儿原因。如果像这个例子这样,在过程的当下就对指征进行分类,信息就会变得简单易懂,并至少能够对其做出一番概览,表明为何如此处理[3]。表 43.2 用引产指征的例子展示了如何贯彻这条原则以及成功地实现以上愿景。每一项引产指征中更细节的信息都被等级化地收录在六个组别中,各项引产术对应的指征内容可能有部分程度重合,有些引产术甚至有多条指征都是重合的,但重要的是要选中最主要的指征。

表 43.2 引产术指征

胎儿原因
子痫前期/高血压
过期妊娠(≥42 周)
临产前自然破膜
孕妇原因/疼痛
非医学原因或孕周<42 周

指征审计的其他例子包括人工破膜、会阴切开术和阴道助产。

产程中收集的第三种信息是被用来对流行病学数据、产程与分娩事件与结局做分类的信息,体现在表 43.3,或表 43.4 所显示的十分类法系统(Ten Group Classification System)中。表 43.3 还展示了进行分类所需的主要信息。充分理解这些产科概念,理解其指标参数及对临床实践的意义是很重要的。

表 43.3 围产期事件与结局的分类——产科概念及其参数

以往产科记录	初产
	经产,无瘢痕
	经产,有瘢痕
妊娠类别	单胎头位
	单胎臀位
	多胎妊娠
	单胎横位或斜位
经过	自然临产
	引产
	临产前剖宫产
孕周	至分娩时的妊娠周数

表 43.4 围产期事件与结局的分类——十分类法系统

1	初产妇,单胎头位≥37 周自然临产
2	初产妇,单胎头位≥37 周引产或临产前剖宫产
3	经产妇(除外既往剖宫产史)单胎头位≥37 周自然临产
4	经产妇(除外既往剖宫产史)单胎头位≥37 周引产或临产前剖宫产
5	既往剖宫产史,单胎头位≥37 周
6	所有的初产妇,臀位
7	所有的经产妇,臀位(包括既往剖宫产史者)
8	所有的多胎妊娠孕妇(包括既往剖宫产史者)
9	所有的异常胎位孕妇(包括既往剖宫产史者)
10	所有≤36 周的单胎头位(包括既往剖宫产史者)

信息的检索、展示与传播

临床医师需要通过掌握临床信息来评价医疗质量,解决临床难题,识别因改动指南或护理方法而造成的结局差异。

为了更好地进行分析,信息需要以一种基础稳固但又不乏灵活性的标准化的方式来呈现。年度临床报告至关重要,内容需涵盖分娩事件与新生儿结局的细节。国际层面的标准化呈现方式有助于互相学习借鉴,但前提只能是已经存在一种标准化的方式。

患者的个人病历,无论是纸质版还是电子版,都应该以标准化的方式展现,以便读取和理解。这种病历表可能有助于在患者询诊时向其说明病情,或成为回顾不良医疗事件乃至于医疗诉讼案例的一部分。

信息分类

显然,成功实施"多学科质量保证计划"需要高质量的信息,但信息是否得到分类并结构化地组织起来也同样重要。只有这样,信息才能清晰易懂,方便临床医师在日常工作中利用它们评估和改善医疗质量。

围产期信息分类的原则

众所周知,任何事件或结局的发生总概率其本身意义并不大。任何围产期事件或结局也不能脱离其他的事件、结局及组织性因素而被孤立地看待。为此,我们需要找到一种能连贯、客观又包揽全局的结构(分类)来检查胎儿与母体的结局。

医学中,分类系统被用来将原始的粗糙数据与信息转换成有用信息(知识),从而提高临床工作的质量。表43.5显示分类系统所采取的原则。这些原则建立在对拥有各种不同指标参数的概念做出识别的基础上。建立分类系统的目的往往能决定其构型,但理想的分类系统能满足各种不同的目的。

表 43.5　分类系统的原则

简单、易操作性、富含信息(概览)、有用
刚性、自确认和普遍可用
前瞻决定(尽可能)、临床相关、可辨识、完全可解释和可复制
分组必须经由客观而不是主观的定义,各组互相排斥但均包含在一个整体中
移除变量,但根据情况相应地说明

主要的分组必须是简单、易操作、富含信息(概览)并有用的。任何分组都可以进一步细分,根据所需信息的情况,也可以与其他组合并。一种分类应该是刚性的,是指该分类过程中使用了不可更改的产科概念及其指标参数。理想的分类能做到自确认,即当你看着结论时就能大约评估这些数据是不是高质量数据。此外,它还应该是普遍可用的——不需要做复杂的调查,任何人都能使用这种分类。

分类中应包含前瞻性可识别分组(尽可能)以便记录护理上的差异。一种非前瞻性的分类应被整合进另一种前瞻性的分类中,例如在"十分类法"中对引产术或剖宫产手术指征的分类。分类还应该满足与临床相关、可标识、完全可追责及可复制的要求。

分组必须经由客观而不是主观的定义,组与组之间相互排斥但都包含在分组整体中,意味着每一个被分类的对象每次总是会被归类到相同的组而所有的对象都会被归类进这些组中的某一个。

最后,以下原则也很重要:任何分类中都不要将任何临床变量作为分类系统中天然的一部分。分娩中的此类临床变量有进入产程的诊断标准、人工破膜的时机、阴道检查的时机、缩宫素使用方案、产程进展的评估和难产的诊断等。分类中不包含这些临床变量的原因在于目前尚无公认的指南,即使有指南,不同医疗部门之间也是有变化的。如果分类以这些变量做基础,它就不能在产科各部门间通用。与此相反,比较各产科部门不同的产科结局时,凸显的问题则是不同产科部门的流程(指南)有哪些不同,这些差异是否能够解释产科结局指标上的不同。

十分类法

在评估孕产期保健时所使用的十分类法系统(Ten Group Classification System,TGCS)理论上基于这样的前提假设:如果在十组的框架下进行分析,孕妇和胎儿事件与结局的信息以及所有流行病学信息的临床相关性将得到提升。

表43.4展示了TGCS,每一组都显示了剖宫产人数(见第24章),符合之前所提到的分类系统的原则[6]。TGCS被广泛应用于50多个国家,受到世界卫生组织[7]、国际妇产科联盟[8]和欧洲妇产科学会[9]的认可。如能连续不断地致力于实践,必要时TGCS能够通过批判性地评估推进围产期保健。TGCS中分类孕妇所用的产科概念及其指标参数是妊娠类别、孕妇的以往产科记录、产程与分娩经过以及孕周。这些概念和指标参数都是前瞻性的,虽然彼此排斥但被包含在一个总体中,而且简洁易懂并易于组织。

重要的是,这些对助产士和产科医师来说尤其具有临床相关性,因为这些信息依赖随时对一个处于产程中或即将分娩的孕妇所做的评估。因此,从这些概念和参数或它们的组合中来看待所有产妇和胎儿信息就显得合情合理了,于是 TGCS 就这样被创建起来。选用哪些组则取决于它们是否能够提供最佳的临床和组织概览。这样分组使得在不同的分娩单位之间进行比较成为可能,也可以对产科事件和结局做出更精细的分析,包括分析其指征和流行病学变量。如有必要,十组中的每一组都能而且应该被进一步细分。第 1 组和第 2 组应被分开分析,也可以同时进行分析,同理,第 3 组和第 4 组也可以这样操作,例如在分析围产儿发病率或死亡率时。

在评估孕产期保健时所使用的 TGCS 理论基于这样的前提:如果在十组的框架下并应用相应的产科指标或参数进行分析,孕妇和胎儿事件与结局的信息以及所有流行病学信息的临床相关性都将得到提升。

这不仅在评估剖宫产概率时十分重要,在评估其他围产期事件与结局时也非常重要[10-13]。在助产士、产科医师、新生儿专科医师、麻醉科医师以及其他人所参与的围产审计中,广泛使用标准化的分类系统将显著地提高产时医疗质量。

这套系统还可以分类任何根据其他胎儿和产妇信息而被定义的孕妇组。比如,所有年龄大于 35 岁的孕妇或不同种族的孕妇可以作为一个独立的队列被整合进十组中并与标准人口做比较分析。

十分类法与分类的优势

任何在分组的规模或分组内的事件与结局上所呈现的差异都归因于数据质量欠佳(最主要的原因)、流行病学因素明显异常或临床实践不同。

评估管理——解读信息

评估医疗质量时要求对生产与分娩的连续审计进行标准化分类

虽然不同接生单位对待产程和分娩的处理方式各不相同,分析时却都以 TGCS 为通用基础,现在所需的正是对来自这些不同单位的特定孕妇组做更精细的标准化分析[14]。必须收集完整的信息,只有当获得全部信息时才可以开始对信息进行解读。无论是人工破膜和缩宫素的使用,引产指征与引产形式的选择,还是对剖宫产史的孕妇的管理,都应该被纳入

TGCS 框架内接受检查,同时也要关注其他相关的胎儿与母体结局。可能需要对不同分组做更细致的分析。

TGCS:一种新的思考方式[15]

TGCS 鼓励通过清晰的思维与结构达到简洁的状态,激发人们的兴趣,促进讨论,推动教育与理解,有助于在将来达成共识。

改善管理

对任何致力于保障质量的项目来说,改善管理方式都是最富挑战性的部分。有了医疗质量的信息,大多数孕妇和专家将能够达成共识。需要定期召开会议,由一个人负责主导。必须在多科学间达成一致并承诺放弃以往偏见,使用审计及现有文献来促成一种通用的方法论。制定指南时应深思熟虑并留出弹性空间。只有存在管理得以改善的机制才能对管理进行修正。保持沟通顺畅以便每一个人都能明确修正的地方,尤其是与修正最密切相关的人员。只有当产科病房用连续审计可以迅速识别因修正管理导致的任何问题时,对管理所做的修正才是最安全可靠的。改动部分必须在一段规定的时间后接受评估。

TGCS 使分析更多地瞄准管理及各种过程中出现的变化,必要时,包括某个特定孕妇组的变化。成功的 TGCS 取决于是否能够完整地实践多学科质量保证计划、连续审计以及信息分类,后两者尤其重要。

(赵肖波 译　史阳阳 李婷 校)

参考文献

1. Robson M, Hartigan L, Murphy M. Methods of achieving and maintaining an appropriate caesarean section rate. *Best Pract Res Clin Obstet Gynaecol.* 2013;27:297–308.
2. Main EK, Morton CH, Hopkins D, Giuliani G, Melsop K, Gould J. *Cesarean Deliveries, Outcomes, and Opportunities for Change in California: Toward a Public Agenda for Maternity Care Safety and Quality.* Palo Alto, CA: California Maternal Care Quality Collaborative; 2011. Available at: http://www.cmqcc.org. Accessed 12 September 2012.
3. National Maternity Hospital, Dublin, Ireland. *Annual Clinical Report.* 2017:98–121.
4. Royal College of Obstetricians and Gynaecologists. *Good Practice No. 7: Maternity Dashboard Clinical Performance and Governance Score Card*; 2008. Available at: https://www.rcog.org.uk/globalassets/documents/guidelines/goodpractice7maternitydashboard2008.pdf.
5. Robson M. In: Creasy R, ed. *Labour Ward Audit. Management of Labor and Delivery.* US: Blackwell Science; 1997:559–570, 1–12.
6. Robson M. Classification of caesarean sections. *Fetal Matern Med Rev.* 2001;12:23–39.
7. Betran AP, Torlini MR. Zhang JJ, Gulmezoglu AM for the working group on caesarean section. Who statement on caesarean section rates. *BJOG.* 2016;123:667–670.

8. International Federation of Obstetrics and Gynecology. FIGO Statement. Best practice advice on the 10-Group Classification System for cesarean deliveries. FIGO working group on challenges in care of mothers and infants during labour and delivery. *Int J Gynecol Obstet*. 2016;135:232–233.

9. European Board and College of Obstetrics and Gynaecology. EBCOG position statement on caesarean section in europe. *Eur J Obstet Gynecol Reprod Biol*. 2017;219:129.

10. World Health Organization. *Robson Classification: Implementation Manual*. Geneva: World WHO; 2017.

11. Homer CSE, Kurinczuk JJ, Spark P. A novel use of a classification system to audit severe maternal morbidity. *Midwifery*. 2010;26:532–536.

12. Lucovnik M, Blajic I, Verdenik I, Mirkovic T, Stopar Pintaric T. Impact of epidural analgesia on cesarean and operative vaginal delivery rates classified by the Ten Groups Classification System. *Int J Obst Aneasthesia*. 2018;34:37–41.

13. Landau R; Friedman A, Guglielminotti J. Neuraxial labor analgesia, obstetrical outcomes, and the Robson 10-Group Classification. *Int J Obst Aneasthesia*. 2019;37:1–4.

14. Robson M, Murphy M, Byrne F. Quality assurance: the 10-Group Classification System (Robson classification), induction of labor, and cesarean delivery. *Int J Gynecol Obstet*. 2015;131:S23–S27.

15. Robson MS. The 10-group classification system: a new way of thinking. *Am J Obstet Gynecol*. 2018;219:1–4.

第44章

能力和技能培训

E. J. Hotton · S. Renwick · T. J. Draycott

"我期待即将到来的知识大进步,但我有时候也怀疑如果把大量科研资金好好地投入到对现有知识的应用中是不是反而能更快、更可观地改善健康。"

MAX ROSENHEIM

PRESIDENT,ROYAL COLLEGE OF PHYSICIANS,1968

引言及历史背景

改善孕妇和围产儿保健,特别是减少产程中可预防的伤害发生,是全球范围内首要关注的议题。加强产程中保健技能培训至少是解决该问题的方法之一,但是培训必须是有效和可持续的。

早在 1760 年,一位法国助产士,Madame du Coudray 就意识到,缺乏受过培训的助产人员将直接导致分娩过程中损伤的发生[1]。此外,利用"产科器械"(人体模型)进行培训可以减少这些可预防的损伤发生。

从 Madame du Coudray 在法国发起助产培训计划起已经过去 250 多年,初看我们似乎并未取得明显的进步。2003 年发表的一篇关于产科急症培训的系统综述认为产科技能培训的方法几乎都没有被评估过,也几乎没有证据显示这些培训是有效的[2]。

然而,从 2003 年起,产程中技能培训的实证基础开始出现。在本章中,我们将回顾当前明确能改善母儿保健及结局的有效的产科技能培训;同时,我们对如何可持续地组织并传授这些培训技能提供一些指导建议。

可预防的伤害

无论是家庭还是承保机构都将妇女的安全分娩放在首要位置[3,4]。然而,2008 年英国国王基金会一篇报道"安全分娩,事关每一个人"指出,尽管在英国绝大多数分娩是安全的,仍有少数分娩安全达不到它们应有的,也必须要达到的安全标准[5]。这篇观察报道准确地概括了 20 世纪的英国产科保健情况。

1917 年,英国医学研究委员会(UK Medical Research Committee)报道称"52% 的新生儿死亡是可以避免的";1924 年,英国孕产妇死亡报道(UK Maternal Mortality Report)的作者将孕产妇死亡描述为"可以避免的悲剧"。

尽管自 20 世纪以来,围产期母儿结局已经有很大的改善,但这些"可以避免的悲剧"所占比例却令人沮丧地保持不变:1997 年出版的第 4 版《死胎与新生儿死亡秘密调查》称,超过 50% 产程中的死产是完全可以避免的[6]。2018 年出版的《母亲与婴儿:降低英国围产期死亡风险机密问询及审核调查报告》称,2016 年发生的死胎及新生儿死亡中,有 60%~80% 可通过改善围产期保健而获得不同的结局[7]。

调查这些母婴死亡的案例可以发现一致及反复出现的原因与缺乏标准化保健有关,包括:未能及时发现问题,未能寻求高年资医师的帮助[4-8],团队协作缺乏或不足[8]以及需要提高某些技能,例如有效沟通,重视团队建设而不是个人能力[9]。

提高母婴安全也是全球性首要议题之一,世界卫生组织估计全球每天有 1 500 名孕妇死于可预防的妊娠并发症与分娩;世界范围内每年大约有 400 万新生儿死亡及相同数量的死胎发生[10],而这已成为新千年发展目标中重点关注的两个目标之一。

最后,这些可预防的伤害造成的代价极其高昂。在 2000—2010 年,因不规范操作及其后果导致英国国家卫生署支出高达 31 亿英镑[4],如果算上个人、家庭及社会支出,数字更远不止这些。

技能培训

在全世界范围内,有效的多学科培训看来是改善围产期母儿结局的最有希望的策略之一,为使之最适合本土,需要同时建立评价体系以确保其有效。

自 1990 年起，几乎每年都推荐对产科从业人员进行培训；早在 1996 年第五届死胎及新生儿死亡机密问询就建议"对所有产科从业人员进行高水平认知与培训"[8]。英国皇家助产士学会，英国皇家妇产科学会，美国医疗健康联合认证委员会（Joint Commission on Accreditation of Healthcare Organizations，JCAHO）均推荐每年对妇产科从业人员进行技能培训[9,11]。而临床过失计划信托基金（Clinical Negligence Scheme for Trusts，CNST）的风险管控标准更是强制自 2 000 起，每年进行产科技能培训[12]。培训应当强调团队协作、场景意识和人力因素以提高医疗质量[7,8]。每年一次的技能培训是恰当的，因为经过培训后技能和知识记忆能保持 12 个月[11,13]。然而，在许多医疗机构，由于人员流动频繁，可能需要更高频率的培训[14]。

由于培训既不是魔法，也不会自动产生效果，因此我们需要确保培训有成效。目前，有许多研究来评估产科急症技能培训的有效性，且有越来越多的证据提示实践操作培训与提高产科临床质量有关[15-18]。然而，也不是所有培训效果都是一样的，部分研究显示有些培训不但没有提高临床质量[19,20]，甚至还增加了围产儿死亡率[21]。只有证明培训确实是有效的，它才能被广泛地推广和纳入国家临床指南中[22]。

良好的产程中监护需要从业人员具有敏感性，熟练的临床技能以及敏锐的多学科团队高效且有效的协作，因此高质量的培训应当注重整体性和以上各方面。这需要广泛地培训技能和工具。英国国王基金会认为"产科从业机构应根据自身条件，提供便捷的模拟培训。培训内容应包括临床技能、沟通、团队协作以及各成员清楚地意识到自身在团队中的角色"[5]。

我们将评价产科技能培训的证据，尤其关注那些成功培训所需要具备的关键要素，同时对如何将技能培训完善和推广到实践中，提供一些建议。

技能培训的关键要素

为了提高技能培训的效果，某些至关重要的培训要素必须被考虑。为了确保培训有效，培训不应该是临时组织的，而应是经过周密考虑、计划和有序组织的，它应是令人愉快和可持续性发展的。

模拟培训

一些产科紧急情况可能比较罕见，而一旦其发生，最重要的是能被经验丰富、训练有素和能够使用正确技术的产科从业人员及时处理。然而，由于其稀发性，新一代的"专家"很难仅通过临床实践获得这些技能。此外，如何使具有该技能的产科从业人员长期、最佳地保有该项技能也是一大问题。

模拟培训使产科从业者个人及团队得到反复技能训练以及培养安全、有效的临床医疗观念，同时获得自信和变得更加高效[23,24]。模拟是一种教学方法，而不是一个地点或技术：它既可以简单到一位女演员穿着一条沾满红色颜料的裤子，肉眼提示产后出血，也可以复杂为高技术的模拟培训中心场景。

我们不应该高估模拟培训的效果。最新的关于模拟医疗教育的综述发现，并不是所有的医疗模拟教育都能提高医疗质量[25]。

高度的真实性

真实性是对现实性的度量。在高仿真的人体模型上模拟训练肩难产助产技术被证实可以降低臂丛神经损伤发生率[26,27]。此外，在模拟实训中用患者来做角色扮演是非常重要的，因为这能增进医患间沟通和团队协作的真实性[28]。同时，这有益于在处理产科危急情况时沟通能力的培训。在处理产科急症时，我们与产妇及其分娩陪伴者的沟通方式是非常重要的，因为这可能对产妇的预后有非常大的影响[29]。

本地团队协作

传统的医疗培训通常聚焦在本专业狭隘的特殊专业技能的培训。这种模式不能反映高质量的产程中监护，因为产程中监护是以团队为基础的多专业协作。因此，很显然，培训应当是同时涉及多个专业，许多国家的医疗团队也已经意识到了这一点[9-30]。

团队协作是复杂的而不仅是知识与技能的简单集合[31]。团队培训认为，当人们在一个高效的团队内合作时较少犯错。当按照计划和标准执行任务时，团队中的每个成员清楚地意识到他们所承担的责任，同时还能互相监督，防患于未然[32]。

循证证据证明多专业培训不但要求在团队中包含多个专业成员，还特别要求各专业作为一个整体一起培训[33]。单独专业的团队培训对产程中医疗和结局改善似乎效果不佳[19,34,35]。此外，培训的地点也很重要。只有本地团队协作培训才与临床结局的改善有关[15,16,36,37]。教育学理论认为，在社区以规范的教育工具为基础的实践学习优于新鲜知识的传授[38]。对于培训机构内部所有成员，在医疗机构内部的培训似乎是最有效、性价比最高的方法。最后，本地培训能强调当地机构主要关注的问题，为改变医疗常规提供指导[33,39,40]。因此,本地培训可能是最有效地改善临床结局的方法[41]。

领导——角色与责任

在以情景为基础的模拟演练中,团队领导承担着指导、组织和为团队成员提供支持的作用。孕妇监护团队成员组成是多变的。团队的领导通常应当是危机发生时在场的最高级别产科医师,也可以是负责协调的助产士或者麻醉医师,只要是对团队成员角色及岗位职责熟悉,且有足够丰富临床经验可以判断急症情况发展走向的人都可以担当[14]。有必要尽可能早地任命,口头宣布被大部分团队成员认可的团队领导[14]。团队中其他成员必须清楚自身在团队中的角色及在抢救中应当承担的责任。团队成员应当具有很好的适应性、灵活性,以及对情况意识、团队沟通和任务授权承担共同的责任。情况意识是指能从宏观观察角度来看待抢救,而不是仅仅聚焦在某项特殊的任务分配上,通过反复评估病情,预计病情发展,计划和优化抢救策略[42]。

沟通和非技术性技能

产科抢救通常是需要兼顾方方面面:既要考虑意识清醒的患者及其家属,同时也要兼顾患者腹中胎儿的安全。这些人和事需要时刻牢记。

不愉快的分娩经历也是产妇对妊娠与分娩的主要抱怨之一。英国的一项调查显示超过 25% 的新妈妈表示与医务人员沟通不满意,而和医务人员沟通的满意度与孕妇对医疗处理的整体满意度密切相关[43]。多项关于产伤的研究发现,问题可以共同归结为缺乏控制,沟通欠畅和给予患者情感支持不足[44]。当患者经历较高级别干预及处理时,医务人员在过程中对患者的鼓励和支持尤其重要,例如在发生抢救和使用器械助产时,这能帮助她们控制情绪,减少发展为远期的创伤后应激障碍综合征与产后抑郁的风险[29]。因此,在产科抢救中,与产妇及其陪护人员的有效沟通是至关重要的,而这可以通过患者扮演在培训中得到强调。在情景模拟培训中通过由患者扮演者处得到的反馈,能从参与者角度提供有价值的患者体验信息[45]。

团队成员间的沟通培训也是高质量的产科模拟情景实训的一部分。成员间的沟通必须言辞清晰,对象明确,被听到,被确认和明白。"闭环式"沟通是一种有效的组织形式:任务被清楚地派发给组内成员,被接受、被执行,完成任务后再确认[42]。

如何组织技能培训

- 有效的产科技能培训应该满足各种产科急症的情形,包括阴道手术助产。培训应当因地制宜,满足当地医疗机构人员的需求;应当采用一种合理的标准模式以增强培训效果,我们建议每个培训场景至少有两位不同专业的培训者参与培训。
- 多个专业的人员参与技能培训(助产士/产科医师/麻醉医师/孕妇保健助理/手术室成员)。
- 如果有可能,每次培训都应在临床场景中。
- 场景中涉及的设备、指南、标识、流程和急救箱应当与医院内使用的保持一致。
- 必要时用演员扮演患者。
- 使用高仿真模型人。

有很多技能培训课程,以英国为例包括:英国皇家妇产科学会模拟分娩培训课程(RCOG Operative Birth Simulation Training Course,ROBuST),产科多专业培训实践(Practical Obstetric Multi-Professional Training,PROMPT),产科急症与创伤处理课程(Managing Obstetric Emergencies & Trauma Course,MOET)。我们在此阐述两种能在多数临床情景中应用的技能培训方法(表 44.1)。工作站法聚焦于教会并训练学员熟练地应用特殊的技能。以剧本为基础的站点法,聚焦于学员在特殊场景中实时学习,应用所授的技能。很多工作站法都可以发展成以剧本为基础的站点法,然而,将两者混合应用效果更佳。

表 44.1 技能培训事态举例

工作状态举例	基于场景的状态举例
- 肩难产	- 产后出血
- 胎吸助产	- 脓毒血症
- 产钳助产	- 子痫
- 胎头转位分娩	- 新生儿复苏术
- 臀位阴道分娩	- 孕产妇衰竭
	- 脐带脱垂
	- 双胎

工作站法

准备

在理想情况下,所有工作站应布置得与临床环境相似,这样会增加演练环境的真实性。培训人员确保他们已准备好相关的培训材料(幻灯片/讲义/视频)、仿真人偶以及辅助装备。

背景

工作站为参与培训者提供共享的背景信息。这些背景信息不仅包括国内、国际参考文献和指南,还应包括本地指南与临床路径。

演示

根据临床案例布置场景,如果可能应使用患者演员并结合仿真人偶进行演示。这不仅为参与培训者提供临床事件背景,增加演练的真实性,同时通过在患者演员或模拟设备上演示能够显著提高住院医师模拟臀位接生的能力[46]。

实践

经过演示后,受训者在工作站开始亲自动手进行技能练习。重要的是人人都有时间进行动手操作和提问的机会。通常在这段时间内允许受训者与培训者围绕培训内容和临床实践中可能遇到的困难进行非正式的交流。

剧本为基础的站点法

准备

同工作站法一样,为增加演练的真实性,场景应布置得与临床情况相似;培训人员确保他们已准备好仿真人偶,辅助设备和相关的培训材料(幻灯片/讲义/视频)。

简报(哪里/谁/发生了什么/怎么做)

工作站简报应当清楚,简单并涵盖工作站重要的方面;让受训者明白培训所期望的目标非常重要;清楚的组织结构应是"哪里,谁,发生了什么和怎么做"。

- 情况发生在哪里?
- 患者是谁? 进行这个场景需要哪些工作人员? 使参与者扮演临床角色非常重要。
- 患者发生了什么? 简要的病史和临床信息。
- 受训者可以通过何种途径获得必要的信息,请求援助或者获得临床观察和血化验报告的结果。

剧本演练

当所有参与者与患者演员就位,就可以进行剧本的演练。确保剧本实时演练和参与者能够得到他们演练时可能需要的设备是非常重要的。组织者需要确保剧本按照计划来演练,但在必要时也能提供帮助。这可以是给予简单的提示或指导,暂停进行讨论或完全停止演练。

复盘

复盘是组织者与参与者在轻松的环境下一起来探讨他们学习和表演的体会,哪些方面做得出色,哪些方面还值得改进。这种探讨是很有用的,我们建议如下方式展开:

- 你觉得剧本怎么样?

- 你认为你做得有效的是什么?
- 下一次你会做得有什么不同?
- 你愿意我来告诉你如何能改进吗?

鼓励所有参与者间互相思考性复盘,使用结构式清单来帮助团队反思是有益的。从患者演员处得到反馈也是很重要的,他们能从患者角度来观察医患沟通,尊重病患和患者安全[45]。

能力

训练不应该用来评价个人能力,部分原因是训练可能过度消极评价个人能力,且几乎没有任何训练能预测能否有效胜任。对孕妇监护是团队监护,以单位水平评估成功才是最有用的[35]。

使用目标结果

至少有一个团队利用常规数据集,采用统计学方法来监测和评估产科医师个人的表现[47]。然而,在英国举办的培训项目则采用对培训者进行连续评价和能力评价。

在资源不足地区的培训

最近,世界卫生组织对低、中收入国家产程中培训的综述中总结道:当培训成本低廉时是值得尝试的,前提是培训确实能够优化医疗流程。然而,总体来说这种培训的价格都比较高,在大多情况下都很难展开,因为针对新生儿科和儿科的培训课程主要以高收入国家开发的模型为基础[48]。

作者认为,面对医疗卫生领域的专家,成功的培训取决于很多因素,其中两点尤其重要:①数量足够多的具备充足经验的指导人员;②具备适当的、就地取材的培训材料。目前,已经设计了许多包含模拟产科急诊事件的课程,可以培训资源不足地区的工作人员。

除了以上所列举的,挑战还包括需要应对设备、操作、用人习惯等方面的巨大差异,以及经常人满为患的医疗卫生服务。必须注意不要生搬硬套地引进来自高收入配置场景的课程。

例如,对坦桑尼亚一家地区医院孕产妇死亡的保密调查中,工作人员发现培训不力是导致护理不达标以及预后不良的一个原因[49],但从美国引进高级产科生命支持教程(advanced life support in obstetrics, ALSO)却并没有改善结局[50]。理解发展中国家对培训的特殊需求以及对培训进行因地制宜地调试还需要做很多工作。

结论

对全球的妇产科医师和保险公司而言,降低可防控的伤害是重中之重。产科技能培训似乎是最有前景的一种方法,但一直以来培训的效果至少是不连贯的,甚至是相互矛盾的。

更高质量的研究应该被应用在对培训,尤其是大规模培训的效果的调查中。护理改善带来死亡率和致病率降低,减轻了财务负担,从而说明投入产程培训有成效。

已经不断证明产程技能培训和其有效性,因此,根据现有的证据材料,培训应该是当地的、多专业的、全体员工强制性的,以及理想状态下,能得到培训机构激励支持的(通常由保险公司来承担)。

(赵肖波 译　史阳阳 李婷 校)

参考文献

1. Gelbart NR. *The King's Midwife: A History and Mystery of Madame du Coudray*. Berkeley, CA: University of California Press; 1999.
2. Black RS, Brocklehurst P. A systematic review of training in acute obstetric emergencies. *BJOG*. 2003;110(9):837–841.
3. Kingdon C, Neilson J, Singleton V, et al. Choice and birth method: mixed-method study of caesarean delivery for maternal request. *BJOG*. 2009;116(7):886–895.
4. Anderson A. *Ten Years of Maternity Claims: An Analysis of the NHS Litigation Authority Data – Key Findings: Clinical Risk*. London: Sage Publications; 2013; 19(1):24–31.
5. O'Neill O. *Safe Births: Everybody's Business*. London: King's Fund; 2008.
6. Macintosh MC. The lessons of CESDI. *Obstet Gynaecol*. 1999;1(2):13–17.
7. Draper ES, Gallimore ID, Kurinczuk JJ, on behalf of the MBRRACE-UK Collaboration, et al. *MBRRACE-UK Perinatal Mortality Surveillance Report, UK Perinatal Deaths for Births from January to December 2016*. Leicester: The Infant Mortality and Morbidity Studies, Department of Health Sciences, University of Leicester; 2018.
8. Maternal and Child Health Research Consortium. *CESDI: Confidential Enquiry into Stillbirths and Deaths in Infancy: 7th Annual Report*. Maternal and Child Health Research Consortium; 2000.
9. Joint Commission on Accreditation of Healthcare Organizations. Preventing infant death and injury during delivery. *Sentinel Event Alert. Joint Commission on Accreditation of Healthcare Organizations*; 30;2004, hhttps://www.jointcommission.org/assets/1/18/SEA_30.pdf (Accessed 22 May 2019).
10. Lawn JE, Cousens S, Zupan J, Steering LNS. Neonatal survival 1: 4 million neonatal deaths: when? where? why? *Lancet*. 2005;365(9462):891–900.
11. Royal College of Obstetricians and Gynaecologists. *Towards Safer Childbirth: Minimum Standards for the Organisation of Labour Wards*. RCOG; 1999.
12. Bush L, Arulkumaran S. Clinical Negligence Scheme for Trusts for maternity services (CNST). *Curr Obstet Gynaecol*. 2003;13(6):373–376.
13. Crofts JF, Bartlett C, Ellis D, Hunt LP, Fox R, Draycott TJ. Management of shoulder dystocia skill retention 6 and 12 months after training. *Obstet Gynecol*. 2007;110(5):1069–1074.
14. Bristowe K, Siassakos D, Hambly H, et al. Teamwork for clinical emergencies: interprofessional focus group analysis and triangulation with simulation. *Qual Health Res*. 2012;22(10):1383–1394.
15. Siassakos D, Hasafa Z, Sibanda T, et al. Retrospective cohort study of diagnosis-delivery interval with umbilical cord prolapse: the effect of team training. *BJOG*. 2009;116(8):1089–1096.
16. Draycott TJ, Crofts JF, Ash JP, et al. Improving neonatal outcome through practical shoulder dystocia training. *Obstet Gynecol*. 2008;112(1):14–20.
17. Draycott T, Sibanda T, Owen L, et al. Does training in obstetric emergencies improve neonatal outcome? *BJOG*. 2006;113(2):177–182.
18. Scholefield H. Embedding quality improvement and patient safety at liverpool women's NHS foundation trust. *Best Prac Res Clin Obstet Gynaecol*. 2007;21(4):593–607.
19. Nielsen PE, Goldman MB, Mann S, et al. Effects of teamwork training on adverse outcomes and process of care in labor and delivery-A randomized controlled trial. *Obstet Gynecol*. 2007;109(1):48–55.
20. Markova V, Sørensen JL, Holm C, Nørgaard A, Langhoff-Roos J. Evaluation of multiprofessional obstetric skills training for postpartum hemorrhage. *Obstet Anesthes Digest*. 2013;33(1):2–3.
21. MacKenzie IZ, Shah M, Lean K, Dutton S, Newdick H, Tucker DE. Management of shoulder dystocia: trends in incidence and maternal and neonatal morbidity. *Obstet Gynecol*. 2007;110(5):1059–1068.
22. Royal College of Obstetricians and Gynaecologists. *Shoulder Dystocia: Green-top Guideline No. 42*. RCOG; 2012.
23. Watters C, Reedy G, Ross A, Morgan NJ, Handslip R, Jaye P. Does interprofessional simulation increase self-efficacy: a comparative study. *BMJ Open*. 2015;5:e005472.
24. Lutgendorf MA, Spalding C, Drake E, Spence D, Heaton JO, Morocco KV. Multidisciplinary in situ simulation-based training as a postpartum hemorrhage quality improvement project. *Mil Med*. 2017;182:e1762–e1766.
25. McGaghie WC, Draycott TJ, Dunn WF, Lopez CM, Stefanidis D. Evaluating the impact of simulation on translational patient outcomes. *Simul Healthc*. 2011;6:S42–S47.
26. Crofts JF, Bartlett C, Ellis D, Hunt LP, Fox R, Draycott TJ. Training for shoulder dystocia: a trial of simulation using low-fidelity and high-fidelity mannequins. *Obstet Gynecol*. 2006;108(6):1477–1485.
27. Crofts JF, Attilakos G, Read M, Sibanda T, Draycott TJ. Shoulder dystocia training using a new birth training mannequin. *BJOG*. 2005;112(7):997–999.
28. Luck J, Peabody JW. Using standardised patients to measure physicians' practice: validation study using audio recordings. *BMJ*. 2002;325(7366):679.
29. Simpson M, Catling C. Understanding psychological traumatic birth experiences: a literature review. *Women Birth*. 2016;29(3):203–207.
30. Mander R, Smith GD. Saving Mothers' Lives (formerly Why Mothers Die): reviewing maternal deaths to make motherhood safer 2003–2005. *Midwifery*. 2008;24(1):8–12.
31. Siassakos D, Draycott TJ, Crofts JF, Hunt LP, Winter C, Fox R. More to teamwork than knowledge, skill and attitude. *BJOG*. 2010;117(10):1262–1269.
32. Helmreich RL. On error management: lessons from aviation. *BMJ*. 2000;320(7237):781–785.
33. Siassakos D, Crofts JF, Winter C, Weiner CP, Draycott TJ. The active components of effective training in obstetric emergencies. *BJOG*. 2009;116(8):1028–1032.
34. Riley W, Davis S, Miller K, Hansen H, Sainfort F, Sweet R. Didactic and simulation nontechnical skills team training to improve perinatal patient outcomes in a community hospital. *Jt Comm J Qual Patient Saf*. 2011;37(8):357–364.
35. Bergh A-M, Baloyi S, Pattinson RC. What is the impact of multiprofessional emergency obstetric and neonatal care training? *Best Pract Res Clin Obstet Gynaecol*. 2015;29(8):1028–1043.
36. Crofts JF, Lenguerrand E, Bentham GL, et al. Prevention of brachial plexus injury—12 years of shoulder dystocia training: an interrupted time–series study. *BJOG*. 2016;123(1):111–118.
37. Crofts JF, Fox R, Ellis D, Winter C, Hinshaw K, Draycott TJ. Observations from 450 shoulder dystocia simulations: lessons for skills training. *Obstet Gynecol*. 2008;112(4):906–912.
38. Draycott TJ, Collins KJ, Crofts JF, et al. Myths and realities of training in obstetric emergencies. *Best Pract Res Clin Obstet Gynaecol*. 2015;29(8):1067–1076.
39. Siassakos D, Fox R, Hunt L, et al. Attitudes toward safety and teamwork in a maternity unit with embedded team training. *Am J Med Qual*. 2011;26(2):132–137.
40. Thompson S, Neal S, Clark V. Clinical risk management in obstetrics: eclampsia drills (Reprinted from BMJ. 2004;327:269–271). *Qual Safety Health Care*. 2004;13(2):127–129.
41. Siassakos D, Crofts J, Winter C, Draycott T. on behalf of the SaFE Study Group. Multiprofessional "fire-drill" training in the labour ward. *Obstet Gynecol*. 2011;11(1):55–60.

42. Carthey J. *Implementing Human Factors in Healthcare. 'How to' Guide: Volume 2. Taking Further Steps*. Clinical Human Factors Group; 2013.
43. Kirke PN. Mothers views of care in labor. *Br J Obstet Gynaecol*. 1980;87(11):1034–1038.
44. Hollander MH, van Hastenberg E, van Dillen J, van Pampus MG, de Miranda E, Stramrood CAI. Preventing traumatic childbirth experiences: 2192 women's perceptions and views. *Arch Womens Ment Health*. 2017;20(4):515–523.
45. Crofts JF, Bartlett C, Ellis D, et al. Patient-actor perception of care: a comparison of obstetric emergency training using manikins and patient-actors. *Qual Saf Health Care*. 2008;17(1):20–24.
46. Deering S, Brown J, Hodor J, Satin AJ. Simulation training and resident performance of singleton vaginal breech delivery. *Obstet Gynecol*. 2006;107(1):86–89.
47. Lane S, Weeks A, Scholefield H, Alfirevic Z. Monitoring obstetricians' performance with statistical process control charts. *BJOG*. 2007;114(5):614–618.
48. Kawaguchi A, Mori R. *The In-Service Training for Health Professionals to Improve Care of the Seriously ill Newborn or Child in Low- and Middle-Income Countries*. Geneva: World Health Organization; 2010.
49. Sorensen BL, Elsass P, Nielsen BB, Massawe S, Nyakina J, Rasch V. Substandard emergency obstetric care – a confidential enquiry into maternal deaths at a regional hospital in Tanzania. *Trop Med Int Health*. 2010;15(8):894–900.
50. Sorensen BL, Rasch V, Massawe S, Nyakina J, Elsass P, Nielsen BB. Impact of ALSO training on the management of prolonged labor and neonatal care at kagera regional hospital, tanzania. *Int J Gynaecol Obstet*. 2010;111(1):8–12.